# DICTIONNAIRE

# DE MÉDECINE.

DE L'IMPRIMERIE DE T.-F. RIGNOUX,
Imprimeur de l'Académie royale de Médecine,
rue des Francs-Bourgeois-Saint-Michel, nº 8.

# DICTIONNAIRE

# DE MÉDECINE,

PAR MM. ADELON, BÉCLARD, BIETT, BRESCHET, CHOMEL, H. CLOQUET, J. CLOQUET, COUTANCEAU, DESORMEAUX, FERRUS, GEORGET, GUERSENT, LAGNEAU, LANDRÉ-BEAUVAIS, MARC, MARJOLIN, MURAT, ORFILA, PELLETIER, RAIGE-DELORME, RAYER, RICHARD, ROCHOUX, ROSTAN, ROUX, ET RULLIER.

TOME DIXIÈME.

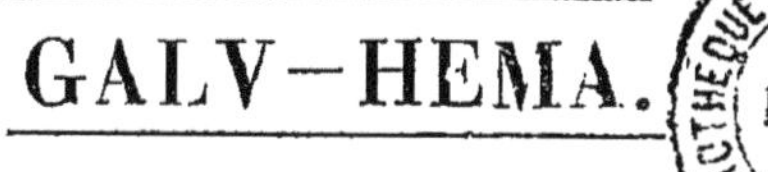

GALV—HEMA.



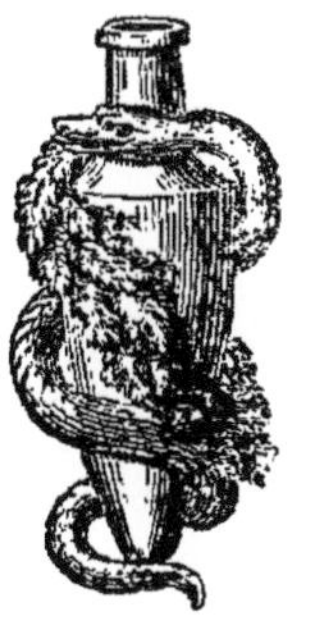

A PARIS,
CHEZ BÉCHET JEUNE,
LIBRAIRE DE L'ACADÉMIE ROYALE DE MÉDECINE,
place de l'École de Médecine, nº 4.
JUIN 1824.

# DICTIONNAIRE DE MÉDECINE.

## GAL.



GALVANISME, s. m., de *Galvani*, nom d'un professeur d'anatomie à Bologne. On a donné le nom de galvanisme aux phénomènes que produisent les corps lorsqu'ils sont électrisés par contact. Cette simple définition prouve que le galvanisme, ainsi que nous l'avons annoncé, n'est qu'un mode particulier d'électricité; que son histoire ne doit pas en être séparée. Nous allons commencer par exposer, aussi sommairement que le comporte la nature de cet ouvrage, les phénomènes généraux de l'électricité.

PREMIÈRE DIVISION. *Électricité considérée physiquement.* — Les premiers phénomènes électriques observés furent d'abord des effets d'attraction et de répulsion produits par certaines substances de la nature. On était loin de soupçonner alors que des résultats aussi minimes conduiraient un jour à la découverte d'un des agens les plus puissans qui soient répandus dans l'univers. Après un laps de temps considérable, on s'aperçut que les mêmes substances jetaient dans l'obscurité une clarté variable. Lorsqu'on frottait avec du drap ou du papier gris une baguette de verre ou un bâton de cire d'Espagne, ou beaucoup d'autres substances, et qu'on présentait ces corps à des corps légers, on voyait ceux-ci se précipiter sur ceux-là, et quelque temps après en être repoussés; on en voyait aussi sortir des étincelles ou une espèce de lueur; on éprouvait en les touchant une sensation remarquable, et les corps dans cet état exhalaient une odeur particulière comparée depuis à celle que dégage le gaz hydrogène. Lorsque deux corps étaient électrisés d'une manière différente, ils s'attiraient avec plus ou moins d'avidité, et se repoussaient au contraire lorsqu'ils étaient dans le même état électrique.

§ I. *Des corps considérés selon leur faculté plus ou moins conductrice de l'électricité.*—La recherche de ces faits conduisit bientôt à reconnaître que tous les corps de la nature ne se comportaient pas de la même manière à l'égard du fluide électrique. On s'aperçut que les uns le laissaient échapper avec la plus grande facilité, tandis que d'autres le conservaient et le condensaient autour d'eux. On donna aux premiers le nom de corps *conducteurs* de l'électricité, et on désigna les seconds par celui de *non conducteurs.* Aux premiers appartiennent le fer, le cuivre et généralement tous les métaux et les liquides, excepté les huiles et les alcohols; aux seconds, le verre, le succin, la topaze, la tourmaline, la soie, le soufre, les résines, l'air sec, etc.

Lorsqu'un corps conducteur est séparé du sol ou de tout autre corps conducteur par un autre corps non conducteur, de manière qu'il ne puisse pas perdre son électricité ou celle qu'on lui communique, on dit que ce corps est *isolé.*

Lorsqu'on frotte un corps non conducteur, on développe autour de lui une certaine somme d'électricité qui manifeste sa présence par quelques-uns des phénomènes que nous avons énumérés. De là le nom de corps *idio-électriques,* c'est-à-dire *électriques par eux-mêmes,* qu'il ont reçu; et celui d'*anélectriques,* qu'on a assigné aux autres par opposition, parce qu'ils ne sont pas susceptibles de s'électriser de la même manière. M. Haüy conserve à ceux-ci l'épithète de *conducteurs,* et donne aux premiers la dénomination de *corps isolans.* Ces corps ne sont ni parfaitement isolans ni parfaitement conducteurs. Il en est même de telle espèce qui, suivant les circonstances, deviennent tantôt conducteurs et tantôt isolans. Les corps conducteurs s'électrisent par le frottement des corps isolans, lorsqu'ils sont eux-mêmes à l'état d'isolement; mais c'est une électricité communiquée qu'ils perdent dès qu'ils communiquent avec quelques corps conducteurs. Lorsque les faits sur l'électricité furent recueillis en assez grand nombre, on sentit la nécessité d'en expliquer, sinon la nature, au moins le mécanisme. Plusieurs hypothèses plus ou moins probables furent proposées pour rendre compte de ces phénomènes.

§ II. *Hypothèses propres à expliquer les phénomènes électriques.*—Deux hypothèses principales se partagent, mais non également, l'assentiment général pour rendre raison des phénomènes électriques. L'une, la moins généralement admise aujourd'hui, quoique fort ingénieuse, est due au génie de Franklin : elle consistait à considérer le fluide électrique comme unique, et ne donnant aucun signe de sa présence dans les corps, tant qu'il était en équilibre dans ces corps ; mais aussitôt que, par une circonstance quelconque, cet équilibre venait à être rompu, soit que le fluide fût en plus grande quantité dans les corps, soit qu'il fût en quantité moindre, alors il manifestait sa présence par divers phénomènes. Il disait que les corps étaient électrisés *positivement* lorsqu'ils étaient surélectrisés, et électrisés *négativement* dans le cas de sub-électrisation. Cette théorie simple et ingénieuse a fait place à celle de Dufay, perfectionnée par Symmer. Cette dernière consiste à regarder le *fluide naturel* généralement répandu dans la nature, comme composé de deux principes auxquels on a donné le nom de fluide *vitré* et de fluide *résineux*, parce que l'un est ordinairement développé par le verre, et l'autre par les résines; ce qui, pour le dire en passant, n'est pas toujours exact. On a aussi donné à ce fluide le nom de fluide *positif* et celui de fluide *négatif*; mais dans une acception purement géométrique et par conséquent bien différente de celle de Franklin. Au moyen de cette hypothèse, on rend compte de la manière la plus satisfaisante de tous les phénomènes électriques ; on peut même les soumettre à l'épreuve rigoureuse du calcul. Tant que le fluide électrique est à l'état naturel, il ne manifeste nullement sa présence ; mais dès que l'un ou l'autre des fluides *vitré* ou *résineux*, *positif* ou *négatif*, viennent à prédominer, alors se montre une multitude d'effets électriques. Le globe terrestre doit être regardé comme le *réservoir commun* du fluide naturel. Ces deux fluides tendent sans cesse à se neutraliser, et c'est cette tendance qui fait découvrir leur présence dans les corps.

§ III. *De quelques procédés au moyen desquels on développe l'électricité.* — Dans leur état naturel, disons-nous, les corps ne donnent aucun signe d'électricité; mais dès que, par quelques moyens dont nous allons parler, on les fait sortir de cet état, alors ils donnent lieu à une série de phénomènes électriques. Le plus ancien des procédés et l'un des plus employés, c'est le frottement. C'est par lui que le fluide électrique est développé dans la machine ordinaire. Tous les corps de la nature contiennent une certaine quantité de fluide qu'on peut mettre en évidence par le frottement ou par d'autres procédés. Deux corps non conducteurs s'électrisent facilement par leur frottement réciproque; l'un d'eux s'électrise vitreusement et l'autre résineusement. Le verre et toutes les substances de sa nature, lorsqu'elles sont polies, prennent l'électricité positive; dépolies elles s'électrisent négativement par les mêmes frottoirs. Le verre poli frotté avec le poil de chat prend l'électricité négative. Toutes les substances dépolies et ternes paraissent tendre à s'électriser négativement. Les résines manifestent presque toujours l'électricité négative. Un corps conducteur isolé, frotté par un corps non conducteur, prend une espèce d'électricité différente de celle du frottoir. Deux corps conducteurs isolés, frottés, ne manifestent que peu d'électricité. On peut produire à volonté l'une ou l'autre électricité en frottant telle ou telle espèce de corps.

Certains corps s'électrisent aussi par la chaleur. Beaucoup de substances minérales étant exposées à une certaine température acquièrent la vertu électrique, quelques-uns présentent à leurs deux extrémités des électricités différentes. La *tourmaline* est de ce nombre. Un corps léger électrisé d'une manière déterminée est attiré par une extrémité et repoussé par l'autre. Si on casse une tourmaline chauffée, ses fragmens présentent encore le même phénomène.

Des animaux jouissent par eux-mêmes d'une certaine vertu électrique, tels que certaines raies, le gymnote, le silure, le tétrodon, le trichiure électriques, etc. On a tiré des étincelles des conducteurs mis en communication avec ces animaux, on a chargé des bouteilles de Leyde, etc. Ces animaux sont pourvus d'un organe particulier.

Des substances métalliques mises en contact développent aussi de l'électricité, c'est ce qui constitue le galvanisme; nous en parlerons tout à l'heure avec quelques détails.

Le taffetas gommé acquiert l'électricité résineuse par le frottement ordinaire; mais si on applique ce taffetas sur un disque de métal isolé, et qu'on l'en arrache ensuite, le disque est électrisé vitreusement, ce qu'on attribue à l'agglutination; mais on ne rend pas compte de la cause de ce changement. Cette expérience est due à M. Liber.

M. Haüy a découvert que les corps étaient susceptibles de s'électriser par pression. La substance qui acquiert le plus facilement ce mode d'électricité c'est le *spath d'Islande*; mais on a rencontré cette propriété à un degré plus ou moins marqué dans tous les corps de la nature. La pression et le frottement sont deux forces distinctes dont chacune a une manière d'agir qui lui est particulière.

Les corps électrisés de la même manière se repoussent avec d'autant plus d'énergie, que, dans un espace donné, ils contiennent une plus grande quantité de fluide, c'est ce qu'on appelle *tension électrique*. Deux corps électrisés d'une certaine manière, à des degrés différens, communiqueront à deux autres corps conducteurs isolés, de même nature et de même grandeur, une quantité de fluide proportionnelle à leur degré de tension : c'est-à-dire, si le premier corps est électrisé comme 1 et le second comme 2, l'un des deux corps conducteurs acquiert moitié plus d'électricité que l'autre.

Au moyen d'une espèce d'électromètre très-sensible et très-ingénieux que Coulomb, son auteur, a nommé balance électrique, on est parvenu à déterminer la loi par laquelle l'électricité agit à distance. Cette loi s'est trouvée la même que celle de la gravitation universelle, c'est-à-dire que les répulsions et les attractions électriques se font en raison inverse du carré de la distance. Nous donnerons plus bas une description abrégée de cet appareil.

§ IV. *De quelques appareils propres à produire et à faire reconnaître les phénomènes électriques.* — La *machine électrique ordinaire* consiste en un plateau de verre d'un diamètre plus ou moins grand, soutenu vers son centre par un axe auquel est adaptée une manivelle. Ce disque de verre est placé entre quatre coussins de crins, garnis de soie et enduits d'oxyde sulfuré d'étain ou d'un amalgame de zinc et de mercure. Deux montans en bois soutiennent ce plateau dans une position verticale. Un cylindre métallique en fer-blanc ou en cuivre, d'une longueur et d'une grosseur variables, est placé devant le plateau et soutenu par deux colonnes de verre. Son extrémité qui regarde la glace porte deux tiges terminées par deux godets garnis de pointes à leur intérieur, destinées à soutirer l'électricité. L'autre extrémité est ordinairement terminée en sphère. Les montans en bois destinés à porter le plateau sont accompagnés d'une tige de métal communiquant avec le sol, et le plateau est à moitié recouvert par un taffetas gommé, pour empêcher la dissipation du principe électrique.

*Bouteille de Leyde.* Plusieurs appareils servent à accumuler l'électricite; le principal est la bouteille de Leyde, ainsi appelée parce que ce fut à Leyde qu'on l'employa d'abord. On garnit l'extérieur d'un bocal d'une feuille d'étain et l'intérieur de feuilles légères de même métal. Une tige métallique droite ou recourbée, terminée en boule au dehors, communique avec l'intérieur de la bouteille; elle est destinée à mettre l'appareil en rapport avec le conducteur de la machine électrique. On électrise la bouteille de deux manières : 1° on la tient par la garniture extérieure, et alors c'est par la tige qu'on accumule l'électricité, ou on tient la bouteille par la tige et, dans ce cas, c'est la garniture extérieure qui reçoit le fluide. Dans ces deux cas l'intérieur et l'extérieur de la bouteille sont toujours électrisés d'une manière inverse, et la partie qui reçoit l'électricité de la machine en mouvement est toujours électrisée de la même manière que cette machine.

On peut réunir et faire communiquer ensemble plusieurs bouteilles; cette réunion porte le nom de batterie électrique et produit des effets très-violens.

*Pile de Volta.* Cet appareil n'était, dans le principe, qu'une série de disques de zinc et de cuivre superposés et séparés par paires au moyen de rondelles de carton ou de drap mouillées. Sans décrire les diverses modifications par où a passé cet important appareil, nous dirons qu'il consiste aujourd'hui dans une auge de verre, de porcelaine ou de bois, destinée à recevoir un liquide conducteur, c'est-à-dire une dissolution de sel marin ou un mélange d'eau et d'acide nitrique; cette auge reçoit une série de plaques de zinc et de cuivre, disposées par paires et soudées par leurs bords. On lui a donné diverses formes pour s'en servir avec plus de facilité, mais sans que cette forme ait rien changé ou du moins peu de chose à leur action.

On a inventé plusieurs instrumens propres à faire reconnaître la quantité et la nature du fluide électrique développé par les appareils dont nous venons de donner une idée; il nous semble convenable d'en parler ici.

L'expérience prouve que deux corps électrisés de même se repoussent; qu'ils s'attirent dans le cas contraire. C'est d'après ce principe que sont construits tous les électromètres et les électroscopes.

*L'électromètre* est un instrument propre à mesurer la quantité de fluide électrique que contiennent les corps. Il en est de plusieurs espèces.

Pour connaître si un corps est électrisé, il suffit de le présenter à un corps léger non électrisé : si celui-ci est attiré, le premier est à l'état électrique. C'est d'après ce principe que sont construits tous les électromètres. Celui de Henly, qui accompagne toujours la machine électrique, consiste en une tige de bois ou d'ivoire à laquelle est fixé un demi-cercle gradué; au milieu de cette tige est suspendue une aiguille de même nature portant à son extrémité une boule de sureau : suivant que cette boule s'écarte plus ou moins de la tige, l'électricité est plus ou moins forte.

Celui de Bennet est une bouteille carrée dans laquelle pénètre une tige qui porte deux lames d'or, qui s'écartent plus ou moins lorsqu'on présente à l'extrémité extérieure de la tige un corps électrisé; la grandeur de l'écartement apprécié par des divisions tracées sur l'une des parois du bocal, fait connaître la quantité d'électricité dont ce corps est animé.

Le plus simple des électromètres est fait avec une petite boule de sureau, suspendue par un fil de soie très-fin à une tige de métal. Ce petit instrument suffit pour toutes les expériences de physique. Si on l'électrise vitreusement et qu'on lui présente un corps à l'état vitré, il s'en écarte; si le corps est à l'état résineux, il se précipite sur lui.

On donne le nom d'*électroscopes* à des instrumens capables de découvrir la nature du fluide électrique des corps. Pour connaître cette nature il suffit de communiquer à un corps une électricité connue, et de le présenter au corps dont on veut connaître l'électricité ; si ce dernier est attiré, on conclura qu'il est animé d'une électricité différente du premier ; s'il est repoussé, au contraire, elle sera de la même électricité. Haüy a imaginé deux électroscopes fort simples et fort ingénieux, l'un qu'il appelle électroscope vitré et l'autre électroscope résineux.

*L'électroscope vitré*, celui dans lequel la pression développe l'électricité de cette nature, consiste dans une aiguille de laiton ou d'argent, terminée à l'une de ses extrémités par un globule de même métal, à l'autre par une lame de spath d'Islande. Cette aiguille porte à son milieu une chape de cristal de roche destinée à tourner sur un pivot d'acier, lequel est soutenu par un support de gomme-laque ou de cire d'Espagne. Un petit curseur placé sur l'un des bras du levier sert à le maintenir en équilibre; il suffit de presser entre les doigts la lame de spath d'Islande d'une main, tandis qu'on tient de l'autre l'extrémité métallique, pour développer l'électricité vitrée.

Une aiguille de métal terminée par deux globules, supportée comme la précédente, mais dont la chape est de même métal, constitue l'électomètre résineux; on le met dans cet état en frottant à plusieurs reprises un bâton de cire d'Espagne avec un corps isolant, et en présentant ce bâton à l'aiguille.

Nous ne décrirons pas *l'aiguille isolée* et *l'aiguille non isolée*, ce sont des appareils fort simples quoique fort utiles, et qu'il suffit de voir.

*Balance électrique de Coulomb.* C'est un appareil propre à mesurer les forces d'attraction et de répulsion électriques; il consiste en une cage de verre surmontée d'un cylindre creux de même matière, terminée supérieurement par une virole de cuivre, portant une plaque circulaire graduée; au centre passe un cylindre de cuivre qui se meut sur son axe et porte une aiguille destinée à marquer les degrés. Un fil d'argent est suspendu à ce cylindre, lequel porte inférieurement une aiguille de résine-laque terminée par un globule de sureau ou un cercle de papier doré. c'est la torsion éprouvée par le fil métallique qui sert à l'appréciation des forces. Sur les parois de la cage de verre sont tracées des divisions destinées à marquer le mouvement de l'aiguille.

§ V. *De quelques applications des instrumens précédens, et de quelques propriétés principales de l'électricité.*— En présentant, par une ouverture faite dans ce but, un corps électrisé à la boule mobile de ce dernier appareil, celle-ci, recevant une certaine quantité d'électricité, s'écarte du premier corps d'un certain nombre de degrés, ce qui fait subir au fil de suspension une certaine torsion. On estime la distance de l'écartement au moyen du cercle gradué circonscrit à la cage. La force de torsion du fil métallique est proportionnelle à l'arc du cercle décrit,

Supposons que la force répulsive soit de 36°, et qu'on veuille lui opposer une force telle que le petit levier soit ramené à 18°, il faudra augmenter la force de torsion; pour cela on tournera l'aiguille supérieure en sens contraire de la direction suivie par la boule mobile. L'expérience prouve qu'il faut tourner l'aiguille de 126°, qui, ajoutés à 18°, donnent 144° pour la force de torsion capable de maintenir le petit levier à 18°.

Dans le premier cas, la distance étant 1°, la torsion ou la force répulsive qui lui est égale est de 36°; dans le second cas, la distance est $\frac{1}{2}$ et la force répulsive de 144, où bien 1 : 2 :: 4 : 1, c'est-à-dire que les forces répulsives sont en raison inverse des carrés des distances.

C'est au moyen de la balance électrique et par l'opération dont nous venons de donner une idée, que Coulomb est donc parvenu à prouver rigoureusement que les attractions et les répulsions électriques s'exerçaient en raison inverse du carré des distances, et c'est par cette loi qu'on a pu démontrer que tout le fluide libre que tient un corps à l'état électrique est répandu à sa surface, sans qu'il en puisse exister une seule molécule à l'intérieur. Ce que le raisonnement et l'expérience prouvent également. Nous ne rapporterons qu'un exemple qui nous paraît on ne peut plus concluant. On pratique à un sphéroïde quelques trous plus ou moins profonds; on électrise ce sphéroïde, après quoi on introduit, vers son centre, un corps primitivement isolé, en ayant soin que ce dernier ne touche nullement les bords de l'ouverture; retiré des cavités il n'en rapporte aucune électricité; présenté à l'aiguille de l'électroscope déjà électrisée de la même manière, il n'opère aucune répulsion. Or, comme l'air est un corps isolant, toute l'électricité des corps est retenue à leur surface par ces deux forces, la force repulsive, et la force de pression atmosphérique. On se rend compte de ce phénomène, en supposant, ce qui est exact, que la répulsion a lieu comme si la sphère n'avait qu'un point central qui exerçât également la force répulsive sur toutes les molécules qui la composent.

D'après ce que nous venons de dire de la tendance que possède le fluide électrique pour rester à la surface des corps, il est évident que ce fluide n'a aucune affinité avec leur composition intrinsèque. Il n'a de rapport en effet qu'avec la forme extérieure des corps, sur laquelle il est maintenu par l'air qui est un mauvais conducteur. Si l'on communique à un corps une surabondance de fluide, il ne le pénètre nullement; il ne peut être pénétré que du fluide naturel, c'est-à-dire neutralisé; et si l'on détruit l'équilibre naturel, le fluide n'obéit plus qu'à la force répulsive, et se répand à la surface des corps. Ceci a conduit à trouver que les répulsions et les attractions électriques étaient en raison directe des surfaces, quelle que fût la matière des corps électrisés.

La manière dont le fluide se distribue sur la surface des corps n'est pas la même sur tous ces corps : elle varie suivant leur configuration et quelques autres circonstances. Si le solide au centre duquel on a porté l'électricité est une sphère, on conçoit qu'en vertu de la loi de répulsion, le fluide se distribuera uniformément, et formera, à la surface, une couche très-mince, terminée à l'extérieur par la surface même du corps, et à l'intérieur par une surface semblable. Si l'on emploie un ellipsoïde, le fluide électrique porté au centre se portera à l'extérieur; mais à un certain point rencontrant l'air atmosphérique, il sera refoulé vers les extrémités. Dans les corps anguleux, ce sera toujours vers les arêtes et vers les angles que le fluide sera plus abondant. Entre deux sphères de même diamètre, quelle que soit leur nature, le fluide se partage également. Le partage se fait toujours d'une manière proportionnelle aux surfaces, quelle que soit la nature des corps, ce qu'on mesure par la balance électrique. Il y a cependant une correction à faire. Coulomb a cherché ensuite la manière dont le fluide se répand à la surface des corps en contact, et M. Poisson a appliqué le calcul à cette distribution.

Un corps terminé en pointe ne peut conserver l'électricité, parce que celle-ci y étant accumulée, la résistance de l'air est insuffisante pour la retenir, et elle s'échappe. C'est pour éviter cet inconvénient que les conducteurs des machines sont arrondis. Si après avoir placé une pointe sur le conducteur d'une machine disposée pour donner du fluide positif, on met cette machine en action, on voit dans l'obscurité une belle aigrette lumineuse. Cette aigrette chasse devant elle les molécules d'air, les force à se porter sur les côtés; il se fait un vide que remplit aussitôt l'air ambiant, de là un véritable courant qui se dirige vers la pointe. Deux pointes cessent de donner des aigrettes, ce qui vient de la répulsion mutuelle du fluide de même nature. Le fluide négatif ne donne lieu qu'à un point lumineux, ce qui paraît dépendre de la plus grande résistance qu'il éprouve de la part de l'air.

Les deux fluides vitré et résineux tendent sans cesse à se neutraliser, ce dont on s'assure par une expérience simple : on communique à deux corps isolés les deux espèces de fluides, de manière qu'ils indiquent à l'électromètre le même degré. On les met en contact, et dès lors ils ne donnent plus aucun signe d'électricité.

Deux corps à l'état naturel ne peuvent avoir aucune action l'un sur l'autre : car les deux fluides de l'un de ces deux corps ne sont pas plus attirés par les deux fluides d'une nature opposée de l'autre corps, qu'ils ne sont repoussés par les deux fluides de même nature, d'où résulte zéro d'action : en effet, si le fluide vitré de l'une est attiré d'une certaine manière par le fluide résineux de l'autre, il sera repoussé avec la même force par le fluide vitré de ce dernier : et de même pour le fluide résineux, d'où équilibre.

Les corps isolans ne le sont pas tellement qu'ils ne finissent tôt ou tard par perdre leur électricité. L'air atmosphérique, quelque sec qu'il soit, en laisse échapper $\frac{1}{100}$ par minute. Haüy a divisé en trois classes les corps isolans, suivant leur force *coërcitive* ou *conservatrice* de l'électricité. Le spath d'Islande et la topaze incolore occupent le premier rang ; la résine-laque et la cire d'Espagne le second ; enfin le troisième appartient au quartz et au verre.

Si l'on présente le doigt ou un corps conducteur arrondi à l'état naturel, à une certaine distance d'un conducteur chargé d'une machine électrique, on en fait jaillir une étincelle. On appelle distance *explosive* le plus grand intervalle où ce phénomène puisse se produire. Elle varie suivant la tension électrique, suivant la forme et la conductibilité du corps ; et suivant la résistance des milieux. Mais les corps peuvent perdre leur électricité, à la vérité, d'une manière insensible, à des distances plus considérables. On appelle *sphère d'activité* le dernier terme où s'arrête cette faculté. Le rayon en est plus ou moins grand, suivant des circonstances analogues aux précédentes. Un corps électrisé, présenté à un corps à l'état naturel, attire à lui le fluide opposé au sien, et refoule le fluide de même nature. Si le corps à l'état naturel est mobile, il se précipite sur le premier ; il y adhère si les corps ne sont pas conducteurs, ou seulement si l'un des deux n'est pas conducteur ; ce qui s'explique par la difficulté que les corps non conducteurs éprouvent à se débarrasser de leur électricité. Ils se repousseront, au bout d'un certain temps, par la raison contraire, s'ils sont tous les deux conducteurs.

Nous avons vu tout à l'heure qu'une pointe placée sur le conducteur d'une machine versait des aigrettes lumineuses : une pointe placée à une certaine distance de ce conducteur lui soutire son électricité. Le fluide naturel de la pointe est décomposé par le fluide du conducteur. Le fluide de même nature est refoulé, tandis que celui d'espèce différente est fortement attiré, et surmonte la résistance de l'air. Ce phénomène peut se passer à une très-grande distance, à cinq ou six mètres.

Il serait trop long d'expliquer ici la manière dont agissent deux corps, suivant qu'ils sont électrisés de la même manière, suivant qu'ils sont électrisés différemment, suivant que l'un est électrisé et que l'autre est à l'état naturel, enfin suivant que tous ces corps sont ou ne sont pas conducteurs, etc. On devra pour ces détails consulter les livres de physique : les lois que nous avons énoncées doivent nous suffire.

*Expérience de la bouteille de Leyde.* — Lorsque, par un moyen quelconque, on parvient à accumuler l'électricité dans un réceptacle, et qu'on établit ensuite la communication entre ce réservoir et un corps électrisé d'une manière opposée, il en résulte des effets bien plus énergiques que tous ceux que nous avons indiqués ; effets qui varient suivant la quantité de fluide accumulée. Au moment où, par leur affinité, les deux électricités se précipitent l'une sur l'autre, il s'opère des commotions, des détonnations, des combustions, etc. Le plus ancien et l'un des plus remarquables moyens qu'on ait employés à cet usage, c'est la bouteille de Leyde, que nous avons décrite. On charge cette bouteille en présentant la boule qui termine la tige métallique qui pénètre dans son intérieur au conducteur d'une machine en action, tandis qu'on tient la bouteille par sa garniture extérieure. Si, après cette opération, on touche avec le doigt la boule de la bouteille, on éprouve une commotion plus ou moins forte, sensible principalement dans les articulations, dans le thorax, etc. Sans entrer dans de longs détails sur ce phénomène, nous nous bornerons à dire que, lorqu'on présente au conducteur d'une machine un corps conducteur à l'état naturel non isolé, le fluide de celui-ci est décomposé, le fluide vitré est refoulé, et le fluide résineux attiré, jusqu'au moment où la distance n'étant plus suffisante pour empêcher la communication, les deux fluides se précipitent l'un sur l'autre et se neutralisent. Maintenant si l'on interpose un corps qui empêche cette combinaison, les deux fluides s'accumuleront de part et d'autre : c'est précisément ce qui arrive dans l'expérience dont nous parlons; le verre de la bouteille doit être considéré comme le corps qui empêche la réunion des deux fluides accumulés, l'un (le vitré) dans l'intérieur de la bouteille, l'autre (le résineux) à sa surface extérieure, où il est appelé par la décomposition du fluide naturel. Si l'on touche ensuite en même temps la boule et la garniture extérieure, on établira une communication entre les deux fluides qui se précipiteront l'un sur l'autre avec d'autant plus de violence que leur tension sera plus forte. On peut électriser l'intérieur de la bouteille résineusement, en présentant la garniture extérieure au conducteur de la machine : l'explication est la même, et les résultats semblables. D'après le principe que les effets électriques sont relatifs aux surfaces, c'est-à-dire qu'on augmente ceux-là en augmentant celles-ci, il s'ensuit qu'en multipliant les bouteilles, on obtiendra des effets bien plus énergiques; c'est ce que nous avons nommé *batteries électriques*. Les résultats que l'on obtient sont si puissans, qu'ils donnent une idée de la foudre. Les animaux sont frappés de mort, les métaux sont brûlés ou réduits en poudre.

Nous passerons sous silence d'autres appareils propres à condenser l'électricité.

C'est cependant ici le lieu de faire connaître encore quelques instrumens relatifs à la matière que nous traitons. On appelle *électrophore* un instrument propre à retenir un certain temps le fluide électrique. L'électrophore est composé d'un gâteau résineux, destiné à recevoir un disque de métal, au milieu duquel est un cylindre de verre. On électrise la résine avec une peau de lièvre, on place sur elle le disque de métal, en y appliquant un instant le doigt; puis on retire le doigt, ensuite le disque par son manche de verre. Si l'on touche le disque avec le doigt ou un excitateur, on en fera jaillir une étincelle. On peut répéter plusieurs fois cette expérience, en replaçant le métal sur la résine, sans électriser de nouveau celle-ci. L'électricité vitrée du métal est attirée par le fluide résineux, mais ne peut passer dans la résine, parce qu'elle est isolante; elle reste donc à la surface inférieure du disque, tandis que son fluide résineux est repoussé vers son plan supérieur. Le *condensateur* de Volta est le même instrument, sauf qu'un plateau de marbre remplace la résine.

*L'électromètre* de Cavallo consiste en deux balles de moelle de sureau suspendues par deux cheveux à une boule de cuivre qui repose sur l'orifice d'un flacon de verre : en électrisant cet appareil d'une certaine manière, les balles se repoussent. *L'électromètre condensateur* n'est autre chose que cet électromètre, auquel est adapté un condensateur.

§ VI. *Du galvanisme, ou de l'électricité par contact.* — Lorsqu'on met en contact deux corps de nature différente, ils se constituent à l'état électrique; l'un prend l'électricité positive, et l'autre l'électricité négative, ce dont on s'assure par l'électroscope. La quantité d'électricité développée est alors à peine sensible. Deux plaques métalliques, par exemple de zinc et de cuivre, mises en contact immédiat, revêtent ces deux électricités. C'est ce phénomène auquel on a donné le nom de galvanisme; et ce principe a été une source féconde en grandes conséquences. Ces phénomènes ne se produisent qu'au contact immédiat, en sorte que si on interpose entre les corps un vernis ou un corps humide, ces effets cessent. Si l'on prend par le côté cuivre une lame composée de cuivre et de zinc soudés bout à bout, et qu'on place sur un plateau collecteur le côté zinc, ce plateau ne sera pas électrisé, parce que ce plateau étant de cuivre développe une électricité contraire qui neutralise celle du zinc; mais si on le recouvre d'un papier humide, il s'électrisera positivement au même degré que le zinc, parce que celui-ci, à mesure qu'il cède son électricité au plateau, en retire autant du cuivre auquel il est uni. Si on fait l'expérience avec l'autre côté, le plateau sera électrisé négativement.

C'est d'après ces expériences qu'est construit l'appareil voltaïque que nous avons décrit précédemment. Pour en concevoir l'effet, prenons d'abord un couple zinc et cuivre; mettons la face cuivre en communication avec le sol; cette face sera alors à l'état naturel; mais la face zinc sera chargée d'un excès d'électricité vitré + 1, dont la valeur sera d'ailleurs proportionnelle aux surfaces. Dans cet état, si l'on pose sur le zinc un conducteur humide, un morceau de drap ou de carton imbibé d'eau ou d'une solution acidule, l'électricité vitrée se partagera dans ce conducteur; mais le zinc reprendra au cuivre et celui-ci au sol la quantité d'électricité vitrée dont il se sera dépouillé. Si l'on place sur ce système un second couple, il sera d'abord comme le premier, et la face zinc aura + 1 ; mais venant à partager l'électricité de tout le système par le moyen du conducteur, celui-ci reprendra l'électricité du premier zinc, celui-ci du premier cuivre, et celui-ci du sol. On aura $z^2 + 2$ ; $c^2 + 1$, $z^1 + 1$, $c^1$ communiquant au sol, 0. Enfin, si l'on superpose un troisième couple, on aura $z^3 + 3$, $c^3 + 2$, etc. En continuant toujours la superposition, on aura de bas en haut une quantité d'électricité croissant suivant une progression arithmétique.

Si l'on construit la pile dans le sens inverse, au lieu d'électricité vitrée libre, on obtiendra de l'électricité résineuse. Dans cet état, si par un moyen quelconque, avec les mains par exemple, on fait communiquer les deux pôles, tous les excès d'électricité se déchargeront, à travers le corps, dans le réservoir commun.

Si la pile est isolée, alors elle ne prend d'électricité que d'elle-même, elle ne se répare plus aux dépens du sol. Le pôle zinc possède alors un excès d'électricité vitrée, compensée par une égale quantité de fluide résineux au pôle cuivre, et, à partir de là, les quantités iront en décroissant jusqu'au milieu de la pile, qui sera dans l'état neutre. Plus de détails appartiennent aux ouvrages *ex professo* sur la physique.

Pour se servir de la pile voltaïque il suffit d'établir, au moyen de fil de laiton terminé par une plaque à l'extrémité qui doit être mise en contact avec les pôles de la pile, une communication avec le sujet de l'expérience et les deux extrémités de l'appareil. Au moment du contact s'opèrent les phénomènes physiques et chimiques les plus surprenans. On observe alors, selon la disposition plus ou moins favorable des appareils, des combustions, des commotions, et la décomposition de substances très-réfractaires, des contractions musculaires, etc., etc.

Tous les phénomènes de la pile sont semblables à ceux que manifeste l'électricité ordinaire; deux fils placés à la même extrémité de la pile se repoussent comme ceux qu'on fixe à l'extrémité d'un conducteur; ils s'attirent quand ils sont fixés aux deux pôles opposés; on charge une bouteille de Leyde, lorsqu'on la fait communiquer avec une extrémité de la pile, l'autre communiquant avec le sol; en touchant à la fois les deux armatures, on reçoit une commotion. Si l'on électrise un électromètre au moyen de la pile, et qu'on présente ensuite un bâton de cire d'Espagne frotté à cet électromètre, la boule de celui-ci sera attirée ou repoussée suivant la nature de son électricité, c'est-à-dire suivant qu'il aura été électrisé par un pôle ou par un autre.

MM. Thénard et Gay-Lussac ont trouvé que les effets d'une pile voltaïque étaient proportionnels à la surface des plaques et à la racine cubique de leur nombre, d'où ils ont conclu qu'il valait mieux employer des appareils séparés que réunis bout à bout.

DEUXIÈME DIVISION. *De l'électricité considérée chimiquement.* — L'électricité est un des agens les plus puissans qu'on ait introduits dans la chimie moderne. Le voltaïsme a produit les résultats les plus surprenans et les plus inattendus.

Cependant il est quelques opérations dans lesquelles on emploie l'étincelle électrique. Cette étincelle a la faculté de décomposer quelques corps et d'en reconstituer d'autres. Un courant d'étincelles dirigé sur le gaz ammoniac, le gaz acide hydrosulfurique, les gaz hydrogène, carboné et phosphoré, les réduit à leurs élémens : il en est de même de l'eau. Lavoisier décomposa l'eau avec l'étincelle ordinaire. Van-Marum et Wollaston ont fait les mêmes expériences; mais ce dernier s'est servi d'un fil métallique non oxydable, ce qui donne plus de précision à l'expérience. Ce fil d'or était engagé dans un tube capillaire de verre, et son extrémité était à peine visible et se trouvait au niveau de la surface du tube ; il décomposa l'eau par une série de petites étincelles tirées d'un conducteur ordinaire. Il voulut dégager les deux gaz constituans de l'eau, en employant deux fils plongés dans ce liquide, à distance : mais l'hydrogène et l'oxygène se sont toujours dégagés ensemble, ce qui différencie singulièrement l'effet de l'étincelle et celui de la pile.

L'étincelle, conduite dans un vase contenant une partie d'oxygène et deux d'hydrogène, donne naissance à de l'eau. Si l'on en dirige un certain nombre à travers un mélange de 100 parties de gaz azote, de 250 d'oxygène et d'une certaine quantité de chaux ou de potasse, on obtient de l'acide nitrique, et conséquemment un nitrate. Le chlore et l'hydrogène à volumes égaux, soumis à l'action de l'étincelle, forment de l'acide hydrochlorique. On produit de l'acide carbonique par le même moyen en combinant deux volumes d'oxyde de carbone et un volume d'oxygène.

On se sert de préférence de la pile dans quelques circonstances. Carlisle et Nicholson l'ont employée aussi à la décomposition de l'eau. Si l'on adapte aux pôles de l'électromoteur des fils de platine qui se rendent dans un même vase de verre en partie rempli d'eau, on voit un courant de gaz oxygène se dégager du côté du fil qui communique avec le pôle vitré, tandis que le gaz hydrogène se dégage du côté qui est en rapport avec le pôle résineux. Le pôle vitré a la faculté d'attirer l'oxygène, le chlore, l'iode, les acides et les corps qui ont de l'analogie avec eux; tandis que le pôle résineux attire l'hydrogène, les alcalis et les corps analogues, d'où l'on peut inférer que ces derniers sont de nature vitreuse, tandis que les premiers sont de nature résineuse. L'appareil le plus propre à recueillir et à mesurer les gaz qui se dégagent est le suivant : on prend un entonnoir de verre dont le bec est fermé par un bouchon qui livre passage à deux tubes de verre dans lesquels sont scellés, par de la cire à cacheter, deux fils de platine. Cet entonnoir renversé est en partie rempli d'eau, chaque fil est recouvert par une petite cloche aussi remplie d'eau, destinée à recevoir les gaz qui se dégagent. On met ensuite cet appareil en communication avec les deux pôles de la pile, au moyen des extrémités extérieures des deux fils de platine, et par l'intermède d'un petit vase de verre contenant du mercure. On voit bientôt qu'il se dégage un volume de gaz oxygène et deux volumes d'hydrogène; ce sont en effet les proportions qui constituent l'eau.

Dans cette opération l'affinité qui existe entre l'oxygène et l'hydrogène est rompue, 1° par la force avec laquelle l'oxygène est attiré par le pôle vitré et repoussé par le résineux; 2° par l'énergie avec laquelle l'hydrogène est attiré par le pôle résineux et repoussé par le pôle vitré. Lorsqu'on agit sur une série de particules, il n'y a que l'oxygène de la première et l'hydrogène de la dernière qui se dégagent; les autres s'unissent pour former de l'eau.

Par la même force de départ, c'est-à-dire l'attraction et la répulsion, les acides composés d'oxygène et d'une base subissent la même décomposition. L'oxygène se porte sur le pôle vitré, et la base vers le pôle résineux. Les acides hydrochlorique hydriodique et hydrophtorique sont soumis à la même loi.

Mais l'une des plus merveilleuses applications de la force dont nous parlons, est celle qui a conduit à la décomposition de certaines bases salifiables, telles que la potasse, la soude, la baryte, etc. L'oxygène est attiré par le pôle vitré, et le métal par le pôle résineux. L'eau de ces alcalis est également décomposée; l'ammoniaque est analysée de la même manière : c'est au célèbre Davy que cette belle application est due. Voici comment le docteur Seebeck a perfectionné l'expérience. L'extrême combustibilité de ces nouveaux métaux à l'air, et même dans l'eau, était cause qu'on ne pouvait les conserver. Le docteur Seebeck imagina de faire un amalgame avec le mercure : il creusa dans un petit fragment de soude ou de potasse une cavité qu'il remplit de mercure; il posa ce fragment sur une plaque métallique, et plongea dans le mercure le fil résineux d'un appareil voltaïque composé de deux cents couples de plaques. Il fit communiquer l'autre fil avec le support du métal : alors la soude ou la potasse fut décomposée, ainsi que l'eau qu'elle contenait. Dans cette opération l'oxygène de l'un ou de l'autre se rend au pôle vitré; l'hydrogène, le sodium ou le potassium qu'il abandonne se rendent, au contraire, au pôle résineux. Là l'hydrogène se dégage sous forme de gaz, et le potassium ou le sodium se combine avec le mercure, par lequel ils sont préservés de l'action de l'air. De temps en temps on verse l'amalgame dans l'huile de naphte, et on renouvelle le mercure. On distille ensuite l'amalgame dans une cornue, avec le moins d'air possible : l'huile se vaporise d'abord, ensuite le mercure; le potassium ou le sodium reste libre.

La pile galvanique décompose aussi les sels; elle opère aussi quelques combinaisons, telles que l'oxydation de l'argent et la formation de l'hydrure de tellure. *Voyez*, pour plus de détails, l'excellent *Traité de Chimie* de M. le professeur Orfila, et l'ouvrage du savant Berzélius, sur la *Théorie des attractions chimiques, et de l'influence de l'électricité*, etc.

TROISIÈME DIVISION. *De l'électricité naturelle.* — La foudre, ou pour mieux dire, la matière qui occasione les effets que nous désignons sous ce nom, est l'électricité. Puisque de petits appareils construits par nos mains opèrent des combustions, des détonnations, la décomposition des corps, la mort de certains animaux, s'étonnera-t-on que les appareils imposans, sortis des mains de la nature, produisent des effets extraordinaires dont l'homme est si souvent le témoin ou la victime. Franklin, ayant reconnu le pouvoir des pointes, soupçonna qu'une verge de fer, placée sur un bâtiment, pourrait soutirer le fluide électrique. On chargea, par ce moyen, des bouteilles de Leyde qui produisirent tous les effets connus. Romas envoya dans les nuages un cerf-volant armé d'une pointe à laquelle était attaché un fil de métal qui s'entrelaçait avec la corde et se prolongeait à une certaine distance. Le reste était un cordon de soie isolant : cet appareil produisit des jets instantanés de lumière et des détonnations très-fortes. Bientôt l'immortel Franklin inventa le paratonnerre, au moyen duquel il préserva l'espèce humaine des funestes effets de la foudre. Son procédé a subi quelque perfectionnement, il consiste aujourd'hui en une verge de fer terminée par une pointe de platine non oxydable; les conducteurs sont des tiges de fer qui vont se terminer dans un puits, ou des cordons de fer tressés, enduits d'un vernis gras, fixés au paratonnerre d'un côté, et de l'autre à une tige de fer qui plonge dans l'eau. Il faut que les paratonnerres ne soient pas dans la sphère d'activité les uns des autres, car ils se nuiraient; leur distance doit être de vingt mètres environ.

QUATRIÈME DIVISION. *Effets de l'électricité et du galvanisme sur les corps organisés en général ; effets hygiéniques et physiologiques de cet agent.* — Malgré les progrès immenses faits dans ces derniers temps par les sciences physiques et naturelles; malgré les probabilités où l'on est parvenu sur le rôle majeur que l'électricité doit jouer dans l'organisation non-seulement des animaux, mais de l'univers, on ne sait encore rien de bien précis sur ce sujet. Toutes nos connaissances se bornent, en dernière analyse, à savoir que le fluide électrique excite les mouvemens organiques; qu'il accélère souvent la circulation, la respiration, les sécrétions, les excrétions, etc.; qu'il favorise l'accroissement des végétaux, et hâte l'incubation, etc.

Dans l'état naturel, le corps humain étant un excellent conducteur du fluide électrique, et n'étant point isolé, ce fluide ne doit avoir que peu d'influence sur lui. Le corps doit alors avoir la quantité naturelle de fluide nécessaire à son existence; la quantité qui pourrait lui être communiquée par le mouvement, le frottement, une certaine température, ne ferait, pour ainsi dire, que glisser sur lui pour se rendre promptement dans le réservoir commun. Dans l'état de santé, l'homme est en effet très-peu sensible aux changemens électriques qui surviennent dans l'atmosphère; mais dans l'état de maladie, lorsque le système nerveux est parvenu à un degré de prééminence très-considérable au détriment des autres systèmes, les changemens électriques sont ressentis par les malades. Ils s'aperçoivent du passage d'une nue fortement électrisée. Lorsque l'air est sec et mauvais conducteur de l'électricité, ils sont excités ou abattus et comme courbaturés.

Mais si l'électricité extérieure est à peu près sans influence sur l'homme dans l'état naturel, il est plus que vraisemblable qu'il se forme dans notre économie une électricité nécessaire à l'exercice de nos fonctions. L'exemple des animaux électriques ne permet pas de douter qu'il ne se fasse chez eux une véritable sécrétion de ce fluide, et l'expérience par laquelle Aldini a fait contracter des muscles en ne composant la chaîne qu'avec des nerfs et des muscles, est encore très-propre à confirmer cette présomption. Ainsi, disait M. Hallé, l'économie animale a ses moyens propres de faire naître au dedans d'elle-même une électricité efficace et puissante. Les intermèdes connus de cette électricité, ceux dont l'action frappe aisément les yeux, sont les nerfs et les muscles. N'est-il pas naturel de penser que les actions profondément cachées dans le centre des viscères, et dont l'intégrité est également intéressée à la perfection de l'influence nerveuse, sont dans des rapports semblables avec les plexus dont les ramifications pénètrent ces organes? Cette association générale des organes nerveux et des organes actifs et contractiles, nécessaires partout pour l'accomplissement des fonctions animales, ne confirme-t-elle pas encore ici l'idée d'une double électricité, toujours présente quand il y a quelque effet important à produire. On conçoit dès lors à quel point l'étude des phénomènes électriques a droit d'intéresser la physiologie et la médecine. Un jour peut-être sera-t-on conduit par cette voie à la révélation complète des mystères les plus admirables de la vie animale. Les expériences récentes et les observations microscopiques de MM. Prevost et Dumas semblent promettre que ces propositions seront un jour entièrement confirmées. Ces observateurs attentifs ont exposé beaucoup plus clairement qu'on ne l'avait fait encore la manière dont un courant galvanique excite les contractions musculaires; ils ont remarqué comme contre-preuves des phénomènes électriques dans les contractions produites par les excitans hallériens; ils finissent par demander si la contraction produite sous l'influence de la volonté est aussi le résultat d'un semblable courant galvanique. Ces auteurs s'arrêtent ici dans un doute philosophique d'autant plus louable que, par les expériences qu'ils ont tentées dans les circonstances qui leur ont paru le plus favorables, ils n'ont encore obtenu aucun résultat positif.

Mais l'électricité qui se développe dans les animaux et les phénomènes appelés galvaniques ne sont pas dus, ainsi que le voulait le professeur de Bologne, à un fluide d'une nature particulière, qu'il nommait *électricité animale*, mais bien au même fluide qui produit les phénomènes généraux d'électricité.

Les premiers effets du galvanisme furent observés sur l'économie animale. On savait depuis long-temps qu'en mettant deux pièces métalliques de nature différente, l'une sur la langue et l'autre au-dessous, et qu'en faisant toucher ces deux plaques par les bords qui dépassent la langue, on éprouvait une saveur particulière. Telle est aussi la lueur que produit quelquefois dans l'œil la même opération ou l'action de la pile galvanique. Telles sont les contractions observées dans les grenouilles et dans beaucoup d'autres animaux. Quelques physiciens ont remarqué de plus que le fluide galvanique exhalait une odeur ammoniacale ; d'autres fois qu'il produisait des bourdonnemens d'oreilles; enfin cette espèce d'électricité détermine des contractions musculaires et tous les phénomènes de la commotion électrique. On pense aussi que le courant galvanique, que nous avons vu décomposer avec tant d'énergie les corps les plus réfractaires à l'analyse chimique, décompose par départ les humeurs qui entrent dans notre organisation. M. Humboldt, en mettant la plaie d'un vésicatoire qu'il s'était fait appliquer entre les épaules dans ce dessein, dans le cercle galvanique, en fit couler une sérosité âcre et corrosive qui rubéfiait tous les points sur lesquels elle passait; mais c'est principalement sur les effets présentés par la contractilité musculaire que se sont exercés les médecins et les physiciens. Ils ont eu pour but de déterminer quelles étaient les parties qui conservaient le plus long-temps leur faculté contractile. Nysten a fait des expériences suivies sur les quatre grandes classes d'animaux à sang rouge, et sur l'homme en particulier; il a examiné successivement les muscles de la vie individuelle et les muscles de la vie de relation. Les animaux, sujets de ces exriences, avaient été tués de trois manières différentes, et les individus humains étaient morts à la suite de diverses maladies. Dans les quadrupèdes mammifères, dont la mort générale avait été déterminée par celle du cerveau, les organes contractiles ont perdu leur faculté de se contracter par la pile galvanique, dans l'ordre suivant : le ventricule aortique, le gros intestin, l'intestin grêle, l'estomac, les iris, le ventricule pulmonaire, les muscles locomoteurs, l'oreillette aortique, l'oreillette pulmonaire. Le système digestif des ruminans, si différent sous le rapport de sa forme et de ses fonctions, ne présente à l'action galvanique que des différences peu marquées. Ayant aussi examiné des oiseaux par le même moyen, Nysten s'assura que la contractilité s'éteignait à peu près dans le même ordre. — Les autres manières de produire la mort, surtout celle qui est occasionée par l'asphyxie au moyen de certains gaz délétères, introduisent des variétés importantes dans la durée de la contractilité, qu'elles diminuent sensiblement. Les asphyxies par l'hydrogène sulfuré, en général celles qui s'opèrent lentement, produisent ce résultat. Le contact de l'air fait perdre promptement la faculté contractile.

Les expériences tentées par le même médecin sur l'homme qui avait succombé à diverses maladies, ont produit quelques résultats asssez intéressans. — La contractilité existe toujours une heure après la mort ; elle s'éteint d'abord dans les muscles droits, puis dans les pectoraux, enfin dans les membres. Les sujets morts à la suite de maladies aiguës conservent plus long-temps la sensibilité à l'action galvanique que ceux qui ont succombé à la suite de maladies chroniques. Parmi ces dernières, celles qui portent atteinte à la nutrition, telles que la phthisie et le cancer de l'estomac, diminuent la faculté contractile plus que les autres, même que les hydrothorax et les leucophlegmasies, etc.

On voit, d'après ce qui précède, que l'action galvanique exerce sur la contractilité une influence analogue à l'influence nerveuse. Voilà pourquoi, si l'on excite les nerfs musculaires peu de temps après la mort, par le galvanisme, il agit alors sur les nerfs dans lesquels il existe encore quelque puissance, et produit des convulsions générales; mais lorsqu'après un laps de temps plus considérable cette puissance est anéantie, il ne détermine plus que des contractions partielles.

*Effets thérapeutiques de l'électricité.*

§ I. *Des divers modes d'électrisation* — Pour diriger l'électricité sur les corps vivans et en particulier sur le corps humain, on emploie trois modes principaux : 1° la machine électrique ordinaire; 2° la bouteille de Leyde; 3° l'appareil voltaïque. Ces procédés varient selon l'intensité qu'on veut donner à l'électrisation; suivant la partie qu'on se propose de soumettre à l'influence électrique, etc. Nous allons entrer dans quelques détails.

A. *Électrisation par la machine électrique ordinaire; instrumens nécessaires à cette opération.* — Il faut d'abord une machine électrique dont le plateau ait de vingt-quatre à trente-deux pouces de diamètre (*voyez* plus haut la description de cette machine); en second lieu un isoloir, ou tabouret isolant, c'est-à-dire une table soutenue par quatre pieds de verre; cet isoloir est destiné à recevoir le malade assis sur une chaise ou sur un banc; des fils de laiton terminés à leurs extrémités par des crochets et des boules pour établir la communication entre le conducteur et le corps à électriser, des excitateurs, c'est-à-dire des tiges de métal terminées soit par une pointe simple ou double adaptée, au moyen d'une vis, à l'une de ses extrémités : cette pointe peut être en bois, en bois vernis ou en métal, elle est destinée à soutirer ou à épancher l'électricité d'une manière presque insensible; soit par une boule plus ou moins volumineuse dont l'effet est de produire des étincelles; l'autre extrémité de ces tiges est reçue dans un manche de verre pour isoler l'opérateur; enfin des chaînes ou cordes métalliques destinées à faire perdre l'électricité dans le réservoir commun. — Muni de ces divers instrumens on peut soumettre le malade à l'action électrique; on peut l'électriser de plusieurs manières par bains, par étincelles, par aigrettes, par commotion.

1° *Du bain électrique.* — On donne le nom de bain électrique à la simple communication établie entre un individu et le conducteur d'une machine électrique en mouvement, au moyen d'une tige métallique dont nous venons de parler, que cet individu soit isolé ou non.

2° *Electrisation par étincelles.* — L'individu communiquant avec la machine électrique, étant isolé et par conséquent chargé d'une certaine quantité d'électricité, tend à s'en débarrasser sur les corps voisins; si l'on présente à quelques points de son corps un excitateur terminé en boule, non électrisé, et communiquant avec le sol au moyen d'une chaîne, l'électricité s'échappera sous la forme d'une étincelle. On peut encore verser l'électricité au lieu de la soutirer, en établissant une communication entre l'excitateur et le conducteur de la machine, et présentant cet excitateur au point du corps d'un homme non isolé.

3° *Électrisation par pointes et aigrettes.* — On soutire ou on verse le fluide électrique d'une manière beaucoup moins énergique que la précédente, au moyen des pointes dont nous avons parlé. Ce procédé ne diffère du précédent que par la forme des excitateurs. Si l'on opère la nuit on apperçoit une aigrette lumineuse. Si on approche assez près du corps une pointe métallique, on sent dans la direction de la pointe comme un souffle léger.

On électrise encore *à travers la flanelle ou par frictions.* On couvre d'une flanelle la partie à électriser, et l'on passe fort près de cette flanelle la boule d'un excitateur. On peut employer les deux procédés décrits, c'est-à-dire verser ou soutirer l'électricité.

On a dirigé sur des individus tantôt l'électricité vitrée, tantôt l'électricité résineuse, et les effets obtenus n'ont pas été sensiblement différens.

B. *Électrisation par la bouteille de Leyde.* — L'individu soumis à cette action doit toucher d'un côté, immédiatement ou par un corps conducteur, la boule de l'appareil, et de l'autre, la garniture extérieure; dès le moment que ce double contact a lieu, une commotion plus ou moins violente est produite, plusieurs personnes se tenant par la main peuvent la ressentir.

C. *Électrisation par la pile voltaïque.* — Un individu saisit les deux conducteurs qui communiquent avec les deux pôles de la pile. Il est, de la sorte, soumis à une série de commotions qui se renouvellent rapidement et pour ainsi dire sans interruption. C'est cette continuité qui différencie les deux derniers modes d'électrisation, d'ailleurs si analogues.

§ II. *Effets des divers modes d'électrisation.* — Les effets de ces divers modes d'électrisation sont loin d'être les mêmes. Dans le bain électrique, lorsque l'individu n'est pas isolé, l'effet est presque nul, l'électricité passe rapidement dans le réservoir commun. Lorsqu'il est isolé, la circulation et la perspiration se trouvent accélérées, ce qui néanmoins n'est pas constant. Ses cheveux, ses poils, ceux de ses vêtemens, enfin toutes les aspérités se redressent. L'électricité se répandant à la surface des corps, par la vertu répulsive que nous avons exposée, étant retenue par l'air qui est un mauvais conducteur, c'est par la peau, c'est par les nerfs qui s'y distribuent, que l'électricité agit sur le reste de l'organisme; il est vraisemblable que son influence s'exerce d'abord sur l'encéphale, et par suite, de cet organe sur tous ceux de l'économie. Si la circulation et la perspiration sont augmentées, il est nécessaire que les autres fonctions organiques se mettent en rapport. Ainsi la respiration sera plus accélérée, les secrétions et les excrétions plus abondantes et plus fréquentes; quant à l'agitation, aux céphalalgies, aux insomnies observées chez quelques personnes, on conçoit qu'elles sont une conséquence naturelle de l'augmentation d'activité dans les fonctions organiques. On a cependant proposé l'électricité pour favoriser le sommeil. Les phénomènes que nous venons d'énumérer ne sont pas constans; ils varient suivant la constitution individuelle, et suivant l'intensité de la cause excitante.

Dans l'électrisation par étincelles, l'individu soumis à l'expérience éprouve, au moment de l'étincelle, une sensation pongitive, soit qu'on verse l'électricité avec un excitateur sur-électrisé, soit qu'on soutire cette électricité avec un excitateur communiquant avec le réservoir commun. Si l'on réitère l'étincelle, il se manifeste de la rougeur, du gonflement; j'ai même vu des escarres survenir sur le trajet parcouru par l'excitateur. Si l'étincelle est forte, les muscles sous-jacens entrent en contraction. Les effets sont proportionnés à la force de l'étincelle; l'étincelle souvent répétée qu'on obtient en approchant l'excitateur du malade, ne produit qu'un résultat moins énergique. D'après ces données, on pourra augmenter ou diminuer à volonté la force de l'électrisation.

Si l'on électrise au moyen des pointes, l'effet varie selon que la pointe est plus ou moins acérée, selon qu'elle est en métal ou en bois simple, ou enduit de gomme laque. Si la pointe est métallique et très-acérée, la tension électrique tombe avec la plus grande facilité et même de fort loin, sans effet lumineux, si l'on opère dans le jour. Un souffle léger se fait sentir vers la pointe, d'une manière continue, si on l'approche du malade. On sent une espèce de picotement ou de crépitation si la pointe est mousse; enfin si la pointe est en bois et surtout vernie en gomme laque, qui est un mauvais conducteur, l'effet est plus prononcé; le picotement est plus fort, mais moins suivi. Le peu d'action des pointes les a fait choisir pour verser l'électricité sur des parties très-sensibles, telles que les yeux, les oreilles, etc., ou pour l'en soutirer.

L'électrisation à travers la flanelle produit la sensation d'un picotement, d'un fourmillement particulier, proportionnée au volume de la boule et à la distance où elle se trouve de la surface électrisée. Toutes choses égales d'ailleurs, l'effet est plus prononcé lorsque l'excitateur est un peu éloigné de cette surface. Ce moyen développe dans la partie électrisée une douce chaleur.

L'électrisation au moyen de la bouteille de Leyde ne se fait pas toujours sans danger. Il est fort heureux qu'au moyen de l'électromètre de Lane, on puisse en mesurer les effets avec une précision mathématique. Toutefois on peut obtenir par ce moyen des effets très-violens. Tous les résultats de l'électricité, depuis la plus simple stimulation jusqu'à l'excitation la plus extraordinaire, peuvent être obtenus par la décharge de cet appareil. Il est prudent de ne commencer que par de faibles commotions; ce qu'on obtiendra facilement, en ne chargeant la bouteille qu'à un faible degré. On sera maître de produire des commotions graduellement plus fortes, en la chargeant d'un plus ou moins grand nombre de degrés.

Entre l'électrisation par le voltaïsme et la précédente, il n'y a de différence que dans la continuité de l'action. On obtient des effets plus ou moins énergiques, selon que la pile est composée d'un plus grand nombre de plaques, et suivant les surfaces de ces plaques. La rapidité des contractions musculaires déterminées par ce moyen, font tomber les organes dans un prompt et profond collapsus. Il est important de ne pas trop prolonger la durée de chaque application.

*Des indications thérapeutiques que l'électricité pourrait remplir.* — Un agent qui produisait des effets aussi extraordinaires dut faire concevoir d'abord les plus hautes espérances, et peu s'en fallut qu'on ne s'imaginât en effet qu'on pourrait, à son aide, évoquer les morts du tombeau. Comme presque tous les moyens thérapeutiques, l'électricité devint une panacée, excita l'enthousiasme universel, et comme eux tous retomba dans un profond oubli, n'ayant mérité ni l'un ni l'autre. Si les espérances qu'on avait conçues ne furent pas réalisées, il faut le dire, ce fut bien plutôt la faute de ceux qui employèrent ce moyen que celle de sa véritable inefficacité. Malgré les éloges donnés aux expériences de Mauduyt, il suffit de voir la manière dont les maladies ont été caractérisées, pour s'assurer qu'il était impossible d'en retirer aucun fruit. Prenons pour exemples les *paralysies*. Cinquante-un *paralytiques* furent soumis au traitement électrique. Quoi! cinquante-un paralytiques? mais étaient-ce des paralysies dépendantes d'une hémorrhagie cérébrale? mais alors la résolution s'opère d'elle-même dans la plupart des cas; étaient-ce des ramollissemens de cerveau, des cancers, des tubercules, des acéphalocystes, des tumeurs osseuses, des tumeurs de la dure-mère, des oblitérations des vaisseaux, des altérations locales des nerfs, etc.? car la paralysie est un symptôme de toutes ces maladies et de bien d'autres; alors que pouvait l'électricité? N'était-il pas essentiel de déterminer d'une manière plus précise la nature de la maladie qu'on avait à combattre, et n'est-ce pas là une nouvelle et irrésistible preuve que toute la thérapeutique repose dans le diagnostic? Ne nous étonnons donc pas si ce moyen, administré avec si peu de discernement n'a produit que des résultats erronés. Nous nous dispenserons d'exposer les effets produits par l'électricité chez ces cinquante-un malades : ces effets me paraissent devoir être attribués à la nature de leur maladie; c'est-à-dire que ceux dont la paralysie dépendait d'un épanchement peu considérable, ou ont guéri, ou ont éprouvé du soulagement, chose qui arrive par le seul travail de la nature, sans le secours de l'électricité ou de quelque moyen que ce soit; que ceux dont la paralysie était la suite de toute autre lésion organique, n'ont éprouvé aucun soulagement. Ce n'est cependant pas une raison pour proscrire entièrement ce moyen; nous voulons seulement dire qu'on doit préciser les cas où l'on peut espérer d'en retirer quelque avantage; et sans sortir des paralysies, nous pensons que celles qui reconnaissent pour cause quelques exhalaisons métalliques peuvent être traitées avec succès par cet agent, quelques amauroses produites par une lumière trop vive, par l'usage des stupéfians; quelques surdités analogues, etc., seront dans le même cas.

L'électricité exerçant directement son action sur les systèmes nerveux et musculaires, il est raisonnable de penser que les maladies qui frappent ces organes peuvent surtout recevoir de son usage des modifications avantageuses. Ce fut sans doute ce qui fit administrer ce moyen dans les cas de paralysie. La paralysie étant regardée alors, ainsi qu'elle l'a été jusqu'à ces derniers temps, comme une affection essentielle des nerfs, indépendante de toute altération locale. Malheureusement les maladies nerveuses sont encore couvertes d'un voile épais : car toutes les fois qu'on ne connaît pas l'altération organique qui occasione une certaine série de symptômes, on doit considérer la maladie comme très-imparfaitement connue, et les moyens curatifs que l'on emploie dans ces cas ne sont plus dirigés que sur les chances d'un vain hasard. L'*hystérie, l'épilepsie*, la *danse de Saint-Guy*, une multitude de *spasmes*, la *catalepsie*, etc., sont dans ce cas. Qui sait si les phénomènes qui caractérisent l'épilepsie, par exemple, dépendent toujours de la même altération; et qui peut assurer que le même moyen thérapeutique convienne dans tous les cas, et quelle que soit la nature de la cause prochaine ou éloignée de la maladie? Si cette incertitude règne sur les affections nerveuses, c'est-à-dire sur les affections pour lesquelles l'électricité paraîtrait surtout devoir être utile, que ne sera-ce pas des autres maladies pour lesquelles on l'a proposée. Nous croyons cependant que, lorsqu'on a épuisé pour ces affections tout ce que la pathologie générale indique de rationel, c'est à-dire lorsqu'on a combattu vainement la cause de la maladie, qu'on a prescrit les moyens indiqués par l'âge, la constitution du sujet, les maladies antécédentes, qu'on a rempli inutilement les indications fournies par la suppression des menstrues, des lochies, d'une hémorrhagie, d'un écoulement, par la rétrocession d'un exanthème, la guérison d'un ulcère, etc., on peut avoir recours alors aux moyens empiriques parmi lesquels l'électricité tient le premier rang. Une maladie pour laquelle l'électricité a été employée avec succès, quoique rarement, c'est l'asphyxie, puisqu'au moyen de l'appareil voltaïque on est parvenu à faire exécuter à des cadavres des mouvemens respiratoires, n'est-il pas raisonnable de croire qu'on pourra les déterminer avec avantage chez les asphyxiés? Malheureusement ces individus sont peu susceptibles d'excitation électrique. C'est surtout dans l'asphyxie produite par la foudre que l'électrisation a été avantageuse.

Quelques rhumatismes ont été soumis au traitement électrique, mais sans succès bien prononcé. Quelque soulagement a été obtenu par des arthritiques, mais c'est principalement lorsque la maladie reconnaissait pour cause la suppression de la transpiration, laquelle, comme nous l'avons vu, est facilement rappelée par ce moyen, et lorsqu'elle était récente. Quant aux prétendus *laits épanchés*, nous ne concevons pas ce que les auteurs ont voulu dire, et cette affection est justement rayée du cadre nosologique.

Les surdités accidentelles sont les maladies qu'on a traitées avec le plus d'avantage par l'électricité. Dans presque tous les cas on a obtenu une guérison complète ou un soulagement marqué. Mais la surdité est elle-même le résultat d'un nombre trop grand d'altérations, ainsi qu'il résulte des recherches de M. le docteur Itard, pour que ce moyen soit applicable dans tous les cas. L'électricité n'a pas été aussi efficace dans l'amaurose; mais dans l'amennorrhée elle a presque toujours rappelé l'écoulement supprimé. Dans les affections caractérisées par défaut de ton, telles que les scrofules, l'électricité, agissant à la manière des stimulans, paraît avoir réussi quelquefois. On pourra donc, lorsque tous les autres moyens auront échoué, l'administrer dans les engorgemens glanduleux du col, du mésentère, dans les tumeurs blanches des articulations, etc., etc. Mais la longueur du traitement, les difficultés que présente son exécution, seront toujours des obstacles qui s'opposeront à son usage. (ROSTAN.)

GANGLIFORME, adj., *gangliformis*, qui a la forme, l'apparence d'un ganglion. Sœmmering a désigné par cette expression le cercle ciliaire, dans lequel il a vu une suite de renflemens formés par les nerfs du même nom. Quelques anatomistes ont appelé les ganglions nerveux *plexus gangliformes*. (A. B.)

GANGLION, s. m., *ganglion*, du mot grec γαγγλίον, par lequel Hippocrate désignait, comme on le fait encore aujourd'hui, les petites tumeurs synoviales qui se développent dans le voisinage des tendons. En anatomie, on appelle *ganglions* de petits organes d'une figure arrondie, qui interrompent la continuité des nerfs, et sont composés de filets nerveux et d'une substance propre. Galien leur a le premier appliqué ce nom, dont quelques auteurs modernes ont singulièrement étendu le sens, en rangeant parmi les ganglions presque toutes les parties du centre nerveux de l'homme et des animaux vertébrés, ainsi que les renflemens nerveux des animaux invertébrés. Les glandes lymphatiques ont été comparées par Sœmmering aux ganglions des nerfs, et M. Chaussier leur a donné positivement le nom de *ganglions lymphatiques*. On appelle encore *ganglions vasculaires sanguins* les organes tels que la rate, le thymus, les capsules surrénales, formés principalement par une réunion de vaisseaux sanguins et lymphatiques, et rangés à tort parmi les glandes. (A. BÉCLARD.)

GANGLION, s. m., *ganglion*, γαγγλίον. On donne ce nom, en chirurgie, à des tumeurs enkystées, qui se développent sur le trajet des tendons ou des aponévroses, et au voisinage des articulations. Les ganglions se présentent ordinairement sous la forme de tumeurs arrondies, légèrement déprimées, plus ou moins mobiles, élastiques, indolentes ou peu douloureuses, sans changement de couleur à la peau, et dont le volume varie depuis celui d'une noisette jusqu'à celui d'un œuf : rarement acquièrent-ils un volume plus considérable. Ces tumeurs peuvent se montrer au voisinage de presque tous les tendons; on les rencontre le plus souvent sur le dos de la main et au poignet : on les observe aussi sur la face dorsale du pied, principalement sur le tendon du muscle long extenseur du gros orteil, au devant de la rotule, au jarret, en dehors et en dedans des tubérosités du tibia. J'en ai vu aussi derrière le coude, au niveau de l'olécrâne; sur l'épaule au-dessus de l'acromion; à la fesse, sur la tubérosité de l'ischion; et à la cuisse, en dehors du grand trochanter.

Le plus ordinairement les ganglions paraissent sans cause connue; d'autres fois ils se développent à la suite de coups, de pressions prolongées ou d'exercice forcé. Ceux qui se manifestent au devant de la rotule sont plus fréquens chez les personnes qui appuient souvent leurs genoux contre le sol. J'ai opéré l'année dernière, sur une dame très-pieuse, deux semblables tumeurs; celle qui couvrait la rotule droite avait acquis un tel volume, qu'elle empêchait presque complétement la génuflexion. S. Cooper a observé qu'elles ne sont pas rares en Angleterre, chez les domestiques qui se tiennent à genoux pour frotter les appartemens. Les ganglions de la face dorsale du pied dépendent presque toujours de la pression des chaussures, ou d'efforts que les malades ont faits pour mettre des bottes trop étroites. Leur développement se fait ordinairement d'une manière lente ; quelquefois il a lieu très-rapidement. Un jeune homme d'une vigoureuse complexion était, depuis un an, sujet à des douleurs qui paraissaient de nature rhumatismale. Il éprouva tout à coup et sans cause connue, de violens élancemens au devant de la rotule droite ; bientôt il se développa sur la même partie une tumeur qui, en trente-six heures, avait acquis le volume d'un gros œuf, et présentait tous les caractères appartenant aux ganglions. Une incision pratiquée sur sa partie moyenne donna issue à un demi-verre de sérosité sanguinolente, et nous permit de constater que ce liquide s'était épanché dans la capsule membraneuse qu'on trouve fréquemment entre la face antérieure de la rotule et les tégumens. La suppuration s'établit dans cette membrane, dont l'intérieur paraissait rouge et enflammé. Des adhérences s'établirent entre ses parois ; et le malade, parfaitement guéri, sortit de l'hôpital Saint-Louis, quinze jours après son entrée. L'inflammation de la membrane synoviale et l'exhalation de la lymphe sanguinolente, lors de la formation de ce ganglion, me paraissent devoir être regardées comme essentiellement critiques.

Les ganglions dépendent de l'accumulation de la synovie dans les gaînes membraneuses qui enveloppent les tendons ou les aponévroses, et facilitent leurs glissemens ; ce sont de véritables hydropisies des membranes synoviales non articulaires.

Les parois des ganglions sont ordinairement fort minces, demi-transparentes et parsemées de vaisseaux sanguins capillaires. Rarement acquièrent-elles l'épaisseur qu'on observe dans beaucoup de kystes séreux avec lesquels il ne faut pas les confondre. Le liquide qu'elles renferment est communément diaphane, albumineux, semblable à du blanc d'œuf, et de consistance variable. Quelquefois c'est une gelée rougeâtre, épaisse, qui ne s'écoule qu'avec difficulté, ou bien une humeur séreuse fort limpide. Il n'est pas rare de trouver au milieu de ce liquide une plus ou moins grande quantité de corps étrangers qui flottent librement, et paraissent être de véritables concrétions fibro-cartilagineuses, dont le mode de développement est peu connu. M. Bosc a constaté que ces corps n'étaient point des entozoaires, ainsi qu'on aurait pu le penser. Ils sont blancs, élastiques, d'apparence fibro-cartilagineuse ; les uns sont aplatis, les autres arrondis ou oblongs ; ils varient, pour le volume, depuis celui d'un grain de chenevis jusqu'à celui de grosses lentilles. Rarement sont-ils plus gros. J'en ai trouvé soixante-deux dans un ganglion de la paume de la main; plusieurs centaines dans une autre tumeur de même nature, développée entre le grand trochanter et le tendon du grand fessier, et plusieurs milliers dans une semblable tumeur, du volume de la tête d'un fœtus, qui s'était manifestée fort lentement entre la tubérosité de l'ischion et le bord inférieur du muscle grand fessier.

On reconnaît facilement les ganglions à la position qu'ils occupent sur les diverses parties que j'ai indiquées; à la forme, à la résistance, à la couleur, à l'indolence, à la mobilité plus ou moins manifeste de la tumeur. Lorsque la maladie a son siége dans la membrane synoviale commune qui entoure les tendons des muscles fléchisseurs des doigts, la tumeur descend dans la paume de la main d'une part, et de l'autre remonte sur l'avant-bras, au-dessus du ligament annulaire antérieur du carpe. Elle paraît réellement double, ou formée de deux tumeurs séparées par un étranglement au niveau du ligament annulaire. Si l'on comprime la tumeur supérieure, elle s'affaisse sensiblement, et celle de la paume de la main devient plus volumineuse et plus tendue. En appuyant sur cette dernière, un phénomène inverse se manifeste; on sent distinctement de la fluctuation, et si le kyste renferme des corps étrangers, la main éprouve un bruissement particulier, dû au passage de ces corps à travers l'ouverture étroite de communication des deux parties de la tumeur. On a comparé ce bruissement à celui que produiraient des chaînons ou les pignons d'une roue d'engrenage.

Quelquefois les ganglions se forment dans la membrane synoviale qui entoure les tendons des muscles fléchisseurs des doigts, au niveau des phalanges. On voit, dans ce cas, le doigt malade se gonfler insensiblement à sa partie antérieure, prendre la forme d'un fuseau, et la tumeur, à laquelle la partie postérieure du doigt reste totalement étrangère, s'étend plus ou moins loin dans la paume de la main. La fluctuation se fait sentir à travers la gaîne fibreuse qui est manifestement dilatée. La maladie est peu douloureuse, et se développe ordinairement à la suite d'une extension forcée des doigts, dont elle empêche la flexion quand elle a acquis un certain développement.

Il faut se donner de garde de confondre les ganglions avec certaines tumeurs que j'ai eu plusieurs fois occasion d'observer au voisinage des articulations. Elles dépendent de l'accumulation de la synovie dans une poche herniaire, que forme la membrane synoviale articulaire en s'échappant à travers un écartement des ligamens de l'articulation. J'ai disséqué une tumeur de cette nature sur la face dorsale du carpe d'une femme âgée; elle avait le volume d'une noisette, et présentait les caractères d'un ganglion; seulement, elle disparaissait entièrement par la pression : caractère qui suffisait pour faire reconnaître la maladie. L'ouverture de communication entre la poche extérieure et la membrane synoviale des articulations carpiennes était fort étroite. J'ai vu un autre cas de ce genre de maladie, placé en dehors du genou d'un homme adulte. La tumeur disparaissait par la pression, et le liquide qu'elle renfermait me parut contenu dans le prolongement de la capsule synoviale du genou qui accompagne le tendon du muscle poplité. Dernièrement encore, un malade se présenta à la consultation de l'hôpital Saint-Louis, pour une tumeur qu'il portait au poignet, précisément derrière l'articulation radio-cubitale inférieure. Cette tumeur avait le volume d'une noisette, présentait les caractères d'un ganglion; seulement en la comprimant elle disparaissait presque complétement, et on pouvait alors constater qu'elle dépendait de la membrane synoviale de l'articulation; elle s'était développée rapidement à la suite d'une entorse du poignet. Des applications répétées de sangsues, les émolliens et le repos ont suffi pour la faire disparaître.

Nous avons vu que les ganglions se développent ordinairement d'une manière lente. Tant qu'ils n'ont point acquis beaucoup de volume, ils ne causent guère que de la difformité et une gêne légère dans les mouvemens. Quand ils ont leur siége au pied, continuellement irrités par la chaussure, ils sont bien plus incommodes. S'ils deviennent volumineux, ils produisent quelquefois des douleurs plus ou moins vives, et s'opposent bien davantage aux mouvemens de la partie malade. Ces derniers inconvéniens se manifestent d'une manière remarquable dans les ganglions qui s'étendent à la paume de la main, et s'opposent à la flexion des doigts.

Les ganglions peuvent rester stationnaires pendant un grand nombre d'années. J'ai vu des malades qui en portaient depuis vingt et même trente ans, sans que, pendant ce long espace de temps, ils aient aperçu aucun changement dans les caractères de la tumeur. Dans quelques cas rares, les ganglions guérissent spontanément.

On a eu recours à diverses méthodes de traitement pour guérir les ganglions; on a quelquefois employé avec succès les applications résolutives, telles que les dissolutions d'acétate de plomb, de sulfate de zinc, les décoctions de tan, de noix de galle, etc. En Angleterre, on emploie fréquemment l'huile d'origan. S. Cooper assure avoir vu souvent des ganglions, même fort gros, diminuer de volume par l'emploi de ce médicament; mais aussi il avoue que rarement il produit la cure radicale, et que presque toujours la tumeur reprend son volume dès qu'on en cesse l'application.

Quand les ganglions occupent la membrane synoviale qui entoure les tendons des fléchisseurs des doigts, on peut avoir recours aux manuluves alcalins, aux frictions mercurielles et à une légère compression, exercée avec une petite bande. Ces divers moyens m'ont parfaitement réussi chez un de mes confrères qui portait depuis plus d'un an une semblable tumeur, pour laquelle on avait inutilement mis en usage diverses méthodes de traitement.

La compression a été employée dans le traitement des ganglions; tantôt on a recommandé aux malades de comprimer tous les jours leur tumeur avec le pouce; tantôt on a exercé une compression permanente sur la tumeur, au moyen d'une plaque de plomb soutenue par une pelotte et un bandage circulaire. Ces procédés ont réussi dans quelques cas, soit seuls, soit combinés avec les frictions aromatiques ou mercurielles. On peut les employer pendant quelque temps sans inconvénient, en faisant attention néanmoins à ce qu'ils ne produisent point l'inflammation de la tumenr, car on a des observations qui prouvent que des ganglions irrités ont dégénéré en des tumeurs fongueuses de mauvais caractère.

La compression forte et instantanée de la tumeur, pour opérer la rupture du kyste, constitue une autre méthode de traitement. Pour l'employer, on place la partie malade sur une table; on applique sur la tumeur la pelotte d'un cachet garni ou une pièce de monnaie enfermée dans un mouchoir, et on exerce dessus une vigoureuse pression avec tout le poids de son corps. On entend un craquement particulier, dû à la rupture du kyste; la tumeur s'affaisse tout à coup; le liquide qu'elle renfermait s'épanche dans le tissu cellulaire voisin, est absorbé; les parois de la poche s'enflamment, contractent des adhérences, et la maladie est ordinairement guérie radicalement en peu de temps. L'année passée, j'ai rompu de la sorte un ganglion du volume d'un petit œuf, qu'un homme de l'hôpital Saint-Louis portait sur la partie inférieure de la face dorsale de l'avant-bras. Des applications résolutives furent faites sur l'endroit affecté, et la guérison était complète le troisième jour. J'ai vu quelquefois des ganglions qu'on avait rompus, se reproduire deux ou trois fois, et nécessiter de nouvelles pressions.

On a aussi proposé de passer un séton à travers les ganglions, pour évacuer le liquide qu'ils renferment, et déterminer l'inflammation et l'adhérence de leurs parois; cette méthode n'est point sans danger. On trouve, dans le Journal de Médecine, un cas dans lequel une tumeur cancéreuse s'est développée à la suite de l'irritation produite dans un ganglion par le passage d'un séton.

Si les ganglions ont résisté aux diverses méthodes de traitement que je viens de faire connaître, et s'ils deviennent douloureux ou fort incommodes, en gênant les fonctions de la partie qui en est le siége, il faut en faire l'extraction, si on juge la chose possible. Pour cela, on fait sur la tumeur une incision longitudinale ou cruciale, suivant son volume; on dissèque exactement le kyste en séparant les adhérences celluleuses qu'il contracte avec les parties voisines, et on en fait l'extirpation. Il faut, pendant l'opération, éviter de crever le kyste, parce qu'alors l'humeur gluante qu'il renferme s'échappe subitement, ses parois s'affaissent, et sa dissection devient beaucoup plus longue et plus difficile.

L'opération achevée, si le ganglion est peu volumineux, on réunit la plaie avec un emplâtre agglutinatif, et on la panse simplement avec de la charpie et quelques compresses qu'on soutient par un bandage contentif. On obtient ainsi sa réunion par première intention. Quand la tumeur est fort volumineuse, et que sa dissection a été longue et pénible, il est préférable de remplir le fond de la plaie avec de la charpie mollette, de ne point réunir immédiatement la plaie, et d'obtenir la cicatrisation par adhésion secondaire, après la suppuration des parties incisées. J'ai vu plusieurs fois en effet, dans des cas semblables où l'on avait réuni immédiatement la plaie, la cicatrisation primitive ne point se faire, le sang retenu dans la plaie se décomposer ; celle-ci prendre un mauvais aspect, les parties voisines se gonfler, devenir le siége d'un érysipèle douloureux, et des symptômes fâcheux se manifester.

Lorsque le ganglion s'est ouvert de lui-même après une inflammation de ses parois, ou qu'il est ulcéré, ce qui est fort rare, on doit circonscrire la tumeur par deux incisions elliptiques, et enlever la peau et les parties voisines dont la texture est altérée. Il faut faire attention de ne laisser subsister aucune portion du kyste, car il pourrait devenir le siége d'une excroissance de nature fongueuse qui s'oposerait à la guérison.

Les ganglions qui ont leur siége à la paume de la main et renferment des corps étrangers, ne doivent être opérés que dans les cas où leur présence est tellement incommode qu'ils empêchent le malade de se servir de cette partie. Les accidens qui suivent fréquemment l'incision de ces tumeurs, doivent rendre ce précepte de rigueur. En effet, soit qu'on les ouvre simplement à la paume de la main ou au devant du poignet, soit qu'on les incise à la fois à leurs deux extrémités, presque constamment il se manifeste des accidens formidables, les parties se gonflent et deviennent fort douloureuses; la plaie se boursoufle, et fournit une suppuration jaunâtre, ichoreuse; des symptômes fébriles de mauvais caractère se développent, et quelquefois les malades succombent à une opération qui paraissait d'abord fort simple, et devoir être exempte de danger. J'ai vu deux fois la mort suivre l'incision de semblables tumeurs, bien qu'on ait employé, pour combattre les accidens, les moyens les mieux indiqués. M. le docteur Cruveilhier rapporte des cas analogues dans son *Traité d'Anatomie pathologique*. D'autres fois les malades perdent en grande partie les mouvemens des doigts, et, après avoir couru les plus grands dangers, restent estropiés.

Cependant les suites de l'opération ne sont pas toujours aussi fâcheuses. On trouve dans les observations de Warner deux cas où ce chirurgien tenta d'extirper deux ganglions considérables qui s'étaient développés au poignet, et adhéraient aux tendons des doigts. Dans l'opération, il fut obligé de couper le ligament transverse du carpe, et cependant les malades, qui auparavant ne pouvaient fermer le poignet ni fléchir les doigts, recouvrèrent complétement l'usage de ces parties.

M. Gooch rapporte un cas du même genre, dans lequel la maladie avait paru après une forte contusion reçue trois ou quatre ans auparavant. La tumeur s'étendait du poignet à la paume de la main, et causait beaucoup de douleur. Ce chirurgien l'incisa, et rendit à la main et aux doigts les mouvemens qu'ils avaient perdus, en employant les applications émollientes et une compression méthodique, exercée par une machine construite dans ce but.

On trouve encore dans les auteurs quelques exemples de réussite de l'opération, et moi-même j'ai été témoin de plusieurs cas dans lesquels l'issue a été heureuse.

On a aussi conseillé pour guérir les ganglions, d'évacuer le liquide qu'ils contiennent au moyen d'un trois-quart, et de se servir de la canule de cet instrument, pour introduire dans leur cavité un liquide irritant, capable de déterminer leur inflammation et consécutivement leur adhésion. Ce procédé n'est point usité : il en est de même de l'application réitérée de vésicatoires camphrés sur la tumeur, que quelques chirurgiens ont proposée, dans la vue de produire son inflammation et l'absorption du liquide glaireux qu'elle renferme. (J. CLOQUET.)

GANGLIONNAIRE, adj., qui appartient, qui a rapport aux ganglions. (A. B.)

GANGRÈNE, s. f., *gangræna*, γάγγραινα, de γράω je dévore. Nous diviserons cet article en deux parties : dans la première, nous traiterons de la gangrène considérée en général; dans la seconde, nous exposerons l'histoire particulière de plusieurs espèces de gangrènes.

*De la gangrène considérée en général.* — Nous définissons la gangrène, avec la plupart des pathologistes modernes, l'extinction totale de la vie dans une partie molle, avec conservation de l'existence dans le reste du corps. On nomme nécrose le même état dans les os. Nous n'ignorons pas que Galien, Paul d'Ægine, Fabrice de Hilden, Paré, Boerhaave, Van Swieten et quelques médecins de notre temps considèrent la gangrène comme une maladie, comme un état intermédiaire entre l'inflammation qui est sur le point de produire la cessation de tous les mouvemens organiques et la mortification elle-même; mais nous n'admettrons point cette acception du mot gangrène, parce que la mort d'une partie peut résulter de plusieurs causes différentes de l'inflammation, ainsi que de plusieurs conditions de l'inflammation, et qu'il faudrait créer plusieurs mots pour désigner l'état des parties qui seraient sur le point de perdre la vie par l'action de chacune de ces causes. Nous ferons remarquer que parmi les auteurs qui ont considéré la gangrène comme une maladie, il en est qui sont tombés dans une étrange contradiction avec eux-mêmes, car après avoir avancé que cette affection est quelquefois curable, ils disent, en parlant de son pronostic, « qu'elle est toujours grave, puisque les parties qu'elle envahit doivent constamment se séparer du reste du corps. » Hébréard, dans son très-beau Mémoire sur la gangrène, distingue avec raison l'état des parties qui en sont affectées, de celui des parties qui en sont menacées; il la définit « l'extinction de la vie dans une partie, et réaction de la puissance conservatrice dans les parties contiguës et les fonctions générales. » Nous ne pouvons cependant admettre d'une manière absolue cette définition, parce que, dans des cas malheureusement trop fréquens, cette réaction conservatrice n'a aucune tendance à s'établir, et que la mortification fait des progrès jusqu'à ce que les malades succombent. Les pathologistes qui définissent la gangrène une tendance prochaine à la mortification, nomment *sphacèle* la mortification complète. Pour nous, les mots de gangrène et de sphacèle indiquent la même nature d'altération organique et vitale; ces expressions peuvent, sous ce rapport, être employées comme synonymes; nous ferons seulement remarquer que l'on emploie plus particulièrement le mot sphacèle dans le cas de gangrène profonde d'un membre, ou lorsque la gangrène occupe la totalité ou la plus grande partie d'un viscère.

Les parties molles privées de la vie rentrent sous l'empire des lois de la physique et des affinités chimiques. Elles perdent leur température naturelle, et ne tardent pas à éprouver un mouvement intérieur de décomposition qui change leur couleur, leur consistance, et produit un dégagement plus ou moins abondant de gaz fétides : en un mot, la putréfaction s'en empare. La putréfaction est donc une des suites de la gangrène; mais elle ne doit pas être confondue avec elle : la gangrène peut exister assez longtemps avant le développement de la putréfaction, quand les parties privées de la vie sont dépourvues de fluides, quand elles sont soustraites complétement au contact de l'air, lorsqu'elles sont congelées, etc.; d'autres fois, l'instant de l'invasion de la pourriture peut à peine être distingué de celui de l'invasion de la gangrène : c'est ce qu'on observe dans les cas où celle-ci est produite par une cause septique, lorsque la partie affectée est abreuvée d'une grand quantité de fluides putrescibles, et qu'en même temps la chaleur réunie à l'humidité de l'atmosphère favorise le développement et les progrès de la fermentation putride.

La putréfaction d'une partie est le signe le plus certain de sa mort ou de sa gangrène, mais ce n'est pas seulement sous ce point de vue qu'elle doit fixer l'attention des praticiens : pourrait-on en effet, sans de graves inconvéniens, ne pas tenir compte des dangers résultant de l'exhalation continuelle des gaz putrides qui forment une atmosphère infecte et quelquefois contagieuse autour des malades; pourrait-on aussi considérer comme innocent le contact prolongé des liquides et des solides putréfiés avec des parties encore vivantes.

La vie paraît quelquefois complétement éteinte dans une partie, et cependant elle y existe encore, l'exercice des actions organiques n'y est que suspendu. Cet état, très-dangereux et très-voisin de la gangrène, doit en être soigneusement distingué, parce que la partie qui en est affectée peut revenir à son état naturel. La plupart des pathologistes mordernes lui donnent, avec raison, le nom d'*asphyxie locale ;* on l'a aussi nommée *stupeur complète*. On l'observe fréquemment à la suite des fortes commotions, des contusions violentes, de la ligature ou de la compression des gros troncs vasculaires, de l'action intense du froid. Dans ces circonstances, tant que la putréfaction n'est point survenue, on peut encore conserver l'espoir de conserver les parties affectées.

*Causes de la gangrène.* — Le professeur Boyer range toutes les gangrènes, considérées sous le rapport de leurs causes, en deux classes : les gangrènes de cause externe, les gangrènes de cause interne. Hébréard les rapporte à quatre ordres : 1° gangrènes succédant aux diverses phlegmasies ; 2° gangrènes par l'action des délétères; 3° gangrènes par interruption de communication des parties avec les organes centraux; 4° gangrènes anomales, qui ne peuvent être rapportées à un des trois ordres précédens. Nous adoptons dans nos cours une classification en partie empruntée de la précédente : ainsi nous admettons comme causes de gangrènes, 1° les lésions mécaniques ou chimiques qui désorganisent immédiatement nos parties; 2° les lésions mécaniques qui occasionent instantanément une stupeur profonde; 3° les inflammations très-violentes de cause etxerne, et l'emploi intempestif des réfrigérens et des narcotiques dans leur traitement; 4° les inflammations qui se développent dans des parties déjà affectées de maladies asthéniques, telles que l'œdème passif, les engelures, les infiltrations sanguines, etc.; 5° les inflammations produites par un principe délétère ou par quelques venins; 6° les interruptions accidentelles de la circulation du sang, et de l'influx nerveux par des ligatures ou par d'autres modes de compression, d'oblitération, de destruction des vaisseaux et des nerfs; 7° les maladies organiques du cœur et des gros vaisseaux qui empêchent le sang de parvenir jusqu'aux organes les plus éloignés du centre de la circulation; 8° certaines *maladies générales*, telles que le scorbut; 9° des dispositions idiosyncrasiques dont on ne peut assigner la nature, mais dont l'observation démontre l'existence; 10° les métastases et les crises.

Cette distribution des causes de la gangrène paraîtra probablement bien surannée à ceux qui ne voient dans cette affection qu'une suite d'une inflammation forte ou faible qui épuise l'action organique dans la partie qui en est le siége : cependant elle est déduite de faits nombreux consignés dans les meilleurs auteurs, et de faits que j'ai taché d'observer sans prévention. Ces faits prouvent que l'inflammation ne précède pas toujours la gangrène; que, dans beaucoup de cas, la cause spécifique de l'inflammation contribue plus que son intensité à éteindre la vie dans les parties qu'elle affecte; qu'il faut quelquefois produire artificiellement et localement de l'inflammation, et administrer à haute dose des médicamens bien différens des antiphlogistiques, pour prévenir ou pour arrêter la mortification.

Une observation importante à faire, relativement aux causes de la gangrène, c'est qu'il arrive assez souvent que plusieurs d'entre elles contribuent quelquefois en même temps à la produire, et alors les indications curatives deviennent plus complexes; c'est ce qu'on observe, par exemple, dans les étranglemens avec inflammation, dans les inflammatious occasionées et entretenues par l'infiltration ou l'épanchement dans le tissu cellulaire de fluides irritans et seulement putrescibles, tels que l'urine, les matières fécales, etc.

Peut-on rendre parfaitement raison de la manière d'agir pour produire la gangrène, des différentes affections que nous venons d'énumérer? où, si l'on veut, connaît-on parfaitement les différens changemens qui surviennent successivement dans les fonctions, l'organisation des solides et la composition des fluides, depuis le moment où les organes commmencent à éprouver un de ces états morbides, jusqu'à l'instant où la vie a complétement cessé d'y exister? On connaît assez bien cette succession de phénomènes dans les gangrènes produites par la ligature des gros vaisseaux, par étranglement, par l'impression prolongée du froid, par les inflammations violentes de cause externe, etc.; mais on l'ignore presque complétement dans le cas où la gangrène dépend d'une cause délétère, d'une maladie générale, d'une crise, d'une disposition idiosyncrasique; et nous pensons qu'il vaut mieux, dans l'intérêt de la science, convenir qu'il reste encore beaucoup de recherches à faire, que de prétendre trancher toute difficulté en avançant que la gangrène ne s'établit *jamais* dans une partie sans un mouvement inflammatoire plus ou moins intense; qu'une inflammation violente épuise l'action organique dans une partie qui en est le siége; qu'une inflammation qui paraît peu intense peut également épuiser cette même action, lorsque celle-ci est naturellement ou accidentellement peu énergique. Ces explications ne nous paraissent pas susceptibles de conduire, dans tous les cas, à un traitement rationnel : elles n'apprennent d'ailleurs rien sur les parties de la question que nous avons signalées comme obscures.

*Différences de la gangrène.* — Outre celles qui résultent de ses causes, il en est encore plusieurs autres. L'abondance ou l'absence des fluides dans la partie qui en est atteinte sert à établir une de ces différences : sous ce rapport, on a distingué la gangrène en humide et en sèche. Cette différence, à laquelle les anciens attachaient beaucoup d'importance, est purement accidentelle; ce qui le prouve, c'est que l'on observe quelquefois sur un même membre des escarres gangréneuses sèches, et d'autres très-humides, et qu'une cause identique occasione souvent ces deux *variétés* de la gangrène sur deux individus différens. Cependant on déduit de cette différence quelques indications thérapeutiques assez importantes que nous avons déjà fait pressentir, en parlant des fâcheux effets du contact des sucs putrides avec les parties vivantes, et sur lesquelles nous insisterons plus tard.

Les gangrènes, considérées relativement à leur siége, sont distinguées en celles qui attaquent les membres ou les parois du tronc, et celles qui ont leur siége dans les parties renfermées dans les cavités splanchniques. Ces dernières sont moins bien connues dans leurs formes et sous le rapport de leur marche que les gangrènes externes, quoiqu'on possède déjà un certain nombre de faits sur les gangrènes du cerveau, des poumons, du cœur, des viscères abdominaux, des membranes muqueuses et séreuses. Elles seront décrites ou l'ont été avec les maladies dont elles sont la terminaison. Notons seulement ici que ces gangrènes intérieures ne sont pas constamment mortelles, pourvu que les parties privées de la vie puissent être rejetées à l'extérieur.

L'étendue de la gangrène, sa profondeur, son voisinage du tronc, ses progrès très-rapides ou très-lents, le degré de réaction qu'opposent à son développement les parties qui n'en sont encore que menacées, l'inflammation éliminatoire plus ou moins franche de ces parties destinée à opérer la séparation des escarres, l'âge des malades, la somme de forces physiques et morales qu'ils conservent, l'influence favorable ou pernicieuse des circonstances dans lesquelles ils se trouvent placés, l'existence ou l'absence de complications sont la source de beaucoup d'autres différences accidentelles dont il importe de tenir compte pour se décider dans le choix des moyens thérapeutiques, aussi bien que pour saisir le moment opportun de leur emploi, et pour établir le pronostic avec plus de certitude.

*Signes de la gangrène.* — La privation absolue de la sensibilité, de tout mouvement, de la chaleur naturelle, un changement de couleur et de consistance plus ou moins apparent, un dégagement de gaz putrides d'une odeur particulière, tels sont les phénomènes locaux que l'on observe dans les gangrènes extérieures. Nous avons déjà fait remarquer que l'insensibilité, la cessation de tout mouvement, la perte de la chaleur naturelle, ne suffisent pas, lors même que ces symptômes coexistent avec un gonflement considérable, pour caractériser la gangrène, et que l'on ne peut être certain de son existence que quand la putréfaction commence à s'établir. Les gangrènes extérieures de cause externe et peu étendues ne produisent ordinairement aucun trouble dans les fonctions générales; mais il n'en est pas de même des gangrènes intérieures ni des gangrènes des membres ou des parois du tronc lorsqu'elles dépendent de cause interne, ou qu'elles sont très-étendues; elles sont presque toujours la cause d'un désordre remarquable dans ces fonctions, caractérisé par la fréquence et la faiblesse du pouls, la gêne de la respiration, la soif, des nausées, des envies de vomir, le ballonnement du ventre, la fétidité des excrétions, la teinte jaunâtre de la peau et des conjonctives, des sueurs froides et visqueuses, la couleur noirâtre de l'urine, des soubresauts dans les tendons, la carphologie, des lipothymies, l'abattement, le délire. Nous devons ajouter que les phénomènes locaux et généraux qui accompagnent la gangrène présentent de nombreuses modifications suivant les tissus qu'elle affecte, suivant que tous les élémens organiques d'une partie meurent simultanément ou successivement, suivant que les parties qu'elle envahit sont plus ou moins pénétrées de fluides. Ces phénomènes sont aussi modifiés par le contact ou par l'absence du contact de l'air, et par la nature des causes qui donnent lieu à la mortification.

La couleur des parties gangrenées est très-variable. La plupart des escarres sont noires, grisâtres, livides; c'est ce qu'on observe le plus communément dans les gangrènes humides de la peau; dans les gangrènes sèches elles ont une teinte plus foncée, charbonnée. Dans d'autres cas, à la suite de certaines contusions, de brûlure, les escarres du derme sont d'abord blanches ou jaunes, avant de prendre une couleur plus foncée. Dans quelques gangrènes de cause interne de la peau on a aussi observé le même phénomène. Le tissu cellulaire gangrené dans le furoncle, dans l'anthrax benin, dans la plupart des érysipèles phlegmoneux conserve une couleur blanche ou jaunâtre. Les muscles gangrenés, qui n'ont pas été en contact avec l'air, conservent quelquefois une teinte rouge, foncée, livide; dans d'autres cas, ils sont jaunâtres ou grisâtres; ils deviennent noirs et atrophiés dans les gangrènes sèches. Les tissus fibreux gangrenés prennent une teinte grise ou jaune-sale. Les escarres des membranes muqueuses sont souvent, dans leur origine, blanches, puis elles deviennent grises et prennent enfin une couleur noire. Les membranes séreuses gangrenées sont ordinairement épaisses et noires. Les portions de cerveau gangrenées que l'on a eu occasion d'observer étaient grises ou noires, très-molles et très-fétides. Les régions des poumons affectées de gangrène sont noires, fétides, tantôt très-molles et d'autres fois assez dures. Les escarres que l'on a vues sur le cœur étaient grises ou noires. Les intestins affectés de gangrène sont couleur d'ardoise; l'épiploon présente quelquefois la même nuance, d'autres fois sa couleur est peu changée, mais il est extrêmement mou. Dans les gangrènes du foie, des reins, on a rencontré la substance de ces viscères tantôt convertie en une sorte de putrilage fétide, d'autres fois présentant des escarres noires et dures. Hébréard dit avoir vu le tissu d'une rate, suivant lui, affectée de gangrène, aplati, desséché comme de l'éponge préparée, n'ayant pas plus de volume qu'une pièce de cinq francs. Était-ce là une véritable gangrène, ou bien une atrophie?

Les tissus affectés de gangrène sont presque constamment gonflés, ramollis, très-faciles à écraser entre les doigts ou à déchirer, et infiltrés de gaz et de liquides putrides, troubles, brunâtres. Cependant dans la gangrène sèche on remarque des phénomènes très-différens. Les parties mortifiées sont racornies, resserrées sur elles-mêmes, dures, coriaces, en quelque sorte momifiées, et beaucoup moins fétides que dans la gangrène humide. Quand celle-ci affecte la peau, l'épiderme est souvent séparé du derme, et forme des phlictènes remplies d'un liquide brunâtre, trouble, fétide, facile à distinguer de celui que l'on trouve dans les phlyctènes occasionées par une vive inflammation. Morgagni rapporte d'après Valsalva, qui l'avait éprouvé lui-même, que le fluide contenu dans ces phlyctènes est quelquefois si âcre, qu'appliqué sur la langue, il produit sur les papilles une sensation d'âpreté mordicante qui se prolonge pendant près d'un jour entier.

La diminution quelquefois lente et progressive, d'autres fois très-rapide de la sensibilité, est souvent un signe précurseur de la gangrène, cependant dans quelques cas, et surtout dans les gangrènes séniles, des douleurs atroces précèdent parfois cette affection, et se font même sentir lorsque la surface extérieure de la partie malade est déjà convertie en escarre. Les nerfs conservent alors leur intégrité pendant un temps plus ou moins long, environnés de parties déjà sphacélées.

Il semblerait, d'après cet exposé général des signes de la gangrène, qu'il doit toujours être facile d'en établir le diagnostic, surtout lorsqu'elle affecte les parties extérieures. Il n'en est cependant pas ainsi : nous avons déjà vu qu'il est possible de s'en laisser imposer par la suspension temporaire de tous les mouvemens organiques d'une partie; ajoutons que l'on peut prendre pour des escarres des portions de fausses membranes, des productions couenneuses adhérentes à des membranes muqueuses, ou déjà détachées de leur surface, et réciproquement. Rappelons aussi que des praticiens habiles ont été plus d'une fois induits momentanément en erreur par des ecchymoses profondes, noires, molles, accompagnées d'infiltration gazeuse dans le tissu cellulaire.

Il arrive quelquefois que la gangrène, respectant la peau, détruit sourdement le tissu cellulaire sous-cutané, et même le tissu cellulaire inter-musculaire. C'est ce qui arrive fréquemment dans l'érysipèle phlegmoneux, dans le phlegmon profond des membres enveloppés d'épaisses aponévroses; quelquefois dans le voisinage des grandes plaies accidentelles, ou résultant d'opérations chirurgicales, et plus souvent encore dans le voisinage des plaies ou des ulcères infectés de pouriture d'hôpital. On doit, dans ces cas, être averti de son imminence, ou reconnaître qu'elle existe par le gonflement pâteux et emphysémateux de la partie affectée, par son peu de sensibilité, par l'odeur fétide et la couleur brunâtre des liquides qui peuvent s'en échapper, et enfin par la nature et la gravité des symptômes généraux.

La profondeur à laquelle la gangrène pénètre lorsqu'elle occupe les membres ou les parois du tronc est souvent difficile à juger avant la séparation des escarres; on ne peut guère l'apprécier qu'approximativement, en tenant compte des causes qui l'ont déterminée, et des symptômes qui l'ont précédée. Dans quelques cas on est obligé, pour reconnaître exactement sa profondeur, de pratiquer avec prudence des scarifications profondes dans les parties mortifiées. Lorsque la grangrène survient, tantôt elle est promptement bornée dans le lieu qu'elle a d'abord occupé, d'autre fois elle s'étend aux parties voisines, et finit cependant par s'arrêter, soit spontanément, soit sous l'influence des moyens thérapeutiques; dans quelques cas enfin, on ne peut obtenir aucune réaction salutaire, et la mortification ne cesse de faire des progrès que quand le malade cesse de vivre.

On juge que la gangrène est arrêtée ou sur le point de l'être lorqu'on voit se former à la circonférence des escarres un cercle inflammatoire phlegmoneux, d'un beau rouge, médiocrement douloureux et tendu, accompagné d'un sentiment de chaleur halitueuse; peu de temps après une bonne suppuration s'établit, le pouls et les forces générales se relèvent. On doit craindre au contraire qu'elle ne continue à se propager, lorsqu'autour des parties mortifiées on voit se former de nouvelles phlyctènes brunâtres; quand autour de ces mêmes parties on observe un cercle large, d'un rouge livide ou jaunâtre, peu sensible, ou lorsque ce cercle est le siége d'une douleur âcre et d'une chaleur cuisante. Les progrès de la gangrène sont aussi assez souvent annoncés par un engorgement celluleux qui paraît tenir de l'œdème et de l'emphysème, et se propage au loin, ainsi que par le développement successif des symptômes généraux dont nous avons parlé.

Le temps nécessaire pour la séparation des escarres est très-variable : il est d'autant plus court que l'*inflammation éliminatoire* peut survenir plus promptement, et qu'elle marche avec plus de régularité : huit à dix jours suffisent quelquefois pour leur isolement dans les gangrènes humides, chez les sujets jeunes et d'une bonne constitution, tandis que dans des gangrènes sèches et chez des sujets affaiblis on a vu les membres sphacélés ne se séparer des parties vivantes qu'au bout de trois à six mois.

Le *pronostic* de la gangrène est en général fâcheux, parce qu'elle occasione toujours la perte des parties qu'elle a envahies, et quelquefois la mort des malades. Cette proposition générale a cependant ses exceptions : ainsi la gangrène devient avantageuse lorsqu'elle détruit entièrement un organe affecté d'une maladie qu'on peut considérer elle-même comme un foyer d'infection générale, et que la gangrène se déclare avant que cette infection ait lieu. Bayle et d'autres praticiens ont vu la mamelle cancéreuse entière tomber en gangrène, et la plaie résultant de sa séparation, guérir radicalement. La gangrène est encore utile lorsqu'elle a peu d'étendue, et qu'elle devient critique dans une maladie dangereuse, comme cela a lieu quelquefois dans la peste. Tulpius et Van Swieten rapportent plusieurs observations de crise ou de métastase heureuses par la gangrène des membres. Un passage d'Hippocrate indique qu'il avait observé des faits analogues. En général le danger qui résulte de la gangrène est en rapport avec l'intensité et la malignité de sa cause; avec l'étendue en surface et en profondeur des parties qu'elle intéresse; avec l'importance et les connexions des organes qu'elle envahit. Nous ferons cependant observer ici que dans des plaies de tête, et dans quelques cas de hernies et d'étranglement intestinal interne, des malades ont perdu, par la gangrène, des portions assez considérables du cerveau et du canal intestinal, et ont cependant recouvré la santé. Lorsque la gangrène cesse de faire des progrès, les malades ne sont pas encore entièrement hors de péril : quelques-uns succombent à des hémorrhagies qui surviennent brusquement au moment de la séparation des escarres; d'autres, en plus grand nombre, meurent épuisés par la suppuration qui accompagne et suit leur chute; et, parmi ceux qui guérissent, on en rencontre qui restent affectés de difformités, de fistules, ou de mutilations plus ou moins fâcheuses.

Le *traitement de la gangrène considéré en général* présente trois ordres d'indications à remplir : 1° prévenir sa formation; 2° arrêter ses progrès et combattre les symptômes locaux et généraux qui l'accompagnent; 3° favoriser la séparation spontanée des parties mortifiées, lorsque les efforts de la nature paraissent suffir pour l'opérer; ou bien pratiquer cette séparation par une opération chirurgicale, lorsqu'elle ne paraît pas susceptible de se faire avantageusement pour le malade sans le secours de l'art.

S'il est vrai que la gangrène peut, comme nous l'avons avancé précédemment, être produite par plusieurs causes dont la manière d'agir est très-différente, si dans plusieurs cas elle survient sans inflammation préalable, si dans quelques circonstances, où elle est précédée par l'inflammation, on doit l'attribuer plutôt au caractère délétère de la cause de l'inflammation qu'à la violence de l'inflammation elle-même, il doit être également incontestable que, pour la prévenir, on ne peut employer méthodiquement dans tous les cas un seul et même mode de traitement consistant dans l'emploi plus ou moins actif des antiphlogistiques locaux et généraux, unis quelquefois à de légers stimulans diffusibles. En nous élevant ici contre ce mode de traitement, que l'on a voulu trop généraliser, nous sommes loin de prétendre qu'il faille exclusivement accorder la préférence à une méthode opposée, et que pour prévenir la gangrène, ou pour arrêter ses progrès, il soit rationel d'avoir constamment recours aux topiques et aux médicamens internes amers, astringens, résineux, balsamiques, aromatiques, spiritueux, simples ou composés, que tant d'auteurs ont préconisés. Nous sommes au contraire bien convaincus que l'on en a trop souvent abusé, que quelques praticiens en abusent encore, et que leur emploi exclusif serait encore plus funeste que celui de la méthode antiphlogistique appliquée à tous les cas.

Passons d'abord en revue les cas où la méthode antiphlogistique, consistant dans l'emploi des saignées générales et locales, des boissons rafraîchissantes, de la diète, des topiques émolliens, anodins, etc., doit spécialement convenir. Ici viendront se ranger les engorgemens inflammatoires provenant de piqûres, de déchirure, de brûlure, de contusion (pourvu qu'elle n'ait produit ni attrition, ni stupeur), et même les engorgemens inflammatoires produits par des causes internes non délétères, accompagnée de symptômes qui annoncent une turgescence sanguine très-active dans la partie enflammée, et une excitation vive et sympathique dans toute l'économie. L'expérience a démontré que quand cette méthode est indiquée, elle réussit d'autant mieux, pour prévenir la gangrène, qu'on y a recours plus énergiquement dès le début de la maladie. Elle cesse d'être convenable lorsque la gangrène est imminente, et que les parties qui en sont menacées ont déjà perdu leur rénitence, leur chaleur, leur sensibilité, et qu'elles ont pris une couleur terne, obscure.

Lorsqu'une cause physique ou un agent chimique a produit et concourt encore à entretenir une violente inflammation, ou lorsque par le fait même de l'inflammation il est survenu un étranglement consécutif qui a résisté aux saignées générales et locales, des opérations chirurgicales variées et indiquées par chaque cas particulier, et consistant dans la réduction des fractures, dans l'extraction des corps étrangers, tels que des esquilles, des fragmens d'armes, etc., dans des incisions propres à donner issue aux gaz et fluides épanchés, des débridemens plus ou moins étendus deviennent nécessaires, et l'on assure encore leur succès en y associant la méthode antiphlogistique.

Lorsque l'inflammation, qui menace de se terminer par gangrène, affecte des parties déja atteintes de maladies asthéniques telles que l'œdème symptomatique, les engelures, les ecchymoses profondes, molles, peu douloureuses, cette méthode cesse d'être convenable, ou au moins elle doit être modifiée. Il convient alors d'employer pour topiques les infusions légèrement aromatiques, d'y associer, dans des proportions variables, suivant le degré de chaleur, de douleur, de rougeur, de tension de la partie enflammée, les astringens sédatifs tels que l'eau végéto-minérale, et d'autres fois l'alcohol camphré, ou d'autres spiritueux. Une compression circulaire modérée sur toute l'étendue du membre tuméfié favorise puissamment l'action de ces moyens. Des médicamens internes, toniques, persistans ou diffusibles, appropriés à l'état des organes de la circulation et de la digestion, deviennent assez souvent nécessaires, et il est fort rare que dans ces circonstances les émissions sanguines, même locales, puissent être utilement conseillées. C'est ici le lieu de faire observer que les mouchetures multipliées et rapprochées, que les incisions, les scarifications pratiquées dans des parties affectées d'œdème, dans l'intention de procurer l'écoulement de la sérosité, ont presque toujours pour résultat le développement très-prompt d'une gangrène, dont il est très-difficile et souvent impossible d'arrêter les progrès.

Les inflammations produites par un principe délétère, autrement dites les inflammations gangréneuses essentielles, diffèrent tellement, par leur nature, par leur marche, par leur mode constant de terminaison, des inflammations de cause externe, que les partisans exclusifs de la méthode antiphlogistique sont obligés ou de nier l'existence de ces inflammations, ou d'en omettre l'histoire en traitant de la gangrène. On range dans ce genre d'affections la pustule maligne, le charbon, l'angine gangréneuse, une gangrène particulière de l'intérieur de la bouche des enfans des deux sexes, et des organes sexuels des jeunes filles.

On doit encore y rapporter la pouriture d'hôpital, la gangrène qui résulte de l'usage du seigle ergoté, et même quelques-unes de celles qui proviennent de l'inoculation de certains venins.

L'histoire particulière de la plupart des phlegmasies gangréneuses (*voyez* ANGINE GANGRÉNEUSE, CHARBON, POURITURE D'HÔPITAL, PUSTULE MALIGNE, VENIN, et la description de quelques espèces de gangrènes dans la seconde section de cet article), prouve que, pour prévenir et pour arrêter la mortification à laquelle elles donnent lieu, il faut d'abord en attaquer immédiatement et localement la cause par des moyens dont l'action doit être prompte et énergique : telle est la cautérisation ; qu'il convient souvent en outre d'administrer des médicamens internes propres à éliminer par différens émonctoires les principes délétères déjà mêlés aux fluides circulatoires, ou amassés dans les premières voies; enfin, qu'il est fréquemment nécessaire, surtout quand l'affection devient très-grave et qu'elle est accompagnée d'une grande prostration des forces, d'administrer à l'intérieur les amers, les aromatiques, les spiritueux, les acides minéraux ; en un mot, les médicamens propres à relever les forces et à corriger la disposition septique des humeurs. Cependant nous devons ajouter que l'on rencontre quelquefois de ces affections gangréneuses essentielles, qui ne sont accompagnées que de symptômes qui annoncent une vive réaction locale, et une forte irritation sympathique dans plusieurs organes. Dans ces cas, il peut encore être nécessaire de concentrer par la cautérisation le principe du mal dans la partie affectée; mais il serait ensuite éminemment nuisible d'insister sur l'emploi des topiques stimulans, des médicamens internes toniques; le traitement antiphlogistique devient alors rationnel.

Les gangrènes qui reconnaissent pour cause l'interruption accidentelle de la circulation du sang et de l'influx nerveux, peuvent survenir dans des circonstances très-nombreuses et très-différentes les unes des autres, et il suffit en quelque sorte d'énumérer ces circonstances pour faire connaître les précautions principales à prendre, soit pour éviter d'y donner lieu, soit pour s'opposer à leur développement, soit enfin pour modifier leur influence lorsqu'elles existent. Nous rangeons d'abord parmi ces circonstances l'action intense et prolongée du froid, surtout lorsqu'elle s'exerce sur les parties les plus éloignées du cœur. (*Voyez* la deuxième partie.) Nous noterons ensuite la ligature de l'artère principale d'un membre, lorsque ce vaisseau ne peut être suppléé par des artères collatérales, ou lorsque ces artères collatérales existant, le mode de pansement auquel on a recours après l'opération doit y gêner la circulation; la ligature d'un tronc veineux unique vers la partie supérieure d'un membre; la ligature simultanée d'une grosse artère et d'une grosse veine; la ligature simultanée d'une grosse artère et d'un tronc nerveux. (*Voyez* ANÉVRYSME.) Une expérience rapportée par Haller tend même à prouver que la ligature ou la destruction de tous les nerfs d'un membre peut quelquefois suffire pour produire la gangrène. C'est encore par suite de l'affaiblissement ou de l'interruption de la circulation, que la gangrène survient dans les parties comprimées par le poids du corps dans les longues maladies; dans les parties comprimées par des machines d'extension, de pression; à la surface des tumeurs qui ont acquis un très-grand volume, et qui ont donné lieu à une distension excessive de la peau sans qu'elle ait été fortement enflammée; enfin, c'est encore à la même cause qu'il faut attribuer ces gangrènes quelquefois très-étendues de la peau des membres, à la suite du phlegmon érysipélateux qui s'est terminé par la fonte purulente du tissu cellulaire sous-cutané, et la destruction des vaisseaux qu'il transmettait aux tégumens. Une remarque encore importante à faire ici, c'est que les escarres gangréneuses qui se forment vers la base du sacrum sont particulièrement à redouter, et surviennent très-rapidement chez les sujets affectés de commotion ou de compression de la moelle épinière; chez les individus atteints de fièvres d'hôpital, et surtout lorsqu'on néglige pour les uns ou pour les autres les soins de propreté qu'exige impérieusement leur état.

On parvient quelquefois à prévenir la formation de ces escarres en plaçant sous les parties qui en sont menacées des coussins de balle d'avoine, ou bien des coussins en crin, circulaires et perforés à leur centre. On emploie aussi avec avantage les lotions avec les décoctions astringentes alcoholisées, l'application des sparadraps dessiccatifs, et enfin les poudres de lycopodium, de bois pouris, etc., avec lesquelles on saupoudre les parties souffrantes déjà excoriées. L'usage des lits mécaniques de Daujon, adopté déjà dans plusieurs hôpitaux de Paris, est aussi très-avantageux pour prévenir ces gangrènes.

Il est bien difficile, pour ne pas dire impossible, d'établir des préceptes généraux relatifs au traitement prophylactique des gangrènes que l'on nomme séniles? Nous ne pensons pas que l'on ait des données assez positives pour pouvoir le faire; nous aimons mieux convenir que les causes de ces gangrènes sont encore peu connues; peut-être même a-t-on désigné sous la même dénomination plusieurs affections différentes. (*Voyez* la deuxième partie de cet article.)

Les gangrènes occasionées par des maladies organiques du cœur et des gros vaisseaux, qui empêchent le sang de parvenir jusqu'aux extrémités des membres, sont heureusement fort rares. (Corvisart.) On ne peut les prévenir qu'en opposant de bonne heure un traitement méthodique aux affections qui peuvent les produire. Quand elles ont lieu, elles sont ordinairement mortelles; quelquefois cependant elles n'affectent que des parties peu importantes, et d'un petit volume, telles que les orteils, une portion des tégumens des pieds; les malades peuvent alors y survivre. Le traitement local est dans ces cas subordonné au degré d'inflammation ou d'atonie des parties voisines des escarres gangréneuses.

Les indications prophylactiques et curatives de la gangrène scorbutique seront exposées en traitant du scorbut; et en nous occupant des gangrènes considérées en particulier, nous rapporterons quelques faits propres à servir à l'histoire du traitement des gangrènes que nous nommons idiosyncrasiques, dans l'ignorance de la cause qui y donne lieu.

Les moyens auxquels on peut avoir recours pour borner les progrès de la gangrène lorsqu'elle s'est déclarée, sont, en général, les mêmes que ceux que l'on prescrit pour la prévenir, tant que les circonstances locales et générales de la maladie restent les mêmes. Mais il arrive souvent que les parties voisines des escarres gangréneuses deviennent le siége d'un gonflement mou, pâteux, peu douloureux, d'un rouge terne, qui dénote en elles un défaut manifeste de réaction; en même temps les forces générales s'épuisent. Il est de toute évidence qu'alors, quand même la gangrène aurait été primitivement produite par un excès d'inflammation, la méthode antiphlogistique ne peut plus convenir, et qu'il devient nécessaire d'appliquer sur les parties malades des fomentations aromatiques, amères, spiritueuses; d'administrer intérieurement des médicamens toniques, plus ou moins énergiques, pourvu que l'estomac ne soit pas le siége d'une irritation qui en contre-indique l'emploi.

Ce mode de traitement est aussi celui qui convient dans la plupart des cas pour borner les progrès des gangrènes produites par des principes délétères, par le froid, par l'interception de la circulation, en un mot, par des causes affaiblissantes, ou qui continuent à faire des progrès sous l'influence de circonstances morales ou physiques propres à diminuer l'énergie vitale. C'est ici le lieu de rapporter que l'on trouve dans les auteurs, et notamment dans le Mémoire d'Hébréard, que nous avons déjà cité, des exemples de gangrènes déterminées ou rendues très-fâcheuses par la nostalgie ou par d'autres affections tristes. Nous ajouterons que nous avons vu, sur un homme adulte très-robuste, la gangrène d'une portion des tégumens d'une jambe, précédée d'une inflammation très-faible, se manifester pendant un accès de fièvre intermittente; que cette gangrène fit des progrès très-étendus pendant l'accès suivant, et que ce fut seulement alors que sa véritable cause fut reconnue. L'administration du quinquina à haute dose, à l'intérieur et à l'extérieur, rendit le troisième accès beaucoup plus faible; son emploi continué arrêta complétement la gangrène, et fit cesser la fièvre pernicieuse, dont elle était un des symptômes les plus graves.

Les scarifications que l'on a conseillé de faire dans les parties menacées ou affectées de gangrène sont-elles avantageuses, ou bien sont-elles nuisibles? La plupart des praticiens modernes portent le même jugement sur ces scarifications. Elles ne peuvent être d'aucune utilité pour prévenir la gangrène, à moins qu'elles ne soient faites dans un membre très-engorgé et étranglé par son aponévrose d'enveloppe. Hors les cas d'étranglement et d'infiltration gazeuse, elles sont plus nuisibles qu'utiles, parce qu'elles ne peuvent que contribuer à affaiblir la vie dans les parties où elle est sur le point de s'éteindre, qu'elles peuvent donner lieu à des hémorrhagies difficiles à arrêter, et fâcheuses surtout chez les sujets faibles ou cacochymes. Si les scarifications sont rarement indiquées pour prévenir la gangrène, elles peuvent être d'une grande utilité pour remédier à quelques-unes de ses suites : aussi recommande-t-on, avec raison, d'y avoir recours dans les gangrènes humides, lorsque les escarres sont molles, infiltrées de fluides putrides, ou lorsque les escarres recouvrent des foyers remplis de ces mêmes fluides. Il importe, dans les deux cas, de leur donner promptement et largement issue; mais en pratiquant les scarifications, on doit avoir l'attention de ne pas faire pénétrer le bistouri dans les parties encore vivantes.

On a beaucoup préconisé l'usage des substances réputées antiseptiques, employées comme topiques pour borner les progrès de la gangrène et retarder ceux de la putréfaction. Parmi ces substances, nous nous bornerons à indiquer le quinquina, le camphre, le styrax, les poudres aromatiques, le charbon pulvérisé, les acides végétaux et minéraux, l'alcohol et plusieurs substances salines. Il n'en est cependant aucune qui soit spécifique pour prévenir la gangrène; mais celles qui sont excitantes peuvent convenir lorsque les parties qui ne sont pas encore gangrenées pêchent par défaut d'action. Ces mêmes substances appliquées sur les parties déjà frappées de gangrène et putréfiées, absorbent les liquides qui pénètrent ces parties, masquent ou détruisent plus ou moins complétement leur odeur infecte, et, sous ces rapports, elles sont d'une bien grande utilité. Mais de tous les moyens que l'on a proposés jusqu'à ce jour pour détruire l'odeur des parties gangrenées, le plus efficace est, sans contredit, celui qu'a découvert M. Labarraque, pharmacien, membre de l'Académie royale de Médecine : c'est une solution aqueuse plus ou moins concentrée de chlorure de soude. Ce médicament ne m'a pas paru d'ailleurs avoir de propriété plus active que les autres antiseptiques, pour arrêter la gangrène ou pour accélérer la séparation des escarres.

Le troisième ordre d'indications que l'on ait à remplir dans le traitement de la gangrène consiste, avons nous dit, à favoriser la séparation spontanée des parties gangrénées, ou à pratiquer cette séparation lorsqu'elle ne peut avoir lieu avantageusement pour le malade, par les seuls efforts de la nature.

La séparation des escarres gangréneuses, et même celle des membres sphacélés abandonnés à eux-mêmes, est constamment le résultat d'une inflammation que l'on a nommée *éliminatoire*, à cause de ses résultats. Quelquefois elle est vive et aiguë, d'autres fois elle est faible et en quelque sorte chronique; elle survient au bout d'un temps plus ou moins long dans les parties qui sont en contact avec les tissus mortifiés. Ceux-ci sont devenus de véritables corps étrangers dont la nature tend à se débarrasser, mais elle reste quelquefois impuissante dans ses efforts.

Lorsque le travail inflammatoire s'établit avec facilité et se soutient régulièrement, que les forces générales semblent renaître, que la suppuration d'abord sanieuse devient louable, que les bourgeons charnus déjà apparens sont rouges, grenus, fermes, que la fièvre est peu intense ou n'existe pas, il ne s'agit que de seconder ces heureuses dispositions par des pansemens fréquens et simples, faits avec de la charpie sèche. L'inflammation est-elle trop vive, douloureuse, accompagnée de tension, on emploie les digestifs relâchans, les fomentations, les cataplasmes émolliens; si, au contraire, cette inflammation paraît trop peu énergique, s'il reste autour des escarres un gonflement pâteux d'un rouge pâle ou livide, et que la suppuration reste abondante et fétide, on doit avoir recours aux digestifs animés, aux fomentations aromatiques et spiritueuses, au quinquina en poudre ou en cataplasme. Les indications relatives à l'administration des médicamens internes seront déduites de l'état des parties qui fournissent la suppuration, et de l'ensemble des phénomènes présentés par les divers organes plus ou moins affectés dans leurs forces ou dans l'exercice de leurs fonctions. Dans cette période de la gangrène, les boissons végétales acidules pures ou aiguisées avec un peu de vin, les eaux gazeuses acidules, le petit-lait, les décoctions d'orge, de chiendent, acidulées, la bière coupée avec de l'eau, sont les boisssons qui conviennent particulièrement quand il n'est pas nécessaire d'augmenter la réaction. Les infusions de sauge, de mélisse, de scordium, la limonade vineuse, le vin étendu d'eau, les infusions ou la décoction de quinquina, conviennent dans le cas contraire. Lorsque la suppuration trop abondante affaiblit les malades, ou quand le dévoiement survient, on peut, souvent avec succès, administrer l'opium à petite dose, et le donner toutes les quatre heures, soit pur, soit associé au camphre et au quinquina. Dès que l'état des voies digestives le permet, on doit accorder aux malades, pendant le temps de la séparation des parties gangrénées, quelques alimens faciles à digérer et non putrescibles, tels que les crêmes de riz, de gruau, d'orge, d'avoine, le lait, les gelées de fruits, et plus tard les bouillons préparés avec des viandes et des végétaux, des gelées de viande, des viandes de jeunes animaux.

A chaque pansement il faut soulever doucement avec des pinces les lambeaux d'escarres déjà détachés, et les réséquer avec des ciseaux sans les tirailler; et si on sent des foyers remplis de sanie ou de pus sous les portions d'escarre non encore détachées, on doit les fendre pour donner issue à ces liquides.

Dans la plupart des cas de gangrène, on doit chercher à favoriser et à accélérer la chute des escarres; il existe cependant des circonstances dans lesquelles il est avantageux de la retarder : par exemple, quand leur chute trop prompte peut donner lieu à une hémorrhagie; lorsque les malades sont encore trop faibles pour pouvoir supporter la suppuration qui précède et accompagne leur séparation; quand on a produit à dessein une escarre pour oblitérer un orifice fistuleux extérieur. Il faut alors tâcher de dessécher les escarres, s'abstenir de l'emploi des topiques gras ou mucilagineux, et préférer ceux qui sont propres à retarder la fomentation du pus, tels que les poudres astringentes, les dissolutions de substances salines, telles que l'alun, l'acétate de plomb, le sulfate de fer, le sulfate de zinc, la pierre médicamenteuse de Crollius. C'est en agissant ainsi que l'on est parvenu, chez des sujets très-faibles, à retarder, pendant plusieurs mois, la séparation de membres affectés de gangrène sèche, et à employer utilement ce temps à la réparation des forces.

On ne peut pas confier à la nature, dans tous les cas, l'élimination des parties gangrénées, soit parce que ce travail serait trop long à se terminer à cause de la profondeur du mal et de la différence d'organisation, de vitalité des tissus frappés de mortification, soit parce que les limites de la gangrène étant très-irrégulières, la plaie résultant de la chute des parties sphacélées présenterait autant d'irrégularité, beaucoup d'étendue, et souvent des portions d'os dénudées, nécrosées, saillantes : il faut alors avoir recours à l'amputation. Cette opération devient même quelquefois nécessaire à la suite d'une gangrène qui n'a pas une très-grande étendue, mais parce qu'elle a pénétré dans une articulation, ou bien parce qu'elle a érodé un vaisseau principal dont la ligature ne pourrait être faite avec l'espoir fondé de conserver la circulation dans la partie inférieure du membre. L'amputation doit aussi être pratiquée quoiqu'un membre ne soit pas sphacélé dans toute son épaisseur, lorsque ses tégumens sont convertis en escarres gangréneuses sur la totalité ou la presque totalité de sa surface.

On a établi en principe général qu'il faut attendre que la gangrène soit bornée avant de pratiquer l'amputation, parce qu'en opérant plus tôt et près des parties déjà sphacélées, on court souvent le risque de voir la gangrène s'emparer du moignon. Des praticiens très-recommandables admettent des exceptions à cette règle. Hébréard dit avoir vu plusieurs fois l'amputation réussir parfaitement bien sur des vieillards faibles que l'on avait opérés quoique la gangrène ne fût pas encore bornée. MM. Larrey et Gallée ont également amputé avec succès dans des circonstances où la gangrène faisait encore des progrès, avait été produite par des blessures très-graves; mais alors il faut, à leur exemple, opérer à une distance considérable de la partie blessée, pour être sûr de ne trouver que des tissus sains.

Dans le plus grand nombre des cas on pratique l'amputation circulairement et immédiatement au-dessus des limites de la mortification : si on amputait au-dessous, comme le faisaient les anciens pour éviter les hémorrhagies, on laisserait encore à la nature le travail pénible de la séparation d'une escarre large et irrégulière. Nous devons faire observer ici que quand la sphacèle occupe la partie inférieure de la jambe, il vaut beaucoup mieux, pour les malades, à moins qu'ils ne soient très-faibles, amputer au-dessous des condyles du tibia qu'immédiatement au-dessus des escarres; et, lorsque la gangrène s'étend à des hauteurs différentes sur les côtés d'un membre, il convient quelquefois de préférer l'amputation à lambeaux à l'amputation circulaire. Lorsque l'excessive faiblesse contre-indique toute opération qui pourrait donner lieu à la moindre perte de sang, et qu'un membre est frappé de sphacèle, il est prudent de retrancher seulement les parties gangrenées sans couper dans le vif; si les forces se rétablissent, on peut ensuite, suivant les circonstances, faire une amputation régulière, ou bien se borner à procurer l'exfoliation des portions d'os saillantes, et la cicatrisation de la plaie résultant de la chute des escarres.

En terminant ces considérations générales sur les gangrènes externes, nous croyons devoir rapporter une remarque importante de M. le professeur Delpech. « Lorsque la gangrène a fait cesser la vie dans toute l'épaisseur d'un tendon, sa continuité est bientôt détruite par le travail de la séparation de l'escarre. Constamment alors il existe une ouverture aux tégumens, plus ou moins parallèle au siége de la mortification, et communiquant librement avec la cavité suppurante qui entoure l'escarre. Si la séparation de cette dernière s'opère d'abord vers le point correspondant au muscle duquel dépend le tendon mortifié, il n'y a point de changement important dans les rapports : l'escarre est encore à portée de l'ouverture extérieure, et son expulsion sera facile, lorsque la séparation sera complète. Mais si ce dernier phénomène s'établit d'abord dans le sens opposé, le muscle auquel appartient le tendon gangrené cessant d'être assujéti, sa rétraction entraîne l'escarre dans l'épaisseur des parties saines, et plus ou moins loin de l'ouverture extérieure. Ce changement de situation détermine un nouveau travail inflammatoire, et des abcès plus ou moins vastes selon l'étendue du déplacement et celle de l'escarre à détacher. Cet accident n'a pas été assez observé pour que l'expérience ait appris à l'éviter : peut-être réussirait-on en coupant un tendon isolé et mortifié, au delà de la mortification, et du côté du muscle correspondant, afin de prévenir le déplacement de l'escarre. L'incertitude où l'on peut être si la gangrène comprend toute l'épaisseur du tendon peut seule contre-indiquer cette section. »

*Les gangrènes internes* sont le plus souvent occasionées par des inflammations violentes, par des contusions profondes, par des étranglemens, par des poisons, par des substances délétères, par des métastases On doit soupçonner leur existence lorsque la douleur qui les précède ordinairement cesse tout à coup, que le pouls devient très-fréquent et très-faible, que la peau se couvre d'une sueur froide et visqueuse, prend une teinte livide, que les traits du visage s'affaissent rapidement, se décomposent, et quand en même temps les excrétions répandent une odeur putride, cadavéreuse. Le traitement préservatif de ces gangrènes, doit nécessairement varier suivant la nature des causes qui peuvent y donner lieu. Nous en avons indiqué les bases principales en traitant en général des gangrènes externes, et nous renvoyons pour des détails plus étendus à l'histoire des maladies dont elles sont la suite.

*De quelques espèces de gangrènes considérées en particulier.* — Cette seconde partie de notre article ne renfermera que les descriptions de la gangrène produite par le froid, de la gangrène improprement nommée sénile, de la gangrène de la bouche et des parties génitales des enfans, et quelques observations de gangrènes anomales ou idiosyncrasiques. Ce qui se rapporte aux autres gangrènes externes ou internes se trouve plus naturellement exposée dans les articles *anévrysme*, *angine*, *anthrax*, *brûlure*, *charbon*, *contusion*, *empoisonnement*, *ergot*, *hernie*, *plaies envenimées*, *pustule maligne*, *volvulus*, et dans l'histoire des diverses *phlegmasies*.

*Gangrène par le froid.* — L'économie animale dans son ensemble et dans ses parties est douée de la faculté de résister à un froid très-intense, mais il ne paraît pas que l'homme puisse supporter sans danger un froid de 38 degrés au-dessous de zéro (thermom. de Reaumur). Une température beaucoup moins basse peut même, dans certaines circonstances, causer la mort générale, ou si ses effets se bornent à une partie, la frapper de stupeur, y déterminer tous les phénomènes d'une mort apparente, ou bien y éteindre la vie sans retour, la gangrener.

Il résulte des observations de plusieurs auteurs que la gangrène est bien plus commune lors des transitions d'une température basse à une plus élevée, à l'époque du dégel, que pendant la durée d'un froid très-vif. M. Larrey assure même ne l'avoir jamais vue se manifester dans l'armée qu'au moment du dégel. Ainsi dans la campagne de Pologne, les soldats bivouaquant pendant six jours sur la neige, par un froid de 15 degrés, n'en furent pas atteints; et aussitôt que le dégel fut arrivé, le thermomètre étant à 4 et 5 degrés au-dessus de zéro, un grand nombre eurent les pieds gelés. Dans l'hiver de 1795, un froid très-âpre, qui dura pendant vingt jours, n'occasiona aucune gangrène; aux premières heures du dégel, plusieurs sentinelles avancées furent trouvées mortes à leur poste, et beaucoup de soldats eurent les pieds gelés. De ces observations et d'autres qu'il cite encore, il conclut que la gangrène n'est pas produite par le fait même du froid, mais par le passage d'une température basse à une plus élevée; il ajoute que de tous les soldats qui éprouvèrent l'action du froid, ceux qui ne s'approchèrent point du feu et furent traités par les lotions réfrigérantes, ne furent point affectés de gangrène. Quant à cette influence du calorique sur les parties gelées, elle n'est point contestée, et l'on sait avec quelle rapidité elle développe la gangrène. Mais doit-on admettre que jamais le froid seul ne suffise pour produire la gangrène, et que la mort réelle d'une partie ne soit jamais décidée par cela seul qu'elle est congelée? Nous pensons que lorsque la congélation s'étend profondément, qu'elle a lieu pendant un temps très-long, la gangrène a lieu immédiatement, quoiqu'on n'ait la certitude de son existence que quand la putréfaction survient.

Plusieurs circonstances favorisent l'action du froid dans la production de la gangrène; toutes les influences débilitantes en accélèrent le développement, telles que les fatigues, la privation d'alimens, l'ivresse, le sommeil. D'autre part, quelques individus, par l'effet de certaines dispositions, y opposent une résistance extraordinaire : ainsi des maniaques exposés sans vêtemens au froid des hivers les plus rigoureux n'en ont éprouvé aucun accident.

La congélation frappe surtout les parties les plus éloignées du cœur : les pieds, les mains, les oreilles, le nez, en sont le plus souvent affectés.

Suivant l'intensité du froid, la disposition où se trouve l'individu qui l'éprouve, il se manifeste des phénomènes locaux et généraux variés plus ou moins graves. Lorsqu'il n'agit que faiblement, la peau prend une couleur rouge obscure, devient le siége d'une douleur cuisante, d'un sentiment d'engourdissement, les mouvemens de la partie sont difficiles; dans un plus haut dégré d'action, il est suivi de la formation de phlyctènes, les mouvemens sont plus difficiles; à un troisième degré, on voit en perçant les phlyctènes des taches blanches, grisâtres ou livides sur le corps papillaire de la peau; ce sont des escarres semblables à celles d'une brûlure du troisième degré. Au quatrième degré, la peau est gelée dans toute son épaisseur; elle est terne, pâle, décolorée, ou bien elle commence à prendre une teinte grisâtre ou noirâtre. On ne développe pas la moindre sensation de douleur en pinçant ou en exerçant des tractions sur cette membrane.

Au dernier degré, le membre est gelé dans toute son épaisseur, et privé de tout mouvement, de toute espèce de sensibilité; mais il n'est aucun signe qui puisse faire distinguer cette mort réelle de l'asphyxie locale; l'existence de phlyctènes ne peut éclaircir le doute où l'on se trouve comme dans les autres espèces de gangrène, parce que le second degré de la congélation peut exister seul, et qu'il est suffisant pour les produire. On est obligé d'attendre jusqu'aux phénomènes de la putréfaction pour sortir d'incertitude.

Les effets du froid ne se bornent pas toujours à une partie du corps; souvent ils s'étendent à tout l'individu; et alors on voit survenir un frisson semblable à celui des fièvres intermittentes, puis des vertiges, un penchant irrésistible au sommeil; la circulation et la respiration se ralentissent, cessent, la vie s'éteint en réalité ou en apparence. Cette mort apparente ou cette espèce de sommeil léthargique a duré plusieurs jours, au rapport de plusieurs observateurs.

Quelques individus ont succombé comme frappés d'une attaque d'apoplexie. Ce genre de mort a été très-commun dans l'armée qui revint de Moscou en 1813.

*Traitement.* — L'expérience a prouvé combien il était dangereux d'approcher du feu les parties frappées par le froid, ou même de placer dans des appartemens chauds les individus affectés de congélation. L'expérience a fait aussi connaître que ce n'était qu'en rappelant la chaleur par degrés insensibles dans ces parties qu'on pouvait y ramener sûrement la vie. Pour établir cette gradation, on les plonge d'abord dans un liquide froid, ou mieux encore on les frictionne doucement avec de la neige ou de la glace pilée, qu'on remplace par des lotions d'eau végéto-minérale froide ou d'eaux spiritueuses aromatiques dont on augmente par degrés la température; on en vient ensuite à des immersions tièdes. On assure le succès de ces moyens par l'usage d'une compression circulaire pour s'opposer à l'afflux des liquides et au gonflement qui doit suivre. On prescrit à l'intérieur quelques boissons analeptiques ou légèrement stimulantes; mais, en général, il ne convient pas de les administrer avant d'avoir employé les moyens locaux propres à rétablir le cours des fluides dans la partie gelée.

S'il existe des phlyctènes, on les ouvre sans enlever l'épiderme; on les couvre de cérat saturné et opiacé, et on enveloppe le membre de compresses imbibées de fomentations aromatiques. Le lendemain ou le surlendemain, si l'épiderme n'est pas recolé, on l'enlève et on panse avec du cérat opiacé, ou mieux encore avec un mélange de laudanum et d'onguent styrax étendu sur un plumaceau de charpie, ou sur un linge fin criblé de petits trous, qu'il faut recouvrir lui-même avec de la charpie destinée à absorber les fluides fournis par les excoriations. Lorsqu'on reconnaît l'existence d'une gangrène profonde et humide, ou quand il se développe des gaz qui distendent la partie gangrénée, et qui pourraient s'infiltrer dans les parties saines (ce qui peut avoir lieu dans plusieurs autres espèces de gangrènes), il est utile de pratiquer des scarifications profondes pour donner issue aux fluides extravasés ou à ces gaz, et de panser ensuite avec des digestifs animés.

Lorsque, malgré les premiers soins, le membre ne se ranime pas, on ne doit pas se hâter d'amputer; on doit y exciter des commotions par l'appareil électrique; on fait des scarifications à une grande profondeur, on enveloppe le membre avec des fomentations aromatiques; on a même employé des irritans, tels que le sel ammoniac. Si le membre est gangrené, on attend les limites de la gangrène, à moins qu'à la hauteur où elle est située le membre ne gêne par son poids et par l'odeur qu'il dégage. Dans ce cas, on ampute dans les parties mortes, ne laissant qu'un moignon gangrené; ou bien on embaume, en quelque sorte, le membre. A l'intérieur, on prescrit l'infusion ou une autre préparation de quinquina, on soutient les forces par un régime analeptique. Dans quelques cas, la séparation s'est faite d'elle-même; on a vu le pied, le genou, la cuisse, se séparer, le membre tomber, et les malades recouvrer leurs forces; alors ou on laisse la plaie telle qu'elle est, on la régularise ou bien on fait l'amputation.

*Traitement de la mort générale apparente.* — On cherche à exciter la respiration et la circulation par des frictions sur l'épigastre, la région du cœur; on insuffle de l'air chaud dans les poumons; on irrite la gorge avec la barbe d'une plume; on introduit dans la bouche des liqueurs spiritueuses. La température du lieu où l'on place le malade ne doit pas excéder deux ou trois degrés au-dessus de zéro. Si la respiration se rétablit, on doit concevoir de l'espérance. Si le malade paraît d'une constitution apoplectique, on doit ouvrir la jugulaire ou une veine du bras. La saignée serait fâcheuse si l'individu était faible.

*Gangrène sénile.* — C'est à tort que l'on a imposé ce nom à cette espèce de mortification, car on l'observe quelquefois sur des sujets peu avancés en âge. Elle est ordinairement sèche; mais elle ne l'est pas constamment. Elle est plus fréquente chez les hommes que chez les femmes. Pour une femme que j'en ai vue attaquée, dit Pott, je crois pouvoir assurer l'avoir observée au moins sur vingt hommes. Il est certain qu'en France, où la manière de vivre des femmes s'éloigne moins de celle des hommes qu'en Angleterre, on observe un nombre presque égal de malades dans les individus des deux sexes. Cette affection, suivant le célèbre chirurgien que nous venons de citer, n'est, en général, précédée ni accompagnée d'aucun vice sensible de la partie ou du tempérament; aucune espèce de constitution n'y dispose particulièrement; elle paraît toutefois attaquer plus fréquemment ceux qui ont été sujets à des douleurs aux pieds, vagues, incertaines; et plus rarement ceux qui ont eu une goutte régulière. Pott l'a plus souvent rencontrée chez les gens riches voluptueux, grands mangeurs, et chez ceux qui boivent beaucoup, que parmi les pauvres et ceux qui travaillent pour vivre. L'espèce de gangrène décrite par Jeanroy, dans les Mémoires de la Société royale de Médecine, sous le nom de *gangrène des gens riches*, et qui se développe particulièrement aux jambes et aux pieds, n'est probablement qu'une variété de cette affection. Jeanroy conseille contre elle les antiscorbutiques, un régime sobre et délayant, l'habitation à la campagne. Dans les hospices de Paris destinés aux vieillards, on a très-souvent occasion d'observer cette gangrène, soit parmi les individus entrés depuis peu dans ces établissemens, soit parmi ceux qui y habitent depuis long-temps, et qui, soumis au régime qu'on y suit, sont loin d'être, sous ce rapport, dans les conditions des personnes chez lesquelles Pott et Jeanroy ont vu le plus souvent la maladie.

Les causes de cette gangrène ne sont peut-être pas encore bien connues, et peut-être a-t-on considéré comme une même maladie plusieurs affections différentes qui n'ont de commun que leur mode de terminaison. Pott prétend que c'est à tort qu'on a supposé qu'elle provenait d'une ossification des vaisseaux ; mais beaucoup de praticiens pensent cependant qu'elle reconnaît constamment pour cause un empêchement à la circulation. Giraud l'a vue sur deux individus chez lesquels les parois du ventricule gauche du cœur étaient amincies et dilatées. On l'a observée chez d'autres personnes dont les valvules du cœur ossifiées ne laissaient qu'une ouverture étroite pour le passage du sang. Chez d'autres sujets on a trouvé des concrétions fibrineuses, dures, anciennement formées, obstruant des artères. Van Swieten rapporte l'histoire d'une gangrène du pied, suite d'une compression de la veine iliaque exercée par le colon distendu par des gaz. Très-souvent on a rencontré les artères des parties gangrenées ossifiées et rétrécies, ou bien encore ces vaisseaux obstrués par une couche de substance noirâtre, épaisse, adhérente à leurs parois. Hébréard rapporte plusieurs faits de ce genre; j'en ai vu aussi plusieurs analogues dans l'hospice de la Salpétrière.

Cette gangrène est quelquefois précédée, pendant un temps assez long, d'un sentiment de froid, d'engourdissement dans les parties qui en sont menacées ; mais il n'existe pas de douleurs. Ces mêmes parties sont ordinairement pâles, quelquefois d'un rouge violet et alors légèrement tuméfiées. Dans d'autres cas, les malades éprouvent de vives douleurs dans toute l'étendue du pied, et de l'articulation du pied avec la jambe, particulièrement pendant la nuit, même avant que ces parties offrent quelque autre signe de maladie, ou avant qu'il y en ait d'autre qu'une petite tache noire ou bleuâtre sur l'un des petites orteils. Au niveau de cette tache, l'épiderme est détaché, et la peau qui est au-dessous a une couleur rouge foncée. J'ai vu la même affection se développer au-dessus des malléoles et à la peau seulement sans affecter le pied; je l'ai aussi vue à plusieurs reprises attaquer les tégumens du bout du nez d'une femme cacochyme, retenue par ses infirmités dans l'infirmerie de la Salpétrière.

Les progrès de cette gangrène sont tantôt très-lents (Morgagni, epist. LV, § 25, en rapporte un exemple remarquable); d'autres fois ils sont très-rapides. Elle se propage successivement aux différens orteils; quelquefois elle gagne le reste du pied et sa face dorsale, qui paraît la première affectée. Le pied se gangrène quelquefois en totalité, et même, chez quelques sujets, la mortification s'étend successivement à la jambe et même quelquefois à la cuisse. Les parties gangrenées sont ordinairement noires, sèches, dures, raccornies; d'autres fois elles sont tuméfiées, molles, grisâtres et horriblement fétides. Un léger gonflement pâteux, violacé, bleuâtre, le soulèvement de l'épiderme, annoncent, ainsi que la persistance de la douleur ou du sentiment de froid et d'engourdissement, les progrès ultérieurs de la mortification. Quand cette gangrène est peu étendue, elle ne trouble point les grandes fonctions; dans le cas contraire, elle est accompagnée de symptômes généraux plus ou moins graves.

Le pronostic de cette gangrène est en général fâcheux, et on ne peut guère l'établir, avec quelque certitude, que quand la mortification a cessé de faire des progrès.

Le traitement local et général ne doit certainement pas être le même dans tous les cas. Pott, ayant employé sans succès le quinquina sur un grand nombre de malades, fut déterminé, par la violence des douleurs qu'éprouvait un homme atteint de cette gangrène, et par l'antipathie que cet individu avait pour le quinquina, à lui administrer l'opium. Il le lui fit prendre pendant quelques jours, à la dose d'un grain, toutes les quatre heures, et en continua l'usage jusqu'à ce que les parties gangrenées fussent entièrement séparées, variant cependant cette dose suivant que les circonstances l'exigeaient, mais n'en donnant cependant jamais moins de trois ou quatre grains dans l'espace de vingt-quatre heures, et prenant soin de veiller à son effet narcotique, et de tenir le ventre libre par des lavemens. Ce malade recouvra la santé. Pott a essayé sur d'autres malades l'association du quinquina à l'opium, et il a également réussi; enfin, dans beaucoup de cas, il a, depuis, employé heureusement l'opium seul, et il assure qu'il a acquis la conviction que « l'opium possède des vertus et des avantages considérables relativement à la maladie dont il est question, et qu'il a le pouvoir de sauver de la mort les personnes qui en sont affectées. Je n'affirmerai pas ( ajoute-t-il ) qu'il n'a jamais manqué de réussir entre mes mains. Il est certain, au contraire, que je l'ai quelquefois employé inutilement; mais c'était dans des circonstances qui, je crois, excusent bien son défaut de succès. » Le traitement local conseillé par Pott consiste dans des fomentations avec le lait tiède, et dans l'application de cataplasmes émolliens, qui enveloppent le pied et la partie inférieure de la jambe; et il recommande d'attendre la chute spontanée des parties gangrenées.

M. Kirkland, qui a aussi observé les bons effets de l'opium dans cette espèce de gangrène, regarde cependant les topiques émolliens comme dangereux. J'ai plusieurs fois employé utilement, pour calmer la douleur, les fomentations émollientes rendues anodines par l'addition d'une certaine quantité de laudanum.

Fabrice de Hilden et, à son exemple, Morgagni, ont conseillé, pour les malades faibles et chez lesquels l'affection gangréneuse a une marche chronique, l'usage intérieur du lait de femme ou d'ânesse, et, à leur défaut, l'usage du lait de vache.

Nous terminerons l'histoire de cette gangrène par la note suivante, qui nous a été remise par M. le professeur Dupuytren.

« Une femme, âgée de soixante et quelques années, vint à l'Hôtel-Dieu, il y a près d'un an, pour y être traitée de gangrène sénile qui affectait les orteils du pied gauche. De vives et longues douleurs avaient précédé cette gangrène, et avaient, pendant plusieurs mois, privé la malade de tout sommeil. La maladie avait en outre pour caractères la mortification, la dessiccation, et, en quelque sorte, la momification du sommet des orteils indiqués, la tuméfaction violacée de la partie voisine des orteils et du pied, et une odeur vive, pénétrante et très-difficile à supporter.

« Pendant les premiers mois de son séjour à l'Hôtel-Dieu, on eut recours, successivement et sans le moindre succès, aux opiacés et au quinquina administrés à l'intérieur et appliqués à l'extérieur : loin de s'amender, la maladie fit des progrès; le reste des orteils, le dos et la plante du pied, les parties molles et les parties osseuses furent frappées assez rapidement, d'abord de gonflement violacé très-douloureux, ensuite de gangrène sèche, toujours accompagnée d'une odeur très-forte; l'état du cœur, des poumons et des principales artères fut étudié, on n'y découvrit aucun signe de lésion. A cette époque, tourmenté par les douleurs de la malade, et fatigué que j'étais de l'inutilité que j'avais si souvent éprouvée des remèdes calmans, antispasmodiques, toniques, antiseptiques, etc., conseillés et employés par tous les auteurs et par tous les praticiens, je résolus de tenter d'autres moyens, et prenant conseil de l'état du pouls qui était plein et dur, de l'état de la face qui était rouge et animée, je fis pratiquer à la malade une saignée de deux poêlettes : les douleurs furent calmées, le sommeil fut rappelé, et les progrès de la gangrène furent suspendus à tel point, que la malade ne s'était jamais trouvée aussi bien depuis le commencement de son mal. Cette amélioration dura pendant une quinzaine, au bout duquel temps les symptômes reparurent. Suivant encore la méthode *à juvantibus indicatio*, je fis pratiquer une nouvelle saignée qui eut les mêmes effets que la première : à dater de ce moment on y recourut chaque fois que la maladie menaça de reparaître ; et, à la faveur de ce traitement, les retours de la gangrène sénile ont été prévenus, les parties gangrénées se sont séparées, la cicatrice s'est faite, et la malade est sortie de l'Hôtel-Dieu, emportant avec elle le conseil de recourir à la saignée chaque fois que quelque symptôme de son ancien mal pourrait en faire craindre le retour.

« Depuis ce temps, plusieurs individus affectés de gangrène sénile ont été traités par la saignée, et toujours avec le même succès. Ce traitement s'applique-t-il à toutes les espèces de cette maladie? Je pense qu'il peut s'appliquer toutes les fois que la maladie est accompagnée de douleurs vives, de tuméfaction considérable, de plénitude et de dureté dans le pouls, de coloration de la face. »

*Gangrène de la bouche des enfans.* — Cette maladie a été observée par Fabrice de Hilden qui en a signalé le danger; Sauvages l'a décrite sous le titre de *Necrosis infantilis;* Saviard, Van Swieten, Underwood, Capdeville dans les *Mémoires de l'Académie de Chirurgie;* M. Baron dans un mémoire particulier, et M. Isnard dans sa thèse inaugurale, en ont fait connaître exactement la marche et les différentes variétés.

C'est à tort que quelques médecins ont désigné cette affection sous le nom de *pouriture scorbutique des gencives;* car elle se développe très-souvent chez des sujets qui n'ont aucun symptôme de scorbut. La maladie décrite par Berthe, dans les *Mémoires de l'Académie de Chirurgie*, sous cette dénomination, est bien une affection scorbutique, mais elle diffère essentiellement de la maladie dont nous traitons. On ne l'observe que très-rarement chez les adultes, cependant ils peuvent en être atteints; une observation rapportée par M. Baron en fournit la preuve.

Cette maladie est très-commune dans les hospices et surtout dans les hôpitaux où les enfans sont réunis en grand nombre; on la rencontre encore assez souvent dans les quartiers populeux, malsains, habités par des gens peu aisés. On peut en outre ranger au nombre de ses causes prédisposantes la malpropreté, le défaut d'alimens salubres, les convalescences pénibles des inflammations extérieures ou intérieures, une disposition scorbutique ou scrofuleuse. Ajoutons cependant qu'elle peut se développer chez des enfans sains, et placés dans des conditions hygiéniques favorables.

La maladie commence tantôt sur la surface interne des joues ou des lèvres, tantôt sur les gencives, quelquefois dans les alvéoles, jamais par la peau. On remarque d'abord, dit Van Swieten, une rougeur légère, peu douloureuse, accompagnée d'une chaleur assez vive, et bientôt après, au centre de cette rougeur, une tache blanche. La douleur augmente sous cette tache, et à son pourtour, qui devient très-rouge. L'érosion devient plus profonde, et la tache blanche, qui est une véritable escarre gangréneuse, tombe si le mal est peu considérable, ou s'il attaque un adulte; mais si sa malignité est plus grande, ou s'il s'est développé chez un enfant, la tache blanche s'étend en tout sens; une odeur infecte et un écoulement de salive fétide s'échappent de la bouche, et si l'on n'emploie promptement des remèdes très-efficaces, la gangrène fait des progrès rapides : non-seulement elle occasione la chute des dents déjà sorties, mais elle détruit encore les germes des dents dans les alvéoles. J'ai vu, ajoute Van Swieten, après la destruction des gencives, tomber presqu'en entier la mâchoire inférieure, la langue, les joues, les lèvres, le menton, entièrement rongés.

Capdeville rapporte que chez un enfant, âgé de six ans, la gangrène envahit successivement, en huit jours, la lèvre supérieure, la gencive correspondante, les os maxillaires supérieurs, ceux du nez, et le coronal même qui était ramolli en entier.

La description que M. Isnard donne de la maladie diffère sous quelques rapports de celle que nous avons extraite de Van Swieten : nous allons la transcrire presque littéralement.

Il admet deux périodes dans sa marche : une première caractérisée par l'ulcération de la membrane muqueuse et le gonflement œdémateux de la joue; une seconde, par le développement de la gangrène. « La première période s'annonce par une ulcération superficielle seule, rarement multiple, de la membrane muqueuse des joues ou des lèvres, blanchâtre, peu étendue, nullement douloureuse, n'incommodant en rien les enfans, qui continuent à manger et à se livrer aux amusemens de leur âge. L'ulcère, dont la surface est inégale, raboteuse, s'agrandit, devient d'un gris sale, se recouvre d'un matière purulente, tenace; la bouche exhale une odeur forte, la joue se tuméfie. Cette tuméfaction augmente rapidement, s'étend aux paupières, aux lèvres; la peau de ces parties est luisante, infiltrée d'un rose pâle, rénitente; une salive sanieuse s'écoule involontairement, pendant la nuit surtout. Cependant toutes les fonctions suivent encore leur cours régulier; il n'y a aucun dérangement dans les digestions. Cette affection peut, pendant un temps assez long, se borner à l'ulcération de la membrane muqueuse et au gonflement de la joue. Dans la deuxième période, l'infiltration de la joue, des paupières, des lèvres du côté malade augmente, une tache jaune se manifeste sur un point de la joue correspondant à l'ulcération intérieure; cette tache circulaire peu étendue devient noire. Dès ce moment toute l'épaisseur des parties qui lui correspondent est gangrenée : la maladie étend promptement ses ravages, elle convertit en trois, six ou huit jours au plus, la joue, les lèvres, les paupières, en une masse putride mollasse, se détachant par lambeaux et exhalant une odeur des plus infectes; les gencives sont détruites, les dents tombent ainsi que des lambeaux de la joue gangrenée. Les os dénudés sont recouverts d'un enduit noirâtre qui s'enlève facilement et laisse voir au-dessous le tissu osseux sain, non altéré. Il est fort rare que les os soient ramollis. Les symptômes généraux de cette affection ne sont pas constans : quelquefois ils sont à peine sensibles; les enfans boivent, mangent jusqu'à leur mort. Dans quelques cas la respiration est gênée, le pouls petit, fréquent. On observe rarement des symptômes cérébraux.... Ordinairement, vers la fin de la maladie, les enfans sont tourmentés par une diarrhée colliquative que rien ne peut apaiser, et qui contribue sans doute à avancer le terme de leurs jours.

« Cette gangrène suit la même marche lorsqu'elle attaque les parties génitales externes des jeunes filles : ainsi une ulcération paraît à la face interne de l'une des grandes lèvres; les parties voisines s'engorgent, et cet engorgement présente le même caractère que celui qui se développe aux joues. L'ulcère s'agrandit, passe à l'état gangréneux, et envahit en peu de jours toutes les parties externes de la génération, et les parties voisines. Quel que soit son siége, cette affection a une marche assez rapide : la mort a lieu ordinairement du troisième au huitième jour à dater de l'apparition de la tache livide. »

Nous ferons observer qu'il arrive assez souvent que les joues et les gencives se trouvent affectées en même temps, et dans quelques cas la gangrène survient si promptement que les phénomènes précurseurs, tels que la tache blanche, indiquée par Van Swieten, ou l'ulcération de la membrane muqueuse, signalée par M. Isnard, échappent à l'observation.

On ne peut confondre cette maladie avec la pustule maligne qui commence toujours en dehors, et se propage de dehors en dedans. Il serait plus facile de la confondre avec le charbon, avec lequel elle a d'ailleurs plusieurs analogies. La méprise serait d'ailleurs peu fâcheuse, puisque les indications curatives de ces deux affections sont à peu près les mêmes.

A l'ouverture des cadavres des sujets qui ont succombé à cette affection, on trouve quelquefois des affections gangréneuses dans les viscères, et notamment dans l'estomac et dans les poumons.

Le pronostic de cette gangrène est en général fâcheux; presque tous les enfans qui en sont atteints dans les hôpitaux de Paris y succombent; mais il est probable que beaucoup d'entre eux guériraient s'ils pouvaient être isolés, placés dans des lieux plus salubres, et recevoir de la part de leurs parens les soins difficiles qu'exige leur état. Ce qui m'engage à adopter cette opinion, c'est que Van Swieten assure avoir souvent guéri cette maladie, et que je l'ai vue moi-même trois fois, dans ma pratique particulière, céder aux moyens qui échouent dans les hôpitaux.

Le traitement de cette espèce de gangrène, soit qu'elle existe dans la bouche, soit qu'elle occupe les parties génitales, offre d'assez grandes difficultés résultant du siége du mal, de sa fétidité, de la rapidité de sa marche, et de l'indocilité des enfans. Quoiqu'il ne soit pas démontré que cette gangrène soit contagieuse, nous pensons qu'il est nécessaire d'isoler les enfans qui en sont atteints des autres enfans sains ou attaqués d'autres maladies, à cause de l'excessive puanteur des miasmes qui se dégagent des parties mortifiées. Dès que la nature du mal est reconnue, et sans attendre que la gangrène ait fait des progrès, il faut, comme le conseille Van Swieten, toucher très-souvent les taches blanches ou les ulcérations grisâtres avec un pinceau de charpie trempé dans un mélange à parties égales de miel et d'acide muriatique. Si la maladie continue à faire des progrès, on doit employer l'acide muriatique pur. Ce caustique est insuffisant lorsqu'il existe des escarres gangréneuses, molles, épaisses. Dans ce cas, après les avoir excisées avec le bistouri ou avec les ciseaux, il ne faut pas hésiter à appliquer profondément le cautère actuel rougi à blanc. MM. Jadelot, Guersent, Baron, l'ont employé avec succès, et probablement il eût réussi plus souvent entre leurs mains, s'ils l'eussent appliqué, dans tous les cas où ils y ont eu recours, à une époque plus rapprochée de l'invasion de la gangrène. Des trois malades que j'ai vus, hors des hôpitaux, atteints de cette maladie, l'un était une petite fille de quatre ans : la gangrène occupait la surface interne de la moitié supérieure d'une grande lèvre de la vulve. Ses parens s'opposèrent à l'application du fer rouge. J'enlevai une grande partie de l'escarre, et je remplis l'excavation résultant de son excision avec de la charpie fortement saupoudrée de pierre infernale. Trois heures après, je levai l'appareil parce que l'enfant paraissait éprouver de vives douleurs, et après avoir fait une lotion avec du vin chaud, je pansai avec un plumasseau enduit de styrax et des compresses imbibées d'eau-de-vie camphrée. Cette cautérisation a suffi pour borner la gangrène. Le second malade était un petit garçon de cinq ans : la gangrène existait à la jonction de la lèvre avec la gencive, vis-à-vis les petites molaires; la cautérisation avec le fer rouge, faite dès que l'affection gangréneuse fut reconnue, eut les mêmes résultats. Chez le troisième enfant, auquel M. Rey donnait des soins, la gangrène occupait toute l'épaisseur de la joue, et l'escarre avait plus d'un pouce de diamètre. On n'avait pas jugé convenable de cautériser; cet enfant fut pansé avec des bourdonnets imbibés de chlorure de soude étendu dans de l'eau. Dans le moment où l'on touchait les chairs avec cette substance, elles prenaient une couleur blanche, et l'odeur gangréneuse était détruite; les pansemens étaient renouvelés très-souvent : ce petit malade a également recouvré la santé, et la plaie, malgré son étendue, a guéri sans qu'on ait été obligé d'employer la suture. Je ne peux assurer, d'après ce fait seul, que le chlorure de soude puisse suffire dans tous les cas pour arrêter les progrès de cette gangrène; mais il est certain qu'il détruit instantanément l'odeur fétide qui s'en exhale.

La salive imprégnée des sucs, des miasmes putrides que fournissent les parties mortifiées, et avalée par les enfans malades, a été considérée, avec raison, comme une des causes des symptômes généraux qui se développent souvent vers la fin de la seconde période de cette affection. C'est pour prévenir autant que possible la déglutition de cette salive, que l'on a donné le conseil de faire coucher les enfans sur le côté affecté, pour qu'elle puisse s'écouler au dehors. On a également recommandé, avec raison, de faire, dans la bouche, des injections fréquentes avec un mélange de décoction de quinquina, de miel et d'acide muriatique, et d'administrer pour boisson la même décoction pure ou légèrement acidulée. La précaution de faire laver la bouche et d'y faire des injections antiseptiques ne doit jamais être négligée chaque fois que les malades doivent boire ou prendre quelques alimens. Le gonflement pâteux, luisant, peu douloureux que l'on observe autour des escarres est essentiellement atonique. Les topiques émolliens ne pourraient que favoriser son accroissement. Les parties tuméfiées seront recouvertes avec des compresses légères, souvent renouvelées, imbibées de fomentations aromatiques, amères, alcoholiques.

*Gangrènes idiosyncrasiques.*—Lapeyronie a observé une gangrène sèche qui récidivait assez fréquemment chez un homme adonné à l'usage du vin; il le guérit en le privant de cette boisson, et en ne lui donnant que du lait pour nourriture.

Ségerus a vu deux fois la gangrène chez des fœtus; suivant lui, elle reconnaissait pour cause, dans un cas, un violent chagrin, et dans l'autre, une vive frayeur, éprouvés par la mère de ces enfans.

Schrader assure avoir observé une gangrène périodique aux doigts, aux orteils, au nez, aux oreilles, qui récidivait tous les mois, sur une fille âgée de vingt-trois ans.

M. Cullerier et plusieurs autres praticiens ont vu assez souvent la gangrène se déclarer au pénis chez les ouvriers qui travaillent dans les fosses d'aisance, lorsqu'ils sont affectés de blénorrhagie très intense accompagnée de fièvre.

Ces cas, et plusieurs autres analogues que l'on trouve dans les auteurs, ne se rapporteraient que difficilement aux genres de gangrènes que nous avons admis; ne peut-on pas en conclure que toutes les causes de la gangrène ne sont pas encore bien connues?

(MARJOLIN.)

GANGRÉNEUX, adj., *gangrenosus;* qui a rapport à la gangrène, qui participe de la nature de la gangrène. *Voyez* ce mot.

GANTELET, s. m., *chiroteca*, *fascia digitalis;* bandage ainsi nommé parce qu'il enveloppe la main et les doigts comme un gant. On l'appelle gantelet proprement dit lorsqu'il recouvre les doigts dans toute leur étendue, et demi-gantelet lorsqu'il n'embrasse que la base de chaque doigt. Le premier de ces bandages exige une bande large d'un pouce, longue de dix aunes, et roulée à un seul globe. Deux circulaires pratiquées autour du poignet en fixent le chef; la bande est ensuite dirigée obliquement sur le dos de la main et entre le pouce et l'indicateur, pour venir embrasser, de dehors en dedans, l'extrémité inférieure de ce dernier doigt; après l'avoir entouré par des doloires, depuis le bout jusqu'au haut, on redescend par des rampans sur le dos de la main, et l'on fait une circulaire autour du carpe; les autres doigts sont enveloppés successivement et de la même manière. On termine l'application du gantelet par des circulaires autour du poignet. Le bandage peut se faire encore avec une bandelette pour chaque doigt.

Une bande roulée à un seul globe, longue de cinq aunes et d'une largeur égale à la première, est nécessaire pour le demi-gantelet; on la fixe comme dans le bandage précédent, puis on la ramène obliquement sur la base du doigt indicateur qu'elle embrasse; on la reporte diagonalement sur le poignet, autour duquel on fait une circulaire; on embrasse successivement et de la même manière l'extrémité supérieure de chaque doigt. Des circulaires pratiquées autour du carpe terminent l'application de ce bandage.

On se sert du gantelet entier dans les luxations de la seconde rangée des os du carpe, dans les maladies du carpe et du métacarpe; dans les fractures et les luxations des phalanges; dans les brûlures, pour empêcher que les doigts ne se réunissent. Le petit gantelet convient dans la luxation des premières phalanges avec les os du métacarpe et dans les maladies qui ont leur siége sur le dos de la main. (MURAT.)

GARANCE, s. m., *rubia tinctorum*. L. Plante vivace, de la famille des Rubiacées et de la tétrandrie digynie, qui croît naturellement dans les provinces méridionales de la France, où elle est l'objet d'une culture très-étendue, surtout aux environs d'Avignon et de Montpellier. Sa racine est la seule partie dont on fasse usage, mais elle est beaucoup plus intéressante pour les arts que pour la thérapeutique. En effet, elle fournit un principe colorant rouge très-fréquemment employé dans la teinture; tandis que ses propriétés médicales sont presque nulles. La racine de garance est rampante, cylindrique, de la grosseur d'une plume d'oie; son écorce est assez épaisse et rouge, c'est la partie qui contient le principe colorant; son intérieur est jaunâtre, son odeur est à peu près nulle, sa saveur un peu amère et astringente. Le principe colorant de cette racine est également soluble dans l'eau, dans l'alcohol et les huiles volatiles; il s'avive beaucoup par les alcalis.

L'usage interne de la racine de garance produit un phénomène physiologique extrêmement remarquable. Lorsqu'on en mélange une certaine quantité aux alimens d'un animal, au bout de quelques jours ses os prennent une teinte rouge analogue à celle que la garance communique aux étoffes de laine ou de coton. Ce phénomène sera produit d'autant plus promptement que l'animal sera plus jeune. Les humeurs excrétées tels que le lait, l'urine, prendront également une teinte rouge. Ce qu'il y a de remarquable, c'est que les autres tissus de l'économie restent étrangers à cette action de la garance, même le périoste, les tendons et les aponévroses. Cependant chez les oiseaux, le bec et les écailles qui recouvrent les pattes, participent au phénomène de la coloration.

Ce n'est pas seulement la racine qui possède cette propriété, les jeunes pousses de la plante peuvent aussi exercer la même influence sur le système osseux. Plusieurs autres plantes de la même famille, dont la racine contient aussi un principe colorant, agissent de la même manière, tels sont : l'*asperula tinctoria*, les *galium mollugo* et *galium aparine*, la *valantia cruciata*, etc. Les autres principes colorans sont loin d'exercer la même action sur les os. On a tenté des expériences à ce sujet avec la racine d'orcanette, la cochenille; le pastel, les fleurs de carthame, etc.; dans aucun cas on n'a obtenu la coloration du tissu osseux. Il paraîtrait donc que le principe colorant de la garance et des autres Rubiacées serait d'une nature toute particulière, puisqu'il est le seul qui jouisse de cette singulière propriété.

Nous n'avons rien à dire de l'action thérapeutique de la garance. Vantée tour à tour contre l'ictère et le rachitis; administrée tantôt comme diurétique et tantôt comme emménagogue, elle s'est presque constamment montrée infidèle et sans action :

aussi aujourd'hui les médecins en ont-ils abandonné l'usage. Elle entre encore dans le sirop d'armoise composé. (A. RICHARD.)

GARGARISME, s. m., *gargarismus*, de γαργαρίζω, je lave la bouche. On donne ce nom à toute préparation médicamenteuse liquide, destinée à agir sur les parties internes de la bouche et du pharynx, pendant les mouvemens que la contraction de ces parties imprime aux liquides. Quand on gargarise ou qu'on rince seulement la bouche, les muscles des parois des joues, et en particulier les buccinateurs, se contractent alternativement et font circuler le liquide sur la face interne des joues et sur toutes les parties contenues dans la bouche. Lorsqu'au contraire on gargarise le pharynx, tous les muscles du cou sont en action et renversent la tête en arrière; ceux du voile du palais et du pharynx se contractent simultanément pour s'opposer à la déglutition, et supporter le poids du liquide qui tend à se précipiter dans l'œsophage, tandis que, d'une autre part, il est agité par les mouvemens que lui impriment les bulles d'air qui s'échappent volontairement par la glotte et le rendent écumeux. Presque tous les muscles du cou, du pharynx et du larynx sont donc en action dans les mouvemens très-compliqués qu'on exécute en se gargarisant; il en résulte que cette opération ne peut avoir lieu chez les très-jeunes enfans qui ne peuvent savoir comment on doit s'y prendre. Cette opération est également très-peu praticable chez les malades qui ont un gonflement considérable des muscles du cou, des amygdales et du pharynx, parce que les contractions multipliées de ces parties excitent beaucoup de douleurs, et peuvent quelquefois même augmenter le mal, au lieu de le diminuer. Il faut, dans ces cas, remplacer le gargarisme par des fumigations, ou se contenter de le garder dans la bouche ou l'arrière-bouche, ou de l'injecter dans le gosier avec une seringue à hydrocèle, en ayant soin de placer le malade à son séant, afin qu'il puisse facilement le rejeter en dehors, à mesure qu'il est poussé dans le pharynx. Cette précaution est surtout nécessaire, si les liquides qui servent de gargarisme sont de nature à irriter les organes de la digestion.

Quoique la bouche et le pharynx soient revêtus d'une membrane muqueuse très-sensible et garnie de pores absorbans, cependant l'action du gargarisme étant presque instantanée, les liquides n'ont pas le temps d'être absorbés, et ne peuvent agir que localement : aussi les effets généraux du gargarisme sont-ils à peu près nuls.

Toutes les substances médicamenteuses solubles ou simplement suspendues dans l'eau ou dans d'autres liquides peuvent être administrées sous la forme de gargarisme. Ainsi un grand nombre de substances émollientes, acidules, astringentes ou narcotiques, sont souvent employées de cette manière.

Les gargarismes émolliens sont ordinairement préparés avec les décoctions mucilagineuses, de racines de guimauve, de graines de lin, d'orge perlé, de figues, de dattes, ou avec les infusions de feuilles ou de fleurs des malvacées, ou enfin avec du lait : ces gargarismes sont surtout recommandables dans la première période des stomatites et des angines pharyngiennes aiguës, simples ou couenneuses, et dans les abcès des amygdales. Toutes les fois que les angines pharyngiennes sont accompagnées de beaucoup de chaleur et de douleur dans la bouche et le pharynx, les gargarismes émolliens concourent puissamment avec les autres antiphlogistiques, si ceux-ci sont indiqués.

Dans les angines peu inflammatoires, qui sont presque sans douleur et sans fièvre, les gargarismes légèrement acidulés avec l'acide acétique ou avec les sucs de citron, d'orange, de groseille, de framboise, de mûres, seuls ou édulcorés avec du sirop, sont très utiles, et apaisent promptement l'inflammation. On préfère en général alors le sirop de mûres, parce que l'acide est uni ici avec une sorte de mucilage.

Les gargarismes toniques et astringens, avec l'aigremoine, les feuilles de ronces, les décoctions de quinquina, de tan, les fortes infusions de roses de Provins, ne réussissent bien que dans les inflammations réellement gangréneuses, ou vers la fin de certaines angines chroniques avec atonie des tissus.

Plusieurs gargarismes excitans sont employés dans les mêmes circonstances. Ainsi, dans les gangrènes du voile du palais et des amygdales, on ajoute souvent de l'alcohol camphré ou des acides minéraux aux décoctions de quinquina. Les chlorures des odium et de calcium avec excès de chlore, mélangés avec deux ou trois parties d'eau, neutralisent très-bien l'odeur fétide qui s'exhale dans la stomatite couenneuse, et dans les différentes gangrènes de l'intérieur du pharynx et de la bouche. Mais les gargarismes préparés avec ces liqueurs n'ont pas une sorte d'action spécifique pour modifier les inflammations couenneuses, comme l'acide hydrochlorique. Parmi les gargarismes excitans qui ont une espèce d'action spécifique, on fait quelquefois usage des sucs frais des plantes crucifères et des teintures, préparées avec quelques-unes d'elles, tels que le raifort et le cochléaria. Ces sucs ou ces teintures sont employés pour combattre avec succès les fongosités sanguinolentes des gencives chez les scorbutiques. Les gargarismes préparés avec une solution très-affaiblie de deutochlorure ou de nitrate de mercure ne sont pas à négliger dans certains ulcères syphilitiques du voile du palais et du pharynx; c'est souvent même le meilleur moyen d'empêcher la destruction de ces parties, et de favoriser la cicatrice des ulcères.

On a recommandé, dans certaines paralysies de la langue et du pharynx, des gargarismes irritans avec la pyrèthre, l'hydrochlorate d'ammoniaque, et même l'ammoniaque liquide à doses très-fractionnées, dans un véhicule approprié; mais ces stimulans ne peuvent être de quelque utilité que dans les paralysies incomplètes de ces parties, ou lorsque la cause première ne réside pas essentiellement dans l'appareil cérébral.

Dans toutes les affections morbides de la bouche et du pharynx, où il y a plus de douleur que d'inflammation, comme dans les névralgies dentaires et la salivation mercurielle, les gargarismes préparés avec les décoctions des plantes narcotiques opiacées, ou avec le laudanum de Sydenham ou de Rousseau, émoussent souvent la douleur; mais l'influence de ces moyens est toujours très-bornée, parce qu'il ne peut y avoir d'absorption suffisante pendant le peu de temps que dure cette opération. (GUERSENT.)

GARGOUILLEMENT, s. m. Ce mot est employé comme synonyme de borborygme. On désigne aussi par cette expression le bruit particulier que produit l'air en traversant les bronches ou la trachée artère remplies de crachats, ou les excavations formées dans le poumon, et dans lesquelles se trouvent du pus ou des matières tuberculeuses ramollies; le même phénomène est également désigné par M. Laennec, sous le nom de râle muqueux. *Voyez* AUSCULTATION, TUBERCULES PULMONAIRES.

GAROU, s. m., vulgairement *saint bois*, *cortex gnidii*. On appelle ainsi, en pharmacie, l'écorce d'un petit arbuste fort commun dans les lieux incultes des provinces méridionales de la France, en Italie, en Espagne, etc., et qui fait partie de la famille des

Thymelées et de l'octandrie monogynie. Le *Daphne gnidium* a des tiges droites effilées, longues de deux à trois pieds, portant des feuilles linéaires étroites, très-entières et fort rapprochées les unes contre les autres. Ses fleurs, blanches et soyeuses en dehors, sont légèrement roses en dedans; elles forment des espèces de petits corymbes au sommet des ramifications de la tige. Les fruits sont de petites baies pisiformes et noirâtres.

Toutes les parties de ce végétal, comme celles des autres plantes de la même famille, sont d'une extrême âcreté. Ses feuilles et particulièrement son écorce, mâchées pendant quelques instans, déterminent dans toute la bouche et dans le pharynx un sentiment d'ardeur brûlante qui dure pendant fort long-temps. Appliquées sur la peau, elles en déterminent la rubéfaction, le soulèvement de l'épiderme, et la formation d'ampoules plus ou moins volumineuses. Telle qu'on la trouve dans les pharmacies, l'écorce de garou est en lanières menues, difficiles à rompre, d'un gris plus ou moins foncé, ridées transversalement et couvertes d'un duvet soyeux; l'intérieur est jaune. On l'apporte des provinces méridionales de la France. M. le professeur Vauquelin a reconnu que l'âcreté des Thymelées, en général, était due à un principe particulier qui paraît être de nature alcaline, et à une matière résineuse verdâtre. *Voyez* DAPHNINE.

Ce n'est guère que vers le milieu du siècle dernier que l'usage de cette écorce s'est introduit dans la thérapeutique. En 1767, le docteur Leroy publia une dissertation intéressante qui appela sur ce médicament l'attention des praticiens. Jusqu'alors uniquement employé par les habitans de quelques contrées méridionales de la France, le garou acquit bientôt une très-grande vogue, surtout comme moyen vésicant. Une petite plaque de son écorce, macérée pendant quelques heures dans du vinaigre, appliquée sur la peau, recouverte d'une feuille de lierre et maintenue en place par quelques tours de bande, ne tarde pas à la rougir et à l'enflammer. Si l'on renouvelle cet appareil pendant quelques jours, on obtient un exutoire à peu près de la même largeur que la feuille de lierre dont on a recouvert la plaque d'écorce de garou. Ce moyen agit lentement, ce qui peut être quelquefois avantageux. Il doit dans quelques circonstances être préféré à l'usage des cantharides, lorsque l'on redoute leur action irritante sur les organes genito-urinaires. Cependant ce médicament n'est pas lui-même exempt de quelques inconvéniens : ainsi, comme son action est lente et que son application doit être long-temps prolongée, il occasione fréquemment des démangeaisons insupportables auxquelles les malades ne peuvent résister, et donne souvent lieu au développement de boutons et de pustules aux environs de la partie sur laquelle il est appliqué. On remédie à ces accidens en enlevant la plaque d'écorce et en lavant la partie avec de l'eau de guimauve ou simplement avec de l'eau tiède. Aujourd'hui on emploie moins fréquemment le garou; on lui préfère généralement le taffetas épispastique ou l'usage du vinaigre radical et du savon ammoniacal. Cependant on fait avec l'écorce de garou une pommade épispastique, fréquemment employée pour entretenir la suppuration dans les différens exutoires. Elle se prépare en faisant fondre ensemble douze parties d'axonge, une de cire, et y faisant bouillir pendant quelque temps quatre parties d'écorce de garou bien humectée; on passe, on laisse déposer; et quand le mélange est refroidi, on racle la pommade et on la triture pour qu'elle ne contienne pas de grumeaux. Cette pommade est moins active que celle que l'on prépare avec les cantharides. On lui donne la préférence toutes les fois que l'on craint d'irriter les organes génitaux et urinaires, ou chez les femmes et les enfans.

Quoique le garou soit un médicament essentiellement âcre et irritant, on l'a néanmoins administré à l'intérieur. C'est particulièrement contre certaines maladies chroniques que l'on en a fait usage. Ainsi on l'a préconisé contre les dartres, contre les scrofules, les douleurs ostéocopes, etc.; mais dans toutes ces circonstances on l'a fort rarement donné seul, presque toujours on lui associe d'autres substances, principalement des sudorifiques, en faveur desquelles on pourrait raisonnablement revendiquer la plus grande partie des résultats avantageux que l'on a quelquefois obtenus : aussi l'emploie-t-on très-peu de nos jours dans ces diverses circonstances.

Les baies de garou et des autres espèces de daphné sont violemment purgatives; on cite même plusieurs cas d'empoisonnement par ces fruits irritans.

Une autre espèce du genre daphné, qui croît dans le nord de la France, le *daphne mezereum*, L., ou *bois gentil*, jouit absolument des mêmes propriétés que le garou; elle lui est même préférée en Allemagne et dans quelques autres parties du nord de l'Europe. Nous ne croyons pas nécessaire d'entrer dans aucun détail à son égard, et nous nous contenterons de répéter, en terminant cet article, que toutes les espèces du genre *daphne*, possédant les mêmes propriétés, peuvent être sans aucun inconvénient substituées les unes aux autres. (A. RICHARD.)

GARROT, s. m. On donne ce nom à un petit instrument en bois, cylindrique, destiné à tordre les laqs avec lesquels on comprime circulairement un membre afin d'y suspendre le cours du sang dans les cas d'hémorrhagie, d'anévrysme, d'amputation, etc. *Voyez* HÉMOSTASE.

GASTRALGIE, *gastralgia* (γαστὴρ, estomac, ἄλγος, douleur) douleur d'estomac. L'estomac est le siége de souffrances plus ou moins vives dans des circonstances diverses. Le sentiment de la faim qui n'est point satisfaite assez promptement, la présence dans l'estomac d'une trop grande quantité d'alimens, l'ingestion de substances alimentaires indigestes pour certains individus, l'action de corps étrangers sur la membrane muqueuse de l'estomac, tels que vers intestinaux, poisons, etc.; le vomissement, un coup porté à l'épigastre, l'influence sympathique de quelques organes, les maladies de l'estomac et probablement celles de plusieurs appareils nerveux, telles sont les principales causes de la gastralgie. Mais ce qu'il importe surtout d'examiner ici, c'est la question de savoir si toutes les gastralgies peuvent être rapportées à un état connu de l'estomac. On sait que presque tous les auteurs admettent que tantôt les douleurs gastriques sont *symptomatiques* des différentes lésions de l'estomac, telles que phlegmasie aiguë ou chronique, cancer, etc., et que dans d'autres cas, elles ne sont point liées à ces mêmes lésions, et sont dépendantes d'un état particulier communément appelé *nerveux*. On sait aussi que M. Broussais s'est élevé contre cette distinction, et a prétendu que toutes les gastralgies dites *nerveuses* ne sont que des symptômes de gastrite chronique développée chez des sujets doués d'un tempérament nerveux et irritable. Quelques faits pourront éclairer la discussion : 1°. en général la douleur dans les phlegmasies, même aiguës, des membranes muqueuses est obtuse, et souvent elle ne se développe que par la pression exercée sur l'organe; ce fait est surtout remarquable dans la plupart des gastro-entérites : dans la gastrite chronique il faut comprimer l'épigastre pour faire souffrir le malade; cette manœuvre est toujours douloureuse. Les gastralgies dites *nerveuses* sont souvent d'une violence extrême, et, chose digne de remarque, la pression sur l'épigastre, loin de les augmenter, les calme souvent, et quelquefois les fait cesser entièrement. 2° Dans les gastrites chroniques, l'ingestion d'une petite quantité d'alimens réveille les souffrances, excite le mouvement fébrile, et la digestion est presque toujours incomplète; il survient des vomissemens ou de la diarrhée. Dans beaucoup de cas de gastralgie, les malades font cesser les douleurs de l'estomac par l'ingestion d'une grande quantité d'alimens, quelquefois même par l'ingestion des substances les plus indigestes; souvent la digestion se fait parfaitement et avec une rapidité étonnante. 3° Les gastrites chroniques, quelle que soit la lenteur de leur marche, ne tardent pas à exercer une fâcheuse influence sur la nutrition, à produire une fièvre hectique, et finissent par conduire le malade au tombeau, lorsque les ressources de l'art ne sont d'aucune efficacité. On voit, au contraire, des personnes se plaindre pendant dix, quinze et vingt ans, toute leur vie, de maux d'estomac, sans éprouver de fièvre, sans perdre de leur embonpoint. La gastrite chronique est donc toujours dangereuse, et les gastralgies dites nerveuses ne présentent presque jamais aucun danger. 4° Le traitement des gastrites chroniques se compose surtout de boissons délayantes, d'évacuations sanguines ménagées et répétées, et d'une diète plus ou moins sévère; nous avons vu dans ces derniers temps des médecins et des étudians qui se croyaient atteints d'une gastrite chronique, conduits par un tel régime long-temps prolongé, à un état de débilité et de maigreur extrême, avec affaiblissement des facultés intellectuelles, sans aucune diminution dans les souffrances gastriques. Mais ce qui a pu en imposer sur la nature des gastralgies dites nerveuses, c'est que le plus souvent on leur oppose des moyens qui suffiraient seuls pour occasioner une gastrite aux individus les mieux portans. Nous ferons encore observer que les maladies des nerfs de la huitième paire et des plexus ganglionnaires nous sont tout-à-fait inconnues, et qu'il n'est pas invraisemblable d'admettre que ces appareils nerveux puissent être affectés de névralgies ainsi que les nerfs de la face, du bras, de la cuisse, etc. : et l'on n'ignore pas que dans ces sortes de maladies la douleur se propage à toute la partie où se distribuent les filets du nerf affecté. Des considérations qui précèdent, nous croyons que l'on peut conclure que l'opinion de M. Broussais, sur la nature des gastralgies dites nerveuses, est loin d'être démontrée ; que dans l'état actuel de la science, on doit admettre des douleurs d'estomac indépendantes d'une gastrite, dont la cause est inconnue, et que l'on peut appeler *nerveuses*, faute d'une meilleure expression, parce que, comme les autres affections ainsi qualifiées, ces douleurs sont liées à un état apyrétique, chronique et peu dangereux par lui-même. (*Voyez* NÉVROSE.) C'est de cette espèce de gastralgie seule que nous allons nous occuper dans cet article.

La gastralgie est beaucoup plus fréquente chez les femmes que chez les hommes : on trouve dix des premières contre un des derniers qui se plaignent de douleurs nerveuses de l'estomac. Les femmes y sont particulièrement sujettes lors de l'établissement difficile de la menstruation, pendant la grossesse lorsqu'elles sont en butte à des contrariétés journalières, à des chagrins prolongés, ou qu'elles sont affectées de migraines périodiques et de flueurs blanches abondantes. Parmi les hommes, les gens de lettres en sont le plus souvent affectés. Les chaleurs de l'été, la masturbation et les excès vénériens sont des causes fréquentes de la gastralgie chez les personnes naturellement douées d'une constitution nerveuse. Cet état de l'estomac est très-ordinaire dans l'hystérie et l'hypocondrie, et on l'observe quelquefois dans l'épilepsie et dans l'aliénation mentale. Les auteurs admettent encore au nombre des causes de la gastralgie, les excès dans le boire et dans le manger, l'usage de certains alimens insalubres, de quelques substances qui ne conviennent point à des idiosyncrasies particulières; mais les excès dans le boire et le manger nous paraissent causer plutôt des gastrites que des gastralgies. La gastralgie n'est pas ressentie de la même manière par tous les individus. Dans beaucoup de cas, surtout chez les femmes, les malades éprouvent des *besoins* qui simulent parfaitement le sentiment de la faim; ils se plaignent de tiraillement d'estomac, de faiblesse générale; seulement ils n'ont point l'appétit qui accompagne ordinairement la faim réelle. Cette espèce de gastralgie est presque toujours calmée, momentanément du moins, par l'ingestion d'une certaine quantité d'alimens, ou par des boissons excitantes; mais aussitôt que la digestion en est faite, au bout de quelques heures, la douleur revient, et c'est encore à l'aide du même moyen qu'on la fait cesser. Les femmes sont aussi plus particulièrement sujettes à cette autre espèce de gastralgie, qu'on désigne communément sous les noms de *soda*, de *pyrosis* ou de *fer-chaud*, et qui consiste dans un sentiment d'ardeur, de brûlure naissant dans l'estomac, et se propageant le long de l'œsophage. Une troisième espèce, plus commune chez les hommes, se décèle par un sentiment obscur de chaleur, de douleur, de pesanteur et quelquefois de gonflement dans la région de l'estomac. Lorsque la douleur ne se manifeste qu'à des intervalles plus ou moins éloignés, et avec une grande violence, on lui donne plus particulièrement le nom de *crampe d'estomac*. Suivant les auteurs, la *gastrodynie* diffère de la *cardialgie*, en ce que la première existe sans menaces de lipothymie, et la seconde avec un sentiment de défaillance. Nous ne parlons de cette division que pour faire connaître tout ce qu'on a dit sur la gastralgie. La gastralgie peut être unie, 1° au *pica* ou perversion du goût, surtout chez les jeunes filles; 2° à la *boulimie* ou faim excessive et insatiable; 3° à la *dyspepsie*, ou digestion lente, difficile et douloureuse. Dans le premier cas, les malades mangent souvent avec avidité et non sans plaisir, de la craie, du muriate de soude, des fruits verts, etc.; dans le second, ils avalent d'énormes quantité d'alimens, qu'ils digèrent ou qu'ils rendent en partie par le vomissement; dans le troisième, aussitôt que l'estomac a reçu les alimens, le malade sent, pendant plusieurs heures, comme un poids considérable sur ce viscère; il se plaint de bouffées de chaleur qui lui montent à la tête, il est incommodé par un développement de gaz, il a de fréquentes éructations, il est oppressé; la sensation de gonflement qu'il ressent dans la région épigastrique, et qu'il attribue au dégagement du gaz, n'est point toujours en rapport avec la quantité de ces gaz, et doit dépendre d'une autre cause, d'une anomalie des organes sensitifs. Presque tous les malades opposent à ces accidens l'usage de quelques boissons excitantes, telles que le thé, le café, une liqueur spiritueuse : la digestion est réellement accélérée et rendue moins pénible par ces moyens. La langue est en général naturelle dans l'affection qui nous occupe. Les phénomènes de la dyspepsie sont attribués, ainsi que ceux de la gastralgie, par M. Broussais, constamment à une gastrite chronique. Nous avons donné les raisons qui nous font adopter une opinion contraire. Nous répèterons que nous ne concevons pas que la phlegmasie de l'estomac puisse persister pendant vingt ou trente ans sans causer de fièvre ni d'accidens graves, sans porter atteinte à la nutrition, ce qu'on observe souvent dans beaucoup de gastralgies et de dyspepsies. La plupart des gastralgies ne sont point continues, il en est qui sont régulièrement périodiques : la durée de cette affection est, pour ainsi dire, indéfinie.

Les recherches cadavériques n'ont rien appris sur la nature de la gastralgie ; elle est rangée par le plus grand nombre des auteurs dans la classe des faiblesses ou des débilités ; nous avons déjà dit qu'elle est considérée par M. Broussais comme l'un des effets de la gastrite chronique. Ce qui n'a pas dû peu contribuer à fortifier l'opinion des premiers, opinion généralement partagée par le vulgaire, c'est que l'ingestion des alimens dans certains cas, l'usage des boissons excitantes, des substances toniques et mêmes irritantes, dans d'autres, calment et font quelquefois cesser momentanément la douleur de l'estomac, et que des guérisons ont été obtenues par de pareils moyens. Mais ce qu'il y a de bien certain, c'est que ces moyens, dont on fait journellement un abus très-grand, ne sont que des palliatifs qui aggravent plus souvent le mal qu'ils ne produisent une amélioration réelle. Nous ne rangerons donc la gastralgie ni dans les phlegmasies, ni dans les faiblesses, et nous nous contenterons d'exposer le traitement que l'expérience a démontré être le meilleur pour en obtenir la guérison.

Trois sortes d'indications peuvent se présenter à remplir : 1° combattre l'influence des causes de la maladie ; 2° traiter la maladie elle-même ; 3° diminuer momentanément la violence des douleurs. La première indication est souvent difficile ou même impossible à remplir ; de là la difficulté ou l'impossibilité de faire cesser la gastralgie. Ainsi, malgré ses souffrances d'estomac, l'homme de lettres continuera ses occupations, le masturbateur se livrera à ses funestes habitudes; les contrariétés, l'ennui, les chagrins, ne cesseront point d'exercer leur fâcheuse influence tant que la cause qui les produit subsistera : aussi, les gens de lettres qui font des excès d'étude, les femmes qui sont en proie à des contrariétés et à des chagrins permanens, et les jeunes gens adonnés avec excès à la masturbation, ont-ils généralement des gastralgies presque continuelles. Le vulgaire met surtout en usage, pour guérir les douleurs d'estomac, les eaux spiritueuses, appelées *élixirs*, *liqueurs stomachiques*, etc. La plupart des médecins conseillent les antispasmodiques, l'oxyde de zinc, celui de bismuth, les éthers, les toniques, les amers ; ces différens moyens produisent souvent en effet une amélioration momentanée; mais, loin de guérir la maladie, ils en prolongent la durée et l'aggravent presque toujours. Les évacuations sanguines locales, conseillées par les médecins qui ne voient, dans la gastralgie, que le résultat de la gastrite, pourraient être nuisibles, si elles étaient trop abondantes ou souvent renouvelées. Après avoir combattu, autant que possible, les causes de la maladie, le principal moyen à mettre en usage est un régime alimentaire convenable. Les viandes noires, celles d'animaux âgés, sont difficiles à digérer, ne passent qu'avec beaucoup de peine; les malades feront bien de s'en abstenir. Les légumes farineux développent des gaz qui fatiguent extrêmement; les viandes blanches, les fécules, les bouillons maigres, le laitage, les compotes de fruits, sont des alimens dont la digestion est souvent assez facile. Ce n'est pas sans quelque étonnement que l'on voit des malades digérer avec une grande promptitude et sans malaise certains légumes crus, tels que plusieurs espèces de salades, du céleri, des artichauts, etc. La boisson habituelle des malades se composera d'eau simple, si le malade y consent, ou d'eau rougie avec du vin vieux. Les personnes qui ne veulent pas se passer de prendre du café mêleront cette liqueur avec du lait, ou, au moins, elles le feront faire extrêmement faible. Dans quelques cas où la susceptibilité de l'estomac est extrême, on est obligé de tenir les malades, pendant des semaines et même des mois, exclusivement à l'usage du lait d'anesse, du lait de vache coupé avec l'eau sucrée, d'eau gommée et sucrée, de panades très-claires, etc.; le bain tiède pris pendant le repas, et continué jusqu'à ce que la digestion soit terminée dans l'estomac, est quelquefois alors fort utile. Les paroxysmes gastralgiques méritent souvent de fixer l'attention. Les malades qui éprouvent ce qu'ils appellent des *besoins*, des *tiraillemens* et des *faiblesses* d'estomac simulant la faim, ceux qui sont affectés de boulimie, se garderont d'ingérer de grandes quantités d'alimens; ce sont des besoins factices, sans cesse renaissans, qu'il faut tromper, et non satisfaire. Une boisson prise en abondance, des fruits aqueux, du lait coupé avec de l'eau, quelquefois une infusion très-légère de thé, quelques cuillerées d'eau de menthe, un peu d'eau de fleurs d'oranger dans un verre d'eau, etc., remplacent avec avantage les alimens. Lorsque les douleurs sont très-vives, dans les crampes d'estomac, on ne doit pas hésiter à prescrire des remèdes opiacés, en potion ou en lavement. Dans certains accès très-violens, les dérivatifs à l'extérieur, l'application de sinapismes aux extrémités, peuvent être indiqués. (GEORGET.)

GASTRICITÉ, s. f., expression dont quelques auteurs se sont servis pour désigner l'état de l'estomac et les symptômes compris sous le nom d'*embarras gastrique*. *Voyez* ce mot.

GASTRIQUE, adj., *gastricus*; qui appartient, qui a rapport à l'estomac. Ce mot est d'un usage fréquent en anatomie.

1° GASTRIQUE (artère) INFÉRIEURE DROITE. *Voyez* GASTRO-ÉPIPLOÏQUE DROITE, COELIAQUE et HÉPATIQUE.

2° GASTRIQUE (artère) INFÉRIEURE GAUCHE. *Voyez* GASTRO-ÉPIPLOÏQUE GAUCHE, et COELIAQUE et SPLÉNIQUE.

3° GASTRIQUE (artère) SUPÉRIEURE. C'est *l'artère coronaire stomachique* des auteurs. *Voyez* CORONAIRE.

4° GASTRIQUES (nerfs). On nomme ainsi les deux cordons par lesquels se terminent les nerfs de la huitième paire. *Voyez* PNEUMO-GASTRIQUE.

5° GASTRIQUE (plexus), ou CORONAIRE STOMACHIQUE. *Voyez* COELIAQUE, SOLAIRE, SYMPATHIQUE.

6° GASTRIQUE (suc). *Voyez* DIGESTION et ESTOMAC.

7° GASTRIQUES (veines). Elles suivent la même marche que les artères de leur nom et se terminent dans la veine-porte abdominale. (H. CLOQUET.)

GASTRITE, s. f., *gastritis*, inflammation de l'estomac. La gastrite est une des affections qui depuis quelques années ont particulièrement appelé l'attention des médecins, et donné lieu à un grand nombre d'écrits, la plupart polémiques. Si les discussions étaient de nature à beaucoup éclairer l'histoire des maladies, celle de l'inflammation de l'estomac aurait fait de grands progrès. Mais l'expérience des siècles a prouvé que les sciences d'observation marchent avec les faits, et que les disputes scolastiques leur sont rarement d'une grande utilité. Au lieu de rassembler avec soin et sans autre intention que celle de parvenir à connaître la vérité, de nombreux exemples de cette maladie, la plupart des médecins se sont livrés à des discussions théoriques, ont négligé presque entièrement de recueillir des faits, ou ne les ont vus qu'au travers du prisme dangereux de la prévention. Qu'en est-il résulté? que l'inflammation de l'estomac, embarrassée d'un nombre presque infini d'écrits inutiles, obscurcie par des observations inexactes ou tronquées, est encore aujourd'hui l'une des phlegmasies dont on ne connaît qu'imparfaitement les symptômes et la lésion anatomique : cette assertion pourra paraître fausse à beaucoup de personnes, mais elle ne surprendra pas ceux qui ont suivi beaucoup de malades et ouvert beaucoup de cadavres. En effet, si, d'une part, il est souvent impossible de déterminer positivement, pendant la vie, quel sera après la mort l'état de l'estomac; et si, d'autre part, l'examen anatomique de ce viscère ne suffit pas ordinairement pour déterminer d'une manière certaine s'il y a eu ou non pendant la vie des symptômes de gastrite, ne doit-on pas reconnaître que cette phlegmasie est du nombre de celles dont la connaissance est encore très-imparfaite Le grand nombre d'écrits dont elle a été le sujet depuis un certain nombre d'années, et la dissidence même des médecins, suffiraient presque pour démontrer cette assertion.

Toutefois nous n'avons pas prétendu dire que la gastrite fût constamment, et dans toutes ses nuances, une affection obscure; nous verrons, au contraire, que dans quelques-unes de ses formes, elle se dessine avec des symptômes presque aussi tranchés que ceux de la pleurésie et de la pneumonie.

Le rôle important que l'estomac est appelé à remplir dans l'acte de la digestion, paraît devoir le rendre plus sujet à l'inflammation que les autres parties du canal alimentaire. En effet, les substances de toute espèce que la déglutition introduit dans le tube digestif n'ont encore subi, lorsqu'elles pénètrent dans l'estomac, presque aucune élaboration, et elles y séjournent en général plus long-temps que dans aucune autre partie de ce conduit : à la vérité, l'estomac a reçu une organisation et un degré de sensibilité appropriés à ses fonctions; mais toutes les fois que des agens délétères sont portés dans le canal digestif, l'estomac est presque toujours l'organe qui en ressent le plus fortement l'impression.

Parmi les agens morbifiques qui sont portés dans l'estomac par la déglutition, et qui peuvent directement donner lieu à l'inflammation de ce viscère, les uns, tels que les acides et les alcalis concentrés, les sels corrosifs, ont une action chimique en vertu de laquelle ils altèrent le tissu de cet organe; il en est à peu près de même de quelques substances désignées sous les dénominations de *poisons âcres* et *narcotico-âcres*, qui n'ont rien de chimique dans leur action, mais qui produisent aussi certainement l'inflammation de l'estomac que les acides et les alcalis concentrés. D'autres causes agissent physiquement : telles sont, les corps anguleux et pointus avalés par mégarde, des fragmens d'os, par exemple, des morceaux de verre, qui traversent quelquefois impunément les voies digestives, et qui ne sont pas, comme les agens chimiques, des causes spécifiques de cette affection ; l'ingurgitation d'une énorme quantité d'alimens ou de boissons quelconques, la distension qui en est l'effet, peuvent être rangées parmi les causes qui ont une action physique dans la production de la gastrite. Il faut y joindre encore l'usage des boissons stimulantes, des vins alcoholiques, des liqueurs spiritueuses, des assaisonnemens de haut goût, tels que le poivre, la moutarde, les pimens, surtout chez les personnes qui n'en usent pas habituellement ; les médicamens stomachiques, et particulièrement les teintures et les élixirs, les vomitifs ; mais l'action de ces dernières causes a été singulièrement exagérée, et l'observation journalière prouve que l'inflammation de l'estomac succède si rarement à leur usage, que dans les cas où elle a lieu, on est obligé d'admettre le concours d'une prédisposition spéciale. Il en est à peu près de même des boissons très-chaudes ou très-froides, à la glace, par exemple : il faut que la température des substances portées dans l'estomac soit beaucoup au-dessous de 0°, ou élevée à un point tel qu'elle produise la phlogose de la bouche, pour donner lieu à la gastrite ; encore n'est-il pas rare de voir le premier effet produit sans que le second ait lieu. Enfin, pour terminer l'exposition des causes déterminantes de la gastrite, nous indiquerons les plaies de l'estomac, les contusions sur la région épigastrique, surtout lorsqu'il est rempli d'alimens ; l'extension vers l'estomac de l'inflammation des organes voisins, et particulièrement de l'œsophage et des intestins grêles.

L'inflammation de l'estomac, comme celle de la plupart des autres organes, survient souvent chez des sujets qui n'ont été soumis à l'action d'aucune des causes que nous venons d'examiner. On a cherché dans la chaleur atmosphérique, dans l'abondance de la matière électrique, dans le tempérament des individus, dans leurs habitudes, la raison du développement de cette maladie, et l'on s'est perdu dans des explications plus ou moins spécieuses. Un médecin qui n'avait encore pratiqué que dans les camps, a prétendu que les femmes et les enfans en étaient à l'abri. Mais toutes ces assertions sont tellement en opposition avec les faits, qu'elles n'ont pas besoin d'être réfutées. La gastrite, qu'on peut appeler *spontanée*, non parce qu'elle survient sans cause, mais parce que les causes qui la produisent nous échappent, se montre dans toutes les saisons, attaque indistinctement les deux sexes, ne respecte aucune constitution, aucun tempérament, aucun âge. Une émotion vive, un écart de régime, l'impression du froid, la disparition d'un rhumatisme ou d'un exanthème peuvent en être les causes occasionelles, comme ils peuvent être celles de toutes les autres maladies.

L'inflammation de l'estomac se montre sous des formes trop variées pour qu'il soit possible de les comprendre toutes dans une même description. Nous la distinguerons à raison de sa marche et de son intensité, en gastrite aiguë et chronique, légère et grave.

PREMIÈRE FORME. *Gastrite aiguë, très-intense.* — Cette affection est le plus souvent produite par l'introduction de substances caustiques ou vénéneuses dans l'estomac; elle survient quelquefois aussi sans cause spécifique. Dans le premier cas, les symptômes locaux précèdent le trouble général des fonctions; dans le second, un appareil fébrile, plus ou moins violent, annoncé quelquefois par un frisson, précède la douleur épigastrique.

Une douleur aiguë, constante, produisant une anxiété extrême, s'étendant de l'épigastre vers le dos, l'ombilic et quelquefois dans toute la longueur de l'œsophage, augmentant par la pression la plus légère de la main, par la contraction des muscles abdominaux, par l'abaissement du diaphragme, et surtout par l'introduction des boissons dans l'estomac et par les efforts de vomissement; une chaleur plus ou moins forte, quelquefois un sentiment de brûlure dans la région épigastrique, une sorte de résistance dûe à la raideur permanente ou à une contraction convulsive passagère des muscles qui recouvrent le viscère affecté; des nausées presque continuelles, et, à des intervalles rapprochés, des renvois gazeux et liquides, des vomituritions, des vomissemens très-douloureux, soit des boissons, soit d'un mucus blanchâtre mêlé quelquefois de sang ou de bile, et qui ne sont suivis d'aucun soulagement; le désir de boissons fraîches, et une répugnance extrême pour toutes celles qui sont chaudes; ailleurs une soif pressante, et une crainte égale de satisfaire à ce besoin, soit parce que les boissons augmentent les efforts de vomissement et les douleurs qui en sont inséparables, soit parce que l'estomac refuse de les admettre; quelquefois une sorte d'hydrophobie symptomatique : tels sont les symptômes locaux de l'inflammation la plus aiguë de l'estomac. Il faut y joindre, dans le cas où la maladie est dûe à l'introduction dans ce viscère d'un acide ou d'un alcali concentré, les escarres sur les lèvres et sur la membrane muqueuse de la bouche et du pharynx, et les qualités chimiques des matières vomies, qui tantôt verdissent le sirop de violettes, et tantôt rougissent la teinture de tournesol et font *effervescence sur le carreau.*

Les phénomènes généraux qu'on observe dans cette espèce de gastrite sont très-intenses. La physionomie est profondément altérée, exprimant dans le plus grand nombre de cas le découragement extrême et l'anxiété. La face est communément pâle, grippée, et offre par intervalles les contorsions des grandes douleurs : le malade s'agite, change fréquemment d'attitude, soutient péniblement sa tête, l'incline alternativement d'un côté et de l'autre, porte souvent ses mains à l'épigastre; sa voix est faible, quelquefois éteinte; ses mouvemens difficiles; sa respiration gênée, petite, entremêlée de soupirs, de gémissemens obscurs; le pouls est fréquent, petit; la chaleur, augmentée dans les cas ordinaires, est presque toujours diminuée quand l'inflammation est très-violente; quand elle est due, par exemple, à des sels corrosifs ou à d'autres caustiques, le corps est souvent alors couvert d'une sueur froide et visqueuse.

Cette espèce de gastrite a une marche très-rapide; elle peut déterminer la mort en quelques jours, en vingt-quatre heures, et même dans un espace de temps plus court encore. Le hoquet, les défaillances, la cessation des vomissemens, puis des mouvemens et des pulsations artérielles, annoncent prochainement cette terminaison. Dans les cas où la guérison a lieu, la durée est beaucoup plus longue, surtout lorsque l'affection reconnaît pour cause l'ingestion d'une substance vénéneuse. Il n'est pas rare de voir survenir, dans ce dernier cas, douze à vingt jours après, des hémorrhagies qui paraissent dues à la séparation des escarres, et qui peuvent être assez abondantes pour compromettre actuellement l'existence du malade. Dans cette espèce de gastrite, les symptômes diminuent d'intensité suivant une progression si lente, qu'il se passe souvent plusieurs mois, et, dans quelques cas, plusieurs années, avant que l'estomac ait repris le libre exercice de ses fonctions.

Cette gastrite, la plus intense de toutes, peut-elle se terminer par suppuration? Jamais jusqu'ici l'anatomie pathologique n'a montré d'estomac contenant du pus dans l'épaisseur de ses parois, et il n'est guère vraisemblable que ce genre de suppuration ait jamais eu lieu. Toutefois, il n'est pas sans exemple que des sujets aient vomi du pus en certaine abondance, pendant le cours, ou au déclin d'une gastrite. Où ce liquide avait-il été formé? 1° Il est possible que dans quelques cas, on ait pris pour du pus un liquide puriforme exhalé à la surface libre de l'estomac, mode d'exhalation assez commun dans d'autres membranes muqueuses, mais fort rare dans celle de ce viscère; 2° Il est plus vraisemblable que dans la plupart des cas où les malades ont vomi du pus, ce liquide a été le produit d'une inflammation circonscrite du péritoine; qu'un abcès formé entre l'estomac et quelqu'un des organes contigus se sera ouvert dans le premier, et aura provoqué le vomissement : ce qui me confirme dans cette opinion, c'est que le pus évacué par les selles a presque toujours une origine semblable.

L'examen cadavérique des sujets qui succombent à cette espèce de gastrite, fait reconnaître des lésions importantes : 1° dans les cas où la maladie reconnaît pour cause l'introduction d'un poison âcre ou corrosif, le désordre porte principalement sur la membrane muqueuse, qui est rouge, livide, brune, ou ecchymosée, souvent épaissie, quelquefois détruite par la gangrène, ou comprise dans une escarre qui peut s'étendre jusqu'au péritoine; 2° Dans le cas où le développement de la maladie est dû à d'autres causes, on trouve dans la membrane muqueuse de l'estomac des lésions analogues : cette membrane est rouge, tuméfiée, quelquefois parsemée de mamelons analogues aux bourgeons charnus d'une plaie en suppuration; quelquefois on a trouvé la capacité de ce viscère diminuée, au point qu'il n'offrait plus que le volume d'un intestin, et que ses parois, presque partout en contact avec elles-mêmes, étaient presque sèches et enduites d'une matière blanchâtre et pultacée. M. Broussais ajoute que dans quelques cas il a trouvé la membrane muqueuse *coriace*. Depuis quinze ans que je suis attaché aux hôpitaux de Paris, et que j'ouvre chaque année plusieurs centaines de cadavres, je ne me rappelle pas d'avoir une seule fois rien observé de semblable.

Cette première forme de la gastrite aiguë ne se présente guère, comme nous l'avons dit, que dans les cas d'empoisonnement. L'auteur de l'*Histoire des Phlegmasies chroniques* a rapporté plusieurs observations qui feraient croire qu'elle survient assez fréquemment par d'autres causes; mais les observations qu'il a données ne sauraient porter conviction : 1° parce qu'elles sont incomplètes, sous le rapport des symptômes, et surtout des lésions anatomiques; 2° parce que chez presque tous les malades, le cerveau et les poumons présentaient des lésions aussi graves que celles dont l'estomac était le siége, et que dans les cas où ce dernier viscère a seul paru malade, les autres n'avaient été qu'imparfaitement examinés, ainsi que l'auteur lui-même prend soin de nous l'apprendre dans les notes de sa troisième édition.

DEUXIÈME FORME. *Gastrite aiguë légère; gastrite érythématique de quelques auteurs.* — Il est fréquent de rencontrer des sujets chez lesquels, soit à la suite d'un ou de plusieurs écarts de régime, soit sans cause évidente, il survient une douleur épigastrique et un trouble dans les fonctions de l'estomac, qu'on attribue généralement à une inflammation de ce viscère, bien que la lésion anatomique qui la constitue n'ait pas été constatée par l'ouverture des cadavres.

Les principaux symptômes de cette affection sont une douleur ordinairement sourde, souvent passagère, dans l'épigastre, où elle ne se fait sentir que par la pression, par l'introduction ou la présence d'alimens dans l'estomac, par les secousses de la marche; des battemens dans la région supérieure du ventre ou derrière le sternum, plutôt incommodes pour le malade qu'appréciables pour le médecin; la diminution de l'appétit, quelquefois l'accroissement de ce besoin; la difficulté de la digestion stomacale, qui est accompagnée de pesanteur, de malaise général, de frissons qui alternent avec la chaleur, d'un mouvement fébrile qui persiste pendant plusieurs heures, et quelquefois d'une petite toux sèche, revenant par secousses et sans quintes. Ces phénomènes se reproduisent après chaque repas, avec une intensité proportionnée à la quantité et à la qualité des alimens qui ont été pris; ils disparaissent lorsque la digestion stomacale est achevée; ils sont quelquefois suivis du vomissement des alimens.

Chez quelques sujets, l'inflammation se propage de l'estomac au pharynx et aux instestins; la gastrite alterne avec l'angine et la diarrhée. Chez presque tous, les symptômes s'adoucissent et s'exaspèrent selon que le malade observe ou néglige les règles de la diète. Elle passe souvent à l'état chronique, et peut déterminer alors une diminution lente de l'embonpoint et des forces.

TROISIÈME FORME. *Gastrite chronique.* — Elle succède le plus ordinairement à la précédente, quelquefois à la première : elle est par conséquent due, dans la plupart des cas, aux mêmes causes ; lorsqu'elle est primitive, les causes qui la produisent agissent, en général, avec moins de force, et pendant un temps plus long. Dans un grand nombre de cas, la gastrite chronique n'est autre chose qu'une phlegmasie aiguë fréquemment renouvelée par des causes excitantes, et surtout par des écarts de régime ; dans d'autres, elle se prolonge et même s'aggrave sans le concours d'aucune cause extérieure manifeste.

Voici, dans le plus grand nombre de cas, les symptômes qui la signalent : le malade éprouve une douleur transversale à la base de la poitrine, quelquefois derrière le sternum ; cette douleur est continuelle, fatigante, souvent comparée par les malades à une constriction pénible, ou à la sensation produite soit par un corps rond qui s'élèverait dans le trajet de l'œsophage, soit par une barre immobile qui serait placée transversalement dans la région épigastrique. L'appétit est faible, la digestion laborieuse, accompagnée de malaise, d'agitation, troublée par des nausées, des flatuosités, des rapports, par des vomissemens qui sont quelquefois suivis d'un soulagement marqué. Quand cette gastrite est peu intense, elle ne produit pas une diminution sensible dans les forces et l'embonpoint ; mais lorsqu'elle est portée à un certain degré et qu'elle dure depuis quelques mois, la physionomie devient triste et souffrante ; la face se ride, l'embonpoint et les forces diminuent ; l'amaigrissement porte spécialement sur le tissu cellulaire ; la peau devient très-sèche et très-adhérente, et prend quelquefois dans plusieurs régions, mais plus particulièrement à la face, une couleur d'un rouge vineux. A une époque plus avancée encore, le dévoiement peut succéder à la constipation, la fièvre hectique s'établir, et le malade succomber dans le dernier degré du marasme. Les désordres observés à l'ouverture des cadavres diffèrent peu de ceux qu'on rencontre dans les gastrites aiguës ; seulement la membrane muqueuse de l'estomac est plutôt brune que rouge : elle offre souvent de petites ulcérations. Cette espèce de gastrite se termine souvent d'une manière heureuse, surtout dans les cas où elle est produite et entretenue par des causes évidentes.

Lorsqu'une inflammation de l'estomac, quels qu'aient été son intensité et son type, s'est terminée favorablement, elle peut être reproduite par le plus léger écart de régime, et cette circonstance, qui réclame de la part du praticien une attention scrupuleuse, forme en même temps un des traits caractéristiques des phlegmasies de cet organe.

Tels sont les trois principaux types sous lesquels se montre l'inflammation de l'estomac. Il est encore deux autres maladies de cet organe, dont nous croyons devoir présenter ici la description, bien qu'il ne soit pas démontré qu'elles appartiennent aux phlegmasies; nous voulons parler du ramollissement avec amincissement de la membrane muqueuse et du catarrhe chronique de cette membrane.

1° *Ramollissement avec amincissement de la membrane muqueuse.* — L'ouverture des cadavres nous a souvent montré dans l'estomac une lésion particulière, qui semble avoir été aperçue par plusieurs médecins, mais qui n'a été décrite avec exactitude et rattachée par des observations précises à une série déterminée de symptômes que par M. Louis, dans un mémoire récemment présenté à l'Académie royale de Médecine. Bien qu'il ne nous paraisse pas démontré que cette lésion soit de nature inflammatoire, et que l'insuffisance des moyens antiphlogistiques, dans le plus grand nombre des cas, soit propre a nous confirmer dans ce doute; cependant, comme cette lésion est la plus fréquente que nous ayons rencontrée, que dans plusieurs circonstances elle s'est formée avec rapidité, et qu'il serait difficile de la placer dans un autre article de cet ouvrage, nous croyons devoir l'exposer ici.

Le ramollissement de la membrane muqueuse de l'estomac dans une certaine étendue, la diminution d'epaisseur, et quelquefois sa destruction complète, en forment les principaux caractères. Voici au reste l'analyse succincte des lésions qu'on rencontre. L'estomac n'a que très-rarement la capacité qui lui est naturelle. A l'extérieur il offre quelquefois un changement de couleur vis-à-vis la portion de la membrane muqueuse altérée. A l'intérieur, il présente dans l'endroit affecté une couleur d'un blanc bleuâtre, continue, ou disposée par bandes longues et étroites, ou même par plaques plus ou moins rapprochées. Dans tous ces points la membrane muqueuse est d'une ténuité, d'une mollesse extrêmes, quelquefois légèrement opaque, grise ou rosée, le plus souvent transformée en une espèce de mucus glaireux, pâle et demi-transparent, quelquefois entièrement détruite dans une petite étendue, très-rarement dans un espace considérable; dans les trois quarts, par exemple, ou même dans la moitié de son étendue. Dans presque tous les cas, les vaisseaux qui rampent à la surface de la tunique sous-muqueuse sont très-apparens, larges, ordinairement vides, et frappent autant au premier aspect que la couleur bleuâtre dont il a été question. Le plus souvent les tuniques sous-jacentes sont saines; mais quelquefois elles participent au ramollissement de la membrane muqueuse; dans quelques cas même, elles sont détruites; le péritoine reste seul intact. Cette lésion n'occupe pas indistinctement toutes les parties de l'estomac : elle se montre ordinairement dans la moitié gauche; elle est rarement bornée au grand cul-de-sac, elle s'étend ordinairement à la petite courbure, et existe quelquefois en même temps aux environs du pylore et du cardia.

Dans les points qui ne sont pas occupés par l'altération qui vient d'être décrite, la membrane muqueuse a rarement la couleur qui lui est naturelle; elle est quelquefois rosée, ou même d'un rouge assez vif, souvent grisâtre : elle est quelquefois épaissie et bourgeonnée.

Les causes de cette affection sont fort obscures. Dans un des cas qui s'est présenté à notre observation, la maladie a succédé à des excès de vin et d'eau-de-vie; dans un autre, elle s'est déclarée chez une femme qui, depuis six mois, vivait dans la misère. Nous ignorons quelles causes ont concouru à son développement chez les autres malades; nous observerons seulement que, sur douze faits observés sur un égal nombre de malades de l'un et l'autre sexes, il s'est trouvé huit femmes. La plupart des sujets sur le cadavre desquels nous avons trouvé le ramollissement avec amincissement de la membrane muqueuse de l'estomac, étaient atteints d'une maladie chronique très-avancée, de phthisie pulmonaire, de cancer de l'utérus; quelques-uns n'offraient que quelques tubercules non suppurés dans les poumons, et l'on pouvait chez eux considérer la maladie de l'estomac comme simple.

L'invasion a été prompte chez quelques sujets ; chez d'autres, elle a été presque insensible, ou précédée, pendant plusieurs semaines, ou même plusieurs mois, d'un trouble léger dans les fonctions digestives. Qu'il y ait eu ou non trouble dans ces fonctions, pendant un certain temps; que l'affection de l'estomac fût simple ou compliquée, les malades ont éprouvé, à une époque quelconque, une diminution plus ou moins considérable, ou même une perte complète d'appétit, des douleurs à l'épigastre, des frissons entremêlés de chaleur, de la soif avec prédilection pour les boissons fraîches; et, après un temps variable depuis quelques jours jusqu'à un mois et plus, des nausées, des vomissemens : chez quelques sujets, les douleurs à l'épigastre ne se sont manifestées qu'une ou plusieurs semaines après les vomissemens et le mouvement fébrile, tandis que chez d'autres tous les symptômes ont débuté à la fois. Dans tous les cas, ils ont persisté avec plus ou moins de violence jusqu'à la mort, ordinairement avec des rémissions plus ou moins marquées. Du reste, chaque symptôme ne s'est montré chez les différens sujets ni avec la même constance, ni avec la même intensité; la soif a été tantôt médiocre, tantôt insatiable; les nausées ont existé chez tous les malades, les vomissemens chez les trois quarts environ. A une époque quelconque de la maladie, et dans les derniers temps surtout, les vomissemens ont été provoqués par les causes les plus légères, les boissons les plus douces, l'eau sucrée, l'eau pure elle-même; ils ont résisté à tout, même aux moyens les plus propres en apparence à les combattre; et ceux de ces moyens qui avaient paru les calmer pendant quelques jours, ont perdu promptement leur efficacité. Les douleurs à l'épigastre ont existé chez les onze douzième des malades; obtuses chez les uns, pulsatives, très-aiguës, accompagnées de chaleur chez d'autres, elles ont été exacerbantes chez le plus grand nombre. La pression les augmentait à tel point, que quelques malades ne pouvaient supporter le moindre poids à l'épigastre, et tenaient leur ventre découvert : aucun des malades que nous avons observés, n'a présenté cette couleur rouge de la langue à laquelle, dans ces derniers temps, on a attaché une si grande importance.

Au milieu de ces désordres, les facultés de l'intelligence et les organes des sens n'ont offert aucun trouble. Il n'y a point eu de céphalalgie ni de douleurs dans les membres. Les traits n'ont rien présenté de remarquable, si ce n'est une expression de malaise et de souffrance dans les momens où la douleur épigastrique s'exaspérait; la diminution des forces a été si lente chez quelques sujets, qu'ils n'ont suspendu leurs occupations que huit jours, quelquefois même trois jours avant leur mort; et, dans un cas de ce genre, nous avons trouvé la membrane muqueuse de l'estomac détruite dans les trois quarts de son étendue. Ainsi, en rapprochant la lésion de l'organe malade des symptômes observés, on voit, d'une part, la membrane muqueuse de l'estomac amincie, ramollie, détruite, dans une plus ou moins grande étendue; de l'autre, du dégoût, de l'anorexie, des nausées, des vomissemens, des douleurs ordinairement très-vives à l'épigastre; mais aucun de ces phénomènes sympathiques, regardés par quelques auteurs comme l'effet inévitable des affections graves de la membrane muqueuse de l'estomac. Ici le désordre des fonctions et le lieu de la douleur indiquent clairement l'organe lésé. Le malade auquel on parle de ses maux ne répond pas qu'il n'éprouve que du malaise, qu'il ne souffre nulle part; il indique positivement l'estomac comme le siége de sa maladie; c'est là, suivant son expression, qu'est tout son mal. Peu importe que l'affection soit simple ou compliquée, qu'elle devienne promptement mortelle, ou que, se montrant sous une apparence bénigne, elle se prolonge pendant un temps considérable; les accidens sont toujours les mêmes, et ne diffèrent que par leur intensité; la douleur vient *presque constamment* révéler l'organe malade. Pourrions-nous croire désormais que la membrane muqueuse de l'estomac fût si insensible, ou qu'elle *n'exprimât* ses douleurs que par des phénomènes sympathiques? et ne devient-il pas évident, au contraire, que l'estomac obéit à la loi commune, et témoigne ses souffrances, comme les autres organes, par la douleur, et le désordre plus ou moins marqué de ses fonctions?

La durée de cette affection est fort variable : elle est le plus souvent d'un à plusieurs mois; elle peut se prolonger au delà, ou être, au contraire, fort courte. Plusieurs malades ont succombé en quelques semaines, en quelques jours même.

La terminaison, sans être nécessairement fâcheuse, paraît l'être au moins dans le plus grand nombre des cas.

Parmi les phénomènes nombreux qui se rattachent à la lésion qui nous occupe, il en est quelques-uns qui en forment les signes distinctifs, et que nous croyons devoir présenter ici réunis; ces signes ne sont pas les mêmes lorsque la maladie marche avec lenteur et lorsqu'elle parcourt ses périodes avec rapidité. Dans le premier cas, elle sera souvent méconnue; l'amaigrissement léger, la diminution de l'appétit, quelques nausées, une douleur épigastrique faible, mais continue, peuvent bien exciter des craintes dans l'esprit du médecin, mais sont insuffisans pour caractériser le mal. Mais quand après un dérangement plus ou moins long des fonctions digestives, on voit tout à coup se montrer les symptômes indiqués précédemment, tels que nausées, vomissemens, douleurs à l'épigastre, soif, anorexie, mouvement fébrile, même léger; si le malade se trouve en même temps atteint d'une maladie chronique, comme la phthisie pulmonaire, le cancer de l'utérus, etc.; si ces accidens ne sont calmés que momentanément, et résistent aux moyens les plus propres en apparence à les combattre, l'existence du ramollissement avec amincissement de la membrane muqueuse de l'estomac est à peu près démontrée. Il en serait encore de même, si, la maladie débutant avec plus de lenteur, et étant accompagnée à son début de symptômes moins prononcés, ceux-ci acquéraient néanmoins chaque jour plus de violence, malgré l'emploi méthodique des moyens propres à suspendre le cours d'une inflammation franche : dans ce cas, le diagnostic serait presque aussi assuré que dans le précédent.

2°. *Catarrhe chronique de l'estomac.*—On peut donner ce nom à une affection assez fréquente, bien que peu connue, dont le principal symptôme consiste en des vomissemens faciles ou laborieux, de mucus insipide ou d'une matière analogue au blanc d'œuf, qui ont lieu tous les jours, une ou plusieurs fois, ordinairement à jeûn, ou immédiatement après le repas. Cette affection, qui me paraît appartenir aux sécrétions morbides plutôt qu'aux inflammations, se montre ordinairement chez des individus replets, sujets aux écoulemens muqueux, accoutumés à manger beaucoup, et adonnés à l'usage des liqueurs alcoholiques. Au reste, ces causes ne sont pas tellement nécessaires à son développement, qu'elle ne survienne quelquefois dans des conditions très-différentes et même opposées.

Chez un certain nombre d'individus les vomissemens de mucus sont presque le seul symptôme de la maladie : on observe alors cette particularité remarquable, que presque jamais les alimens ne sont rejetés, lors même que les vomissemens ont lieu pendant ou peu après le repas. Beaucoup de sujets conservent leur appétit, leur embonpoint et leurs forces, et considèrent l'affection dont ils sont atteints comme une *incommodité* plutôt que comme une maladie. D'autres, sans avoir de dégoût pour les alimens, n'ont pas d'appétit, et cherchent à l'exciter par le moyen des mets épicés ou des assaisonnemens de haut goût; ils ont, dans leur physionomie, dans leur attitude, dans leur démarche, une expression de langueur. Cette maladie a une marche généralement inégale : d'un jour à l'autre la fréquence des vomissemens et l'abondance du mucus rejeté offrent des variations; quelquefois même les symptômes disparaissent entièrement pendant des intervalles assez longs, plusieurs semaines, par exemple. Chez quelques sujets, ces variations et ces intermittences sont subordonnées à la quantité et au choix des alimens et des boissons, à l'exercice, à l'élévation de la température et à l'humidité de l'air; mais, chez le plus grand nombre, l'observation ne donne pas de résultats satisfaisans relativement à l'influence de ces diverses causes sur la marche de la maladie. Sa durée est ordinairement très-longue, de plusieurs mois, de quelques années, par exemple. Chez certains sujets, elle se prolonge pendant une partie de la vie; chez d'autres, elle semble n'être que la première periode d'une affection beaucoup plus grave, d'un cancer de l'estomac. Ailleurs, et le plus ordinairement, elle diminue peu à peu, et cède par degrés, soit au temps, soit aux moyens thérapeutiques.

Le diagnostic des phlegmasies de l'estomac est facile dans plusieurs cas; dans d'autres, il offre une grande obscurité. Dans ces derniers temps, quelques médecins ont vu des gastrites dans toutes les maladies dans lesquelles les fonctions de l'estomac sont troublées : quelques-uns ont été plus loin encore : ils ont admis des gastrites dont le seul symptôme serait un surcroît d'énergie dans les forces digestives de cet organe, et même des gastrites qui ne s'annonceraient que par le trouble sympathique des autres fonctions. Les principales maladies que l'on pourrait confondre avec la gastrite sont, 1° l'embarras gastrique; 2° les vomissemens sympathiques produits par une hernie de la ligne blanche, ou par une affection du rein; 3° le trouble des fonctions de l'estomac qui a lieu à la suite d'une longue abstinence, et celui qu'on observe dans presque toutes les maladies fébriles; 4° enfin quelquefois le choléra-morbus.

L'observation ne permet pas de douter qu'il n'y ait des malades chez lesquels la présence de certaines matières dans l'estomac ne soit la cause de tous les phénomènes qu'on observe; car ces phénomènes se dissiperont aussitôt après l'expulsion de ces matières. Toutes les fois qu'un individu est pris soudainement d'une affection aiguë peu de temps après le repas, l'estomac cesse d'être en état de digérer les alimens qu'il contient; et, si le vomissement spontané ou provoqué ne l'en délivre pas, un véritable embarras gastrique se joint à l'affection principale. Quel est le médecin qui n'a pas vu souvent le vomissement, soit de bile ou de mucus, soit de résidus d'alimens, être immédiatement suivi de la disparition complète des symptômes préexistans, dont le plus grand nombre portait sur les fonctions de l'estomac? Dans la plupart des cas, l'absence de douleur à l'épigastre et de fièvre, les rapports amers ou fétides, les envies de vomir, le soulagement qui a lieu chaque fois que le malade vomit, l'enduit plus ou moins épais de la langue, la saveur désagréable dont la bouche est le siége, la fétidité de l'haleine, la céphalalgie sus-orbitaire, la disposition aux défaillances, sont les principaux signes qui font reconnaître l'embarras gastrique.

La difficulté des digestions, la fréquence des vomissemens, et plus tard l'amaigrissement progressif, ont plus d'une fois fait prendre une petite hernie de la ligne blanche pour une phlegmasie chronique ou pour une lésion plus grave de l'estomac. Mais la cessation des douleurs et des vomissemens dans la position horizontale, et surtout l'exploration attentive des parois du ventre laissent rarement dans l'incertitude. Il en est de même dans les cas où l'affection d'un rein donne lieu à des vomissemens sympathiques. L'ordre dans lequel les symptômes se sont montrés, d'abord dans la région rénale, puis dans l'estomac, les changemens que présente l'urine, l'excrétion antécédente d'un ou de plusieurs graviers, font connaître au médecin le véritable siége du mal.

La susceptibilité qu'acquiert l'estomac à la suite et par l'effet d'une longue abstinence en a souvent imposé pour une gastrite. Il en est de l'estomac comme des autres organes : une inaction prolongée, lors même qu'elle n'est jointe à aucun état pathologique, le rend inhabile à remplir ses fonctions. Après un long repos des muscles, les mouvemens ne reprennent que peu à peu leur régularité et leur force. On voit fréquemment aujourd'hui des sujets chez lesquels on a développé artificiellement cette extrême susceptibilité de l'estomac, en cherchant à les guérir d'une gastrite qu'ils n'avaient point, ou en insistant indéfiniment sur la diète lorsqu'elle n'était plus nécessaire, à la suite d'une gastrite véritable. Le rapprochement des symptômes actuels et des circonstances commémoratives conduit ordinairement le médecin à fixer son jugement.

La gastrite très-intense produite par l'ingestion dans l'estomac de substances irritantes, a quelquefois donné lieu à des symptômes semblables à ceux du choléra-morbus. L'examen des antécédens, l'époque de l'année où cette affection se montre, et dans quelques cas, l'analyse des matières rejetées, suffisent généralement pour dissiper toute espèce de doute.

Quant au dérangement des fonctions digestives qui a lieu dans les maladies fébriles, et qui est joint au trouble de toutes les autres fonctions, il est le plus ordinairement indépendant de toute phlegmasie gastrique. Placer dans l'estomac et les intestins, mais surtout dans le premier, le siége de toutes les fivères *continues* et *intermittentes* est une supposition gratuite, tellement en contradiction avec les faits, qu'on a droit de s'étonner que quelques hommes, d'ailleurs instruits, aient pu l'accueillir.

Nous ferons observer, en terminant ce qui a trait au diagnostic, que la rougeur générale ou partielle de la langue, à laquelle les partisans du système de l'irritation attachent une si grande importance, n'est qu'un signe fort équivoque de la gastrite. La langue n'est jamais plus rouge que dans quelques fièvres éruptives, dans lesquelles l'estomac n'offre point de dérangement spécial de ses fonctions.

Quant au pronostic, l'inflammation de l'estomac se présente sous des formes si variées relativement à son intensité, à ses causes, etc., qu'on ne peut donner sur ce point que quelques règles générales sujettes à beaucoup d'exceptions.

L'inflammation aiguë de l'estomac est plus dangereuse que l'inflammation chronique : celle-ci est d'une guérison plus difficile que la première. Les signes les plus graves sont, 1° dans la gastrite aiguë : les douleurs atroces, ou l'absense de douleurs, le hoquet, les défaillances, une faiblesse extrême, le refroidissement du corps; 2° dans la gastrite chronique, la diminution progressive de l'embonpoint et des forces; dans l'une et l'autre, la fréquence et l'opiniâtreté des vomissemens.

Toutes choses égales d'ailleurs, une gastrite développée ou entretenue par des causes externes manifestes, et notamment par des erreurs de régime, offre plus de chances de guérison que celle dont la production a eu lieu sans cause appréciable. Toutes les fois que, malgré l'emploi des moyens de traitement les plus méthodiques, la maladie s'aggrave ou seulement persiste avec la même intensité, pendant un certain temps, le pronostic ne peut être que fâcheux. Lorsque des substances vénéneuses ont donné lieu à la maladie, le pronostic est subordonné, d'une part, à la qualité, à la quantité, à la concentration de ces substances; de l'autre, à l'état de plénitude ou de vacuité de l'estomac au moment où elles y ont été introduites; il varie encore selon que ces matières ont été conservées ou vomies, en partie ou en totalité, plus ou moins de temps après leur ingestion.

Le traitement de la gastrite est soumis à des modifications nombreuses, à raison de la forme particulière de la maladie, des causes qui y ont donné lieu, etc. : 1° dans la gastrite aiguë très-intense, on doit placer l'estomac dans le plus grand repos possible, prescrire une abstinence complète d'alimens, n'accorder même qu'en très-petite quantité les boissons rafraîchissantes. On doit aussi éloigner de la région épigastrique toute pression qui augmenterait la douleur, et renoncer même aux topiques, qui, à raison de leur poids, offriraient cet inconvénient. On a recours en même temps aux saignées générales et locales : la petitesse des pulsations artérielles ne s'oppose pas à l'emploi des premières, surtout lorsque la douleur est très-vive; l'ouverture de la veine rend souvent alors au pouls sa grandeur naturelle. L'application de sangsues à l'épigastre est surtout indiquée, lorsque la sensibilité de cette région à la moindre pression porte à croire que le péritoine participe à la phlegmasie : leur nombre doit être proportionné à la force du sujet, et à l'intensité du mal : on peut en appliquer depuis douze et quinze jusqu'à trente et quarante, et y revenir lorsque la persistance des symptômes l'exige. La même règle est applicable aux saignées générales, qu'il peut être nécessaire de répéter plusieurs fois dans un temps très-court, en vingt-quatre heures, par exemple. Les topiques auxquels on a recours doivent, comme nous l'avons dit, ne pas incommoder le malade par leur poids : les fomentations avec la flanelle ou le linge imbibés d'un liquide émollient, les sachets remplis de fleurs de sureau ou de mauve offrent, à raison de leur légèreté, un grand avantage sur les cataplasmes. Dans les cas où le malade accuse dans le lieu affecté une chaleur brûlante, les topiques froids lui sont généralement agréables et utiles; des compresses trempées dans l'eau de puits, dans l'eau même à la glace, et renouvelées très-fréquemment, apportent un grand soulagement, surtout dans les saisons chaudes, époque où il est moins à craindre qu'elles ne donnent lieu à un catarrhe des voies aériennes.

Les boissons auxquelles on a le plus souvent recours, sont : la solution de sirop d'orgeat, de guimauve, de gomme; l'eau gommée ou miellée, l'infusion de graine de lin, la décoction de racine de guimauve, de mie de pain; l'émulsion arabique, les sirops de groseille, d'oranges, de citron et de vinaigre sont encore utiles lorsque la bouche est pâteuse ou amère, et que le malade désire des acides. Toutes ces boissons doivent en général être prises en très-petite quantité à la fois, à une température fraîche ou même très-froide, quelquefois tièdes, selon que l'estomac s'en accommode mieux. Lorsque la soif est très-vive, et que la susceptibilité extrême de l'estomac ne permet pas de satisfaire ce besoin, on doit chercher à le calmer en faisant prendre des lavemens fréquens, en couvrant une grande partie de la surface du corps de fomentations aqueuses, en plaçant une ou plusieurs fois chaque jour le malade dans un bain tiède ou légèrement frais. Lorsque l'état des forces ne permet pas de pratiquer la saignée, on applique des sinapismes ou des vésicatoires, d'abord sur les membres, puis sur la région épigastrique elle-même. Dans les cas où la chaleur est diminuée aux extrémités, il importe d'autant plus de l'y rappeler, que ce phénomène, qui paraît être l'effet de la violence de l'inflammation, devient, à son tour, une cause qui tend à l'augmenter. En conséquence on enveloppera les parties refroidies de linges ou de flanelles bien chaudes, qu'on renouvellera aussi souvent qu'il sera nécessaire. Quand la maladie se termine par suppuration, ou, pour parler un langage plus exact, lorsqu'après avoir offert les symptômes d'une gastrite, le malade vomit du pus, on a recommandé, comme moyen propre à favoriser le rapprochement et la cicatrisation des parois du foyer, l'usage du lait d'anesse coupé avec l'eau de Seltz et des jaunes d'œufs dissous dans le bouillon. Rien ne s'oppose à l'usage de ces boissons, et comme elles ont paru être de quelque utilité dans plusieurs cas, il est rationel de les employer préférablement à d'autres. Quand la gastrite se termine par gangrène, la promptitude avec laquelle elle détermine la mort ne laisse pas au médecin le temps d'y opposer d'utiles remèdes.

Dans les cas où la gastrite est causée par l'ingestion de substances vénéneuses, elle offre des indications spéciales : celles de favoriser ou de provoquer le vomissement des matières contenues dans l'estomac, de les neutraliser par des réactifs choisis, ou d'en émousser l'énergie par l'introduction dans l'estomac d'une grande quantité de boissons mucilagineuses, de lait, d'albumine, etc. (*Voyez* EMPOISONNEMENT.) Les hémorrhagies qui surviennent lors de la séparation des escarres qui ont été produites par le poison, doivent être combattues par les boissons très-froides, auxquelles on ajoute, s'il est nécessaire, une dose convenable d'alun ou d'acide sulfurique.

2° Lorsque la gastrite se montre avec une intensité médiocre, les moyens antiphlogistiques doivent être employés avec moins d'énergie. Il est rarement nécessaire de revenir plusieurs fois à la saignée générale, et dans beaucoup de cas la seule application de sangsues à l'épigastre ou à l'anus suffit pour dissiper l'inflammation : je dis à l'épigastre ou à l'anus, car jusqu'ici des essais comparatifs assez nombreux que j'ai faits, soit chez les mêmes individus et dans le cours de la même affection, soit chez différens sujets, ne m'ont pas fourni des résultats assez positifs pour que je puisse donner la préférence à l'une de ces deux évacuations sanguines. Dans cette seconde forme de la maladie, les mêmes boissons conviennent, et peuvent être prises en plus grande quantité ; l'abstinence ne doit pas être aussi rigoureuse ; le lait de vache ou d'ânesse, pur ou coupé, les fécules à l'eau, les bouillons de poulet, de grenouilles, d'écrevisse, la chair de ces animaux, certains fruits bien murs ou cuits avec le sucre, les gelées végétales et animales sont des alimens qu'on peut permettre aux malades, en en déterminant la quantité. Les vésicatoires employés comme révulsifs ou comme dérivatifs sont particulièrement indiqués à l'époque où la maladie tend à passer à l'état chronique. Nous avons fait connaître l'insuffisance de tous ces moyens dans les cas de ramollissement avec amincissement de la membrane muqueuse; nous ne faisons que le rappeler ici.

3° La gastrite aiguë légère reconnaît le plus souvent pour causes des erreurs de régime. Le seul éloignement de ces causes suffit dans la plupart des cas pour en procurer la guérison. On a trop souvent aujourd'hui l'habitude de combattre par l'application de sangsues des maladies qui, comme celles dont il est ici question, cèdent en peu de jours au simple repos de l'organe malade, et l'on attribue à l'émission sanguine un changement auquel elle n'était pas nécessaire, et à la production duquel elle n'a eu, le plus souvent, aucune part. Toutefois la suppression d'une hémorrhagie habituelle, une douleur aiguë, une chaleur vive dans l'épigastre, l'accroissement progressif, quoique lent, des principaux symptômes, l'insuffisance reconnue du régime, sont autant de circonstances qui réclament dans la gastrite, même légère, l'emploi des évacuations sanguines. Dans les cas où les phénomènes inflammatoires offrent une mobilité analogue à celle que présente à la peau l'érysipèle, lorsqu'ils se portent alternativement de l'estomac aux intestins ou à l'œsophage et au pharynx, ou de ceux-ci à l'estomac, l'application d'un vésicatoire, entretenu pendant quelques mois, a souvent produit un soulagement très-prompt, et prévenu des rechutes que la marche de la maladie devait faire craindre.

La gastrite aiguë, quel que soit son degré d'intensité, peut offrir encore plusieurs autres indications relatives aux causes connues ou présumées qui l'ont produite, ou à quelques symptômes prédominans. Parmi ces derniers, les vomissemens opiniâtres et une douleur très-aiguë appellent principalement l'attention du médecin. Ces deux symptômes cèdent le plus ordinairement aux saignées locales ou générales, aux rubéfians ou aux vésicans appliqués loin ou près de l'organe affecté, et quelquefois aux narcotiques introduits dans l'estomac lui-même; quant aux vomissemens en particulier, un des moyens les plus propres à les suspendre est une abstinence absolue de toute espèce de boissons pendant un certain nombre d'heures. On ne doit pas non plus négliger, dans le cas de vomissement opiniâtre, de provoquer les évacuations alvines à l'aide de lavemens purgatifs. Quant aux indications fournies par les causes, elles sont les mêmes que dans toutes les autres phlegmasies. *Voyez* PHLEGMASIE.

4° Quelques médecins regardent comme chronique toute phlegmasie qui dure depuis long-temps ; cette manière de voir n'est pas juste ; il y a des maladies qui sont chroniques après quelques jours de durée, dès leur invasion même; il en est d'autres qui sont encore aiguës après une durée de plusieurs mois : cette distinction est spécialement applicable à la gastrite.

En effet, parmi les sujets affectés de ce qu'on nomme communément gastrite chronique, quelques-uns ont, presque tous les jours ou à de courts intervalles, commis de graves erreurs contre les lois du régime, et reveillé en quelque sorte une inflammation prête à s'éteindre. Leur maladie n'est pas une inflammation chronique de l'estomac, c'est une succession d'inflammations aiguës, déterminées par des causes nouvelles, et réclamant encore l'abstinence sévère et même les évacuations sanguines, indiquées dans les gastrites aiguës. Cette forme de maladie se montre surtout chez les jeunes sujets, chez qui l'appétit est plus pressant, et chez qui la raison a moins de force pour y résister : c'est celle que M. Broussais a eu le plus souvent occasion de rencontrer, et d'après laquelle il a établi la méthode de traitement qu'il propose pour toutes.

J'ai eu de fréquentes occasions d'observer cette espèce de gastrite, encore aiguë, malgré sa longue durée. La plupart des malades accusent de la chaleur à l'estomac, une douleur qui est constamment exaspérée par les alimens échauffans, par le vin pur, par la simple pression de la main, et qui diminue dans les conditions opposées. Le moyen qui m'a paru le plus efficace, et qui m'a souvent réussi dans des cas où l'ancienneté du mal et l'insuffisance de beaucoup de remèdes pouvaient faire craindre qu'il ne résistât opiniâtrement à toutes les ressources de l'art, est la diète lactée à laquelle j'ai soumis les malades pendant un temps proportionné à la durée de la maladie, quelquefois pendant plusieurs mois.

Mais l'expérience et le raisonnement prouvent que cette méthode ne saurait être appliquée avec avantage aux inflammations véritablement chroniques de l'estomac, c'est-à-dire à celles qui se prolongent sans cause évidente, et surtout sans erreurs de régime qui les entretiennent. Dans celles-ci les évacuations sanguines diminuent les forces sans apporter aucun amendement aux symptômes dont l'estomac est le siége : les boissons adoucissantes n'ont aucun effet avantageux ; tandis que l'établissement d'un vésicatoire ou d'un moxa à l'épigastre, l'usage des eaux gazeuses, de Seltz en particulier, des boissons amères, des extraits dits stomachiques, tels que ceux de genièvre, de gentiane, de quinquina ; des alimens sapides, mais pris en très-petite quantité à la fois, tels que le bouillon chargé d'osmazôme, le jus des viandes roties, un peu de vin généreux, sont souvent d'une grande utilité, surtout lorsque la digestion est aidée par l'exercice du corps, la distraction, par des frictions générales pratiquées avec de la laine ou une brosse douce. Il est encore à observer, relativement au régime que l'on prescrit aux individus atteints de gastrite chronique, que quelques-uns digèrent les alimens solides avec plus de facilité que les substances liquides : il faut ici céder au caprice de l'organe affecté, et lui accorder les alimens qu'il élabore moins difficilement.

5° Lorsque la maladie se présente sous la forme de vomissemens muqueux ou de catarrhe chronique, les indications sont généralement obscures et le choix des moyens thérapeutiques difficile. Dans le cas où l'on peut parvenir à connaître la cause de la maladie, il faut, avant tout, chercher à l'éloigner ou à la combattre. Si, par exemple, un changement dans le régime a précédé le développement de cette affection, il faut conseiller au malade de se rapprocher de ses anciennes habitudes. Si l'affection se reproduit dans les saisons froides et disparaît complétement ou en partie dans les saisons chaudes, il faut diminuer l'impression du froid en conseillant au malade de se couvrir de flanelle, de faire matin et soir des frictions aromatiques sur tout le corps; d'habiter une chambre chaude, exposée au midi. Si ces moyens étaient insuffisans et si la condition du malade le lui permettait, on lui conseillerait de passer pendant quelques années l'hiver dans un climat beaucoup plus chaud que celui qu'il habite. On prescrirait l'application d'un vésicatoire et l'usage des bains chauds, des bains de vapeurs, aux individus chez lesquels la disparition d'une dartre ou d'un rhumatisme aurait précédé les vomissemens glaireux, etc. Dans les cas où la cause du mal est inconnue, on a proposé divers moyens, tels que les vomitifs, les purgatifs amers comme la rhubarbe, les poudres absorbantes, les boissons amères, quelques eaux minérales, et en particulier celles de Vichy, de Spa et de Seltz. Les vomitifs sont rarement nécessaires : la nature fait elle-même avec beaucoup de facilité, chez la plupart des sujets, ce que feraient les vomitifs; et ceux-ci ne sont indiqués que dans les cas où l'accumulation du mucus dans ce viscère donne lieu à des symptômes qui ne cessent qu'après son expulsion. C'est communément alors l'ipécacuanha en poudre, ou mieux en sirop ou en décoction qu'on emploie dans ce but. Les purgatifs amers, qui exercent à la fois une action révulsive sur les intestins, et une action légèrement tonique sur tout le conduit digestif, doivent être particulièrement recommandés chez les sujets habituellement constipés et d'un tempérament lymphatique. Les boissons amères, les eaux minérales ferrugineuses ou gazeuses, prises chaque matin à la dose de quelques verres, sont, de tous les moyens conseillés contre ces affections, ceux auxquels on a le plus généralement recours. Quant aux poudres absorbantes, elles conviennent spécialement dans les cas où les matières vomies sont acides. Peut-être obtiendrait-on de l'emploi des substances balsamiques des effets analogues à ceux qu'on en retire dans le catarrhe chronique de la vessie, de l'urètre et des bronches; c'est ce que l'expérience seule peut apprendre.

Nous avons vu précédemment combien les rechutes sont faciles à la suite des phlegmasies de l'estomac; la convalescence exige en conséquence les plus grands soins : le plus léger écart de régime, ou seulement une augmentation trop rapide dans la quantité des alimens qu'on accorde au convalescent, peuvent réveiller une inflammation presque terminée ou récemment éteinte. Il importe donc bien de ne permettre d'abord que les alimens les plus légers et en quantité si petite, que, dans le cas où l'estomac ne serait pas encore apte à les bien digérer, il n'en éprouvât que très-peu de souffrance. On doit mettre ici presque autant de circonspection dans l'emploi des alimens, qu'on en met dans l'administration d'un poison dont on veut apprécier l'action sur l'économie. Toutefois cette circonspection elle-même doit avoir des bornes : elle produirait inévitablement cette susceptibilité morbide que nous avons signalée, et qui, à son tour, exigerait un traitement particulier aussi long que celui de la gastrite. (CHOMEL.)

GASTROCÈLE, s. f., *gastrocele*, de γαστὴρ, l'estomac, et de χήλη, tumeur. On a donné ce nom aux hernies de l'estomac, qui se font à travers la paroi antérieure du ventre ou par une ouverture accidentelle du diaphragme. *Voyez* HERNIE.

GASTROCNÉMIENS, adj., *gastrocnemicus*; qui appartient au mollet. Ce mot est tiré du grec γαστὴς (ventre), et Κνήμη (jambe). Beaucoup d'anatomistes ont appelé *muscles gastrocnémiens* les muscles jumeaux de la jambe. *Voyez* JUMEAU. (H. C.)

GASTRO-COLIQUE, adj., *gastro-colicus*, de γαστὴρ, estomac, et κόλον, colon; on nomme ainsi le grand épiploon, parce qu'il est fixé à l'estomac et au colon.

GASTRODYNIE, s. f. *gastrodynia*, de γαστὴρ, estomac et de ὀδύνη, douleur. On a désigné sous ce nom une affection marquée par un sentiment d'anxiété et de constriction à l'épigastre, mais sans menace de lipothymie; ce dernier caractère distingue la gastrodynie de la cardialgie. On sent combien ces distinctions sont peu fondées; aussi ne sont-elles nullement admises aujourd'hui. D'après les acceptions différentes que quelques auteurs ont voulu donner aux mots dont la terminaison est formée par les mots grecs ὀδύνη et ἄλγος, la gastrodynie devrait exprimer la douleur rhumatismale de l'estomac, et gastralgie, sa douleur nerveuse. Mais peut-on raisonnablement établir une différence dans la nature de ces douleurs, parce qu'elles se manifestent dans des circonstances diverses? Cette opinion est assez généralement rejetée. *Voyez* GASTRALGIE. (R. D.)

GASTRO-ENTÉRITE, s. f., *gastro-enteritis;* dérivé de γαστὴρ, estomac, et d'ἔντερον, intestin : dénomination proposée par M. Broussais pour désigner l'inflammation simultanée ou successive de l'estomac et de l'intestin grêle. C'est, de toutes les phlegmasies, la plus fréquente et celle dont l'existence a été le plus souvent méconnue. Vous ne la trouverez indiquée dans aucun cadre nosologique. La gastrite elle-même était naguère assez généralement regardée comme une maladie très-rare, puisque, sur vingt-huit mille deux cent quatre-vingt-dix-neuf malades admis dans les hôpitaux civils de Paris, en 1807, *six* d'entre eux seulement ont été désignés, dans les bulletins définitifs, comme atteints d'une inflammation de l'estomac; tandis que six mille cent quarante-trois ont été traités pour des *fièvres continues ou rémittentes.* Un semblable résultat ne peut être compris qu'en admettant que, d'après les principes de Brown, on ne donnait alors le nom de *gastrite* qu'aux inflammations de l'estomac produites par des poisons; à moins qu'on n'aime mieux supposer avec Hufeland et plusieurs médecins français que, par suite de changemens occultes survenus dans les constitutions atmosphériques, les *fièvres bilieuse, muqueuse, adynamique, etc.*, se sont vues remplacées, dans ces derniers temps, par des phlegmasies gastro-intestinales, dont le fréquent développement n'est plus aujourd'hui contesté.

Un examen rigoureux des observations particulières publiées par les auteurs classiques sur la *gastrite* et l'*entérite*, conduit inévitablement à reconnaître que ces dénominations nosologiques ont été le plus souvent imposées à des inflammations simultanées ou successives de l'estomac et de l'intestin grêle. Sur neuf cas mortels, intitulés *gastrite*, consignés dans l'excellent ouvrage de M. Broussais sur les *phlegmasies chroniques*, huit étaient évidemment des gastro-entérites, puisque l'ouverture des cadavres démontra des traces non équivoques d'inflammation dans l'estomac et l'intestin. Je dois même ajouter que, dans l'observation unique où l'estomac est indiqué comme siége exclusif de l'inflammation ( Observ. 7 ), les recherches anatomiques me paraissent avoir été faites d'une manière incomplète. D'un autre côté, sur dix-sept observations, accompagnées de nécropsies, consignées, sous le nom d'*entérite*, dans le même ouvrage, on trouve treize cas d'inflammation de l'estomac et du petit intestin; deux cas de dysenterie; un autre dans lequel l'estomac et le gros intestin étaient phlogosés; un d'inflammation du petit et du gros intestin, et pas un seul exemple d'inflammation bornée à l'intestin grêle. De même encore, sur onze cas mortels d'inflammation de la portion sous-diaphragmatique du canal intestinal chez des enfans à l'époque du sevrage, et sur vingt-quatre observations analogues faites sur les nouveau-nés, publiés par MM. Cruveilhier et Denis, je n'ai pas compté un seul cas de *gastrite simple*, tandis que l'existence de la *gastro-entérite* est constatée par trente-quatre observations de ces auteurs. Consultez la Dissertation de M. Tartra sur l'empoisonnement par l'acide nitrique; interrogez la Toxicologie de M. Orfila; parcourez les autopsies des observations 1, 2, 3, 4, 6, 7, 9, 13, 15, 17, 18, 20, 21, 23, 26, 37, 38, 39, 45, 60, 62, 64, 69, 73, rapportées dans l'ouvrage de M. Prost (*Médecine éclairée par les ouvertures des corps*); faites plus encore, ouvrez un grand nombre de cadavres d'individus de tous les âges, qui ont succombé à la suite de phlegmasies des organes digestifs, et vous ne tarderez pas à être convaincu que l'inflammation, s'astreignant difficilement aux divisions des anatomistes, ne se borne presque jamais exclusivement à l'estomac ou à l'intestin grêle.

§. I. Les altérations des organes digestifs sont, sans contredit, ce qu'il y a de plus positif dans l'histoire de leurs phlegmasies:

c'est par conséquent ce qui doit les caractériser ou les spécifier. Je suis donc certain de faire mieux comprendre la variété des phénomènes qu'elles produisent pendant la vie, en commençant la description de la gastro-entérite par celle des altérations qui la constituent.

Toutes les *formes* et toutes les *terminaisons* de l'inflammation *aiguë* ou *chronique*, observées sur les tégumens extérieurs ou sur divers points de la membrane muqueuse gastro-pulmonaire, peuvent se développer dans l'estomac et l'intestin grêle, mais avec une inégale fréquence. Indiquées ou incomplétement décrites par Bonet, Morgagni, Lieutaud, Rœderer et Wagler, M. Prost, etc., signalées de nouveau par M. Broussais dans ses belles recherches sur les phlegmasies chroniques, elles ont depuis fourni à MM. Andral, Breschet, Denis, Louis, Scoutteten, etc., la matière d'observations neuves et importantes. Ces formes et ces terminaisons de l'inflammation de l'estomac et de l'intestin grêle étant très-variées, j'en traiterai successivement dans les paragraphes suivans.

Par suite des changemens que la membrane muqueuse des organes digestifs enflammée éprouve dans sa structure, sa couleur normale est diversement altérée.

Les *teintes rouges accidentelles* qu'on peut rapprocher des exanthèmes cutanés sont le premier et le plus constant des effets de l'inflammation. Elles se présentent, 1° sous la forme d'*arborisations vasculaires* plus ou moins multipliées, dues à une forte injection sanguine des vaisseaux et de leurs anastomoses; 2° sous celle de *plaques* plus ou moins étendues, qui semblent former comme autant de phlegmasies isolées à la surface interne de l'estomac et de l'intestin grêle. Tantôt ces plaques offrent une teinte uniforme qui varie depuis le rouge vermeil le plus intense jusqu'au brun le plus foncé, diminuant graduellement d'intensité vers leur circonférence, ou se terminant d'une manière brusque, comme on le voit fréquemment à l'union de la portion pylorique de l'estomac avec la splénique, à la jonction de ce viscère et du duodénum, à la valvule iléo-cœcale, etc.; tantôt, au contraire, de larges plaques semblent formées par la réunion de plus petites, de nuances variées. Arrondies ou irrégulièrement dessinées, ces plaques forment souvent un anneau autour des orifices pylorique, cardiaque, cholédoque et pancréatique; enfin celles dont la teinte est la plus foncée, placées entre l'œil et la lumière, interceptent complétement le passage de ses rayons; 3° ces rougeurs morbides inflammatoires peuvent se présenter sous un troisième aspect : la membrane muqueuse gastro-intestinale paraît alors couverte de petits *points rouges* qui semblent résulter d'une injection partielle plus vive, comme dans l'inflammation des papilles de la langue, et plus rarement d'un léger épanchement sanguin très-circonscrit.

On rencontre principalement ces diverses colorations rouges au bas-fond de l'estomac et à sa grande courbure, vers ses orifices et sur les valvules intestinales. Constante dans l'inflammation aiguë et récente, elles appartiennent également aux inflammations chroniques, et surtout à celles qui ont offert plusieurs retours à l'acuité. Leur nature ne peut être équivoque, lorsqu'elles coïncident avec d'autres altérations phlegmasiques; mais, lorsqu'elles existent seules, il faut éviter de les confondre avec d'autres rougeurs dont nous allons parler. Lorsque, plusieurs heures avant la mort, le retour du sang veineux vers les cavités droites du cœur éprouve une gêne considérable par suite d'affections de cet organe ou des poumons (*anévrysme*, *pneumonie aiguë* et *chronique*, *asphyxie*, *etc.*), on trouve souvent les parois de l'estomac et de l'intestin plus ou moins injectées de sang. Morgagni assure qu'un obstacle au cours de ce fluide dans la veine-porte produit le même résultat. Dans le plus faible degré de cette injection mécanique, le tissu cellulaire sous-muqueux est parcouru par de grosses veines remplies de sang noir, qui donnent un aspect marbré à la surface interne de l'estomac, et dessinent de nombreuses arborisations vasculaires dans les anses de l'intestin grêle. Portée à un plus haut point, cette injection imprime à la membrane muqueuse gastro-intestinale une couleur rouge *violacée* et presque uniforme dans toute son étendue. Les vaisseaux capillaires qui rampent à la surface interne de l'estomac et de l'intestin grêle, sont remplis d'un sang noirâtre. Plusieurs fois nous avons trouvé des infiltrations sanguines, de véritables *ecchymoses*, dans le tissu cellulaire sous-muqueux, et même du sang épanché dans la cavité de ces viscères. Toutefois on ne doit pas oublier que ces colorations morbides par injection mécanique, loin de s'opposer au développement de la gastro-entérite, finissent par le provoquer, ainsi que l'a judicieusement observé M. Guersent, et comme le prouvent souvent, pendant la vie, les désordres fonctionnels des organes digestifs, et, après la mort, l'altération du mucus gastro-intestinal, ou l'existence simultanée de plusieurs autres lésions phlegmasiques.

A la suite d'une gastro-entérite aiguë qui a produit une désorganitation rapide, ou d'une inflammation chronique qui a amené à la longue le même résultat, la membrane muqueuse de l'estomac et de l'intestin grêle offre souvent une *teinte brune* plus ou moins foncée, disposée en points, en stries ou en plaques de grandeur variée. Portez dans l'estomac d'un animal un poison énergique, tel que l'acétate de cuivre, l'acide arsénieux, le deutochlorure de mercure, etc., et vous trouverez quelquefois, au bout d'une heure, la muqueuse d'un rouge cerise dans plusieurs points, d'un gris brunâtre dans quelques autres, ou présentant uniquement cette dernière teinte. D'un autre côté, les observations de M. Broussais attestent combien cette teinte brune est fréquente à la suite de la gastro-entérite chronique, et nous l'avons vue plusieurs fois coïncider avec le ramollissement de l'estomac ou de l'intestin grêle.

Le sang épanché ou accumulé dans les vaisseaux capillaires de l'estomac ou de l'intestin donne lieu à des teintes *noires* que d'anciens auteurs ont décrites sous le nom de *gangrène*. M. Orfila a constaté que les petites *taches noires* observées à la surface de l'estomac, dans l'empoisonnement par le muriate d'étain, le sulfate de zinc, le garou, etc., étaient formées par du sang veineux extravasé entre les membranes muqueuse et musculaire de ce viscère. Dans ses recherches sur la gastro-entérite des nouveau-nés, M. Denis rapporte que deux fois seulement il a remarqué une douzaine de taches noires, ou plutôt de ces *ecchymoses* du tissu cellulaire sous-muqueux, à la surface interne de l'estomac fortement phlogosé; tandis qu'il n'est pas rare de voir l'injection inflammatoire de la membrane muqueuse de l'intestin grêle accompagnée d'une foule d'ecchymoses noirâtres, situées sur les points correspondant à l'attache du mésentère. Enfin, ainsi que l'ont judicieusement observé Rœderer et Wagler, on trouve aussi chez l'adulte de ces ecchymoses avec d'autres lésions phlegmasiques de la membrane muqueuse gastro-intestinale, et de petits *points noirs* épars à sa surface, qui ne sont très-probablement que les plus petites d'entre elles, ou des papilles extrêmement injectées.

La membrane muqueuse de l'intestin grêle est quelquefois couverte, dans l'étendue de plusieurs pieds, d'une autre espèce de petits *points noirs* qu'on peut assez justement comparer aux poils de la barbe récemment faite. Ces points, que nous avons observés surtout à la suite des gastro-entérites chroniques, paraissent être formés par la matière des follicules muqueux sécrétée plus abondamment que dans l'état normal.

Après avoir exactement enlevé par le lavage les matières contenues dans l'estomac et l'intestin, on observe fréquemment dans les cadavres des individus succombés aux progrès de l'inflammation chronique de ces organes, que la membrane muqueuse qui revêt leur surface intérieure présente, au moins en quelques points, une teinte d'un *gris ardoisé;* disposition morbide qui n'a été bien connue que depuis les travaux de M. Broussais et de ses élèves. On ne peut également se refuser à considérer comme un résulat de l'inflammation chronique les teintes d'un *gris verdâtre* de la membrane muqueuse gastro-intestinale, puisqu'elles n'ont jamais été rencontrées qu'avec les précédentes ou avec quelque autre altération phlegmasique de l'estomac et de l'intestin.

Enfin je dois rappeler que certaines substances (acides sulfurique, nitrique, bleu de composition, etc.) ingérées dans les organes digestifs, les enflamment et leur impriment, en se combinant avec leurs tissus, des teintes *noires*, *jaunes*, *bleues*, etc.; et qu'une observation citée par M. Orfila tend à prouver qu'une forte infusion de coquelicot, prise pendant la vie, peut donner à l'œsophage, à l'estomac et à l'intestin grêle une couleur *rouge* assez solide pour résister, après la mort, à beaucoup de lotions répétées, et simuler une altération phlegmasique aux yeux d'un observateur superficiel.

§ II. L'altération des tuniques de l'estomac ou de l'intestin avec *pâleur morbide* de leurs membranes, indiquée par Th. Bonet, n'a réellement fixé l'attention des pathologistes que depuis les nouvelles observations faites par M. Guersent, à l'hôpital des Enfans. Il la regarde comme une maladie distincte des inflammations intestinales. Mais par cela seul qu'on aura trouvé les membranes de l'estomac et de l'intestin décolorées, presque transparentes, *comme macérées*, ou réduites en un ramollissement tel qu'on peut les comparer à de la colle d'amidon, chez des enfans qui, pendant la vie, auront présenté les symptômes suivans : langue sèche, soif ardente, flux diarrhéique extrêmement abondant, ventre tendu, ballonné, sonore; éructations, nausées, vomissemens précédés d'une toux sèche, etc.; faudra-t-il conclure que cette altération, souvent accompagnée de rougeurs morbides, est une maladie *très-différente* de la gastro-entérite? le mot *inflammation* entraîne-t-il nécessairement l'idée d'un tissu rouge ou injecté de sang? les ramollissemens de l'estomac ou de l'intestin, les plaques gaufrées intestinales, dont la nature phlegmasique n'est plus aujourd'hui contestée, ne présentent-elles pas, dans leur second état, une teinte d'un *blanc mat*? Si, d'un autre côté, l'excellent observateur dont je combats ici l'opinion, a reconnu lui-même que la diète la plus sévère, les boissons adoucissantes et gommeuses, les cataplasmes et les bains mucilagineux, les fomentations et les douches émollientes, etc., étaient les seuls moyens propres à combattre ou à prévenir cette altération, sa nature non-phlegmasique est-elle donc si rigoureusement établie? ne serait-ce pas plutôt une variété de la gastro-entérite chronique?

§ III. *Ramollissement.* — Vaguement indiquée par Rœderer et Wagler, qui parlent d'intestins *dissous* et gangrenés; entrevue par M. Broussais, dans ses recherches sur les phlegmasies chroniques; signalée d'une manière moins équivoque dans les observations antérieures publiées par J. Hunter, Balme, MM. Chaussier, etc., cette altération n'est bien connue que depuis les travaux plus récens de MM. Jœger, Fleischmann, Lallemand, Cruveilhier, Louis, Denis, etc., qui l'ont étudiée sur les nouveau-nés, les enfans, les adultes et les vieillards. Le mécanisme du ramollissement de la peau au sommet des phlegmons érysipélateux, celui de la cornée et de la conjonctive à la suite de certaines ophthalmies chroniques, celui de la vessie, dans la cystite produite par les sondes introduites trop profondément et fixées dans sa cavité, seraient autant d'argumens en faveur de la nature phlegmasique de cette altération, lors même qu'elle ne serait pas établie par des observations plus directes. En effet, les causes du ramollissement de l'estomac et de l'intestin sont celles de la gastro-entérite. Il survient, le plus ordinairement, dans la plus tendre enfance, à l'époque du sevrage, au plus fort de la dentition, ou chez les enfans qui ont de mauvaises nourrices, ou dont l'allaitement artificiel est mal dirigé; chez ceux qu'on a sevrés de trop bonne heure ou brusquement; qu'on nourrit d'alimens qui ne sont pas en rapport avec la délicatesse des organes digestifs; qu'on abandonne à leur voracité; auxquels on administre des purgatifs de précaution pour les préserver des accidens de la dentition, des vers ou des glaires, etc. En outre M. Cruveilhier a observé cette maladie particulièrement dans les chaleurs du mois d'août et de septembre, et à une époque où il existait *des dévoiemens* chez les adultes. Des expériences faites, dans ces derniers temps, sur les animaux vivans, démontrent également que le ramollissement gélatiniforme de la muqueuse peut s'opérer très-rapidement, pourvu que l'inflammation soit intense. Une demi-heure après que quelques grains de deuto-chlorure de mercure eurent été injectés dans l'estomac d'un chien, M. Brodie reconnut que la muqueuse gastrique de cet animal avait subi un ramollissement remarquable. Toutefois les observations que nous avons recueillies, celles rassemblées par les auteurs dont nous avons invoqué le témoignage, prouvent que ce mode de terminaison appartient spécialement aux gastro-entérites chroniques, qui, sous l'influence de certaines causes, ont passé à l'état aigu, et déterminé la mort. Très-rare chez le fœtus et le vieillard, fréquent chez les nouveau-nés et les enfans à l'époque du sevrage, observé plusieurs fois chez les adultes, et spécialement sur les nouvelles accouchées, le ramollissement atteint indistinctement les individus des deux sexes.

La grosse extrémité de l'estomac est le plus souvent le siége principal de cette altération, probablement parce que cette partie du ventricule est pourvue d'un plus grand nombre de vaisseaux et de nerfs, et surtout parce qu'elle est le foyer le plus ordinaire des inflammations de ce viscère : néanmoins on peut rencontrer ces ramollissemens près du pylore et de la petite courbure de l'estomac, dans l'intestin grêle, dans le gros intestin et même dans la portion sus-diaphragmatique du canal intestinal. Si le ramollissement est superficiel et n'attaque que la surface ou toute l'épaisseur de la membrane muqueuse gastro-intestinale, on découvre fréquemment dans le tissu cellulaire sous-muqueux des vaisseaux très-injectés. Mais quelquefois le ramollissement a lieu d'abord dans le tissu cellulaire sous-muqueux, et plus rarement encore dans celui interposé entre les autres membranes de l'estomac et de l'intestin. La matière ramollie paraît alors renfermée comme dans une espèce de poche, et traversée dans plusieurs directions par des filamens vasculaires. Le ramollissement peut aussi s'étendre à toutes les tuniques de ces viscères, dont les parois se déchirent par la plus petite traction, ou se réduisent en une sorte de pulpe par le plus léger frottement entre les doigts : disposition qui amène les *perforations* dites *spontanées*, qu'on observe plus fréquemment dans l'estomac que dans tout autre point de la portion sous-diaphragmatique du canal intestinal. Dans quelques cas rares, on a même vu une partie voisine du mésentère ou des épiploons être également ramollie. Cette altération affecte des teintes et des dimensions variées. Circulaire ou ovale, blanche ou fauve, brune ou rouge, très-injectée ou privée de sang, elle peut encore se présenter sous d'autres aspects. Tantôt l'estomac a subi le ramollissement gélatiniforme dans les trois quarts de sa portion splénique, devenue demi-transparente et séparée par une ligne bien dessinée de la portion pylorique restée saine : souvent aussi nous avons trouvé le grand cul-de-sac de l'estomac et une anse plus ou moins considérable de l'intestin grêle convertis en une matière gélatiniforme assez analogue aux tissus à peine ébauchés de l'embryon : plus rarement les membranes muqueuse, cellulaire et musculaire du tube digestif étaient converties en une espèce de matière tout-à-fait semblable à une solution épaisse de colle de Flandre. La membrane péritonéale seule conservait quelquefois sa texture, ou n'était altérée que dans une très-petite étendue : les autres membranes paraissaient confondues les unes avec les autres, et offraient une épaisseur double de celle de l'état normal.

L'examen d'un grand nombre de cadavres qui présentaient ce mode de terminaison de l'inflammation des organes digestifs, et l'étude comparative des divers ramollissemens observés sur un même individu, m'ont conduit à penser, avec plusieurs auteurs, que les nuances de cette altération devaient être rattachées à des époques différentes de son développement. Il paraîtrait qu'à son début, la membrane muqueuse *se gonfle et rougit*, et qu'une semblable tuméfaction avec rougeur existe dans les couches cellulaires subjacentes; disposition qu'on retrouve constamment à la circonférence des ramollissemens développés sur une membrane saine, et parvenus au plus haut degré, mais qu'on n'aperçoit pas lorsqu'ils se sont formés dans les parois des organes digestifs altérés et *décolorés* à la suite d'une inflammation chronique. La durée de ce premier degré du ramollissement est extrêmement variable. L'injection sanguine disparaît ensuite progressivement, à partir du centre de la surface épaissie et injectée; mais la tuméfaction persiste, augmente même dans quelques cas, au fur et à mesure que le sang paraît se retirer. Les parties prennent une demi-transparence, et semblent quelquefois, au premier coup d'œil, dépourvues de sang. Par la pression, on en fait ordinairement sortir un peu de sérosité, et on trouve, dans la matière ramollie, de petits points bruns qui semblent être du sang altéré. Le point le plus épaissi, le plus infiltré, et qui est communément le plus dépourvu de sang, acquiert bientôt une mollesse diffluente. Si on enlève avec le manche d'un scalpel la substance ramollie, ou si elle s'est détachée pendant la vie, la muqueuse qui cerne cette altération forme un bord irrégulier, decoupé en dentelures inégales sur plusieurs points, plus épais et coupé à pic dans quelques autres, et quelquefois garni de franges comme filamenteuses. Suivant que ce ramollissement est plus ou moins profond, l'ulcération qui lui succède met à découvert la couche cellulaire sous-muqueuse, réduite en une espèce de duvet mollasse; la membrane muqueuse décolorée et ramollie, ou ses fibres disjointes, converties en une substance gélatiniforme, tout-à-fait méconnaissables ou comme macérées ; enfin la membrane péritonéale : et si cette dernière elle-même est ramollie, il peut exister une ou plusieurs *perforations*.

Diverses teintes morbides inflammatoires de la muqueuse gastro-intestinale, ou d'autres altérations phlegmasiques, telles que des pustules, des plaques gaufrées, des ulcères et des indurations blanches partielles accompagnent toujours le ramollissement, dont elles auraient certainement decelé la nature aux premiers observateurs, s'ils avaient été plus attentifs dans leurs recherches anatomiques. J. Hunter n'aurait pas alors attribué le ramollissement, l'érosion et même la perforation de l'estomac à l'action dissolvante du suc gastrique, après la mort; cette étrange hypothèse, victorieusement réfutée par MM. Chaussier, Broussais, etc., n'aurait pas été adoptée par Math. Baillie, Alph. Leroy, Jos. Adams; d'autres n'auraient pas admis, avec M. le professeur Chaussier, une irritation spéciale et primitive des solides, augmentée *peut-être* par l'ichor qui s'écoule des surfaces d'abord enflammées, puis ulcérées; ou avec Jœger, que cette altération était due à une quantité excessive d'acide acétique libre, sécrétée par l'estomac : plusieurs médecins allemands ne l'auraient pas considérée, avec Fleischmann, comme une gangrène humide; et M. Cruveilhier n'eût pas invoqué un mode spécial d'irritation, en ajoutant que ce mot n'offrait pas de sens précis et déterminé. C'était encore à M. Broussais qu'il était réservé de prouver le premier, dans son *Examen des doctrines*, que le ramollissement gélatiniforme n'était qu'un mode de terminaison de l'inflammation des organes digestifs. Son opinion, fondée sur l'étiologie de cette altération, sur l'expression physiologique qui lui était généralement assignée, sur un judicieux rapprochement des lésions intestinales concomitantes, sur les heureux effets du régime et du traitement antiphlogistiques, est aujourd'hui presque généralement adoptée par les pathologistes français.

§ IV. L'*amincissement* des parois du canal intestinal, décrit d'abord par M. Scoutetten, et depuis par M. Louis, est une autre disposition morbide qu'on rencontre plus ordinairement vers le bas-fond de l'estomac, et plus rarement dans l'intestin grêle enflammé. Alors la membrane muqueuse est d'un blanc grisâtre, d'un gris sale, ou de couleur lie de vin, et peut être facilement détruite avec l'ongle, ou semble réduite en une sorte de bouillie. Souvent elle présente des sillons étroits et superficiels dans la direction des vaisseaux qui sont ou paraissent être devenus variqueux. Ces vaisseaux, bleus quand ils sont pleins, bruns quand ils sont vides, forment souvent par leur réunion des plaques brunes, violettes ou noires, et des réseaux qui étonnent par leur disposition singulièrement compliquée. L'amincissement peut s'étendre jusqu'aux membranes musculaire et péritonéale de l'intestin, de telle manière que le centre de la partie amincie des trois tuniques offre à peine l'épaisseur d'une *pelure d'ognon*. Quelquefois même on y remarque une *perforation*, dont les bords, non frangés et excessivement minces, peuvent être adhérens aux parties voisines. Les plaques grises ardoisées ou rouges, situées autour des surfaces amincies de l'estomac ou de l'intestin, l'existence simultanée de quelques autres lésions phlegmasiques de ces viscères, ne permettent pas de douter de la nature de l'affection à laquelle cet amincissement doit être attribué.

§ V. *Épaississement*. — La membrane muqueuse des organes digestifs enflammée acquiert le plus souvent une épaisseur supérieure à celle de son état normal. Ces épaississemens morbides peuvent être circonscrits, présenter des dimensions considérables, ou s'étendre à la totalité de l'intestin, ainsi que M. Rullier en a vu un exemple. Ils sont très-marqués dans les inflammations chroniques, à la suite desquelles la membrane muqueuse peut présenter une épaisseur égale à celle qu'offrent primitivement les quatre tuniques de l'intestin. L'épaississement circonscrit de la muqueuse gastro-intestinale a été noté par tous ceux qui ont étudié ses phlegmasies, et en particulier par MM. Prost, Petit, Serres, Broussais, etc. Il se montre sous la forme de plaques de dimensions variées, arrondies ou oblongues, faisant, au-dessous du reste de la face interne du canal intestinal, une saillie de deux ou trois lignes. La surface de ces plaques est lisse ou rugueuse, leur circonférence parfaitement blanche et transparente, ou plus ou moins vivement injectée. Les plus grandes de ces plaques ont au moins l'étendue d'une pièce de cinq francs, et les plus petites la largeur d'une pièce de dix sous. Cet épaississement s'étend quelquefois à toute l'épaisseur de l'intestin grêle, qui offre à sa surface externe des taches elliptiques plus ou moins rapprochées, répondant à des plaques intérieures de même couleur et de même forme. Autour de plusieurs de ces plaques, on trouve quelquefois des granulations formées par le développement de quelques follicules muqueux ou d'éruptions papuleuses. La membrane muqueuse qui couvre ces plaques, dense et indurée, adhère plus fortement aux tuniques celluleuse et musculaire, et résiste sous le scalpel, à la manière d'un tissu fibreux. Très-rares dans l'estomac, plus communs dans le gros intestin, et surtout dans le colon transverse. ces épaississemens partiels sont plus fréquens encore dans la portion inférieure de l'intestin grêle, où nous avons pu en compter environ une cinquantaine chez quelques sujets. Plusieurs d'entre elles affectent la forme de bandelettes. Les unes sont rouges, et paraissent être de formation récente, ou être devenues le siége d'une nouvelle inflammation; les autres, d'un blanc plus mât que le reste de la membrane muqueuse, sans doute produites par une ancienne phlegmasie, présentent quelquefois un aspect particulier, qui, dans ces derniers temps, leur a fait donner le nom de *plaques gaufrées*. L'épaississement appartient donc à la fois à l'inflammation aiguë ou chronique, et plus particulièrement à cette dernière.

§ VI. *Diminution* ou *augmentation du calibre de l'estomac et de l'intestin.* — La diminution partielle ou totale du calibre de l'estomac et de l'intestin grêle peut être le résultat d'une *contraction*, d'un resserrement des parois de ces viscères, ou d'un *rétrécissement* plus ou moins considérable. Dans le premier cas, l'insufflation rend à ces organes leurs dimensions normales, ce qui n'a pas lieu, au moins complétement, dans le second. M. Broussais (*Phleg. chr.*, tome II, Obs. 19, p. 514) rapporte que, dans un cas de gastrite chronique, l'estomac était tellement rétréci, qu'il parut *sans aucune cavité*. A la suite d'une gastro-entérite, M. Tartra a trouvé le canal digestif réduit à un si petit volume, qu'on l'aurait, pour ainsi dire, *tenu dans le creux de la main*, et qu'il n'avait, dans toute sa longueur, que le calibre *d'un tuyau de plume* : sa cavité, en grande partie desséchée, offrait une oblitération presque absolue; et l'estomac, en particulier, avait à peine les dimensions de l'intestin grêle. Nous n'avons jamais vu le rétrécissement porté à un aussi haut degré; mais il est certain que des rétrécissemens moins considérables sont une disposition très-fréquente dans la gastro-entérite aiguë, et surtout dans la gastro-entérite chronique. Les rétrécissemens partiels des orifices cardiaque et pylorique de l'estomac et de quelques points de l'intestin grêle, ordinairement produits par l'induration des parties correspondantes des membranes de ces viscères, sont quelquefois la conséquence du développement de certains tissus accidentels. A la suite d'un rétrécissement considérable, d'une oblitération plus ou moins complète du calibre de l'intestin, d'un étranglement, etc., la portion du canal digestif, située au-dessus de l'obstacle, distendue par des corps solides ou gazeux, présente ordinairement des dimensions supérieures à celles de l'état normal. L'estomac et l'intestin paraissent également plus volumineux lorsque la gastro-entérite est accompagnée, pendant la vie ou après la mort, du dégagement d'une très-grande quantité de gaz, dans la cavité de ces viscères. *Voyez* PNEUMATOSE.

§. VII. *Pustules.* Les inflammations *pustuleuses*, si nombreuses et si variées à la peau, se retrouvent également dans les organes digestifs. Après l'injection phlegmasique de la membrane muqueuse, c'est même l'altération le plus fréquemment observée chez les nouveau-nés. Indiquées sous le nom de pustules, *comme varioliques*, par Lecat, Hewson, Pringle, Lieutaud, etc.; signalées par MM. Serres et Petit, qui ont évité ce rapprochement; décrites comme une maladie nouvelle par M. Cruveilhier, qui l'a reproduit; elles ont été bien étudiées par M. Andral chez les adultes, et mieux encore par MM. Breschet et Denis sur les nouveau-nés. Communément elles occupent la portion splénique de l'estomac, quelquefois la totalité de l'intestin grêle, et plus rarement le gros intestin. Elles apparaissent souvent à travers les parois de ces viscères sous la forme de taches jaunâtres. Leur nombre, dans un seul estomac, peut être borné à deux ou trois, ou s'élever jusqu'à quatre-vingts. J'en ai quelquefois rencontré un très-grand nombre dans l'intestin grêle. Rarement isolées, elles sont le plus ordinairement groupées sur la membrane muqueuse, qui est tantôt rouge ou à peine injectée dans les intervalles qu'elles laissent entre elles. Examinées à l'œil nu, ou mieux avec une bonne loupe, lors de leur formation, elles se montrent sous la forme de pustules blanchâtres ou jaunâtres, lenticulaires, déprimées à leur sommet, ayant d'un sixième de ligne à une ligne de diamètre. Au premier coup d'œil, on les prendrait pour le produit d'un épaississement local très-circonscrit; mais, en les incisant, on en fait sortir quelques gouttes d'un fluide blanc-jaunâtre et opaque, situé dans l'épaisseur même de la tunique muqueuse, ou entre cette dernière et la musculeuse. Le centre de ces pustules est quelquefois rompu; et, lorsqu'elles sont vidées, le bord circulaire de l'ouverture paraît coupé à pic. Ces petites ulcérations, qui conservent la teinte jaune que le pus leur avait communiquée, ont ordinairement depuis une jusqu'à deux lignes et demie de diamètre, et leurs bords sont minces et souvent décollés; enfin, suivant que l'inflammation ulcérative a fait plus ou moins de progrès en profondeur, les membranes celluleuses, musculaires et péritonéales de l'estomac ou de l'intestin, peuvent être successivement détruites.

Déjà plusieurs variétés de pustules intestinales ont été signalées; les unes (appelées *furoncles* ou *exanthème interne*, par M. Lerminier), à base large, d'une teinte rouge-cerise, terminés par un sommet pointu, se développent spécialement dans l'épaisseur de la membrane interne du colon, qui, dans ce cas, est ordinairement peu injectée. Les autres paraissent être de véritables pustules varioliques, et ont été observées, par Lieutaud et plusieurs médecins anatomistes, à la surface interne de l'estomac et de l'intestin, dans des cas mortels de variole confluente.

§ VIII. *Vésicules.* — Quelquefois il se forme des vésicules dans plusieurs points de la membrane muqueuse gastro-intestinale enflammée. Leurs dimensions varient depuis celles d'un grain de chènevis jusqu'à celles d'une noisette. Ces vésicules ne tardent pas à se rompre; la sérosité qu'elles contiennent s'écoule et met à nu une petite ulcération qui s'étend en largeur et en profondeur. Cette forme de l'inflammation constitue les APHTHES; elle est souvent accompagnée d'une exsudation *crémeuse*. Rares chez les nouveau-nés, ces vésicules ne se manifestent guère, à cet âge, que sur les lèvres, et plus particulièrement vers leur commissure. Fréquentes, chez les enfans, à l'époque de la deuxième dentition, on les observe chez les adultes, et surtout chez les femmes pendant la grossesse ou à la suite des couches. Presque toujours le développement de ces vésicules est borné à la portion sus-diaphragmatique du canal intestinal, et leur existence n'a été que très-rarement constatée dans l'estomac et l'intestin, qui présentent d'autres formes ou d'autres terminaisons de l'inflammation. Aussi, Rœderer, Wagler et Ketelaer, etc., qui paraissent avoir observé ces vésicules fréquemment dans la bouche, rarement dans le pharynx et l'œsophage, ne disent point les avoir rencontrées dans les autres parties du canal intestinal. ( *Voyez* APHTHES et FIÈVRE MUQUEUSE. ) Je regarde en outre comme une disposition morbide très-rare le développement de *bulles* ou *phlyctènes* que M. Gilbert dit avoir constaté à la surface interne de l'estomac et de l'intestin grêle, dans les gastro-entérites qui accompagnent ordinairement le pemphigus. *Voyez* PEMPHIGUS.

§ IX. *Papules.* — Les *granulations miliaires* décrites par quelques auteurs, les *élevures* dont parle Lieutaud, la fièvre entéro-mésentérique *boutonneuse*, dont M. Petit rapporte trois observations, ne seraient-elles pas des inflammations papuleuses analogues à celles qu'on observe à la peau? Nous croyons avoir quelquefois rencontré, dans diverses portions de l'intestin grêle, de semblables papules, faciles à reconnaître en promenant le doigt sur la surface interne de cet organe. Leur semi-transparence, leur densité, les distinguaient des tubercules proprement dits, qui sont mous et opaques. Elles se développent, en outre, dans le tissu même de la muqueuse, et non au-dessous, comme les tubercules, ainsi qu'il est facile de s'en convaincre en isolant cette membrane avec laquelle elles s'enlèvent. Ces papules sont disposées en petites traînées, ou plus clair-semées à la surface de la membrane muqueuse dont la teinte est quelquefois d'un rose pâle. Plusieurs anatomistes attribuent les plaques gaufrées, dont nous avons parlé, à la réunion d'un grand nombre de ces papules, dans un petit espace.

§ X. *Exsudation membraniforme.* — Ce mode de terminaison de l'inflammation des membranes muqueuses de l'estomac et de l'intestin est un des plus rares. Les exsudations couenneuses se présentent tantôt sous la forme d'une couche membraneuse accolée à la surface interne de l'intestin dont elle revêt toute la circonférence, ou sous l'aspect de plaques ou de bandelettes plus ou moins nombreuses, au-dessous desquelles on trouve la membrane muqueuse de ces viscères rouge et enflammée, tandis qu'elle conserve quelquefois sa couleur normale dans leurs intervalles. Plus ou moins adhérentes à la membrane qui leur est contiguë, elles sont molles, minces, jaunes ou jaunâtres, et ne nous ont jamais présenté de prolongemens vasculaires qui annonçassent une organisation commençante. Elles peuvent être expulsées par le vomissement, rendues avec les selles, et peut-être résorbées; mais j'ai peine à croire qu'elles contractent jamais entre elles des adhérences comme les fausses membranes des séreuses, et qu'elles puissent donner lieu, ainsi que quelques auteurs l'ont supposé, à des oblitérations partielles de l'intestin. Dans ses recherches sur la gastro-entérite des enfans nouveau-nés, M. Denis a plusieurs fois rencontré de ces productions couenneuses à l'extrémité inférieure du petit intestin, dans le cœcum et le colon; et il est peu d'anatomistes qui ne les aient vues dans l'estomac enflammé chez l'adulte. M. Broussais, en particulier (*Phleg. chr.*, tome II, page 487, troisième édition), a rapporté un cas très-remarquable de gastrite aiguë, imitant la fièvre ataxique intermittente, dans lequel il a constaté l'existence d'une exsudation membraniforme très-blanche et très-solide, étendue à la surface de la membrane muqueuse gastro-intestinale, à laquelle elle adhérait assez fortement *depuis le cardia jusqu'à l'anus.* M. Rullier a vu un cas à peu près semblable. Dans une autre observation de gastrite aiguë compliquée d'arachnoïdite et d'apoplexie. M. Broussais (ouvrage cité, tome II, page 504), a également trouvé la muqueuse de l'estomac d'un rouge foncé, épaissie, désorganisée, et revêtue, dans quelques points, d'une exsudation blanche, ferme et membraneuse. M. Andral fils a vu la surface interne de la portion pylorique du ventricule, tapissée par une couche membraniforme grisâtre, tenace, s'enlevant par lambeaux, et simplement apposée sur la muqueuse, dont elle avait au moins l'épaisseur. Enfin M. Guersent et M. Louis ont rencontré de ces exsudations membraniformes dans les estomacs enflammés d'enfans ou d'adultes qui avaient succombé aux progrès du croup ou de l'angine couenneuse; et s'il est constant que, dans certaines épidémies d'angines pharyngienne et laryngée, l'inflammation affecte plus fréquemment le mode de terminaison par exsudation membraneuse que dans d'autres conditions, il nous paraît aussi que cette circonstance fut un des caractères particuliers de l'épidémie de gastro-entérite qui régna à Naples en 1764, et dont Sarcone a donné la description. *Voyez* FIÈVRE MUQUEUSE.

§ XI. On a également observé dans les inflammations de la portion sous-diaphragmatique du canal alimentaire le mode de terminaison de l'inflammation du pharynx, auquel M. Guersent a donné le nom d'angine *crémeuse*. Beaucoup plus fréquente chez les enfans que chez l'adulte et le vieillard, cette sécrétion morbide a fixé l'attention de M. Breschet et de M. Denis, son élève, qui en ont donné une bonne description. L'exsudation crémeuse se rencontre le plus souvent dans l'extrémité supérieure de l'intestin grêle; l'estomac l'offre plus rarement : dans cette forme de l'inflammation comme dans toutes les autres, la portion splénique de ce viscère est le plus fréquemment affectée. Au premier abord, les personnes peu habituées aux recherches anatomiques pourraient penser que cette couche crémeuse, assez adhérente à la membrane muqueuse qu'elle recouvre, n'est que du lait caillé concrété à sa surface; erreur d'autant plus facile, que la rougeur morbide de la membrane couverte de cet enduit, d'abord assez prononcée, diminue progressivement au fur et à mesure que l'inflammation passe à l'état chronique. Souvent accumulée sous forme de grumeaux, cette matière simule sur les parois de l'intestin une couche blanche, plus ou moins consistante, qu'on peut parfois enlever sous forme de lambeaux membraneux. Examinée par M. Denis et mise en contact avec quelques réactifs, elle a paru être principalement composée d'albumine. Si on lave soigneusement une portion de membrane muqueuse de l'estomac ou de l'intestin enduite de cette exsudation, elle devient souvent d'un blanc mat très-remarquable. Cette pâleur de la membrane muqueuse, suite de la continuïté de l'irritation, annonce une altération de texture qui, si elle est large et profonde, est constamment incurable. Souvent la membrane muqueuse paraît être parsemée d'une foule de petits points blancs, dont on peut, par la pression, faire suinter une substance pareille à la matière crémeuse; circonstance qui porterait à croire que les follicules sont le siége spécial de cette phlegmasie. L'exsudation crémeuse se rencontre quelquefois dans un même cadavre avec d'autres terminaisons de l'inflammation, telle que le ramollissement, les ulcérations, les plaques gaufrées, etc.

Un article particulier devant être consacré, dans ce Dictionnaire, à la variété de l'inflammation de la portion sus-diaphragmatique du canal intestinal, connu sous le nom de *muguet*, je me bornerai à remarquer ici qu'une semblable phlegmasie, avec exsudation de matière pultacée et lenticulaire, a été plusieurs fois rencontrée chez les enfans, vers la fin du jéjunum ou dans le gros intestin.

§ XII. *Ulcérations.*—Cette altération phlegmasique, bien connue des médecins anatomistes, spécialement étudiée dans ces derniers temps par MM. Jules Cloquet, Abercrombie, Andral, etc., peut se développer dans toutes les portions du canal intestinal, depuis le cardia jusqu'à l'anus. Rares dans l'estomac et dans le jéjunum, beaucoup plus rares encore dans le duodénum, ces ulcérations sont très-communément observées dans le tiers-inférieur de l'intestin grêle. Suivant M. Scoutetten, les ulcérations de l'estomac naissent plus particulièrement vers le cardia et le pylore; tandis que l'amincissement s'opère, le plus souvent, vers le bas-fond de ce viscère. Le nombre des ulcérations est presque toujours multiple, si ce n'est dans l'estomac, où l'on n'en observe ordinairement qu'une ou deux. Séparées constamment par de grands intervalles dans la partie supérieure de l'intestin grêle, beaucoup plus rapprochées dans sa partie inférieure, elles se touchent et se confondent souvent près de la valvule iléo-cœcale, de manière à ne plus former qu'une large ulcération dont la surface et les bords sont irréguliers. Ces ulcérations succèdent aux *plaques rouges* circonscrites, aux *pustules*, au ramollissement, etc., et sont quelquefois aussi le résultat de la chute d'escarres de la membrane muqueuse gangrenée. Lorsqu'elles s'établissent sur les plaques rouges, et qu'elles n'en ont pas envahi toute la surface, elles apparaissent entourées d'un cercle rouge plus ou moins étendu; si l'ulcération a détruit toute la plaque, la muqueuse paraît blanche à toute leur circonférence, comme elle l'était autour des plaques elles-mêmes; disposition qu'il est devenu important de noter depuis que la blancheur parfaite du pourtour de certaines ulcérations a fait penser à quelques modernes qu'elles pouvaient naître sans inflammation préalable. Leur grandeur est extrêmement variable. Il en est d'assez petites pour admettre à peine la tête d'une épingle ordinaire; d'autres ont plusieurs pouces de diamètre en tout sens, occupent tout le pourtour d'un anse d'intestin, ou de larges surfaces dans l'estomac ou le cœcum. Les unes sont oblongues, et offrent leur plus grand diamètre selon la longueur ou la largeur de l'intestin; les autres sont circulaires ou linéaires. Leurs bords rouges, épais, élevés de deux à trois lignes au-dessus du fond de l'ulcère, ou blancs, minces et presque de niveau avec sa surface, paraissent souvent irrégulièrement découpés, et présentent des franges nombreuses qui s'avancent de leur circonférence vers leur centre. La membrane muqueuse, souvent décollée dans une étendue plus ou moins considérable autour de ces ulcères, est quelquefois entièrement séparée du tissu cellulaire sous jacent, lorsque les ulcérations sont très-nombreuses et très-rapprochées les unes des autres.

Si l'ulcération est récente et survenue à la suite d'une pustule, le fond en est souvent occupé par du tissu lamineux, blanc comme dans l'état normal; mais, lorsqu'elle est plus ancienne, le tissu cellulaire devient rouge, inégal et granulé, acquiert ordinairement une épaisseur assez considérable, et peut même présenter une couleur grise ou brune, ou prendre une teinte tout-à-fait noire. Les progrès de l'inflammation ont-ils été plus considérables, le fond de l'ulcération est alors formé par la membrane musculaire, qui se ramollit, devient rouge ou grisâtre, et se détruit à son tour, laissant à nu la membrane péritonéale. Dans quelques cas, on a pu presque suivre de l'œil la destruction des tuniques, de dedans en dehors, et du centre de l'ulcération vers sa circonférence. L'ulcère présente alors comme plusieurs cercles concentriques. Le premier, le plus éloigné du centre, est formé par la muqueuse mince ou épaissie, rouge ou décolorée; le second, plus intérieur, par le tissu lamineux enflammé; le troisième, encore plus rapproché du centre, par la tunique charnue : enfin, au centre lui-même, la membrane péritonéale paraît mince et transparente, et quelquefois perforée. Plus rarement ces ulcères sont disposés de telle manière, qu'ils semblent être produits par un *emporte-pièce ;* disposition bien décrite par M. Gérard, et observée depuis par plusieurs médecins anatomistes.

Quelques auteurs ont pensé que la plus grande fréquence des ulcérations dans la partie inférieure de l'iléon était en rapport avec un plus grand nombre de follicules dans cette partie; ils ignoraient sans doute que le duodénum, garni de follicules extrêmement nombreux, gros et très-apparens, était cependant une des divisions de l'intestin où les ulcérations sont le plus rares. Cette particularité me paraît plutôt être la conséquence du développement plus fréquent de l'inflammation pustuleuse dans l'extrémité cœcale de l'intestin grêle.

MM. Serres et Petit assurent avoir reconnu, chez deux malades dont ils rapportent l'histoire (Obs. 63 et 64), des ulcérations intestinales *cicatrisées.* Ils décrivent même les divers changemens qui arrivent successivement dans les ulcères avant leur cicatrisation complète; et M. Broussais a fait depuis de semblables observations. Dans le lieu que ces ulcérations avaient occupé, on ne distingue plus alors, sur la membrane muqueuse, qu'une ligne grisâtre, dont la longueur indique leurs anciennes limites, décelées, en outre, par un léger froncement de la membrane péritonéale. Quelques auteurs affirment également avoir observé, après l'action des poisons corrosifs, des pertes de substances de la membrane muqueuse gastro-intestinale entièrement cicatrisées.

§ XIII. *Inflammation du tissu cellulaire sous-muqueux.* — Non-seulement le tissu cellulaire interposé entre les tuniques de l'estomac et de l'intestin s'enflamme à la suite des ramollissemens, des ulcérations, etc., mais encore, lors même que la membrane muqueuse qui le recouvre est intacte. Quelquefois on trouve ce tissu assez fortement injecté, offrant le plus souvent une certaine fragilité que ne permet pas de détacher la membrane muqueuse dans l'étendue de plusieurs pouces, sans le déchirer. Lorsque l'inflammation du tissu cellulaire sous-muqueux s'est terminée par suppuration, une sérosité purulente, infiltrée dans ses mailles ou ses aréoles, forme une foule de petits foyers dans les points où l'irritation a été la plus vive. Le pus peut même se ramasser en quantité plus considérable, constituer de véritables *abcès*, le plus souvent sous-muqueux. Dans un cas rapporté par M. Andral fils, un semblable abcès, formé par un liquide blanc, inodore, de consistance crémeuse, offrant toutes les qualités du pus dit *de bonne nature*, était situé à deux travers de doigt au-dessous du pylore; il apparaissait sous la forme d'une tumeur molle fluctuante, de la grosseur d'une cerise; soulevait la muqueuse non enflammée, et faisait saillie dans la cavité de l'intestin. Si quelques observations intitulées *Abcès formés dans l'estomac et rendus par le vomissement*, sont exactes, elles doivent être rattachées, sans doute, à ces abcès sous-muqueux, assez fréquens dans d'autres points du canal intestinal, et, en particulier, à l'extrémité du rectum. Dans les gastro-entérites chroniques, le tissu cellulaire sous-muqueux, plus dense et d'une dureté comme squirrheuse, ou ramolli et comme pulpeux, surpasse quelquefois en épaisseur celles de toutes les membranes intestinales réunies.

§ XIV. *Emphysème du tissu cellulaire sous-muqueux.* — Déjà Rœderer et Wagler, J. Hunter, Baillie, etc., avaient noté que, dans les inflammations gastro-intestinales, la tunique cellulaire, intermédiaire aux autres membranes, était quelquefois distendue par un *air raréfié*, lorsque de nouvelles observations sont venues confirmer l'existence de ces emphysèmes. M. Laennec a rapporté un cas semblable d'emphysème très-étendu, occupant plusieurs parties du tissu cellulaire sous-muqueux d'un intestin qui offrait de larges ulcérations tuberculeuses. J'ai vu plusieurs fois de ces emphysèmes, entourés ou avoisinés par des lésions phlegmasiques, dans un assez grand nombre de cadavres d'individus qui avaient succombé à la gastro-entérite simple ou compliquée. La membrane muqueuse apparaissait soulevée par un fluide élastique, dont la nature n'a pas encore été constatée, et formait des bosselures inégales de plusieurs lignes de hauteur. Ce gaz, comprimé, passait dans les cellules voisines, les distendait de la même manière, et s'échappait rarement par une simple incision de la membrane muqueuse. Il n'est point le résultat de la putréfaction, ainsi que quelques auteurs l'ont pensé. M. Scoutetten l'a rencontré dans un cadavre ouvert six heures après la mort, et n'a jamais pu le produire en faisant putréfier l'estomac ou l'intestin. Ces emphysèmes me paraissent devoir être rapprochés de ceux qui ont lieu sous la peau dans quelques phlegmasies aiguës de cette membrane. Enfin, Baillie assure avoir trouvé de l'*air*, ou plutôt un fluide élastique dans les vaisseaux de l'intestin; disposition fréquemment observée dans les artérioles ou les vénules des méninges, lors des inflammations cérébrales.

§ XV. *OEdème du tissu cellulaire sous-muqueux.* — Depuis qu'on apporte plus d'exactitude dans les recherches d'anatomie pathologique, on a plusieurs fois observé un œdème circonscrit dans le tissu cellulaire sous-muqueux, chez des individus qui ont succombé à des gastro-entérites chroniques. L'emphysème, dont nous avons parlé dans le paragraphe précédent, appartient, au contraire, plus spécialement à la gastro-entérite aiguë.

§ XVI. *Gangrène.* — Aujourd'hui que la rareté de cette terminaison de la gastro-entérite est incontestablement établie, il est permis de supposer que si M. Broussais assure qu'il a souvent observé le sphacèle des intestins à la suite de leur inflammation, c'est qu'il s'en est laissé imposer par certaines colorations noires ou brunes, non gangréneuses. Comme les anciens auteurs d'anatomie pathologique, il n'a pas rigoureusement assigné les caractères de la gangrène ; et c'est un nouveau motif pour ne pas admettre son opinion d'une manière absolue. Très-rare dans l'estomac, hors les cas d'empoisonnement, la gangrène est plus fréquente dans le cœcum et l'intestin grêle. Dans ses recherches sur la gastro-entérite de nouveau-nés, M. Denis l'a observée une seule fois dans l'estomac, et cinq à six fois dans l'extrémité inférieure de l'iléon. La portion gangrenée est d'une couleur noire, livide, ou d'un brun foncé, et répand une odeur de putréfaction. Elle se déchire facilement sous le doigt, et semble macérée par un fluide de couleur lie de vin. Si la gangrène n'intéresse que la membrane muqueuse, elle apparaît quelquefois sous la forme d'escarres superficielles, libres ou adhérentes par un mince pédicule, et au-dessous desquelles le tissu lamineux enflammé s'ulcère, s'il n'est pas ultérieurement détruit par les progrès du mal qui peut même s'étendre à toutes les tuniques de l'estomac ou de l'intestin, entraîner une perforation, une péritonite consécutive, etc. Certains poisons corrosifs impriment aux escarres une couleur particulière dont il sera fait mention dans quelques autres articles. *Voyez* EMPOISONNEMENT, POISONS.

§ XVII. *Perforations.* — Si les perforations de l'estomac et de l'intestin peuvent être le résultat d'une lésion physique (*voyez* DÉCHIRURE, RUPTURE, CORPS ÉTRANGERS, etc.), il est constant aussi qu'elles sont le plus ordinairement la suite d'une inflammation qui a détruit toute l'épaisseur de leurs parois. Ces perforations, uniques ou multiples, survenues à la suite des phlegmasies gastro-intestinales, se présentent sous cinq formes principales : 1° le plus ordinairement elles ont lieu dans la cavité du péritoine, ainsi qu'il conste des observations rapportées par Stoll, MM. Chaussier, Gérard, etc.; les matières liquides ou solides contenues dans l'estomac et l'intestin, quelquefois des vers intestinaux, pénètrent dans la cavité du péritoine, y déterminent une inflammation qui, sous le rapport de sa marche, de sa durée et de ses symptômes, offre de nombreuses différences individuelles. On a cité, il est vrai, quelques exemples de semblables perforations de l'estomac et de l'intestin sans péritonite concomitante; mais on a négligé d'établir qu'elles n'avaient pas été produites après la mort, par le développement d'une grande quantité de gaz dans le canal intestinal atteint de ramollissement, ou par la maladresse de l'anatomiste. 2° Plusieurs médecins, et en particulier M. le professeur Chaussier, ont vu, dans d'autres cas, la rate, le foie ou le pancréas exactement appliqués contre l'estomac perforé, s'opposer à tout épanchement, ou bien encore les perforations s'ouvrir entre les deux lames du mésentère, hors de la cavité de la membrane péritonéale. 3° Tantôt, au contraire, une communication s'est formée entre l'estomac ou l'intestin et une autre partie de ce conduit. C'est ainsi qu'on a vu une semblable communication établie entre l'arc du colon et l'estomac, être accompagnée pendant la vie, de vomissemens de matières fécales. 4° Willis, Van-Swieten, M. le professeur Chaussier, etc., ont trouvé le diaphragme détruit dans un point correspondant à une perforation de l'estomac qui s'ouvrait par une large ouverture dans la cavité de la plèvre. 5° Enfin, un autre mode de communication peut s'établir entre le tube digestif et l'extérieur, des adhérences se former entre l'estomac ou l'intestin perforés et les parois abdominales, sans qu'aucun épanchement puisse avoir lieu dans le péritoine. C'est ainsi qu'on a vu un couteau avalé sortir par un abcès à l'épigastre (Obs. de Diemerbroeck, de M. Paul Dubois), des abcès, et plus tard des fistules, se manifester dans les régions épigastrique, ombilicale (Wenker, Corvisart), lombaire, iliaque, etc.

§ XVIII. *Végétations.* — L'intérieur de l'estomac ou de l'intestin enflammés peut quelquefois présenter des espèces de végétations de couleur rouge ou brune, de forme conique, d'une mollesse extrême, pressées les unes contre les autres, et faisant une saillie de quatre à cinq lignes au-dessus de la surface de la membrane muqueuse. M. le professeur Orfila a trouvé un grand nombre de semblables végétations dans l'estomac d'un homme qui mourut deux mois après avoir avalé de la poudre de cantharides.

Nous sommes portés à croire que les petites tumeurs fongiformes ou pédiculées qui, dans quelques circonstances, naissent dans l'épaisseur de la membrane muqueuse gastro-intestinale, sont aussi le résultat d'une phlegmasie chronique. M. Rullier nous a fait voir à l'Académie un grand nombre de semblables tumeurs à la surface interne d'un estomac dont la membrane muqueuse était évidemment enflammée dans plusieurs points. Suivant M. Ferrus, cette altération organique, déjà observée à la Salpêtrière par Schwilgué et Sérain, est même une de celles qu'on rencontre le plus fréquemment à la suite de la gastro-entérite, chez les vieillards. Ces petites tumeurs, rondes ou oblongues, de couleur brunâtre, fixées aux parois de l'estomac par un pédicule large ou étroit, ont, terme moyen, les dimensions d'une noisette. Incisées et pressées entre les doigts, elles laissent souvent découler du sang noir et liquide. Soumises ensuite au lavage, elles paraissent formées par une foule de filamens qui s'entrecroisent en sens divers, et laissent entre eux des intervalles de grandeur variée. *Voyez* POLYPE.

§ XIX. *Tissu squirrheux et matière cérébriforme.* — Déjà Pujol avait signalé comme une des terminaisons de la gastrite l'*état squirrheux*, l'*engorgement* du pylore; mais cette vérité ayant été méconnue ou contestée par nos classiques, ils ont détaché de l'histoire de la gastro-entérite celle du squirrhe ou du cancer de l'estomac et de l'intestin, dont le lecteur trouvera la description dans un autre article de ce Dictionnaire. *Voyez* CANCER.

§ XX. *Tubercules.* — S'il est constant que, sur cent cas de développement de tubercules dans le canal intestinal, il y en a quatre-vingt-dix dans lesquels on a observé des symptômes de gastro-entérite chronique, ou rencontré des traces non équivoques d'inflammation, telles que de la rougeur, des ulcérations, etc., suffira-t-il d'affirmer qu'on a trouvé de ces tubercules dans l'estomac ou l'intestin, sans autre lésion, pour en conclure qu'ils ne pouvaient constituer, dans ce cas particulier, une altération phlegmasique ? Est-il donc impossible que la rougeur qui accompagne leur développement ait disparu, puisqu'un semblable phénomène a lieu dans la production des épaississemens partiels, des ramollissemens, etc. ? De toutes les parties du tube digestif, la fin du jéjunum et de l'iléon sont celles où se développent le plus fréquemment ces tubercules, qui sont très-rares dans l'estomac. Situés le plus ordinairement au milieu des mailles du tissu cellulaire sous-muqueux, ils apparaissent à travers la membrane interne des organes digestifs, pâle ou médiocrement injectée. Les plus petits se montrent sous la forme de points blancs, ayant à peine le volume d'une petite tête d'épingle : les plus volumineux acquièrent les dimensions d'un pois, qu'ils surpassent rarement. Ces petites masses arrondies, d'un blanc mat, presque toujours isolées les unes des autres, et rarement agglomérées, s'enflamment, et donnent lieu à des ulcérations de forme et de grandeur variées, séparées par des brides irrégulières, et au fond desquelles on trouve souvent des débris de matière tuberculeuse. Quelquefois les fibres de la membrane muqueuse de l'estomac ou de l'intestin sont écartées par un tubercule qui finit par rompre la membrane péritonéale, et donner lieu à une perforation mortelle.

§ XXI. *Autres tissus accidentels.* — Suivant M. Broussais, le *tissu érectile*, les *kystes séreux*, le *tissu adipeux*, accidentels, les *mélanoses*, les *vers intestinaux* mêmes, développés dans les organes digestifs, doivent être regardés comme des conséquences de la gastro-entérite chronique. Si l'analogie, moyen d'investigation souvent trompeur, parle en faveur de quelques points de cette proposition, on ne peut dissimuler que ce qui a trait aux vers intestinaux est en opposition avec les connaissances acquises sur le mode de production de ces animaux. *Voyez* TISSUS ACCIDENTELS, VERS, etc.

Les matières qu'on peut trouver dans l'estomac et l'intestin grêle enflammés sont, des boissons ou des alimens plus ou moins élaborés, des substances médicamenteuses, des poisons, du suc gastrique, du mucus intestinal, du fluide bilieux ou pancréatique, du sang, des corps étrangers animés ou inanimés, du pus ou des fluides élastiques. Les divers aspects de la masse alimentaire, les moyens de reconnaître la présence et la nature d'un poison, d'une substance médicamenteuse, ou d'un gaz; les altérations de la bile ou du fluide pancréatique sous le double rapport de la quantité et de la qualité; les caractères des corps étrangers, animés ou inanimés, contenus dans les organes digestifs, ont été déjà ou seront ultérieurement exposés. (*Voyez* CHYME, CHYLE, EMPOISONNEMENT, BILE, PANCRÉATIQUE (fluide), CORPS ÉTRANGERS, VERS INTESTINAUX, PNEUMATOSE, etc.) J'indiquerai seulement ici les principales modifications appréciables que présentent les fluides sécrétés par l'estomac ou l'intestin grêle enflammés. Alors le mucus gastrique ou intestinal est visqueux, épais, filant, et adhère aux parois de l'estomac ou de l'intestin; ou bien, devenu plus fluide et plus abondant que dans l'etat sain, semblable à de la sérosité ou à un mélange de mucus et de sang, il baigne la surface interne de l'estomac, et le plus souvent celle de l'extrémité inférieure de l'intestin grêle.

Dans cette esquisse des altérations phlegmasiques de l'estomac et de l'intestin, il n'a pas été fait mention de la prétendue *sécheresse*, de l'*état coriace* des tuniques de ces viscères : nous ne rappellons même ces expressions, échappées à M. Broussais, que parce qu'elles ont été employées par d'anciens auteurs pour désigner vaguement quelques-unes des formes de la gastro-entérite chronique.

En résumé, sous le rapport anatomique, la gastro-entérite, soit qu'elle n'affecte que la membrane muqueuse (Gastr.-ent. *érythémateuse*), ou qu'elle s'étende aux autres membranes (Gastr.-ent. *phlegmoneuse*), présente cinq nuances ou degrés principaux, qui en comprennent une foule d'intermédiaires. Dans le premier, qui consiste seulement dans l'injection sanguine, l'inflammation peut se *résoudre* rapidement pendant la vie, ou *disparaître* à la mort, comme certaines phlegmasies récentes de la peau ou de la conjonctive : au moins est-il constant que des individus enlevés par une mort rapide, après avoir éprouvé de violens désordres fonctionnels des organes digestifs, et en particulier des animaux empoisonnés par l'acide arsénieux, n'ont présenté aucune altération phlegmasique appréciable. Le deuxième degré, qu'on peut considérer comme une terminaison du premier, est caractérisé par diverses sécrétions morbides (*exudations muciforme, folliacée, lamelleuse, crémeuse, pseudo-membraneuse*, etc.). Quelques formes spéciales de l'inflammation (*pustules*, *vésicules*, *ramollissement*), auxquels succèdent ordinairement des *ulcérations* plus ou moins étendues, constituent un troisième degré. Au quatrième, doivent être rattachées des altérations profondes de texture (*épaississement*, *amincissement*, et quelques formes de l'*induration*) et la production de tissus accidentels (*squirrheux*, *cérébriforme*, *vasculaire*, etc.). Enfin la *gangrène* ou la *destruction* des parois de l'estomac ou de l'intestin, est le degré le plus grave de la gastro-entérite. C'est en vain qu'on voudrait assigner rigoureusement des périodes, ou une durée déterminée à ces différens degrés de l'inflammation gastro-intestinale. Si leur formation est plus ou moins rapide, suivant la nature, l'intensité, la continuité, l'intermittence d'action des agens morbifiques ou des moyens thérapeutiques, leurs transformations successives, ou le retour des tissus affectés vers l'état sain, sont eux-mêmes subordonnés à l'étendue plus ou moins considérable des surfaces enflammées, à la gravité des complications, etc. Cependant les premier, deuxième, troisième et cinquième degrés de l'inflammation, pouvant se développer avant le quarantième jour, à partir de son invasion, nous les désignerons collectivement, d'après les auteurs, sous le nom de *gastro-entérite aiguë*. Les altérations du quatrième degré, et en particulier les tissus accidentels, survenant à la suite d'un travail morbide plus prolongé, appartiennent exclusivement à la *gastro-entérite chronique*. Si cette dernière a présenté, pendant la vie, quelques retours à l'acuité, ou si elle a provoqué le développement d'une phlegmasie aiguë dans quelque autre point de la membrane interne des organes digestifs, ils offrent alors après la mort des lésions appartenant à ces deux modes de l'inflammation.

§ I. Les individus de tous les âges, des deux sexes, de toutes les constitutions, de toutes les professions, sont exposés aux inflammations de l'estomac et de l'intestin. Des fœtus morts-nés ont présenté des traces non équivoques de ces maladies, que M. Broussais suppose pouvoir être transmises par sympathie, de la mère à l'enfant, pendant la grossesse. Souvent observées à la première et à la seconde dentition, les gastro-entérites aiguës ou chroniques se montrent à peu près avec une égale fréquence, à toutes les époques de la vie. Toutes les substances irritantes, telles que les *alimens* solides, les viandes noires, certains poissons fermentés, les ragoûts épicés, les champignons, les viandes gâtées, etc.; les repas copieux, l'abus des fruits verts, la privation de végétaux frais; les *boissons* stimulantes, comme l'alcohol, le punch, les vins chargés de sels ou d'oxydes métalliques; les eaux non potables, etc. : chez les enfans, l'allaitement artificiel ou mal dirigé, le lait d'une nourrice malsaine, le sevrage prématuré : les *médicamens* réputés stomachiques; les teintures anti-scorbutiques ou toniques; les émétiques; les drastiques, etc.; les poisons corrosifs, âcres, astringens, âcres et narcotiques, etc.; certains *corps étrangers* piquans ou contondans, provenant du dehors, des balles de plomb, des noyaux de cerises ou d'abricots, des lames de couteau, etc.; des *corps animés* (vers intestinaux, tœnia, lombrics, sangsues, etc.); les matières fécales accumulées à la suite d'une oblitération ou d'une occlusion congéniale du rectum; une intussusception, un étranglement interne ou externe, ou un pincement de l'intestin; un coup, une violence quelconque exercée sur l'épigastre ou la région ombilicale; l'*absorption* du mercure, de quelques substances purgatives administrées en frictions; celle des oxydes ou des sels métalliques appliqués sur des surfaces ulcérées (Pibrac, M. Roux); celle des miasmes répandus dans l'atmosphère des lieux infectés; l'injection de toute espèce de poisons, d'une sanie purulente dans les veines, ou l'introduction de substances animales putréfiées dans les chairs vives d'un animal, etc.; peuvent donner lieu au développement de la gastro-entérite. Stoll, Rœderer et Wagler, M. Pinel, etc., supposent qu'elle peut être produite par l'impression du mucus gastrique ou intestinal, des fluides biliaire et pancréatique diversement altérés. Elle est quelquefois due à l'impression de l'air froid et humide, ou d'une température trop élevée, à une affection morale vive, à un emportement de colère, etc. Les observations de Pozzi et de J. Hunter, les expériences de Dumas et de M. Magendie, qui ont trouvé l'estomac enflammé et même *ulcéré* chez des animaux qu'ils avaient fait périr de faim, conduisent à penser que l'*abstinence*, principal remède de la gastro-entérite, peut devenir elle-même une cause occasionelle d'inflammation lorsqu'elle est trop rigoureuse ou trop prolongée. Mais de toutes les causes de cette maladie, la plus remarquable peut-être, celle dont l'étude a été le plus négligée jusque dans ces derniers temps, est sans contredit l'*inflammation des autres organes*, qui tend toujours à se répéter dans l'estomac et l'intestin. Depuis que M. Dupuytren a signalé l'influence des larges brûlures, MM. Abernethy, Broussais, Baron et Breschet, ont successivement appelé l'attention sur celle qu'exercent les plaies enflammées provenant des opérations chirurgicales, l'encéphalite, et l'inflammation vaccinale, chez les nouveau-nés. J'ai moi-même constaté que les phlegmasies des articulations, des membranes séreuses, de la plèvre, du péritoine, des reins, de la vessie, de l'utérus, des poumons, etc., avaient une action non moins puissante, qui, suivant qu'elle était plus ou moins prolongée, provoquait le développement d'une gastro-entérite aiguë ou chronique. Enfin l'inflammation de l'estomac et de l'intestin grêle, subordonnée au caractère particulier et au mode d'action des causes qui la produisent, peut précéder certaines phlegmasies, exister simultanément avec quelques autres, survenir à une époque variable de leur durée, alterner avec elles, disparaître pendant quelque temps, pour se reproduire ensuite, ou succéder à d'autres inflammations plus ou moins graves.

§ II. *Gastro-entérite aiguë.* — Si le nombre, la forme, l'étendue et la profondeur des altérations phlegmasiques de l'estomac et de l'intestin sont très-variables, même à l'état aigu; si les phénomènes locaux et les désordres fonctionnels qui les accompagnent, continus ou rémittens, n'apparaissent point dans un ordre déterminé; si quelques-uns d'entre eux peuvent persister, cesser ou se renouveler, sans que les conditions de ces différences soient connues ou appréciées; si la marche de ces altérations et de leurs phénomènes est inconstante; si la gastro-entérite aiguë s'associe toujours à d'autres lésions symptomatiques des organes digestifs, de leurs annexes, et même de la peau, du cerveau, etc., lorsqu'elle n'a pas une durée éphémère, etc., n'est-il pas trop évident qu'il est difficile de donner une idée exacte même des principales expressions physiologiques que ces différences de l'affection primitive et la variété des lésions secondaires entraînent inévitablement. Leur connaissance ne peut s'acquérir que par la lecture attentive des histoires particulières, ou mieux encore par l'observation clinique d'un grand nombre d'individualités morbides; et si le plan de ce Dictionnaire ne m'eût pas obligé à me renfermer dans des généralités, j'avoue que j'aurais préféré en rapporter quelques exemples choisis, que de créer des *formes* ou des groupes artificiels, à la manière des nosologistes.

Des quatre phénomènes locaux assignés à l'inflammation par

les pathologistes, *douleur*, *chaleur*, *rougeur* et *tumeur*, deux seulement sont appréciables, pendant la vie, chez les individus atteints de phlegmasies gastro-intestinales. La *douleur* est communément d'autant plus forte, que l'inflammation est plus vive, plus étendue et plus profonde; c'est elle qui révèle le plus souvent le siége du mal que les malades rapportent à l'épigastre, à la région ombilicale, à la fosse iliaque droite, et quelquefois à toutes ces régions, suivant que l'inflammation affecte spécialement l'estomac, l'intestin grêle, la fin de l'iléon, le cœcum, ou qu'elle s'est propagée également dans toutes ces portions du canal intestinal. L'étendue de la douleur n'est pas cependant toujours en rapport exact avec celle de l'inflammation; et les souffrances sont moins vives, lorsque l'irritation ne prédomine pas dans l'estomac ou le duodenum. D'un autre côté, si la douleur est plus profonde dans la gastro-entérite que dans les inflammations de la portion épigastrique du péritoine, des muscles de l'abdomen ou du tissu lamineux qui les environne, tous les malades ne s'expriment pas avec une égale justesse sur le siége de ce phénomène. Nous en avons vu rapporter les souffrances moins à l'intérieur de l'estomac ou de l'intestin, qu'aux muscles qui forment les parois de l'abdomen, et derrière lesquels ils sont placés; tandis que d'autres, analysant mieux leurs sensations, ont pu nous indiquer jusqu'aux points de l'estomac ou de l'intestin spécialement affectés. Un malade qui, pendant la vie, s'était plaint d'une douleur fixe, peu étendue, profonde, vers le cardia, et du sentiment d'une soupape, d'un échappement, lorsque les boissons passaient de l'œsophage dans l'estomac, me présenta, à l'ouverture du cadavre, une vive inflammation de l'orifice supérieur de ce viscère. Quelques autres individus, dans les cadavres desquels nous avons trouvé des pustules et des ulcères nombreux, et très-rapprochés vers la fin de l'iléon, avaient désigné très-distinctement la fosse iliaque droite et l'ombilic comme le siége du mal. Le caractère de la *douleur stomacale* est extrêmement variable. Suivant que l'inflammation est plus ou moins intense, les malades accusent un poids, une gêne, un sentiment de constriction douloureuse, de tension, d'ardeur, d'anxiété, etc.; ou bien les douleurs sont obtuses, pulsatives, très-aiguës, exacerbantes, accompagnées de crampes, etc. Elles augmentent par la pression la plus légère de la main, par le poids des cataplasmes, des topiques ou des couvertures dont les malades cherchent à se débarrasser; par la contraction des muscles abdominaux, par l'abaissement du diaphragme, par les efforts du vomissement; dans les quintes de toux, par l'introduction des alimens ou des boissons, et surtout par celle des préparations irritantes; par un grand dégagement de gaz dans la cavité de l'estomac, au moment des paroxysmes du soir ou de ceux qui plus rarement se répètent dans la journée ou dans la nuit. Sourdes lorsque le cerveau est le siége d'une lésion lymphatique plus ou moins grave, les douleurs deviennent aussi plus aiguës et plus intenses, à la suite d'une diminution des symptômes cérébraux. Elles diminuent par l'influence des boissons antiphlogistiques et narcotiques, et quelquefois par la privation complète de boissons; par les émissions sanguines, et dans la même proportion que l'inflammation qui les produit, etc. La *douleur intestinale* est, en général, moins aiguë que celle de l'estomac : j'ajouterai même que Morgagni s'est trompé lorsqu'il a avancé que la souffrance de l'intestin grêle était plus vive que celle du gros intestin (Lettres XXXIV et XXXV). Il attribua à l'entérite les symptômes de la péritonite simple ou compliquée avec l'inflammation de l'intestin. En rappelant cette erreur, reproduite dans quelques ouvrages modernes, je dois en signaler une autre, commise par plusieurs physiologistes, qui refusent à l'intestin grêle enflammé la faculté de développer de la douleur lorsque sa tunique péritonéale n'est point affectée. Des individus qui ont succombé à l'empoisonnement par les acides concentrés, après avoir témoigné de violentes souffrances dans la région ombilicale, ne m'ont présenté, après la mort, aucune trace de péritonite. Les coliques, les tranchées ombilicales, intermittentes ou rémittentes, avec constipation et sans tenesme, sont même un des principaux caractères de l'inflammation de l'intestin grêle, lorsque les symptômes de la péritonite n'existent pas. Toutefois, dans l'évaluation comparative de la douleur de l'estomac et de l'intestin, comme signe diagnostique de l'inflammation de ces viscères, on ne doit pas oublier que les phlegmasies du premier sont, toutes choses égales d'ailleurs, beaucoup plus douloureuses que celles du second; et qu'un même degré de souffrance ne décèle pas toujours un même degré d'altération phlegmasique. Chez les ouvriers livrés à des professions rudes et pénibles, chez les manœuvres, les maçons, etc., atteints d'une inflammation gastro-intestinale des plus graves, la douleur est souvent obtuse; tandis que les souffrances plus légères sont exagérées par d'autres individus très-irritables. Une autre circonstance peut rendre la douleur de l'estomac ou de l'intestin enflammé obscure ou difficilement appréciable : c'est la coexistence d'une ou de plusieurs lésions lymphatiques d'organes dont la souffrance est plus facilement perçue par le cerveau. Les malades les indiquent toujours comme le siége spécial de l'inflammation. La douleur stomacale légère ou obscure peut être rendue plus sensible par une ou plusieurs inspirations profondes et rapprochées; mais il faut eviter alors de la confondre avec une douleur thorachique, hépatique ou péritonéale. Dans les inflammations gastro-intestinales les plus intenses et compliquées d'affections cérébrales, la douleur peut être nulle par cela même qu'elle n'est plus perçue. Confusément exprimée par les aliénés et par les nouveau-nés, par les adultes et les vieillards atteints d'une phlegmasie cérébrale, elle est quelquefois décélée par l'altération de la physionomie ou par quelques actes provoqués par la souffrance des viscères enflammés. Souvent la face exprime une douleur que le malade dément par ses paroles, ou dont il ne peut rendre compte. M. Jadelot a depuis long-temps appelé l'attention de ses élèves sur le caractère particulier de la physionomie des enfans atteints de gastro-entérite. Un sillon (trait nasal) commence à la partie supérieure de l'aile du nez, et embrasse, dans un demi-cercle plus ou moins complet, la ligne entière de la commissure des lèvres. L'inflammation est d'autant plus grave, en général, que cette expression des traits est plus constante, ou qu'elle se renouvelle plus fréquemment. Chez l'adulte, à la suite des empoisonnemens ou dans les gastro-entérites très-intenses, la physionomie, profondément altérée, exprime à la fois l'anxiété et l'abattement. La face, pâle et grippée, offre par intervalles la contraction qui accompagne les grandes douleurs; le malade s'agite, porte souvent les mains à l'épigastre et vers l'ombilic, surtout au moment des paroxysmes. Un cri plaintif, chez les nouveau-nés ou les enfans, des gémissemens même pendant le sommeil, chez les aliénés, joints à une respiration abdominale, sont également des expressions fréquentes de la douleur. Enfin, pour terminer tout ce qui a trait à ce phénomène important de la gastro-entérite aiguë, je dois rappeler qu'une *pression* plus ou moins forte, exercée d'une manière égale et comparative sur les divers points de l'abdomen, peut contribuer à faire connaître l'étendue et le siége principal de l'inflammation. Éveillée ou activée par cette manœuvre dans les points irrités, la douleur est bientôt témoignée par les malades ou révélée par l'expression souffrante de leur physionomie. Mais ce moyen d'exploration, sur lequel M. Petit a naguère appelé l'attention, employé avec peu de discernement, peut être lui-même la source d'erreurs graves, en développant à l'épigastre, dans la région ombilicale, ou dans la fosse iliaque droite, des douleurs momentanées propres à simuler celles de la gastro-entérite aux yeux d'un observateur superficiel.

Le second phénomène appréciable de l'inflammation gastro-intestinale est la *chaleur* morbide des organes affectés. Le médecin la reconnaît par l'exploration comparative des régions de l'abdomen et des autres parties du corps, et par le rapprochement de ces diverses températures avec celles de l'état sain. Les nouveau-nés, les aliénés, les individus atteints d'une encéphalite, etc., ne pouvant rendre compte de ce symptôme d'après leur propre sensation, l'exploration comparative que nous venons d'indiquer mérite une attention toute particulière. Si la chaleur est bornée à l'épigastre, à la région ombilicale, à la fosse iliaque droite, ou si elle se dégage de toutes ces parties, et qu'il n'existe pas de péritonite, cette circonstance peut déjà faire soupçonner que l'inflammation affecte spécialement l'estomac, l'intestin grêle, ou qu'elle s'est établie à peu près également dans ces deux viscères. Le sentiment de la chaleur est ordinairement d'autant plus prononcé que l'inflammation est plus intense et plus aiguë. Comme la douleur, ce symptôme augmente ou diminue dans la même proportion que l'inflammation dont il accompagne le développement. La chaleur, rarement continue au même degré, présente le plus souvent, à des intervalles irréguliers, des rémissions et des exacerbations, et offre une foule de nuances intermédiaires, depuis le degré placé immédiatement au-dessus de la température normale jusqu'au sentiment de la brûlure. Une forte chaleur dans les entrailles, coïncidant avec le froid des extrémités et une soif inextinguible, indique, en général, un des plus hauts degrés de l'inflammation gastro-intestinale. Les phlegmasies les plus violentes de l'estomac et de l'intestin, celles produites par les acides concentrés, sont néanmoins accompagnées, à leur début, d'un abaissement de la température du corps, et même de celle de l'abdomen ; mais, sept à huit heures après l'ingestion du poison, les malades tombent dans un état d'affaiblissement et de chaleur insupportable. Cependant l'augmentation de la température de l'abdomen n'est pas toujours en rapport exact avec l'intensité de l'inflammation. Lorsque la gastro-entérite est compliquée avec une phlegmasie cérébrale, non-seulement les malades n'ont plus la conscience de ce phénomène, mais il peut manquer réellement: et nous avons vu des enfans succomber à la gastro-entérite, ou plutôt aux désordres lymphatiques qu'elle avait suscités, sans présenter d'augmentation appréciable dans la température de l'abdomen à diverses époques de leur maladie, et surtout dans les momens qui précédèrent l'agonie. Toutefois, si les changemens dans la température de l'estomac et de l'intestin ne sont pas appréciables à toutes les périodes de la gastro-entérite aiguë; s'ils sont obscurs au début ou vers la terminaison fatale de cette maladie; si une augmentation générale de la température du corps rend quelquefois difficile l'appréciation de la chaleur stomacale ou intestinale, il est constant aussi que le point d'où la chaleur morbide irradie peut être le plus souvent reconnu au début des paroxysmes, et que la gastro-entérite ne parvient jamais à son summum de développement, sans qu'il ne soit possible de reconnaître que le foyer de la chaleur est dans l'abdomen. Une diminution de la chaleur dans quelques points du canal intestinal, la persistance de ce phénomène dans quelques autres, indiquent qu'il en est de spécialement affectés; tandis qu'un degré uniforme de chaleur morbide annonce une répartition plus égale de l'inflammation dans les organes digestifs.

Si la douleur et la chaleur développées dans l'estomac et l'intestin peuvent être quelquefois confondues avec de semblables phénomènes produits par l'inflammation de leur membrane péritonéale, l'exposé des désordres fonctionnels de ces viscères enflammés rend moins obscur ou moins équivoque le tableau symptomatique de la gastro-entérite aiguë. L'*appétition* est modifiée : tantôt défaut d'appétit sans aversion pour les alimens, ou répugnance prononcée pour toute nourriture, et en particulier pour les *ingesta stimulans*, pour les alimens de haut goût, pour le vin, le bouillon, les substances animales, etc. Cependant la faim peut être momentanément augmentée au début d'une gastro-entérite; mais lorsque l'inflammation occupe une certaine étendue, ce sentiment est bientôt diminué, et souvent aboli. Les enfans à la mamelle recherchent le sein avec moins d'empressement, lorsqu'ils ne sont pas tourmentés par la soif; et si ceux qui sont plus avancés en âge, si les adultes et les vieillards réclament quelquefois des alimens, c'est moins l'effet d'un besoin que celui d'une habitude ou d'un faux calcul. La *soif*, que M. Broussais attribue à l'extension de l'inflammation dans le duodénum, est en général augmentée. Elle se reconnait, chez les adultes, par l'appétence pour les boissons froides, aqueuses, acidules et peu nourrissantes, et par une répugnance extrême pour les boissons chaudes ou tièdes; chez les enfans, par l'avidité avec laquelle ils avalent toute espèce de boissons. J'en ai vu qui, plongés dans le bain, portaient souvent dans la bouche leurs doigts humides, et cherchaient à étancher la soif qui les dévorait. Lorsque la gastro-entérite est compliquée d'une inflammation cérébrale, le sentiment de la soif, comme celui de la douleur ou de la chaleur, n'est plus perçu. La *chylification* est affaiblie, suspendue, viciée ou abolie. D'autres phénomènes qui peuvent être indépendans de la présence des alimens, décèlent encore le trouble des fonctions de l'estomac et de l'intestin : ce sont les *nausées*, les *vomiturations*, les *régurgitations*, les *vomissemens*, les *gargouillemens*, les *pulsations insolites à l'épigastre*, les *borborygmes*, la *diarrhée* ou la *constipation*. En appliquant la main à plat sur l'épigastre, on reconnait quelquefois des *battemens* insolites dont les malades ont conscience. Plus prononcées au moment des paroxysmes, isochrones à celles du cœur, indépendantes de cet organe ou de l'aorte, ces pulsations sont évidemment déterminées par les artères gastriques. Dans les gastro-entérites très-aiguës, ou produites par les acides concentrés, l'estomac peut être tuméfié, sonore et distendu par des *gaz* dont l'existence est décelée par un bruit particulier, une sorte de gargouillement, lorsque les malades introduisent une certaine quantité de boissons dans sa cavité, ou par leur expulsion par la bouche, ordinairement suivi d'un soulagement momentané. Après l'ingestion d'une trop grande quantité de boissons, les malades éprouvent souvent le besoin de vomir. Quelquefois l'estomac ne peut ni admettre de nouvelles substances, ni expulser celles qu'il contient, malgré les efforts des malades et les secousses comme convulsives qui lui sont imprimées (*soubresaut épigastrique*); ou bien des gaz, des liquides, rarement des solides, remontent sans efforts, par gorgées, dans l'œsophage ou dans la bouche. Les gaz ou *rapports* sont sans odeur, exhalent celle de l'hydrogène sulfuré, ou deviennent nidoreux, comme dans les indigestions. Les liquides ou *renvois*, rarement insipides, sont aigres, âcres ou brûlans. Le *vomissement* peut être spontané, ou provoqué par des boissons stimulantes, et même par l'eau gommée, l'eau pure, si l'inflammation est très-aiguë. La nature et la quantité des matières vomies sont très-variables. Ce sont des alimens plus ou moins élaborés, mélangés avec une certaine quantité de liquides ou de gaz, comme dans l'indigestion; des mucosités épaisses, visqueuses, filantes ou sanguinolentes; de la bile jaune ou verdâtre, des boissons médicamenteuses, des corps étrangers, des vers lombrics; du pus, lorsqu'un abcès, formé dans les parois de l'estomac, s'est ouvert dans la cavité de cet organe; des matières fécales, lorsque l'inflammation est produite par l'obstruction, la compression ou l'étranglement de l'intestin, ou qu'elle est accompagnée d'un resserrement de ce conduit dont le calibre peut être réduit, dans quelques points, au tiers ou au quart de ses dimensions naturelles, ainsi que M. Breschet l'a plusieurs fois observé chez les nouveau-nés. De véritables vomissemens de sang liquide ou coagulé ont quelquefois lieu du douzième ou vingtième jour après l'ingestion d'un acide ou d'un alcali, et sous les régions équatoriales, dès le début des gastro-entérites produites par l'empoisonnement miasmatique. La *constipation* est souvent un des premiers symptômes de la coexistence de l'inflammation de l'intestin grêle avec l'estomac: ce phénomène est pourtant moins fréquent que la *diarrhée*, attribuée trop exclusivement par M. Broussais à la cœco-colite. Les matières forment de petits globules noirs, jaunes, brunâtres ou verdâtres; ou sont liquides, séreuses, muqueuses, bilieuses, semblables à du blanc d'œuf, membraniformes, sanguinolentes, comme dans la dysenterie, ou même mélangées avec du sang pur liquide ou coagulé, lorsque l'inflammation est très-aiguë. Elles sont vertes, glaireuses et plus rarement incolores chez les enfans. Leur excrétion est accompagnée de l'expulsion de gaz plus ou moins fétides, exhalant une odeur de putréfaction très-remarquable dans les gastro-entérites caractérisées par un grand développement de chaleur abdominale, ou terminées par ulcération. Quelques malades se plaignent de *mouvemens intérieurs* dans l'abdomen. Chez d'autres, la région ombilicale est partiellement tuméfiée et distendue par des gaz qui produisent un bruit particulier (*gargouillemens*, *borborygmes*.) Enfin, le plus ordinairement, dans la gastro-entérite aiguë, l'abdomen est ramassé sur lui-même; ses limites sont saillantes et bien tranchées; ses parois, légèrement déprimées le long de la base de la poitrine, dessinent les flancs, les épines antérieures et supérieures de l'os des îles, et après quelques pouces de dépression, se relèvent insensiblement vers l'ombilic; forme bien différente de celle que présente l'abdomen dans la péritonite, le carreau, etc.

Ces désordres fonctionnels de l'estomac et de l'intestin enflammés apparaissent quelquefois tout à coup et simultanément, lorsque l'inflammation est très-intense; dans le cas contraire, ils se succèdent dans un ordre indéterminé, et à des époques plus ou moins rapprochées. Chez quelques-uns, on remarque d'abord un léger trouble dans les fonctions digestives, une diminution et même une perte complète d'appétit, des douleurs à l'épigastre, de la soif, et, après un laps de temps variable, des nausées, des vomissemens, etc.; chez d'autres, la douleur à l'épigastre ou à la région ombilicale ne se manifeste que peu de jours après les vomissemens. L'*anorexie* se développe chez tous les malades; les *nausées*, chez les trois quarts; les *vomissemens*, dans une proportion moins considérable, etc. Une douleur bornée à l'épigastre, le refus ou le rejet des *ingesta*, ou la difficulté de les supporter, indiquent que l'estomac est plus spécialement affecté : la facilité de satisfaire la soif, la rapidité de l'absorption des liquides appropriés, annoncent, au contraire, que le principal foyer de l'inflammation est dans l'intestin grêle. Enfin, après quelques heures, ou plusieurs semaines de durée, suivant la gravité des lésions phlegmasiques qui les produisent, ces symptômes diminuent progressivement en nombre et en intensité, ou persistent jusqu'à la mort, avec plus ou moins de violence.

A ces *symptômes locaux* de l'inflammation aiguë de l'estomac et de l'intestin grêle, se joignent toujours quelques autres phénomènes communs à toutes les phlegmasies (*Voyez* INFLAMMATION, *phénomènes généraux*), et un désordre plus ou moins considérable des fonctions des autres portions de l'appareil digestif ou de ses annexes, et même de la peau, de la membrane muqueuse des voies aériennes, du cerveau, etc. De l'état d'irritation qu'éprouvent alors ces organes, à l'inflammation telle que la conçoivent les médecins anatomistes, il n'y a réellement qu'un degré d'autant moins appréciable que l'irritation est plus forte, puisqu'il suffit qu'elle augmente pour donner lieu à de nombreuses complications phlegmasiques. Si l'on en excepte quelques cas rares, où la gastro-entérite n'a qu'une durée éphémère, jamais elle n'existe, en effet, à l'état simple, comme vous pourrez vous en convaincre par l'examen des cadavres des individus morts de cette maladie, ou en consultant les tableaux d'anatomie pathologique que M. Dupuytren a fait dresser à l'Hôtel-Dieu, d'après un grand nombre de nécroscopies. Brown avait donc émis une opinion pleine de justesse, mais qu'il a bien malheureusement interprétée, lorsqu'il plaça l'inflammation de l'estomac et de l'intestin au nombre *des maladies locales qui produisent une affection générale.*

L'étude de ces complications de la gastro-entérite aiguë est d'autant plus importante, qu'elles ont été méconnues par les nosologistes; que plusieurs de leurs phénomènes, arbitrairement rapprochés, figurent dans les tableaux symptomatiques de la gastrite et de l'entérite; erreurs que M. Broussais lui-même n'a pas su complétement éviter. La fréquence relative de ces affections secondaires est loin d'être la même pour tous les organes : les inflammations des autres divisions de la membrane muqueuse gastro-pulmonaire sont en première ligne, puis celles des annexes des organes digestifs, celles de la peau, etc. Les âges, les sexes, les tempéramens, les saisons, etc., exercent sur le développement de ces complications une influence que nous ferons connaître en traitant de chacune d'elles. Les phlegmasies qui compliquent le plus souvent la gastro-entérite aiguë sont :

1° *L'inflammation de la portion sus-diaphragmatique du canal alimentaire.* — Admettre que l'inflammation de la membrane muqueuse de la bouche est le plus souvent symptomatique d'une gastro-entérite; que la première augmente ou diminue dans la même proportion que la seconde, ce n'est pas contester que la stomatite ne puisse être primitive ou secondaire à d'autres phlegmasies; c'est encore moins supposer, avec M. Broussais, que « *toutes les fois que les bords de la langue et surtout sa pointe sont rouges, l'estomac a subi un certain degré d'inflammation.* » Si je n'ai pas ouvert un seul cadavre d'individus morts de gastro-entérite aiguë, qui ne m'ait présenté un ou plusieurs points enflammés dans la portion supérieure des organes digestifs, j'ai également observé que les phlegmasies de la bouche, du pharynx et de l'œsophage, pouvaient être indépendantes de celles de l'estomac et de l'intestin. A la suite des empoisonnemens par les acides concentrés, l'inflammation s'étend depuis la bouche jusqu'au cardia : souvent et dans d'autres circonstances elle est bornée à la membrane muqueuse qui revêt les lèvres, la langue, la partie interne des joues et le voile du palais. Suivant le siége et l'intensité de la stomatite, la langue peut conserver sa teinte et son humidité naturelles, ou présenter une rougeur plus ou moins animée, surtout vers sa pointe ou vers ses bords; devenir pointue, acérée, ou se couvrir de papilles enflammées, de vésicules, d'enduits minces ou épais, blancs ou blanchâtres (*aspect muqueux* des pyrétologistes); jaunes (*aspect bilieux*), noirs ou noirâtres (*aspect putride*), crémeux, foliacés, membraniformes, etc.; ou paraître âpre, inégale et sillonnée par des gerçures superficielles ou profondes. Quelquefois les lèvres sont rouges, tuméfiées, couvertes d'aphthes, ou entourées d'une phlegmasie vésiculeuse, connue sous le nom d'*herpes labialis*. La sécheresse, la chaleur de la bouche; la saveur amère, pâteuse ou analogue à du mucus putréfié; la salivation, etc., sont encore d'autres caractères de la stomatite, qui, dans les pays chauds, peut être portée à un degré tel, que le sang ruisselle des bords rouges et comme brûlés de la langue ou de l'intérieur de la bouche. Ces phénomènes doivent faire soupçonner l'existence d'une gastro-entérite; mais ils ne peuvent pas plus les caractériser que la difficulté de la déglutition, l'expuition fréquente du pharynx d'une matière analogue à de la salive épaisse, la chaleur morbide de l'arrière-gorge et autres phénomènes de la pharyngite, qu'on a fait également figurer dans le tableau symptomatique de la gastrite (*Voyez* STOMATITE, PHARYNGITE, MUGUET.)

2° *L'inflammation du gros intestin.* — Plusieurs exemples de cette fâcheuse complication ont été successivement publiés, sous les noms de *fièvre muqueuse aiguë* (Rœderer et Wagler, *ouvertures* 1, 3, 4, 5, etc.); de *fièvre gastro-ataxique* et *adynamique au deuxième degré* (M. Prost, *obs.* 12, 15, 17, etc.); de *maladie gastro-intestinale* (M. Cruveilhier, *obs.* 4, 5, 6); de *Gastro-entéro-colite* (*Annales de la méd. phys.*). Très-fréquente chez les nouveau-nés, et à l'époque de la seconde dentition, plus rare chez les adultes et les vieillards, elle règne spécialement en automne, et dans quelques épidémies; et survient ordinairement vers les derniers périodes de la gastro-entérite, aux symptômes de laquelle s'associent alors ceux de la cœco-colite. *Voyez* DYSENTERIE.

3° Les *phlegmasies des annexes des organes digestifs.* — Les annexes de l'appareil digestif peuvent participer dans des proportions variées à l'inflammation de la membrane muqueuse de l'estomac et de l'intestin. L'injection sanguine du foie, l'inflammation de sa membrane péritonéale, la pâleur, le ramollissement de cet organe, et d'autres altérations produites par l'*hépatite*, ont été si souvent observées dans les cadavres d'individus qui ont succombé aux progrès de la gastro-entérite aiguë, que je pense, avec M. Broussais, que l'inflammation du foie est le plus souvent consécutive à celle de l'estomac et de l'intestin, lorsqu'elle n'est pas produite par une violence extérieure. MM. Cruveilhier et Denis assurent également que chez les enfans atteints de gastro-entérite avec ramollissement gélatiniforme, le foie leur a toujours paru plus ou moins affecté. Plusieurs exemples de gastro-entérite avec ictère et inflammation du foie et de la vésicule biliaire, ont été recueillis par M. Broussais, en Espagne et en Italie, dans les saisons des chaleurs, chez des malades qui avaient été sur-excités. Suivant MM. Rochoux et Chervin, sous les régions équatoriales, l'inflammation se propage souvent de la sorte du duodénum à la vésicule biliaire, complication qui n'a pas lieu, au moins dans les mêmes proportions, sous d'autres latitudes, car elle est excessivement rare à Paris, si j'en juge par mes propres recherches. Les altérations qu'on a décrites sous les noms d'*engorgement*, d'*engouement*, de *ramollissement* de la rate, accompagnent bien plus fréquemment la gastro-entérite aiguë. Le pancréas et les parotides sont rarement affectés; ces dernières, en particulier, ne s'enflamment ordinairement que lorsque la portion sus-diaphragmatique du canal alimentaire est elle-même phlogosée. Mais une des plus graves complications de la gastro-entérite est, sans contredit, la *péritonite*; surtout si elle s'est déclarée à une époque déjà avancée de l'inflammation de l'estomac et de l'intestin, parce qu'alors l'épanchement, la suppuration et la désorganisation sont très-rapides. Les étranglemens internes ou externes, les intus-susceptions intestinales, les contusions de l'abdomen, sont la cause la plus ordinaire de cette double phlegmasie, qui survient rarement à la suite d'une inflammation primitive de la membrane muqueuse gastro-intestinale, à moins qu'elle n'ait été suivie d'une ou plusieurs perforations. *Voyez* HÉPATITE, PÉRITONITE, SPLÉNITE.

4° L'*inflammation des vaisseaux et des ganglions lymphatiques du mésentère.* — L'inflammation *primitive* de ces vaisseaux et de ces ganglions est une maladie si rare, que plusieurs médecins modernes en ont contesté l'existence : il est certain au moins que sur cent cas elle est quatre-vingt-dix-neuf fois *consécutive* à la gastro-entérite aiguë dont elle emprunte les caractères, et que les désordres fonctionnels qui lui sont propres n'ont pas encore été rigoureusement appréciés. *Voyez* CARREAU.

5° Les *phlegmasies des organes de la respiration.*—Il est rare qu'une gastro-entérite aiguë très-intense persiste pendant deux ou trois septennaires sans donner lieu au développement d'une *bronchite.* J'ai observé cette complication sur des individus de tous les âges, surtout en automne et en hiver. Je l'ai vue survenir à la suite de l'emploi du sublimé corrosif à fortes doses, et des empoisonnemens par les acides concentrés. Cette bronchite symptomatique se reconnaît au râle et au bruit particulier que fait entendre le cylindre appliqué sur les parois de la poitrine, à une toux sèche, férine, profonde et à secousses (*toux stomacale* des auteurs), quelquefois accompagnée d'une douleur déchirante, et suivie d'une expectoration claire, écumeuse, muqueuse, mêlée de stries de sang, et plus rarement blanche et opaque comme celle des catarrhes au dernier degré, et des péripneumonies à l'époque de leur résolution. Cette inflammation des bronches peut être plus ou moins considérable, s'étendre à la trachée, au larynx et même à la substance des poumons, ainsi que nous l'avons plusieurs fois observé chez les enfans, et donner lieu à la gêne de la respiration, à l'aphonie, aux douleurs thorachiques, et aux autres symptômes des phlegmasies des poumons ou de leurs annexes. Plusieurs exemples de cette complication ont été publiés, sous les noms de *fièvre catarrhale*, de *fièvre muqueuse*, de *catarrhe pulmonaire*, de *pneumonie fausse*, etc. *Voyez* CATARRHE PULMONAIRE, PÉRIPNEUMONIE, etc.

6° Les *inflammations aiguës de la peau.*—La chaleur de la peau, ordinairement augmentée dans la gastro-entérite aiguë, devient sèche et âcre lorsque l'inflammation est plus intense. La desquammation de l'épiderme, si fréquemment observée à la convalescence, est toujours la suite d'un léger *érythème* dont l'existence est souvent méconnue. On savait depuis long-temps que les moules, la dorade, le congre, etc., et quelques substances métalliques, telles que l'arsenic, ingérés dans les organes digestifs, déterminaient, dans quelques circonstances, des phlegmasies de la peau, érythémateuses ou vésiculeuses. Mais on n'a pas assez insisté, ce me semble, sur l'existence simultanée et non contestable de la gastro-entérite. L'érysipèle, le pemphigus, la miliaire, l'urticaire, etc., apparaissent aussi le plus souvent dans le cours d'une inflammation de l'estomac et de l'intestin, dont ils modifient la marche et la durée. Enfin J. Hunter, et depuis lui M. Broussais, croient avoir reconnu que les inflammations gangréneuses de la peau se développent spécialement chez les individus dont les organes digestifs ont été antérieurement surexcités : et à une époque où les gastro-entérites étaient combattues par les toniques et les stimulans, nous avons vu souvent les vésicatoires appliqués sur les membres inférieurs se couvrir d'escarres plus ou moins profondes. M. Broussais pense même que la peste n'est qu'une gastro-entérite qui, dans le Levant, s'associe souvent à des inflammations de la peau qui sont toujours gangréneuses, et à des inflammations des ganglions lymphatiques qui ne le sont pas.

7° Les *inflammations cérébrales.*—Lorsque la gastro-entérite est parvenue à un certain degré d'intensité, elle produit bientôt un état de malaise et de fatigue que l'on rapporte à l'appareil locomoteur, mais dont la source est souvent dans l'encéphale. Aux douleurs passagères qui se faisaient sentir indistinctement à la région frontale, à l'occiput, aux tempes, succède quelquefois une céphalalgie frontale excessive et insupportable, une tendance à l'assoupissement accompagnée de douleur et de pesanteur de tête. En même temps sensiblilité extrême de la vue et de l'ouïe, altérations du jugement, d'abord passagères, et correspondant au moment des exacerbations; puis délire taciturne, rêvasserie, vertiges, insomnie opiniâtre, conjonctives rouges, œil enflammé, contractions irrégulières des muscles de la face, grincement de dents, soubresauts des tendons, assoupissement, coma plus ou moins profond, etc. Ces rapports de l'inflammation de la membrane muqueuse gastro-intestinale avec les phlegmasies du cerveau ou de ses membranes, sont d'ailleurs établis par des recherches anatomiques très-exactes. Ainsi que M. Scoutteten l'a remarqué, on trouve, dans ces cas complexes, outre les lésions phegmasiques de l'estomac et de l'intestin, les vaisseaux des méninges injectés, formant des plaques rouges sur un ou plusieurs points de la surface supérieure du cerveau, et quelquefois des exsudations sanguines ou membraniformes plus ou moins considérables, à la partie antérieure et latérale de ce viscère.

Cette complication est devenue plus rare depuis que les inflammations gastro-intestinales sont traitées par les émissions sanguines. Les Recueils de nos auteurs et nos Journaux scientifiques attestent combien de fois on l'a méconnue ou provoquée par l'abus des stimulans, des émétiques, des drastiques. Et ce fut sans doute la fréquence de cette combinaison des phlegmasies cérébrales avec celle des organes digestifs, qui conduisit alors M. Broussais à assigner aux gastro-entérites graves quelques symptômes des inflammations du cerveau ou de ses membranes.

Chez les hommes studieux, les gens pusillanimes, les nostalgiques, les malheureux rongés par le chagrin, l'inflammation de l'estomac et de l'intestin se répète presque aussitôt dans le cerveau ou ses membranes. Les enfans sont cependant encore plus exposés que les adultes à cette terrible complication, qui s'établit, à cet âge, avec une rapidité extrême. L'affection du cerveau rend toujours les symptômes de la gastro-entérite moins saillans et plus obscurs; et c'est pour cela que MM. Jœger, Fleischmann et Cruveilhier ont tant insisté sur l'analogie des symptômes du ramollissement gélatiniforme de l'estomac et de l'intestin, avec ceux de l'hydrocéphale aiguë. Si, dans ce cas, le rôle du cerveau a été méconnu, celui des organes digestifs l'a été bien plus souvent encore dans d'autres circonstances. Analysez la plupart des observations publiées sur l'*hydrocéphale aiguë*, la *fièvre cérébrale*, la *fièvre ataxique*, et vous reconnaîtrez que si l'on a assigné à ces affections cérébrales quelques phénomènes, tels que: langue rouge et sale, ventre balloné, sensible à la plus légère pression, vomissemens fréquens, diarrhée fétide, verte ou écumeuse, etc.; c'est qu'elles avaient été précédées par une inflammation gastro-intestinale, ainsi que cela a lieu le plus ordinairement, suivant M. Broussais. On doit encore rattacher à cette fâcheuse complication la plupart des faits particuliers intitulés : fièvres *gastro-ataxique*, *gastro-ataxo-adynamique*, *gastro-adynamique*. En effet, on y trouve toujours les symptômes de l'inflammation de l'estomac et de l'intestin, réunis à ceux des inflammations cérébrales, et les altérations qui les constituent lorsque ces observations sont accompagnées de recherches anatomiques exactes. Enfin il est indispensable de rapprocher ces histoires particulières de quelques autres publiées dans le Journal de M. Broussais, sous le nom de *gastro-entérite présentant successivement les formes bilieuse*, *ataxique* et *adynamique*, de plusieurs cas d'empoisonnement par l'opium et l'alcohol à haute dose, si l'on veut avoir une idée générale des nuances principales que peut présenter cette redoutable complication. *Voyez* ENCÉPHALITE.

8° Les *inflammations du tissu cellulaire*, *des voies urinaires*, *des organes de la génération*, *des articulations*, *etc.* — La gastro-entérite aiguë peut encore développer sympathiquement d'autres phlegmasies. Le phlegmon et plus souvent le furoncle, l'endurcissement du tissu cellulaire chez les nouveau-nés, surviennent quelquefois vers la fin d'une gastro-entérite aiguë. M. Rochoux assure avoir reconnu que la complication de la néphrite avec la gastrite était fréquente dans la fièvre jaune. On sait depuis long-temps que les cantharides, prises à l'intérieur à forte dose, enflamment à la fois l'estomac et la vessie. Cette dernière complication a même souvent lieu dans la suette miliaire, comme Pujol, Bellot, etc., l'avaient remarqué avant que j'en eusse fait l'observation. La métrite chez les nouvelles accouchées et chez les femmes enceintes qui essaient de provoquer l'avortement par des remèdes incendiaires, l'ophthalmie et le coryza chez les nouveau-nés, compliquent aussi quelquefois l'inflammation de l'estomac et de l'intestin. Enfin, lorsque des vicissitudes atmosphériques ou quelque autre cause disposent les articulations à l'inflammation, la gastro-entérite aiguë peut être accompagnée du développement d'une phlegmasie articulaire, et en particulier de celui de la goutte. M. Scudamore a eu raison d'insister sur la fréquence de cette complication; mais M. Broussais s'est trompé, lorsque, donnant aux opinions de cet auteur une extension trop illimitée, il a supposé que la goutte n'était jamais primitive.

Les contractions du cœur sont toujours plus ou moins accélérées dans la gastro-entérite aiguë; le pouls est quelquefois plein, dur, et souvent aussi large que dans la péripneumonie; il devient plus petit, enfoncé, irrégulier, convulsif, etc., au fur et à mesure que la gastro-entérite acquiert plus d'intensité, ou lorsqu'elle se complique d'une affection cérébrale. Le caractère de ce symptôme secondaire est si variable, que je ne connais rien de moins bien déterminé que le *pouls de la gastro-entérite* de quelques modernes, si ce n'est le *pouls abdominal* de Bordeu.

Maintenant que les rapports et les combinaisons possibles de la gastro-entérite aiguë avec les autres phlegmasies sont indiqués, est-il difficile de concevoir que la marche, la durée, la gravité d'une individualité morbide qui a débuté par une inflammation de l'estomac et de l'intestin, est non-seulement subordonnée au caractère particulier des altérations qui constituent cette dernière, mais encore au nombre et à la gravité relative des phlegmasies qui peuvent la compliquer? et, si ces inflammations secondaires peuvent apparaître à des époques indéterminées, avoir une durée passagère ou persister jusqu'à l'issue funeste de la maladie, se succéder, ou exister en nombre variable, être elles-mêmes plus ou moins intenses, ou accompagnées d'hémorrhagies, etc., ne sera-t-on pas obligé de convenir que l'analyse physiologique, éclairée par l'observation clinique, peut seule conduire à une juste interprétation du tableau mobile des expressions physiologiques variées qui doivent naître dans des conditions aussi différentes?

Le pronostic, dans la gastro-entérite aiguë, reposant entièrement sur la connaissance exacte des altérations phlegmasiques primitives et secondaires, est souvent incertain. Suivant la nature des causes qui ont produit ou qui entretiennent l'inflammation, la *résolution* peut avoir lieu dès le premier, le deuxième ou le troisième jour, ou ne s'opérer qu'après deux ou trois septenaires. Elle est annoncée par la diminution des désordres fonctionnels de l'estomac et de l'intestin; par la diminution de la fréquence du pouls, ou son retour à l'état naturel, lorsqu'il était petit et déprimé; par la diminution de la soif, de la chaleur, et surtout de l'âcreté de la peau, de la tension, de la chaleur et de la douleur stomacales et intestinales; par la diminution de la rougeur et de la sécheresse des bords de la langue, dont la surface blanchit ou se dépouille de son épiderme; par la cessation des vomissemens, sans augmentation des autres symptômes; par le rétablissement du cours naturel de l'urine et des matières fécales: à quoi il faut ajouter la disparition successive des phénomènes morbides produits par les lésions sympathiques. Les terminaisons par *exsudation membraneuse*, *crémeuse*, *membraniforme*, *etc.*, ne peuvent être reconnues qu'autant que de semblables altérations phlegmasiques ont lieu dans la bouche et le pharynx, ou que les matières de ces sécrétions morbides sont expulsées au dehors par le vomissement ou les garde-robes. Une douleur fixe vers la fosse iliaque droite, avec diarrhée, a lieu le plus ordinairement lors du développement des *pustules intestinales*, chez l'adulte. La prolongation des accidens généraux, mais à un faible degré, au delà du troisième septennaire, la rémission de la douleur et de la chaleur stomacales et intestinales, avec continuation de l'anxiété, des rapports, de la soif, d'un sentiment de pesânteur à l'épigastre, de la diarrhée, etc., sous l'influence des moyens antiphlogistiques, peuvent faire soupçonner que la gastro-entérite est accompagnée d'une ou plusieurs *ulcérations*, ou qu'elle s'est terminée par *ramollissement*. La disparition rapide de la douleur, chez un malade dont le cerveau n'est point affecté, coïncidant avec quelques autres circonstances, telles qu'un grand dégagement de gaz dans le canal intestinal, des évacuations très-fétides, un abaissement de la température du corps et de l'abdomen, un pouls petit, filiforme et très-fréquent, doit faire craindre la terminaison de l'inflammation par *gangrène*. Une douleur subite et déchirante, dans un point très-circonscrit de l'épigastre ou de la région ombilicale, la décomposition rapide des traits de la face, bientôt suivie de nausées et de vomissemens, accompagnée d'une sensibilité extrême à la pression, d'une grande prostration de forces, d'un pouls petit, faible et accéléré, et plus tard le développement d'une péritonite ou d'une pleurésie mortelles, suivant le siége de l'épanchement, sont les signes principaux d'une *perforation* de l'estomac ou de l'intestin grêle. Un dernier mode de terminaison (les altérations du quatrième degré), offre d'autres caractères qui seront exposés dans le paragraphe suivant. Je n'ajouterai plus qu'une dernière remarque relativement à la gastro-entérite aiguë, c'est que, si le pronostic est plus ou moins grave, suivant l'étendue, l'intensité et les terminaisons probables de l'inflammation de l'estomac et de l'intestin, il est également subordonné au nombre et à l'intensité des phlegmasies des autres organes sympathiquement affectés; car une lésion consécutive des poumons, et surtout du cerveau, entraîne souvent la mort, sans qu'on trouve, à l'ouverture des cadavres, une altération profonde des organes digestifs.

§ III. *Gastro-entérite chronique.* — Les caractères physiologiques des altérations qui constituent la gastro-entérite chronique doivent être également puisés dans les phénomènes de l'inflammation et dans les désordres fonctionnels de l'estomac et de l'intestin.

La *douleur stomacale* se fait sentir à la base de la poitrine et à l'épigastre; plus intense à droite ou à gauche, souvent assez élevée pour que les malades la rapportent à la cavité thorachique; quelquefois continue, plus ordinairement irrégulière ou intermittente, elle augmente après le repas, surtout lorqu'il a été copieux, ou après l'ingestion de substances irritantes. Cette douleur peut être circonscrite, pongitive, accompagnée d'un sentiment de constriction, d'une sensation analogue à celle que pourrait causer une barre horizontale qui s'opposerait au passage des alimens et même des boissons. Chez le plus grand nombre des malades, elle est sourde ou passagère, et ne se fait sentir que pendant les secousses de la marche, de la danse, de l'équitation, etc. Plus souvent encore la *douleur intestinale* est tout-à-fait nulle, alors même qu'un grand nombre d'épaississemens partiels, de tubercules ou d'ulcérations, couvrent la surface interne de l'intestin.

La *chaleur morbide* ne s'observe ordinairement qu'au moment des digestions, ou à la suite de l'ingestion de substances toniques ou stimulantes, ou pendant la durée de quelques paroxysmes.

Lors même que la douleur ne se fait pas sentir, ou qu'il n'existe qu'une gêne plus ou moins incommode, l'*appétition* est ordinairement modifiée. Les malades atteints de gastro-entérite chronique ne manquent pas toujours d'appétit; il en est même qui éprouvent une faim insatiable (*gastrite boulimique*, M. Broussais), mais ils ne digèrent jamais, sans difficulté et sans douleur, ou du moins sans pesanteur à l'épigastre, une grande quantité d'alimens, quoique leur présence dans l'estomac calme quelquefois momentanément l'état de malaise qu'ils éprouvent. Chez le plus grand nombre, au contraire, l'appétit est diminué; et à moins que des idées erronées sur la nécessité de prendre en abondance des alimens ne fassent illusion aux malades, un dégoût pour toute espèce de nourriture ne tarde pas à se manifester. Chez quelques-uns, l'appétit est inégal; d'un jour à l'autre, ou même du matin au soir, ils éprouvent des alternatives d'une faim très-difficile à satisfaire ou d'une inappétence complète, et sont rassasiés lorsqu'ils ont à peine goûté des alimens qu'ils avaient désirés en grande abondance. Si l'on en excepte le moment des digestions, la *soif* est rarement augmentée. La *chymification* est lente, laborieuse, accompagnée de malaise, d'agitation, de pesanteur, de frissons qui alternent avec de la chaleur, d'un mouvement fébrile qui persiste quelquefois pendant plusieurs heures, d'une petite toux sèche, ou bien encore troublée par des nausées, des flatuosités, des rapports, des vomissemens suivis d'un soulagement momentané, et d'un sentiment de chatouillement à l'épigastre. Quelques malades se plaignent d'un goût aigre ou salé qui augmente même après l'ingestion de substances sucrées. L'haleine est fétide. Il survient des *éructations* sans odeur, plus souvent nidoreuses, acides et même âcres. Un mouvement de *rumination* fait revenir à la bouche une eau claire, douceâtre, aigre, ou bien des portions d'alimens à demi digérés. Lorsque la maladie est à un plus haut degré d'intensité, les alimens sont *vomis* quelques heures après le repas, ou immédiatement après leur ingestion. Des vomissemens peuvent même avoir lieu tous les jours, ou à des époques plus ou moins éloignées, lorsque l'estomac ne contient pas d'alimens ou de boissons. Un mucus insipide, une matière analogue au blanc d'œuf (*catarrhe stomacal* des auteurs), ou des humeurs bilieuses, glaireuses, acides ou noirâtres, semblables à de la suie délayée dans de l'eau (*squirrhe, cancer de l'estomac*), du sang en plus ou moins grande quantité (*ulcères de l'estomac*), sont alors ordinairement rejetés, le matin, à jeûn, ou plusieurs heures après le repas. Une *constipation* souvent opiniâtre, des coliques, et très-rarement une *diarrhée* toujours fétide, glaireuse ou sanguinolente, accompagnée du dégagement d'une quantité plus ou moins considérable de gaz dans la cavité de l'intestin grêle, sont les principaux symptômes de l'inflammation chronique de cette portion des organes digestifs.

Ces désordres fonctionnels de l'estomac et de l'intestin se reproduisent chez quelques malades après chaque repas, avec une intensité proportionnée à la quantité et à la qualité des alimens; disparaisssent lorsque la digestion stomacale est achevée; s'exaspèrent plus ou moins, suivant que les règles de la diète sont observées ou négligées; offrent souvent des intermissions de plusieurs semaines, de plusieurs mois; apparaissent ou persistent en nombre inégal; de sorte qu'on n'observe quelquefois qu'un ou deux de ces symptômes, et que sur un grand nombre de malades, l'un se plaint d'une *digestion longue et pénible*, d'une *faiblesse d'estomac;* l'autre, de *rapports* habituels après le repas; un troisième, de *glaires*, de *pituites;* un quatrième, de *vomissemens* périodiques, etc.

Si quelque malades atteints de gastro-entérite chronique, tels que ceux qui abusent des liqueurs alcoholiques, conservent leur embonpoint, le plus souvent la *nutrition*, complément des fonctions digestives, est altérée. Le tissu cellulaire s'affaisse, et l'amaigrissement fait de rapides progrès, surtout chez les enfans. La peau devient brune ou d'un jaune pâle; les traits altérés, sillonnés par des rides précoces, impriment à la physionomie des adultes une expression de langueur et de tristesse; à celle des enfans et des nouveau-nés, un aspect particulier que l'on désigne ordinairement sous le nom de *face de petit vieillard.* Chez l'adulte et à un âge plus avancé, la circonférence de l'abdomen est dominée par les parties osseuses et cartilagineuses qui en forment les limites; le ventre est concave et *rentré* en lui-même de manière que sa paroi antérieure, avoisinant de très-près la colonne vertébrale, laisse apercevoir les battemens de l'aorte, et permet quelquefois de reconnaître par le toucher les altérations profondes de texture de ces viscères, dont les membranes offrent une résistance insolite, ou dessinent sous la peau et les muscles des tumeurs plus ou moins considérables. Chez les enfans, au contraire, l'existence simultanée du carreau ou d'une cœco-colite rend le plus souvent l'abdomen saillant et volumineux. *Voyez* CANCER, CARREAU.

Les lésions et les phénomènes sympathiques sont ordinairement moins saillans que dans la gastro-entérite aiguë. La portion *sus-diaphragmatique* du canal alimentaire participe plus rarement à l'inflammation, à laquelle elle peut long-temps rester étrangère. La membrane muqueuse de la bouche, et en particulier sa portion linguale, conserve alors sa teinte naturelle. Cependant la langue est le plus souvent rouge, sur ses bords ou à sa pointe, et couverte d'un enduit blanchâtre, épais, qui se détache par pellicules membraniformes. Les gencives sont quelquefois injectées, gorgées de sang, et les dents vacillantes dans leurs alvéoles. Un crachotement continuel avec expuition de la gorge d'une matière écumeuse, surtout au moment du réveil; des aphthes et quelques autres symptômes de l'inflammation de la membrane muqueuse de la bouche et du pharynx, accompagnent aussi assez fréquemment celle de l'estomac et de l'intestin. Le *cœcum* et le *colon* sont quelquefois eux-mêmes affectés. Les altérations phlegmasiques du rectum, indiquées par les auteurs sous le nom vague d'*hémor-*

*rhoïdes internes*, ne sont souvent qu'un des effets sympathiques d'une gastro-entérite chronique. Les inflammations lentes des annexes des organes digestifs, diversement dénommées par les anciens pathologistes, telles que les *engorgemens hépatiques*, les *obstructions* de la rate et du pancréas, les *engorgemens*, les *indurations* et les *tumeurs stéatomateuses* des ganglions du mésentère, le carreau, les tubercules péritonéaux, etc., compliquent aussi fréquemment la gastro-entérite chronique. Cette phlegmasie peut encore étendre son influence, dans une inégale proportion, à d'autres parties du corps. Ainsi le catarrhe pulmonaire et la phthisie sont une des complications les plus ordinaires de la gastro-entérite chronique. Et sans être aussi exclusif qu'un de nos pathologistes les plus distingués, sur le rôle tout-puissant de l'estomac dans la production des autres maladies, il est permis de penser que l'hypocondrie, la folie, les fièvres intermittentes, les névralgies, les dartres, la goutte, etc., sont quelquefois consécutives à l'inflammation chronique de l'estomac et de l'intestin, puisque les désordres fonctionnels de ces viscères se trouvent fréquemment indiqués dans les observations particulières, comme les prodrômes, les signes précurseurs ou les symptômes accessoires de ces diverses affections.

Calculez les combinaisons possibles des altérations de l'estomac et de l'intestin que nous avons décrites (quatrième degré), avec ces maladies secondaires; tenez compte des nuances que chacune d'elles peut offrir; méditez les observations publiées par nos meilleurs auteurs; observez vous-mêmes, et ouvrez un grand nombre de cadavres; et dites alors si les tableaux symptomatiques des nosologistes laissent entrevoir ces différences, souvent très-remarquables, que présentent entre elles les expressions physiologiques des gastro-entérites, qui se développent dans des conditions aussi variées; et s'il est au pouvoir des pathologistes de les faire exactement connaître autrement qu'à l'aide de faits particuliers?

Les altérations observées dans la gastro-entérite chronique sont toujours graves, quoiqu'elles ne soient pas également funestes. Celles que caractérisent les *teintes brunes*, *grises*, ou la *pâleur morbide* de la membrane muqueuse, les *épaississemens partiels*, les *ulcères* et les *ramollissemens superficiels*, me paraissent seuls susceptibles d'une guérison radicale, dont la possibilité n'a pas encore été rigoureusement constatée pour plusieurs d'entre elles. Elle est annoncée, lorsqu'elle a lieu, par le rétablissement lent mais complet des digestions, par le retour de l'appétit, de l'embonpoint, etc. Les *végétations* gastriques ou intestinales lorsqu'elles ne sont pas volumineuses ou multiples, situées ou engagées dans les orifices cardiaque ou pylorique; les *épaississemens partiels*, lorsqu'ils sont épars et circonscrits; les *mélanoses*, les *tubercules*, lorsqu'ils sont peu nombreux; l'*œdème du tissu cellulaire sous-muqueux*, peuvent quelquefois exister sans nuire d'une manière appréciable à l'accomplissement des fonctions digestives et de la nutrition, s'ils ne sont pas accompagnés d'autres lésions phlegmasiques. Le marasme, l'adhérence de la peau aux parties sous-jacentes, le teint pâle et terreux, le rejet de tous les *ingesta*, et même des boissons froides et mucilagineuses; la fréquence, l'opiniâtreté des vomissemens, l'expulsion de matières noires ou d'un sang pur, annoncent presque toujours le développement des tissus squirrheux et de la matière cérébriforme. ( *Voyez* CANCER ). Plusieurs exemples de morts presque subites survenues chez des individus qui ne se plaignaient que d'une *dyspepsie habituelle*, publiés par Geoffroy, MM. Gerard, Rullier, Abercrombie, etc., établissent qu'une *perforation* de l'intestin ou de l'estomac peut être la suite d'un ulcère, d'un squirrhe ou de toute autre altération chronique. Enfin on a vu, dans quelques cas rares, la grande courbure de l'estomac contracter des adhérences avec la portion transverse du colon, une communication s'établir entre la cavité de ces deux portions du canal intestinal, et des vomissemens de matières fécales annoncer pendant la vie cette disposition morbide; ou bien encore l'estomac et l'intestin adhérer aux parois de l'abdomen, déterminer le développement d'un abcès auquel succède ordinairement une fistule, le plus souvent incurable.

Suivant la nature des causes qui l'ont produite ou qui l'entretiennent, la durée de la gastro-entérite chronique peut être de plusieurs mois, et de quelques années même, chez les vieillards. L'époque d'une terminaison funeste est souvent hâtée par la coexistence d'un catarrhe pulmonaire, d'une hépatite chronique, etc., ou plus fréquemment encore par le développement d'une gastro-entérite aiguë, d'autant plus grave alors que la membrane muqueuse se désorganise avec plus de rapidité.

§ IV. *Gastro-entérite intermittente.* — Il sera démontré,

dans un autre article qu'on a décrit sous le nom de *fièvres intermittentes*, des phlegmasies, des névralgies, et même des hémorrhagies de ce type, simples ou compliquées; et que, sous celui de *fièvre intermittente ordinaire* ou *bénigne*, on a présenté les principaux symptômes (*frisson*, chaleur et sueur) d'une affection du système nerveux encore peu connue, quelquefois précédée, et plus souvent suivie d'une inflammation des organes digestifs, mais qui peut en être indépendante. Il s'agit de déterminer ici, non pas si la gastro-entérite peut exister chez des individus qui présentent des phénomènes morbides intermittens, et en particulier des *accès* caractérisés par le frisson, la chaleur et la sueur; mais bien si *les désordres fonctionnels de l'estomac et de l'intestin* observés dans l'inflammation aiguë et continue de ces viscères, se développent et se succèdent quelquefois sous la forme d'accès réguliers; car on ne peut constater l'intermittence de la gastro-entérite elle-même, ainsi qu'on le fait pour l'ophthalmie, le coryza, l'érythème, l'urticaire, etc. Or, des observations recueillies par Morton, Torti, Lautter, etc., tendent à établir qu'une vive douleur à l'épigastre, qu'un sentiment de morsure, de déchirure insupportable dans cette région, accompagné d'une soif ardente, de sécheresse de la langue, de nausées, de vomissemens, de douleurs intestinales, d'évacuations très-abondantes, soit de matières semblables à de la lavure de chair, soit de sang noirâtre liquide ou coagulé, etc., peuvent se manifester chez quelques individus sous la forme d'accès quotidiens, tierces, etc. Il importe peu sans doute que ces auteurs aient cru devoir appeler cette réunion de symptômes *fièvre cardiaque* ou *atrabilaire*. Une dénomination nosologique ne peut faire oublier les rapports bien connus de ces phénomènes avec les altérations phlegmasiques de l'estomac et de l'intestin, ni conduire un esprit exact à voir une maladie générale dans les désordres fonctionnels d'un appareil : et, jusqu'à ce qu'on ait prouvé, par des recherches anatomiques, ce que Torti, Morton, etc., n'ont fait, ni même songé à faire, que les symptômes qu'ils appellent *fièvre cardiaque* et *atrabilaire* peuvent être indépendans d'une gastro-entérite intermittente, ils doivent en être considérés comme l'expression physiologique. Cette proposition suppose toutefois que le groupe symptomatique admis par ces auteurs repose sur des observations particulières dans lesquelles l'*intermittence* des désordres fonctionnels des organes digestifs, et leur retour par *accès* périodiques, ont été bien constatés; ce qui n'est pas rigoureusement vrai: car je crois avoir acquis la certitude que la plupart des faits individuels consignés dans leurs ouvrages laissent beaucoup à désirer à cet égard. Il serait encore plus inexact de regarder, avec quelques médecins physiologistes, comme des gastro-entérites intermittentes quelques exemples de fièvre quotidienne, tierce, double-tierce, etc., dans lesquelles la douleur épigastrique, la rougeur de la langue, la soif, etc., ont persisté pendant l'apyrexie. La lésion et les phénomènes qu'on a désignés collectivement sous le nom d'*accès* de fièvre, peuvent être provoqués ou entretenus, dans ce cas, par une gastro-entérite, comme ils le sont quelquefois par la présence d'une sonde dans le canal de l'urètre rétréci; mais l'affection sympathique qui constitue l'accès, distincte de celle qui la suscite, est souvent primitive, et n'a pas son siége dans l'estomac. Enfin, si l'existence possible de la gastro-entérite intermittente ne peut être mise en doute; si les travaux de Morton, Lautter, Torti, etc., sur les fièvres *cardiaque* et *atrabilaire*, tendent à l'établir, il me paraît difficile de contester que la science réclame sur ce point de pathologie, encore très-obscur, de nouvelles observations cliniques, éclairées par des recherches anatomiques.

§ V. *Gastro-entérite épidémique.* — Au fur et à mesure que les moyens d'investigation s'étendent et se perfectionnent dans les sciences, les observations et les expériences acquièrent une exactitude et une précision qu'on chercherait vainement dans les travaux antérieurs. Aussi ai-je peine à comprendre l'importance qu'on affecte d'attacher encore aujourd'hui aux *relations épidémiques* publiées par Hippocrate, Baillou, Sydenham, Finck, Rœderer et Wagler, etc. Témoins des désordres fonctionnels dont le mobile leur était le plus souvent inconnu, étrangers aux recherches anatomico-pathologiques, ou se livrant à de fausses interprétations sur leurs résustats, embrassant dans un même cadre, sous le nom de *constitution épidémique*, toutes les maladies qu'ils observaient dans l'espace de quelques mois ou de plusieurs années, cherchant un air de famille, ou supposant une filiation généalogique entre les affections les plus disparates, ces auteurs ont la plupart créé des tableaux symptomatiques où figurent à la fois des phénomènes morbides propres aux phlegmasies cérébrales, thorachiques et abdominales. Il ne faut donc pas s'attendre à trouver, dans leurs ouvrages, même sous une autre dénomination, une description exacte de la gastro-entérite épidémique. Cependant les épidémies de Rome (1695, Lancisi); de Luxembourg (1759, Lautter); de Gœttingen (1760 à 1761, Rœderer et Wagler); de Naples (1764, Sarcone); de Leyde (1770, de Le Boë); du Gros-Theil (1769 à 1770, Lépecq-de-La-Clôture); de Mantes (1802, Navières), etc., me paraissent devoir être rattachées à la gastro-entérite, plutôt qu'à toute autre maladie. Les auteurs de ces relations ont rapporté, il est vrai, des exemples de péripneumonie, de péritonite, de dysenterie, etc., comme des *formes*, des *modifications*, des *transformations*, de ces maladies *générales*. Mais il est constant que, sur un certain nombre d'histoires particulières, prises au hasard dans leurs ouvrages, celui des cas de gastro-entérite est prédominant; que, dans leurs tableaux symptomatiques, ils ont toujours placé, en première ligne, les désordres fonctionnels de l'estomac et de l'intestin. Je suis toutefois loin de contester qu'on ne puisse élever des doutes sur le caractère de ces épidémies si imparfaitement décrites. J'avouerai même, contre l'opinion de quelques médecins physiologistes, qu'il me semble également assez difficile de déterminer d'une manière rigoureuse si, dans toutes les épidémies par empoisonnement miasmatique, décrites sous les noms de *typhus*, *fièvre jaune*, *peste*, *etc.*, la gastro-entérite a toujours été la lésion primitive et principale. Dans un autre article (TYPHUS), nous examinerons si elle n'a pas, au contraire, été quelquefois consécutive à une autre phlegmasie, à celle du cerveau, par exemple, ou si son développement n'a pas été accompagné de celui de quelques autres inflammations plus ou moins graves. De même encore ce ne sera qu'après de nouvelles observations sur les épidémies qu'on pourra affirmer si une forte chaleur réunie à l'humidité, ou une température froide et humide, donnent plus fréquemment lieu au développement de la gastro-entérite épidémique qu'à celui des autres maladies, et si cette phlegmasie est *endémique* dans tous les lieux où règnent habituellement l'une ou l'autre de ces constitutions atmosphériques. La science attend de la génération qui s'élève, et pour laquelle elle a multiplié les moyens d'investigation, des observations cliniques plus exactes, des recherches anatomiques plus précises, des tableaux symptomatiques plus vrais, des considérations météorologiques moins vagues et moins hypothétiques. Et peut-être qu'à l'aide de cette nouvelle expérience, on pourra découvrir quelques-unes des conditions qui font que, dans certaines épidémies, l'inflammation de l'intestin et de l'estomac s'annonce par une succession rapide de vomissemens et d'évacuations alvines très-abondantes (épid. de *cholera-morbus*), ou par des vomissemens de sang pur ou altéré (épid. *vomito negro*, *Esp.*); que, dans quelques autres, cette inflammation se propage ordinairement à toute l'étendue de la membrane muqueuse des voies digestives, affecte spécialement la forme vésiculeuse (*aphthes épid.* — *maladie muqueuse*), ou la terminaison par fausse membrane (épid. de Naples, *fièvre glutineuse*); qui font que la gastro-entérite est quelquefois précédée par une angine pharyngienne (épid. de *gastro-entérite* au village de Tacoigniers, 1823, M. Fourcault), ou suivie d'une phlegmasie cutanée vésiculeuse (épid. de *miliaire*), ou bulleuse (épid. de *pemphigus*); qu'elle s'associe, dans des cas plus graves, à une affection cérébrale (épid. de *gastro-entérite* à Limoges, 1819, M. Cruveilhier); à l'hépatite, à des hémorrhagies sous-cutanées ou des membranes muqueuses (épid. de *fièvre jaune*), etc.; qui font enfin qu'elle affecte, lors de sa reproduction sur un même théâtre, sur une même population, et dans des circonstances en apparence analogues, une instabilité non moins inconcevable dans sa forme et ses complications.

§ VI. *Traitement.* — On préviendra le développement des inflammations gastro-intestinales, chez les nouveau-nés, par le choix d'une bonne nourrice, par un allaitement artificiel bien dirigé, en ne hâtant point l'époque du sevrage, et en prémunissant les mères contre les funestes effets des purgatifs, des vomitifs et des vermifuges. Cette maladie deviendra plus rare, chez les vieillards, lorsqu'ils renonceront aux élixirs de longue vie, aux teintures et aux pilules stomachiques, et aux purgatifs de précaution : elle sera peut-être moins commune, dans toutes les classes de la société, lorsque les médecins, plus réservés dans l'emploi des médicamens énergiques, compteront un peu moins sur la *tolérance* de l'estomac.

Dans le traitement de la gastro-entérite, il faut avoir égard à la fois, à la nature des causes qui l'ont produite ou l'entretiennent, au degré et à l'étendue des altérations qui la constituent, au nombre et à l'intensité des lésions qui la compliquent. La première indication est quelquefois, en effet, d'extraire; d'expulser par le vomissement ou les garde-robes, ou de neutraliser les corps étrangers solides ou liquides, introduits dans les organes digestifs (*voyez* CORPS ÉTRANGERS, INDIGESTION, EMPOISONNEMENT); de rappeler une inflammation primitive, dont la disparition subite a été suivie du développement de la gastro-entérite (GOUTTE *métastatique*, etc.); de la combattre, au contraire, lorsque l'inflammation de l'estomac et de l'intestin n'existe que sous son influence (gastro-entérite symptomatique des *brûlures*, des *larges plaies*, des *phlegmasies articulaires*, etc.).

Un grand nombre de moyens ont été proposés pour ramener la sensibilté des organes digestifs enflammés à son type naturel, pour diminuer l'injection sanguine de leurs membranes, et même pour remédier à des altérations plus profondes de ces viscères. Les saignées, les délayans, les bains ou les lavemens mucilagineux, les applications froides, ou tièdes et émollientes, et le régime sont, de tous ces moyens, ceux dont l'utilité est le plus généralement admise, dans le traitement de la *gastro-entérite aiguë*.

La *saignée* est rarement employée en France, au début d'une gastro-entérite, à moins que l'inflammation ne soit très-intense, ou associée à quelque phlegmasie du poumon ou du cerveau, ou survenue à la suite d'un empoisonnement par les acides concentrés, les sels corrosifs, etc. Dans les pays chauds, la saignée générale, répétée quatre à cinq fois, dès le début d'une gastro-entérite, est cependant, suivant Pouppée-Desportes, M. Rochoux, etc.; le remède sur lequel on doit le plus compter. Pour mon propre compte, je suis convaincu qu'on observerait plus rarement, en Europe, les phlegmasies sympathiques qui compliquent et aggravent les inflammations gastro-intestinales, et que les cas de gastro-entérite chronique seraient moins nombreux, si la saignée générale était plus fréquemment employée. L'utilité des saignées locales est tellement reconnue aujourd'hui que l'application des *sangsues* est un remède presque populaire. Suivant le siége spécial et l'étendue de l'inflammmation, 1, 2, 3 sangsues chez les nouveau-nés; 4, 6, 8, 10 chez les enfans; 10, 20, 30, 40 ou 50 chez les adultes, et un plus petit nombre chez les vieillards, appliquées sur l'épigastre, l'ombilic ou la fosse iliaque droite, suffisent ordinairement pour arrêter les progrès de la gastro-entérite, à son invasion. L'expérience peut seule apprendre jusqu'à quel point on peut étendre ou répéter l'application des sangsues, ou entretenir l'écoulement des piqûres par des cataplasmes, des fomentations émollientes : mais, en général, il ne faut pas laisser ignorer aux malades que, lorsqu'on a appliqué, dès le début de l'inflammation, un nombre de sangsues proportionné à son intensité, les guérisons sont plus promptes et plus certaines, lors même que l'évacuation sanguine qu'elles déterminent est momentanément suivie d'une grande faiblesse. Les ventouses scarifiées sur l'épigastre et la région ombilicale, conseillées par plusieurs médecins, peuvent être également d'une grande utilité, malgré la douleur qu'entraîne leur application. Ce serait surtout le cas d'y recourir si les sangsues manquaient, comme cela arrive fréquemment sous les régions équatoriales et sous d'autres latitudes. Mais il importe de remarquer que, lorsque dans le cours d'une gastro-entérite l'inflammation semble renaître sans cesse et que les désordres fonctionels des organes digestifs persistent malgré l'emploi répété des évacuations sanguines, cette résistance du mal indique le plus souvent l'existence d'une altération chronique antérieure à l'état d'acuité, ou le développement d'*épaississemens*, d'*amincissemens*, de *ramollissemens*, d'*ulcérations*, etc., que les saignées locales ou générales ne peuvent guérir.

Il y a souvent un choix à faire entre les *boissons* délayantes et antiphlogistiques. L'estomac, très-irrité, supporte difficilement l'eau de poulet, le bouillon de veau, les émulsions, le petit-lait, etc., et préfère l'eau pure ou gommée, une légère décoction d'orge ou de chiendent, de mie de pain, etc., donnée par petites gorgées et quelquefois par cuillerées à bouche, administrée tiède, ou mieux froide, lorsque la chaleur abdominale est très-considérable. En général il faut choisir les boissons parmi les délayans insipides, les gommeux et les mucilagineux, en proportionner la quantité aux besoins de l'estomac ; lorsqu'elles répugnent aux malades, essayer prudemment de les rendre agréables par l'addition des acides végétaux, ou en les administrant froides ou à la glace ; enfin si l'irritation de l'estomac persiste ou augmente après l'ingestion de ces boissons, s'en abstenir et chercher à apaiser la soif par les bains, les lavemens émolliens, ou par de petits morceaux de glace que les malades laissent fondre dans la bouche.

A la suite des empoisonnemens par les acides, les alcalis, les oxydes et les sels métalliques, etc., les *bains tièdes* sont un auxiliaire puissant des émissions sanguines. Dans toute autre circonstance, ce moyen semble procurer un soulagement plus marqué chez les enfans que chez les adultes, où il a paru quelquefois exaspérer la gastro-entérite aiguë. Leur nombre doit être proportionné à l'intensité du mal et au soulagement qu'ils procurent. La sensibilité de l'épigastre, aggravée par le poids le plus léger, oblige souvent de renoncer à l'action des cataplasmes émolliens, des fomentations tièdes et mucilagineuses. Mais ces topiques, appliqués sur l'ombilic et l'hypogastre, diminuent toujours les douleurs intestinales; tandis que, dans les saisons chaudes, les applications *froides* ou fraîches sur l'épigastre calment plus sûrement la douleur et la chaleur de l'estomac. Les *lavemens* émolliens ou huileux, répétés à des intervalles plus ou moins rapprochés, sont bien préférables aux purgatifs et même aux suppositoires trop fréquemment employés, chez les enfans, pour combattre la constipation. Toutes les fois que des évacuations séreuses très-abondantes ont lieu, et, en particulier, lorsque la cœco-colite complique la gastro-entérite, des quarts de lavement avec addition de quelques gouttes de laudanum, répétés plusieurs fois par jour, arrêtent la diarrhée, et procurent un soulagement très-marqué.

Quels que soient le nombre et l'intensité des phlegmasies qui compliquent l'inflammation de l'estomac et de l'intestin, le fond de la méthode curative reste le même. L'habileté du médecin consiste à prévenir les affections secondaires en combattant activement l'inflammation primitive. Elles cèdent, à leur début, à une nouvelle application de sangsues à l'abdomen; mais, si leurs symptômes ont déjà quelque durée, on doit les attaquer directement par les moyens variés que réclame chacune d'elles. *Voyez* ANGINE, DYSENTERIE, PÉRITONITE, HÉPATITE, PNEUMONIE, ENCÉPHALITE, etc.

L'action de ces remèdes doit être secondée par un régime approprié. Le sein ou le biberon seront plus rarement présentés aux enfans à la mamelle. Il est rare qu'ils prennent beaucoup de lait, lorsque l'estomac et l'intestin sont fortement enflammés; et ils rejettent si facilement cette boisson, difficile à remplacer par une meilleure, qu'il y aurait de la dureté à leur faire éprouver le tourment de la faim et de la soif, ainsi qu'on l'a proposé dans ces derniers temps. A tout autre âge, on suspend les alimens pendant 2, 3, 4, 6, 7, 8, 10, 15 et 20 jours, suivant l'intensité de l'inflammation; les malades sont réduits à leurs seules boissons. On donne ensuite, à de longs intervalles, quelques cuillerées de crème de riz ou de pain très-légères, ou des bouillons coupés; et, lorsque la convalescence est confirmée, on accorde successivement de légères panades; de petites soupes maigres, de riz, de vermicelle, de semoule, avec des herbages bien cuits et passés dans un linge; et plus tard, du pain, des légumes, un peu de poisson, et rarement de la viande. Je n'ajouterai plus qu'une remarque, c'est que, s'il se développe, même momentanément, de la céphalalgie, du malaise, et même de la fréquence dans le pouls, après ces légers repas, il faut, sur-le-champ, retrancher tous les alimens pour un jour, et revenir aux décoctions féculentes, aux bouillons légers, etc. Tel doit être le traitement de la gastro-entérite aiguë, débarrassé des accessoires nuisibles dont on l'a souvent surchargé. Il me reste à faire connaître quelques autres moyens thérapeutiques qui, pour avoir été les remèdes usuels de plusieurs médecins célèbres, n'en sont pas moins aujourd'hui repoussés par l'expérience.

Les observations cliniques consignées dans les Recueils de nos auteurs, sous des dénominations variées, ne peuvent faire méconnaître l'existence d'une gastro-entérite aiguë, dont les symptômes et les caractères anatomiques sont fortement exprimés, attestent les funestes effets des émétiques employés pour *expulser de l'estomac et de l'intestin de la bile âcre, du mucus altéré*, etc. Sous ce rapport, l'ouvrage de M. Prost serait, sans contredit, un des plus instructifs, s'il n'eût omis de parler du traitement du plus grand nombre des malades dont il donne les autopsies. Vous remarquerez cependant dans une observation (*obs.* XV), qu'après une première dose d'émétique, le malade éprouva une *exacerbation;* qu'une seconde détermina une *raideur tétanique;* et une troisième des symptômes *fuligineux*, rapidement suivis de la mort; que dans une autre (*obs.* XX), le délire s'accrut, l'agitation devint extrême après une limonade éméto-cathartique; que dans une troisième enfin (*obs.* LXIV), dès le deuxième jour du traitement, après l'administration d'un émétique, l'agitation devint extrême et la langue sèche et rouge. Si ce moyen est quelquefois salutaire au début des gastro-entérites légères, elles guérissent plus sûrement par les émissions sanguines ou l'abstinence : lorsque l'inflammation est plus intense, il aggrave toujours les souffrances des organes digestifs; le soir ou la nuit qui suit l'administration de ce remède, les malades éprouvent plus d'agitation, de chaleur, d'accablement; la langue est plus sèche, le pouls plus vif, etc.; et souvent, dans cette nuit même, l'inflammation se répète dans le cerveau ou ses membranes (*état adynamique* ou *ataxique* des fièvres bilieuse ou muqueuse). J'insisterai moins sur les inconvéniens de la décoction de casse ou de tamarin, du petit-lait tartarisé, de l'huile de ricin, du calomel, et des purgatifs en général. Déjà les pathologistes anglais n'emploient ces moyens qu'après des émissions sanguines abondantes, et depuis longtemps, l'école de M. Pinel les avait ajournés à l'époque de la convalescence, dans le traitement des *fièvres*. Le quinquina, la canelle, l'arnica, la serpentaire de Virginie, le simarouba, l'acétate d'ammoniaque, l'eau vineuse, etc., ont été prodigués pour combattre un symptôme, l'*apparence adynamique*, compagne ordinaire des gastro-entérites les plus intenses, et surtout celles qui sont compliquées d'une affection cérébrale. L'application de ces moyens prit une nouvelle extension, lorsque M. Petit crut devoir traiter les gastro-entérites pustuleuses ou furonculaires (*fièvre entéro-mésentérique*), dès leur début, par le quinquina sous forme d'extrait ou associé aux spiritueux, par les lavemens de camomille camphrés, les frictions alcoholiques, les vésicatoires, etc. Mais à peine l'étiologie des inflammations gastro-intestinales et des lésions sympathiques qu'elles provoquent a-t-elle été mieux connue, qu'un grand nombre de médecins ont singulièrement restreint l'usage de ces médicamens, que quelques autres ont entièrement abandonnés. Il en est cependant encore aujourd'hui, qui conseillent dans les gastro-encéphalites de recourir à l'emploi des *vésicatoires* appliqués aux membres inférieurs, non plus, comme autrefois, pour reveiller la puissance vitale engourdie, mais pour opérer une révulsion, qu'on obtient rarement, même à la suite des émissions sanguines les plus abondantes. Souvent, au contraire, vingt-quatre heures après l'application des cantharides, la langue devient plus rouge, le délire plus prononcé, et bientôt l'agitation des muscles, les plaintes ou les cris qui interrompent la stupeur, sont remplacés par une langueur plus profonde que celle à laquelle on avait voulu remédier.

C'est surtout dans la *gastro-entérite chronique* que le succès doit s'attendre du régime. Chez les nouveau-nés, le principal remède est souvent de substituer au biberon le sein d'une bonne nourrice; de la remplacer par une meilleure lorsqu'elle est mauvaise, et de revenir à la diète lactée ou à l'allaitement, lorsque les enfans dépérissent après le sevrage. S'il était possible de réduire les sujets d'un âge plus avancé, et même les vieillards, à ne se nourrir, pendant quelques semaines, que de lait de chèvre, de vache avec ou sans sucre; de bouillon de grenouille ou de tortue; d'eau de poulet; de crème de pain, de sagou, de salep, de gruau, de semoule, etc.; de les restreindre enfin dans le cercle étroit des adoucissans, dont le choix serait subordonné au goût, aux caprices et aux idiosyncrasies des malades, les guérisons seraient plus nombreuses et moins tardives. Ces effets salutaires de la diète s'annoncent presque tout à coup chez les individus accoutumés à de fréquens écarts de régime, que des habitudes plus sobres, ou une nourriture plus simple ont quelquefois suffi pour rétablir. Des boissons aqueuses, administrées par petites doses, depuis la première heure qui suit l'ingestion des alimens jusqu'au repas suivant ou jusqu'à l'heure du sommeil, secondent parfaitement l'action de ce régime, dont la sévérité doit être successivement diminuée au fur et à mesure que les digestions deviennent moins laborieuses.

Il est au moins incertain que les émissions sanguines puissent contribuer à ramener à leur structure primitive les membranes de l'estomac et de l'intestin, atteintes d'*épaississement*, d'*amincissement*, de *ramollissement*, de *végétations*, *de tubercules*, etc.; mais il est à peu près démontré que, lorsque ces altérations sont associées à de petites phlegmasies aiguës partielles et circonscrites, les saignées locales arrêtent les progrès de ces dernières. Et, comme cette disposition morbide est très-fréquente, il est presque toujours utile et souvent indispensable de débuter par l'application d'un petit nombre de sangsues ou de ventouses scarifiées sur l'abdomen, et de la renouveler lors des exacerbations ou des rechutes, c'est-à-dire toutes les fois qu'une inflammation aiguë est *entée* sur une inflammation chronique.

L'expérience seule apprend à mesurer l'intensité du traitement antiphlogistique. Une abstinence complète, des évacuations sanguines trop considérables affaiblissent pour long-temps les malades, et rendent quelquefois les rechutes plus faciles. Les fomentations, les lavemens, les cataplasmes émolliens, les bains tièdes et surtout les bains de siége, sont les moyens les plus efficaces pour combattre la constipation, la diarrhée, les douleurs sourdes et les inflammations consécutives du foie, des ganglions mésentériques, etc. Les indications se multiplient, sans changer de caractère, lorsque le catarrhe pulmonaire, la phthisie, le carreau, la métrite chronique, etc., s'associent à la gastro-entérite; mais, dans tous les cas, un léger exercice, la distraction, les voyages, l'habitation à la campagne, sont souvent utiles, et contibuent toujours à dissiper la tristesse ou l'hypocondrie, compagnes trop fréquentes des inflammations chroniques de l'abdomen.

Les altérations de l'estomac et de l'intestin sont si variées, et on a fait jusqu'à ce jour un si petit nombre d'expériences thérapeutiques comparatives dans des conditions bien déterminées, qu'il serait difficile d'indiquer, même d'une manière approximative, la somme des guérisons qu'il est permis d'espérer par ce traitement, dont la durée exige quelquefois des années. Cependant on ne peut contester que, s'il échoue contre des lésions profondes, il compte moins de revers que quelques autres moyens plus actifs, tels que les moxas, les vésicatoires, les sétons, etc., dont l'application difficile explique l'empressement qu'on a mis tour à tour à les recommander ou à les proscrire. Enfin, si l'on voit aujourd'hui peu de praticiens faire, comme autrefois, la médecine du symptôme; combattre aveuglément les *cardialgies* par les narcotiques (préparations opiacées, eau de laitue vireuse, de laurier cerise, extrait de ciguë); la *dyspepsie* et la faiblesse d'estomac par les amers, les toniques et les stimulans (extraits de rhubarbe, de gentiane, de quinquina, de bile, de quassia, d'absinthe, etc.; poudres d'arnica et de noix muscade, etc.; élixirs acides de Haller, de Mynsicht; eaux minérales de Seltz, de Spa, de Vichy, etc.); les *renvois* par les absorbans (magnésie décarbonatée et corne de cerf calcinée, etc.); les *rapports* et les borborygmes par les infusions de fenouil ou d'anis étoilé; le *vomissement* par la potion antiémétique de Rivière; la *constipation* par le calomel, les sels neutres, l'aloës, etc.; la *diarrhée* par les astringens (cachou, acétate de plomb, etc.); c'est qu'il est généralement reconnu, depuis les belles recherches de Pujol et de M. Broussais, que les altérations phlegmasiques, qui produisent ces différens symptômes, doivent être seules la source des indications thérapeutiques. (P. RAYER.)

GASTRO-ÉPIPLOIQUE, adj., *gastro-epiploïcus*, de γαστὴρ, estomac, et ἐπίπλοον, épiploon; on donne ce nom à des artères et des veines situées le long de la grande courbure de l'estomac, et dont les rameaux se portent à ce viscère, ou descendent dans le grand épiploon. On les distingue en droites et en gauches: l'artère gastro-épiploïque droite est fournie par l'artère *hépatique*, et la gauche est une branche de la *splénique*; les veines aboutissent à la veine porte ou à quelqu'une de ses branches principales.

GASTRO-HÉPATIQUE, adj., *gastro-hepaticus*, de γαστὴρ, estomac, et ἧπαρ, foie; c'est le nom qu'a reçu le petit épiploon, tendu entre l'estomac et le foie, et que quelques auteurs donnent à l'artère *coronaire stomachique*. (A. B.)

GASTRORAPHIE, s. f., *gastroraphia*. Ce mot, composé de γαστὴρ, le ventre, et de ῥαφὴ, couture, est employé pour désigner l'espèce de suture que les chirurgiens mettent en usage lorsqu'ils veulent obtenir la réunion de certaines plaies pénétrantes de l'abdomen. L'expérience ayant appris que l'emploi des sutures donne fréquemment lieu à des accidens, les praticiens recommandent de n'avoir recours à la gastroraphie que dans les plaies pénétrantes du ventre qui sont très-étendues, irrégulières ou à lambeaux; et, lorsqu'on juge que la situation, le repos, les emplâtres agglutinatifs et le bandage unissant seraient insuffisans pour s'opposer à l'issue des viscères contenus dans cette large cavité.

La gastroraphie réussit d'autant mieux que les parois abdominales sont plus flasques et plus relâchées, comme cela s'observe après l'accouchement; lorsque l'amaigrissement succède promptement à un embonpoint considérable, etc., etc. Si les intestins sont distendus par une grande quantité de gaz, si le blessé est tourmenté par de la toux ou agité par des mouvemens convulsifs, il n'y a presque aucun succès à attendre de la gastroraphie.

Les auteurs ne sont pas d'accord sur l'espèce de suture qu'il convient d'employer dans les plaies pénétrantes de l'abdomen. On a proposé trois manières de pratiquer la gastroraphie: la première, qui porte le nom de *suture de Galien*, est tombée en desuétude; on s'est servi pendant long-temps de la suture entrecoupée ou à points séparés; aujourd'hui presque tous les praticiens ont adopté la suture enchevillée : nous la ferons connaître au mot *suture* auquel nous nous contenterons dès lors de renvoyer. *Voyez* SUTURE, PLAIE *de l'abdomen*. (MURAT.)

GASTRO-SPLÉNIQUE, adj., *gastro-splenicus*, de γαστὴρ, estomac, et σπλὴν, rate; on nomme *épiploon gastro-splénique* un repli du péritoine attaché à la rate et à l'estomac. (A. B.)

GASTROTOMIE, s. f., *gastrotomia*, de γαστὴρ ventre et de τομὴ incision; ouverture que l'on fait à l'abdomen. La plupart des auteurs donnent le nom de gastrotomie à une opération qui consiste à diviser les parois du bas-ventre dans toute leur épaisseur et dans une étendue plus ou moins grande. En pratiquant cette opération on se propose quelquefois de rétablir dans l'état naturel un organe qui a éprouvé un déplacement quelconque; d'autres fois on a pour but d'extraire différens corps étrangers ou devenus tels accidentellement, leur présence gênant les fonctions ou lésant l'intégrité des viscères contenus dans la cavité abdominale.

On a conseillé de pratiquer la gastrotomie dans le volvulus, lorsqu'on pense qu'il y a invagination d'une portion d'intestin dans l'autre (*voyez* ILÉUS, INVAGINATION, VOLVULUS); dans les différentes espèces d'étranglemens internes (*voyez* ÉTRANGLEMENT); pour faire cesser les accidens dépendans d'une hernie étranglée (*voyez* HERNIE). Cette opération a été pratiquée assez récemment, pour réduire le cartilage xiphoïde qui était fortement déplacé en arrière (*voyez* XIPHOÏDE). La division des parois du ventre a été proposée pour extraire des corps étrangers contenus tantôt dans l'estomac, tantôt dans les intestins; pour donner issue à des liquides épanchés dans le ventre, à la suite des plaies pénétrantes de cette cavité, faites par un instrument piquant (*voyez* PLAIE); enfin il est quelquefois nécessaire de pratiquer cette opération dans les conceptions extra-utérines (*voyez* GROSSESSE), et dans les ruptures de l'utérus, lorsque le fœtus a passé en totalité ou en partie dans la cavité du péritoine, et qu'on ne peut pas le ramener dans la matrice à travers la déchirure de ce viscère pour terminer l'accouchement par la voie naturelle. *Voyez* RUPTURE DE LA MATRICE.

L'opération césarienne, la lithotomie, par le haut appareil, et l'entérotomie, sont aussi des espèces de gastrotomie. *Voyez* ces mots.

*Manière de pratiquer la gastrotomie.* — Un bistouri droit ou mieux convexe, un bistouri boutonné, une sonde cannelée, une pince à disséquer, un crochet mousse, des aiguilles à ligature, des fils cirés, des éponges fines, des vases remplis d'eau tiède, un morceau de linge fin percé de petits trous, de la charpie, des compresses de différentes formes et grandeurs, un bandage de corps garni de son scapulaire, etc., etc., tels sont les objets dont on a besoin pour pratiquer cette opération. Le malade, couché sur un lit garni d'alaises, est placé comme dans l'opération césarienne.

Il n'est pas indifférent de faire prendre à l'instrument tranchant telle ou telle direction. Le danger de l'hémorrhagie et des hernies consécutives dépend beaucoup du point où on commence l'incision, et de la direction qu'on lui donne. En incisant sur la ligne blanche, on évite la section en travers des muscles larges de l'abdomen et la lésion du tronc et des branches de l'artère épigastrique. Quoiqu'on puisse atteindre de ce point une grande étendue de la capacité abdominale, on ne peut pas cependant établir en précepte de porter toujours l'instrument sur cette ligne médiane : en effet, dans beaucoup de cas, il est préférable d'ouvrir l'abdomen sur le lieu même de la maladie. Ainsi, par exemple, lorsqu'on se propose de donner issue aux différens liquides qui peuvent s'épancher dans le ventre à la suite des plaies pénétrantes de cette cavité, on recommande de pratiquer l'incision sur le point le plus saillant de l'abdomen; et c'est ordinairement à la région hypogastrique; elle doit être faite parallèlement au muscle droit, à six lignes de son bord externe, au-dessus du niveau de l'épine antérieure et supérieure de l'os des îles; on la prolonge de haut en bas jusqu'à un pouce au-dessus de l'anneau inguinal. On divise d'abord la peau, puis et successivement les divers plans musculaires et le péritoine. Le sang ou les autres liquides épanchés étant extraits, on se conduit pour le traitement consécutif comme dans les plaies pénétrantes du ventre. *Voyez* PLAIE.

Dans la grossesse extra-utérine, le lieu où l'on doit pratiquer la gastrotomie est déterminé par celui qu'occupe le fœtus. On opère sur l'endroit où on le découvre le plus aisément au toucher, sur celui où il y a le moins de parties à couper pour lui donner issue, pourvu toutefois qu'il n'y ait pas plus de danger à faire l'incision en cet endroit que partout ailleurs. Le lieu où l'on doit pratiquer l'incision extérieure étant déterminé, on ouvre d'abord le ventre, puis le kyste qui enveloppe le fœtus; on fait l'extraction de l'enfant comme dans l'opération césarienne. Si la tête s'engage, fait une saillie bien distincte dans le petit bassin et semble se présenter à nu, ou recouverte de si peu de parties qu'on puisse distinguer les sutures et les fontanelles, il faut inciser le vagin sur la tête du fœtus et en faire l'extraction par cette voie. La gastrotomie n'est pas sans danger; on doit craindre l'inflammation qui suit cette opération. On recommande, pour la prévenir, la saignée, les applications émollientes, les boissons mucilagineuses, la diète, etc., etc. Si on a été assez heureux pour sauver l'enfant, il faut engager la femme à nourrir. On entretient la plaie ouverte pour faciliter l'écoulement des liquides; on porte de temps en temps des injections dans l'abdomen pour les entraîner et s'opposer à leur absorption.

La gastrotomie pratiquée dans les cas de rupture de la matrice, consiste à inciser avec un bistouri les parois du ventre et quelquefois aussi le tissu de la matrice, afin de faciliter l'extraction du fœtus engagé dans la déchirure de ce viscère. L'incision, à laquelle on donne ordinairement cinq pouces d'étendue, doit être faite sur la région du ventre qui correspond à la rupture de l'utérus et vers l'endroit où l'enfant se fait sentir le plus distinctement. Après avoir pénétré dans l'abdomen, on va à la recherche des pieds du fœtus et on procède à son extraction; on coupe le cordon et on ôte le placenta ainsi que les membranes, si ces dépendances sont hors de l'utérus. Il ne faut pas négliger de donner issue aux eaux de l'amnios et au sang qui peuvent s'être épanchés dans la cavité du péritoine; on doit s'assurer ensuite du lieu de la rupture et chercher si une anse d'intestin ne s'y serait point engagée L'opération terminée, on donne à la femme une situation convenable; on rapproche les bords de la plaie et on la couvre avec un morceau de linge très-fin, par-dessus des gâteaux de charpie, des compresses longuettes. L'appareil est maintenu au moyen d'un bandage de corps médiocrement serré. Après le premier pansement, on doit faire des injections émollientes dans l'utérus par la voie naturelle : du reste, la rupture de l'utérus n'exige pas un traitement différent de celui de la solution de continuité qu'on fait aux parois de ce viscère dans l'opération césarienne. *Voyez* CÉSARIENNE.

Lorsqu'on veut pratiquer la gastrotomie pour remédier au

renversement du cartilage xiphoïde, on met un coussin sous le dos du malade pour faire saillir l'endroit sur lequel on se propose d'opérer. On fait une incision cruciale d'une étendue suffisante sur l'épigastre; les tégumens divisés, les angles dégagés et la ligne blanche à découvert, on pratique sur l'un ou l'autre côté de l'appendice xiphoïde une incision pénétrante dans la capacité de l'abdomen, assez grande pour y introduire un crochet plat et mousse qu'on porte au-dessous du cartilage, et avec lequel on ramène cet appendice à sa direction naturelle. La plaie est pansée très-simplement. On doit la connaissance de ce procédé à M. Billard, chirurgien en chef de la marine à Brest.

Après avoir pratiqué la gastrotomie, les soins qu'il convient de donner au malade se bornent, en général, à prévenir, à calmer les accidens et à faire en sorte de conduire la plaie à guérison. Lorsqu'on est parvenu à cet heureux résultat, il faut faire porter un bandage, dans la vue de maintenir les viscères et de s'opposer à leur sortie à travers les aponévroses et les muscles divisés dont la réunion n'est jamais assez solide pour empêcher la formation d'une hernie ventrale.. (MURAT.)

GATEAU, s. m. On donne quelquefois ce nom aux plumasseaux larges que l'on applique sur les plaies étendues. — Quelques auteurs ont aussi désigné sous le nom de gâteau fébrile (*placenta febrilis*) les tumeurs qui se développent dans les viscères abdominaux, et particulièrement dans la rate, pendant le cours des fièvres intermittentes; tumeurs plus connues encore sous les dénominations d'*obstructions*, *engorgemens* de bas-ventre. *Voyez* INTERMITTENTES (FIÈVRES).

GAZ, s. m. On désigne sous ce nom les corps dont les molécules ont été assez éloignées par le calorique pour passer à l'état de fluide aériforme. On distingue des gaz *permanens*, et d'autres *non permanens*. Les premiers sont ceux qui ne se liquéfient pas lorsqu'ils sont soumis à la plus forte pression que nous puissions produire, ou lorsqu'ils sont exposés à la température de 20° — 0°. Les gaz non permanens, connus plus particulièrement sous le nom de *vapeurs*, sont ceux qui passent à l'état liquide ou solide, lorsqu'on les place dans les mêmes circonstances que les précédens.

Les gaz, comme les vapeurs, sont simples ou composés. Les gaz regardés aujourd'hui comme élémentaires sont l'oxygène, l'hydrogène, le chlore et l'azote : les suivans sont, au contraire, composés de deux ou de trois élémens : le protoxyde et le deutoxyde de chlore, le protoxyde et le deutoxyde d'azote, l'oxyde de carbone et l'acide carbonique, l'acide sulfureux, les acides hydriodique, hydrochlorique, hydrosulfurique et hydroséléni-que, l'hydrogène proto-phosphoré, l'hydrogène deuto-phosphoré, l'hydrogène proto-carboné, deuto-carboné et percarboné, l'hydrogène arsénié, l'hydrogène telluré, et, suivant quelques chimistes, l'hydrogène potassié; l'ammoniaque, le cyanogène, l'acide phtoro-borique, l'acide phtoro-sicilique et l'acide chloro-oxycarbonique.

Toutefois si l'on admet, avec MM. Faraday et Davy, que le chlore, le protoxyde de chlore, le protoxyde d'azote, l'acide sulfureux, l'acide hydrosulfurique, l'acide hydrochlorique, l'acide carbonique et le cyanogène, peuvent être liquéfiés lorsqu'on les refroidit, et qu'on les comprime par leur propre atmosphère, il faudra ne plus les considérer comme des gaz, et les faire rentrer dans la classe des vapeurs.

Comme les gaz permanens, les vapeurs sont simples ou composées : les premières sont les vapeurs d'iode, de soufre, de phosphore, d'arsenic, de tellure, de mercure, de zinc, de potassium, etc. Les principales vapeurs composées sont celle de l'eau, des acides sulfurique, nitrique, nitreux, chloro-phosphorique et hydrocyanique ; celle de l'oxyde d'arsenic, du sulfure de carbone, de l'alcohol, des éthers nitreux, sulfurique, hydrochlorique, hydriodique et chlorurique, de l'essence de térébenthine, de l'indigo, etc. *Voyez*, pour l'histoire des gaz en particulier, les mots OXYGÈNE, AZOTE, HYDROGÈNE, CARBONIQUE, etc.

Plusieurs des gaz dont nous venons de parler se développent dans le canal alimentaire, pendant la digestion, dans les veines ou dans d'autres parties des cadavres qui se putréfient. Il en est qui forment des collections connues sous le nom de *tympanites*, *emphysèmes*, *etc.* Ces objets ayant été traités, ou devant l'être plus tard, nous nous bornerons à ce simple énoncé. *Voyez* CADAVRE, DIGESTION, FLATUOSITÉ, TYMPANITE, etc. (ORFILA.)

GÉLATINE, s. f. Lorsqu'on fait bouillir dans l'eau la chair musculaire, la peau, les ligamens, les os, les tendons, les membranes, etc., on obtient une dissolution qui, étant concentrée par l'évaporation, se prend en gelée par le refroidissement, et fournit une substance à laquelle on a donné le nom de *gélatine*. Cette matière existe-t-elle toute formée dans les parties des animaux d'où on la retire, ou bien est-elle le résultat d'un changement de composition que ces parties éprouveraient par l'action de l'eau bouillante? En admettant cette dernière opinion, qui paraît la plus plausible, on ne devrait plus ranger la gélatine parmi les principes immédiats des animaux.

Quoi qu'il en soit, la gélatine pure, préparée comme il sera dit plus bas, est composée de 27,207 parties d'oxygène, de 16,998 d'azote, de 47,881 de carbone, et de 7,914 d'hydrogène en poids (Gay-Lussac et Thénard). Elle est solide et demi-transparente, incolore, inodore, insipide, plus pesante que l'eau, sans action sur la teinture de tournesol et sur le sirop de violettes : sa dureté et sa consistance varient beaucoup. Chauffée dans des vaisseaux fermés, elle se décompose, et donne de l'eau, du gaz acide carbonique, du sous-carbonate d'ammoniaque, de l'acétate et de l'hydrocyanate de la même base, une huile épaisse, noire, du gaz hydrogène carboné, du gaz oxyde de carbone, du gaz azote et un charbon volumineux et léger. Exposée à l'air humide, elle absorbe un peu d'eau. Elle se dissout très bien dans l'eau bouillante, tandis que ce liquide froid la dissout à peine, quoiqu'elle en absorbe une portion qui la rend molle et élastique.

La dissolution aqueuse de gélatine pure est incolore, sans action sur les couleurs végétales, et susceptible de devenir acide, lorsqu'on l'abandonne à elle-même à une température de 15° à 25° ; elle finirait même par se moisir et se décomposer entièrement. Les acides et les alcalis étendus d'eau ne la troublent pas ; il en est de même de la plupart des sels : toutefois les hydrochlorates d'iridium et de deutoxyde de mercure, le nitrate de mercure et le persulfate de fer la précipitent. Lorsqu'on fait arriver du chlore gazeux dans cette dissolution, il se forme de l'acide hydrochlorique aux dépens de l'hydrogène de la gélatine, et un produit blanc, floconneux, composé de filamens nacrés très-flexibles, très-élastiques, que l'on peut regarder comme de la gélatine altérée, combinée avec du chlore et avec de l'acide hydrochlorique. L'alcohol précipite la gélatine de sa dissolution aqueuse concentrée ; le précipité disparaît si l'on ajoute une assez grande quantité d'eau. L'hématine, la noix de galle et les diverses matières végétales astringentes, solubles dans l'eau, occasionent également des précipités dans le *solutum* aqueux de gélatine : cette propriété, considérée par beaucoup de chimistes comme caractéristique de la dissolution de gélatine, ne l'est pourtant pas, car on la retrouve dans plusieurs autres substances animales. Enfin la dissolution aqueuse de gélatine se prend en gelée par le refroidissement lorsqu'elle est suffisamment concentrée. Suivant Bostock, il suffit, pour que ce phénomène ait lieu, de dissoudre une partie de la gélatine dans cent parties d'eau bouillante, tandis qu'avec une plus grande quantité de liquide on n'obtient la gelée qu'à l'aide de l'évaporation : ce caractère suffit pour distinguer la gélatine des autres matières animales.

Les huiles, l'éther, et l'alcohol concentré, ne dissolvent point la gélatine sèche.

L'action de l'acide sulfurique concentré sur la gélatine est extrêmement remarquable, comme l'a prouvé M. Braconnot. Si, après avoir fait macérer pendant vingt-quatre heures une partie de cette substance dans deux parties d'acide sulfurique concentré, on fait bouillir le mélange avec de l'eau pendant cinq heures, en ayant soin de remplacer ce liquide à mesure qu'il se volatilise, et que l'on sature l'excès d'acide sulfurique par la craie (sous-carbonate de chaux), on obtient un liquide qui, étant filtré, évaporé et abandonné à lui-même, fournit, 1° des *cristaux* d'une saveur douce sucrée, analogue à celle du sucre de raisin, peu solubles dans l'eau, n'étant point susceptibles d'éprouver la fermentation alcoholique (ce qui empêche de les assimiler au sucre), et pouvant se combiner avec l'acide nitrique à l'aide de la chaleur; 2° un *liquide sirupeux incristallisable*, composé d'une matière *sucrée* cistallisable, d'une substance peu azotée précipitable par la noix de galle, d'ammoniaque, et d'une substance nouvelle désignée sous le nom de *leucine*, à cause de sa couleur blanche. *Voyez* LEUCINE.

L'acide nitrique finit par convertir la gélatine en acide oxalique.

*Préparation de la gélatine.* — Pour obtenir la gélatine pure, on coupe en très-petits morceaux l'ichthyocolle (colle de poisson) (*voyez* ICHTHYOCOLLE), et on les fait bouillir dans l'eau; lorsque la matière est presque entièrement dissoute, on filtre la liqueur bouillante; la gélatine se dépose, sous forme de gelée, par le refroidissement : on la fait sécher à l'étuve, après l'avoir mise dans des assiettes de porcelaine.

La *colle forte*, qui doit être considérée comme de la gélatine moins pure que la précédente, contenant environ 10,5 d'eau pour 100, se prépare avec les rognures de peaux, de parchemin, de gants; avec les sabots, les oreilles de bœuf, de cheval, de mouton, de veau, etc. Après avoir enlevé les poils et la graisse contenus dans ces matières, on les fait bouillir pendant longtemps avec de l'eau ; on sépare les écumes dont on favorise la formation à l'aide d'une petite quantité d'alun ou de chaux; on passe la liqueur, et on la laisse reposer; on la décante, on l'écume de nouveau, et on la fait chauffer pour la concentrer. Lorsqu'elle est suffisamment rapprochée, on la verse dans des moules préalablement humectés, où elle se prend en plaques molles par le refroidissement. Au bout de vingt-quatre heures, on les coupe en tablettes, et on les fait sécher dans un endroit chaud et aéré. La *colle de Flandre* ne diffère de la précédente qu'en ce qu'elle a été préparée avec plus de soin.

Nous devons à M. Darcet un procédé fort économique pour obtenir en grand la gélatine qui fait partie des os. Il s'agit de faire digérer, pendant sept à huit jours, des os avec de l'acide hydrochlorique faible ; cet acide dissout tous les sels qui entrent dans la composition des os, ainsi qu'un peu de tissu organique; les os se ramollissent, deviennent très-flexibles, et finissent par se réduire à de la matière animale. Si, dans cet état, on les plonge pendant quelques instans dans de l'eau bouillante, et qu'après les avoir essuyés on les soumette à un courant d'eau froide et vive, ils peuvent être regardés comme de la gélatine pure, ou du moins comme une matière qui, étant dissoute dans l'eau bouillante, fournit la plus belle colle.

La gélatine a des usages nombreux; c'est à elle que l'on doit rapporter les effets nutritifs du bouillon de bœuf, et les propriétés à la fois nutritives, adoucissantes et relâchantes des bouillons de veau, de poulet, de grenouille et de vipère. (*Voyez* BOUILLON.) On l'emploie souvent dans la préparation des eaux minérales artificielles, lorsqu'on cherche à remplacer les substances organiques qui font partie des eaux naturelles que l'on veut imiter. Dissoute depuis quatre jusqu'à douze onces et plus dans l'eau, elle constitue des bains nutritifs et adoucissans, dont on fait un très-grand usage chez les personnes affaiblies par des maladies antécédentes, ou actuellement tourmentées d'affections nerveuses, inflammatoires, etc. On emploie aussi, dans les mêmes cas, les décoctions de gélatine sous forme de lavement. On fait également entrer la gélatine dans les compositions des bains et des douches lorsqu'on veut modérer l'effet irritant des préparations sulfureuses, et notamment du foie de soufre. (*Voyez* POTASSIUM (sulfure de). On sait que la gélatine a été prônée contre les fièvres intermittentes; il est même certain que, chez plusieurs des malades soumis à l'usage de cette substance, la fièvre a perdu de son intensité, de sa longueur, ou même qu'elle n'a point paru; mais on est parfaitement convaincu aujourd'hui que l'efficacité de ce médicament est loin de pouvoir être comparée à celle de plusieurs autres substances qu'on lui préfère à juste titre.

Indépendamment des usages dont nous venons de parler, la gélatine, et la colle de poisson en particulier, est employée à la préparation des gelées de table. On se sert de colle forte pour clarifier les vins, pour faire de forts cartons, pour faire adhérer de petites pièces de bois, etc. (ORFILA.)

GELÉE, s. f., *gelu*; froid intense qui détermine la congélation de l'eau. Par analogie, on a donné le nom de gelée (*jus gelatum*) aux préparations composées de substances végétales ou animales, qui liquides à un certain degré de chaleur, se transforment par le refroidissement en masses molles, homogènes et tremblantes. Les gelées animales ne sont autre chose que des dissolutions concentrées de gélatine, auxquelles on ajoute diverses substances pour leur donner un goût agréable, ou qui en contiennent naturellement; telles sont les gelées de viandes qui conservent de l'osmazôme. Ces gelées sont très-utiles dans les convalescences et dans les maladies où il faut donner une nourriture peu excitante et assez abondante sous un petit volume. La gelée de corne de cerf est particulièrement employée; mais elle n'a pas de propiétés plus grandes que les autres gelées, puisque la gélatine est la même, quelle que soit la substance d'où elle est tirée. (*Voyez* GÉLATINE.)—La gelée végétale (matière muqueuse ou gélatineuse végétale) se trouve dans presque tous les fruits acides parvenus à leur maturité. Elle est incolore à l'état de pureté; mais elle retient presque toujours un peu de la matière colorante des substances qui l'ont fournie. Elle a une saveur agréable; peu soluble dans l'eau froide, elle se dissout très-bien dans l'eau bouillante; mais elle se dépose par le refroidissement. Si l'on fait bouillir pendant long-temps cette dissolution, la substance qu'elle contient devient analogue au mucilage, et ne peut plus se prendre en gelée par le refroidissement. Mélangées au sucre qui leur donne la propriété de se conserver long-temps, un grand nombre de gelées végétales forment des confitures extrêmement agréables, dont les usages sont très-connus. Quelques-unes conservant plusieurs principes actifs des substances d'où elles sont tirées, forment des médicamens dont l'administration peut être utile; telles sont les gelées de mousse de Corse, de lichen d'Islande.

GENCIVE, s. f., *gingiva*; tissu dense, fibro-muqueux, qui revêt le bord alvéolaire de l'une et de l'autre mâchoires et embrasse le collet de chaque dent. (A. B.)

GÉNÉPI, s. m. On donne ce nom au mélange des sommités fleuries de plusieurs plantes de la famille des Corymbifères qui croissent dans les Alpes; tels sont les *Achillœa nana*, *Artemisia atrata*, *Art. rupestris*, *Art. glacialis*, etc. Ces divers végétaux, dont l'odeur est aromatique, la saveur amère et chaude, sont employés en infusion théiforme. Ils sont excitans et sudorifiques. On ne les emploie guère que dans les Alpes. (A. R.)

GÉNÉRATION, s. f., *generatio*, *γένεσις*; fonction par laquelle les corps organisés et vivans se reproduisent, donnent naissance à des individus nouveaux, semblables à eux, et par lesquels ils perpétuent à jamais leur espèce.

La génération est exclusive aux êtres vivans; on ne peut appeler de ce nom la manière dont les minéraux se forment les uns des autres. Un minéral cesse d'être, en fournissant pour la production d'un autre les élémens qui le forment; l'être vivant, au contraire, ne donne qu'une partie de lui-même, qui, à la suite de plusieurs développemens, devient un individu nouveau semblable à lui; il se reproduit sans mourir. Cette faculté de reproduction, du reste, était absolument nécessaire à ces êtres; la nature les ayant condamnés à mourir, il fallait bien qu'ils eussent le pouvoir de revivre en d'autres; c'est par cette faculté des êtres vivans que le Créateur a assuré la conservation de l'univers. Aussi lui semble-t-elle plus chère que la faculté de nutrition elle-même? il paraît ne faire vivre l'individu que pour son accomplissement; dans les derniers animaux, beaucoup ne naissent que pour se reproduire, et meurent aussitôt après: dans les animaux supérieurs, avant l'âge auquel la reproduction est possible, l'individu n'est pas parfait, et il cesse de l'être et commence à mourir, si l'on peut parler ainsi, dès que cette faculté ne peut plus s'accomplir. Qui ne sent d'ailleurs que l'individu n'est qu'un infiniment petit dans le grand ensemble, et que c'est à l'entretien de celui-ci qu'a trait la génération ? Cette fonction, destinée à réparer les pertes que cause la mort, à son tour impose l'inexorable nécessité de celle-ci; elle aurait bientôt surchargé de trop d'êtres vivans l'univers. Son accomplissement n'est pas possible pendant toute la vie; généralement elle ne peut s'effectuer que lorsque la croissance est achevée; et, impossible au premier âge, elle l'est également au dernier. Cela sans doute est plus évident chez les êtres vivans, dans lesquels la vie est longue et partagée en âges distincts; elle n'est possible chez les animaux supérieurs qu'à partir de l'âge de puberté, et chez les végétaux supérieurs qu'à l'époque de la floraison; mais cela est de même en tous.

Les procédés par lesquels la génération s'accomplit sont très-divers dans la généralité des êtres vivans. D'abord, peut-être en est-il quelques-uns qui se forment de toutes pièces par la réunion de leurs élémens constituans, à la manière d'un minéral, mais consécutivement à une force autre que l'attraction moléculaire, puisqu'elle a pour résultat de former un corps vivant. C'est ce qu'on appelle *génération spontanée*. Les anciens en avaient considérablement étendu le domaine. Voyant les débris mortels des corps vivans enfanter des insectes, des vers, ils croyaient à une génération par putréfaction, *putrefactio unius, generatio alterius*. Ils avaient poussé cette idée au point de croire que les grenouilles naissaient du limon des eaux, et les rats de la terre des champs. Mais les progrès de l'histoire naturelle ont fait justice de si grossières erreurs. Redi, Swammerdam, ont prouvé que les animaux nouveaux qui apparaissent dans les chairs qui se pourrissent, proviennent d'œufs d'insectes et de vers qui préalablement y avaient été déposés, et qui y ont éclos; et, en effet, si ces chairs sont placées dans des vases hermétiquement clos, on ne voit plus se former en elles d'animaux nouveaux. Spallanzani a montré que les animalcules microscopiques se multiplient par une scission de leur corps, et que c'est à ces scissions que sont dus ces milliers d'animaux nouveaux qui apparaissent dans les liqueurs. Sur l'autorité de ces grands noms, beaucoup de naturalistes de notre temps nient toute génération spontanée, et croient que les faits qu'on peut citer à l'appui sont illusoires, et tiennent à la faiblesse de nos sens qui ne nous permettent pas de voir des œufs ou des germes aussi ténus que le sont ceux de ces petits animaux. Cependant cette assertion est peut-être trop absolue, et quelques faits semblent devoir faire admettre une génération spontanée, au moins pour les derniers degrés de l'échelle végétale et animale. Des animaux infusoires se sont montrés dans des liqueurs après que ces liqueurs avaient été exposées à la chaleur de l'ébullition : dira-t-on avec Spallanzani que les germes qui leur ont donné l'être ont résisté à cette forte chaleur? Plusieurs être vivans, comme des nostocs, des tremelles dans le règne végétal; le rotifère, l'anguille des toits dans le règne animal, après des années d'immobilité, pendant lesquelles ils semblent n'être que des cadavres desséchés, sont tout à coup rendus à la vie si on les humecte, et cela plusieurs fois de suite. Spallanzani a fait ainsi sécher et revive onze fois le rotifère. Dira-t-on qu'ils avaient conservé, lors de leur dessiccation, une vie latente? ou plutôt n'est-ce pas qu'ayant conservé la trame matérielle qui est propre à recevoir la cause excitatrice de la vie, quelle qu'elle soit, ils ont, à chaque fois, subi une nouvelle animation? Parmi les vers intestinaux, beaucoup sont placés en des lieux où rien n'a pu pénétrer du dehors, comme les *filaires*, qui sont situés le long de la colonne vertébrale; les *gordylès*, qu'on trouve dans les chairs des muscles; les *hydatides*, qu'on observe dans les parenchymes des viscères. Aussi, Rudolphi, Bremser, qui sont d'imposantes autorités sur ce sujet, croient à leur génération spontanée. Dans de certains temps, lors des pluies, par exemple, on voit tout à coup apparaître des myriades d'êtres vivans, dont il est difficile d'indiquer l'origine. Enfin on a, dans des expériences, tenté de faire des êtres vivans de toutes pièces, et on dit avoir réussi. Wiegmand a mis dans un vase un demi-gros de corail blanc ou rouge avec six onces d'eau distillée; il a exposé le vase aux rayons du soleil, ayant soin de l'agiter plusieurs fois par jour, et de décanter de temps en temps; après quinze jours, il a vu se former la matière verte de Priestley, puis des conferves, et enfin celles-ci, après deux ou trois mois, donnèrent naissance aux *cyprides detectæ*. Ayant fait l'expérience dans un étroit et long cylindre, il a vu se former des espèces d'alves, qui, après un certain temps, se sont converties en *daphniæ longispinæ*. M. Frey, en France, a fait de semblables essais. Nous ne nous dissimulons pas les objections qu'on peut faire à ces expériences : l'eau, quoique distillée et ayant éprouvé une ébullition, ne contenait-elle plus de germes ou d'œufs ? peut-on l'assurer de même de la matière mêlée à l'eau ? l'air extérieur n'a-t-il pas pénétré dans le vase, et n'y a-t-il pas porté quelques graines ? Mais il nous semble toutefois que cet ensemble de considérations est suffisant pour commander le doute, et justifier les naturalistes de nos jours, MM. Lamarck, Geoffroy-Saint-Hilaire, qui croient probables les générations spontanées aux derniers degrés de l'échelle vivante.

Au delà de ces premiers êtres, la génération ne s'accomplit plus qu'à l'aide d'une partie fournie par un corps vivant, et qui devient un individu nouveau semblable à celui qui la portait : dès lors tout individu provient nécessairement d'un autre ; Mais de nombreuses différences sont possibles. Tantôt l'être, à une certaine époque de la vie, se partage en plusieurs fragmens qui forment autant d'individus nouveaux : c'est ce qu'on appelle la *génération fissipare*, dont les animaux infusoires nous offrent un exemple. Tantôt l'être pousse, à un certain endroit de son corps, de petits bourgeons, des *gemmes*, qui, à une époque déterminée aussi, se détachent pour former les individus nouveaux : c'est ce qu'on appelle la *génération gemmipare*, qui est dite *externe* ou *interne*, selon que c'est à la surface externe du corps ou dans un lieu intérieur et spécial que se développent les bourgeons. Les polypes nous présentent la génération gemmipare externe, et les vers intestinaux la génération gemmipare interne. Enfin, dans le reste du règne vivant, la génération s'accomplit à l'aide d'organes spéciaux, appelés *organes sexuels*, les uns *femelles*, les autres *mâles*, et fournissant, d'après l'opinion la plus universellement reçue, les premiers un germe contenant les rudimens de l'individu nouveau, et les seconds un fluide qui avive le germe, et en détermine le développement et le détachement.

Dans les deux premiers cas, un individu peut seul se reproduire. Dans le dernier, cela est quelquefois possible encore, quand les deux sexes sont réunis dans un même être, qui est, comme on dit, *hermaphrodite*, ainsi que cela est, par exemple, dans presque toutes les plantes et dans plusieurs mollusques. Cependant il est aussi quelques êtres qui, quoique possédant les deux sexes, ne peuvent pas se féconder seuls, et qui exigent le concours d'un autre; par exemple, le colimaçon, qui offre même un double accouplement, chaque individu remplissant à la fois le double office de mâle et de femelle. Mais, dans les animaux supérieurs, chaque sexe est porté par un individu différent; l'espèce animale est composée de deux individus, le mâle et la femelle; et le concours de ces deux individus est absolument nécessaire pour la reproduction.

Dans ce dernier cas, qui est celui de l'homme, deux nouvelles différences se présentent. Quelquefois le fluide fécondant du sexe mâle n'est appliqué à l'œuf du sexe femelle que lorsque celui-ci a été rejeté par la femelle, comme dans les poissons. D'autres fois, au contraire, l'œuf ne pourrait plus être fécondé après la ponte, et le fluide du sexe mâle lui est appliqué quand il est encore renfermé dans l'intérieur de la femelle, comme dans les oiseaux, les mammifères; alors l'individu mâle est pourvu d'un organe propre à pénétrer les parties de la femelle, et il y a nécessairement dans la génération ce qu'on appelle *rapprochement, copulation, accouplement.*

Enfin, quand il y a accouplement, il peut exister encore les variétés suivantes : 1° ou bien l'œuf, une fois fécondé, est aussitôt pondu par la femelle, et ce n'est qu'après la ponte qu'il éclot et que paraît l'individu nouveau; c'est ce qui constitue les *ovipares;* 2° ou bien l'œuf fécondé, quoique pondu aussitôt, chemine avec tant de lenteur dans les voies de son excrétion, qu'il y éclot, et que l'individu nouveau sort du sein de sa mère avec sa forme propre; c'est ce qui fait les *ovovivipares,* comme la vipère; 3° ou bien enfin l'œuf fécondé se détache aussitôt de l'ovaire; mais, au lieu d'être pondu en dehors, il va se placer dans un réservoir appelé *matrice* ou *utérus*, y prend attache, en tire des sucs qui sont utiles à son développement, et croissant ainsi aux dépens de sa mère, il éclot dans ce réservoir, de manière que l'individu naît sous sa forme propre. De plus, après sa naissance, ce nouvel individu reçoit d'une des sécrétions de sa mère son premier aliment, le *lait.* C'est ce qui constitue les *vivipares,* dans lesquels la génération comprend dès lors, outre la *copulation*, ce qu'on appelle la *gestation* ou *grossesse*, et l'*allaitement.*

Il y a aussi beaucoup de différences dans les soins d'éducation que les pères et les mères donnent à leurs petits. Par exemple, parmi les ovipares, beaucoup se contentent de placer par instinct leurs œufs dans des circonstances favorables à leur éclosion, et les abandonnent après, de sorte qu'ils ne connaissent jamais leurs petits ; tels sont les insectes. D'autres, au contraire, les oiseaux, soumettent leurs œufs à une incubation, et après l'éclosion, subviennent à la subsistance de leurs petits dans les premiers temps de leur vie. Enfin, dans les vivipares, ces soins sont encore plus étendus, puisque les mères tirent d'elles-mêmes la nourriture qui convient, dans les premiers momens, à leurs petits, c'est-à-dire les allaitent. En général, ces soins d'éducation sont d'autant plus grands que l'individu est plus élevé dans l'échelle animale.

Quelques diverses que paraissent être toutes ces dispositions, il y a des formes qui sont comme autant de passages d'un de ces degrés aux autres : c'est ainsi que la génération gemmipare interne conduit évidemment à la génération par sexes ; que les animaux qui, bien que possédant les deux sexes, ont besoin du concours d'un autre pour leur reproduction, conduisent à ceux chez lequels les sexes sont séparés. C'est encore ainsi que certains batraciens, qui, se cramponnant à leurs femelles, arrosent leurs œufs au moment où ceux-ci sont pondus, forment évidemment le passage des animaux qui n'ont pas d'accouplement à ceux qui en ont un. Mais ce n'est pas ici le lieu de traiter de toutes ces différences : nous devons nous borner à ces généralités, et nous restreindre à l'exposition de la génération chez l'homme, à l'étude duquel est surtout consacré le livre dans lequel nous écrivons. Disons cependant encore que la faculté de reproduction peut, ou n'être effectuée qu'une fois pendant la vie de l'être, ou être plusieurs fois répétée ; que quelquefois un accouplement ne féconde qu'un individu, et d'autres fois, au contraire, féconde plusieurs générations successives, comme dans les pucerons ; qu'enfin, les petits naissent, tantôt avec les formes qu'ils auront toujours, ayant subi d'avance toutes leurs métamorphoses, tantôt au contraire avec des formes qu'ils dépouilleront, leurs métamorphoses se faisant plus tardivement.

Au milieu de toutes ces différences, voici ce qui est de la génération de l'espèce humaine : elle se fait à l'aide de sexes : ces sexes sont séparés, et portés chacun par un individu distinct, l'homme et la femme : c'est lorsque l'œuf est encore intérieur, qu'est porté sur lui le sperme qui le féconde, de sorte qu'il y a dans l'espèce humaine, rapprochement des deux individus qui concourent à la reproduction, *copulation :* l'œuf fécondé se développe intérieurement, mais dans un organe de dépôt, un utérus, et aux dépens de la mère, de sorte qu'il y a *grossesse :* à la naissance, l'enfant est *allaité*; et enfin son éducation est en raison de la place élevée que tient l'homme dans l'échelle animale.

Ces généralités sur la génération nous tracent elles-mêmes l'ordre dans lequel nous devons traiter de cette fonction. Il est évident que tous les actes qui la composent peuvent être rapportés à cinq groupes ; le *rapprochement* ou la *copulation*, qui a pour but d'appliquer le principe fécondant de l'homme au germe fourni par la femme; la *conception* ou la *fécondation* qui en résulte; la *grossesse*, qui s'entend du séjour que fait l'œuf fécondé dans l'utérus, et des premiers développemens qu'il y subit; l'*accouchement*, qui consiste dans le détachement de l'œuf, son excrétion et la naissance de l'individu nouveau; enfin l'*allaitement* et la nourriture de l'enfant par sa mère, à l'aide du lait qu'il puise dans son sein. Il est évident aussi que c'est dans cet ordre que se succèdent ces divers actes. Telle serait donc la matière que nous aurions à exposer. Mais ici nous ne parlerons que de la copulation et de la conception, des articles particuliers étant consacrés aux mots grossesse, accouchement et allaitement. Nous allons seulement commencer par rappeler en quelques lignes quels sont les organes génitaux dans l'homme et dans la femme, afin de répandre plus de clarté sur les faits que nous avons à exposer.

Le rôle des deux sexes n'est pas également important dans la génération. L'homme n'a qu'à fournir le fluide destiné à effectuer la fécondation, et à porter ce fluide dans les parties intérieures de la femme; il ne concourt qu'à la copulation et à la fécondation. Aussi son appareil génital ne se compose que de deux sortes de parties; celles qui fabriquent, conservent le fluide fécondant; et celles qui accomplissent le rapprochement. Les premières sont : 1° deux glandes paires, les *testicules*, qui sécrètent du sang le fluide fécondant, le *sperme;* 2° les conduits excréteurs de ces glandes, appelés *canaux déférens;* 3° les *vésicules séminales*, qui font suite aux canaux déférens et sont des réservoirs où le fluide est mis en dépôt; 4° enfin deux autres conduits, dits *éjaculateurs*, qui portent le sperme des vésicules séminales dans le canal de l'urètre, d'où il sera ensuite projeté au dehors. Les secondes sont le *pénis*, ou la *verge*, organe formé essentiellement par un tissu érectile susceptible d'acquérir beaucoup de raideur, appelé corps caverneux, et traversé dans toute sa longueur par le canal de l'urètre.

La femme fournit le germe, et c'est dans son sein que doit s'en faire la fécondation ; à ce double titre, elle a part aussi à la copulation et à la conception : mais de plus elle fournit asile au fœtus, le porte un certain nombre de mois, l'excrète, et enfin allaite l'enfant après sa naissance. Son appareil génital doit donc se composer d'un plus grand nombre de parties, savoir : outre celles qui font le germe, et qui accomplissent le rapprochement, celles qui servent à la grossesse, à l'accouchement et à l'allaitement. Il se compose : 1° des *ovaires*, organes pairs, analogues des testicules du sexe mâle, et qui fournissent les ovules ou les germes ; 2° des *trompes*, canaux excréteurs, qui saisissent les germes aux ovaires, et les conduisent à l'utérus ; 3° de l'*utérus* ou de la *matrice*, qui reçoit l'ovule fécondé, le conserve pendant toute la grossesse, fournit à ses premiers développemens, et l'excrète lors de l'accouchement ; 4° les *mamelles* qui sécrètent du sang le lait nécessaire à l'allaitement ; 5° enfin du canal, appelé *vagin*, ou *vulvo-utérin*, étendu de la vulve à l'utérus, et qui reçoit le pénis dans l'acte du rapprochement. Ce qu'il importe de savoir de la structure de toutes ces parties sera indiqué, à l'occasion des phénomènes dont ils sont les agens. Entrons donc en matière, en commençant par l'étude de l'acte de copulation.

§. I. *Copulation.* — Son but, avons-nous dit, est de faire porter dans l'intérieur des organes de la femme le fluide qui doit aviver le germe. Il faut étudier en lui la sensation qu'il y excite, et la part qu'y a chacun des deux sexes.

De même qu'une sensation interne est attachée à toutes celles de nos fonctions qui exigent pour leur accomplissement un rapport avec l'extérieur ; la faim, par exemple, à la fonction de la digestion : de même, un instinct plus ou moins impérieux, sollicite au rapprochement des sexes. Il est impossible de le nier. Nul dans l'enfance, à l'âge auquel l'homme ne peut encore se reproduire, cet instinct apparaît tout à coup à la puberté, se fait sentir avec énergie pendant toute la jeunesse, se prolonge dans l'âge adulte, et disparaît dans la vieillesse. Manifeste surtout dans les animaux chez lesquels la génération n'est possible qu'à une époque déterminée de l'année, à ce qu'on appelle le *rut*, il les domine alors au point de constituer un penchant irrésistible.

Les physiologistes ne sont pas d'accord sur son siége et sa nature. Les uns, voyant que son apparition coïncide avec l'âge auquel l'appareil génital entre en action, remarquant que son énergie est généralement proportionnelle au degré d'activité de cet appareil, en font une sensation interne siégeant dans cet appareil, et étant pour lui ce qu'est la sensation interne de la faim à l'estomac. Ils citent comme preuves, que, lorsque la vieillesse glace les organes génitaux, on cesse de l'éprouver, et que la castration, pratiquée dans le jeune âge, en prévient à jamais le développement. Les autres, objectant que la sensation qui nous occupe n'est pas aussi nettement rapportée, soit aux testicules, soit aux ovaires, que l'est la faim à l'estomac, en font un phénomène cérébral, une faculté affective, une dépendance de la psycologie de l'être. Tels sont, par exemple, Cabanis, M. Broussais, qui, seulement dans leur théorie des impressions internes, en font provenir les matériaux des organes génitaux. Tel est surtout M. Gall qui admet parmi les facultés primitives de l'âme un instinct de la reproduction, et qui lui assigne pour siége dans l'encéphale le cervelet. (*Voyez* FACULTÉ.) S'il est vrai que ce sentiment ait été observé en des individus chez lesquels, par une monstruosité originelle, les principaux des organes génitaux manquaient, et chez les ennuques qui n'ont été châtrés qu'après l'âge de la puberté, on ne peut que se ranger à l'avis de M. Gall.

Quoi qu'il en soit, ce sentiment ne peut pas plus être défini que tout autre; il faut en appeler sur lui à la conscience de chacun. Ainsi que toute faculté affective, il est *plaisir* quand on lui obéit, *peine* quand on lui résiste. Il se fait sentir en mille degrés : il est même susceptible de revêtir un caractère opposé, celui du dégoût, d'où résulte l'*anaphrodisie*. On ne peut préciser son degré d'énergie : cela varie selon les tempéramens, les constitutions individuelles, l'état de santé, de maladie, les circonstances extérieures de climats, de saisons, d'alimens, les habitudes, etc. Les hommes sont généralement plus ardens que les femmes, et cela était nécessaire, leur part dans la copulation étant plus grande que celle des femmes, comme nous allons le voir.

Dans l'acte du rapprochement, le rôle de l'homme est d'introduire dans les parties de la femme l'organe chargé de projeter le fluide de la fécondation, c'est-à-dire le pénis, et d'excréter pendant cette introduction ce fluide. Mais pour que ce double objet puisse être rempli, il faut que le pénis acquière par un phénomène, appelé *érection*, une raideur suffisante; et c'est conséquemment ce phénomène de l'érection que nous avons à décrire en premier lieu.

D'abord, en voici les traits extérieurs : quand on est sollicité par le désir de la génération, le pénis change d'état; il devient raide, gros et relevé contre l'abdomen : ses artères battent avec plus de force, ses veines sont plus gonflées; la peau qui le revet est plus colorée; sa chaleur est augmentée; de rond qu'il était, il est devenu triangulaire; enfin, une légère sensation de plaisir marque ce grand changement qui se fait en lui, et qui se produit, tantôt d'une manière soudaine, tantôt avec lenteur et graduellement.

D'ordinaire, c'est consécutivement au désir de la génération que le penis revêt cet état particulier; et, si quelque chose peut justifier M. Gall d'avoir placé le siége de ce désir dans le cervelet, c'est de voir toute irritation quelconque de ce cervelet provoquer des érections. Ainsi s'explique pourquoi les érections sont un symptôme constant des apoplexies cérébelleuses; pourquoi on les observe chez les pendus; pourquoi l'opium les provoque; pourquoi elles surviennent si souvent dans le sommeil, etc. Mais elles s'établissent aussi par le fait d'irritations directes appliquées au pénis, ou à quelques autres parties de l'appareil génital.

Cette érection est indispensable à l'accomplissement de la génération, et cependant elle est un phénomène indépendant de la volonté; tantôt elle éclate contre notre vœu, et tantôt elle ne lui obéit pas; mais, plus qu'aucun autre phénomène, elle veut l'exclusion de tout autre acte et ne souffre aucune distraction. Par la même raison, elle est un phénomène fort mobile, et le même instant la voit tour à tour s'établir, cesser et revenir. En général peu durable, elle cesse après quelques minutes, et laisse l'organe revenir à sa flaccidité première. Elle est aussi susceptible de degrés divers, depuis l'érection extrême, dans laquelle le pénis a acquis une très-grande raideur, jusqu'à cette érection comme passive dans laquelle cet organe n'a fait qu'augmenter de volume sans devenir résistant, et ne peut ni vaincre les obstacles qu'opposent à l'approche les parties extérieures de la génération de la femme, ni projeter le sperme assez loin pour effectuer la fécondation.

Qu'est cette érection? et quelle en est la cause? Évidemment elle consiste en une congestion de sang dans le tissu érectile du corps caverneux, de l'urètre et du gland. Nous avons vu, en effet, les artères du pénis battre avec force, ses veines être plus gonflées, sa peau être plus colorée. Swammerdam et de Graaf, ayant coupé la verge d'un chien dans le temps de l'érection, en ont trouvé le tissu tout gorgé de sang, et ils virent l'organe revenir à sa petitesse, à sa flaccidité, à mesure que le sang en coulait. Enfin Pechlin, de Graaf, M. Chaussier, ont, par des injections dans les corps caverneux, provoqué artificiellement des érections dans des cadavres. Certainement donc, le pénis n'est devenu plus gros et plus raide qu'à cause de la plus grande quantité de sang qui a pénétré son tissu. Mais, qu'est-ce qui a déterminé cette congestion sanguine? Ici il y a eu plusieurs hypothèses.

Les anciens accusaient une cause mécanique, la compression de la veine honteuse interne contre la symphyse du pubis, lors du redressement de la verge vers l'abdomen : comme c'est à cette veine honteuse qu'aboutit la veine caverneuse, il devait résulter de sa compression la stagnation du sang dans les corps caverneux, et par conséquent le gonflement du parenchyme de ceux-ci. Les muscles ischio-caverneux, dont l'action redresse la verge, étaient à cause de cela appelés muscles érecteurs. Mais, d'après cette hypothèse, la congestion serait passive; et tout annonce, au contraire, qu'elle est active, et le battement des artères du pénis, et le sentiment de plaisir qui précède et accompagne le phénomène, et l'augmentation de la chaleur de l'organe, etc. En second lieu, dans les autres parties du corps où s'observent des érections, on ne voit aucune compression propre à les produire. Enfin, quel que soit le redressement de la verge contre l'abdomen, jamais la veine honteuse interne n'est assez comprimée pour entraver la circulation veineuse dans le corps caverneux.

Aujourd'hui on reconnaît pleinement que la congestion de sang qui fait l'érection est active, et on l'attribue à l'irritation qu'éprouve le corps caverneux du pénis, consécutivement à l'influence de l'instinct reproducteur, ou d'une stimulation directe ou sympathique. C'est en effet l'irritation qui commence le phénomène, comme le prouve la sensation de plaisir qui le précède et l'accompagne; la dilatation du tissu et l'afflux du sang viennent ensuite coïncidemment; et, par exemple, l'afflux du sang est si peu la cause de la dilatation du tissu, que souvent celle-ci le précède. D'ailleurs, toute irritation n'a-t-elle pas pour effet d'appeler plus de sang dans l'organe qui en est le siége? On peut presque considérer l'érection comme une sorte de phlegmasie, mais qui n'est que passagère, et qui permet au sang dont l'afflux a produit la congestion, de retourner sans désordres dans le torrent circulatoire. Nous n'avons pas besoin de dire que l'enveloppe fibreuse du corps caverneux est étrangère au phénomène qui se passe exclusivement dans le parenchyme intérieur. Jadis on croyait le sang qui fait l'érection épanché dans des cellules, et par conséquent hors de ses vaisseaux ; mais c'est lorsqu'on avait mal saisi la disposition anatomique des corps caverneux, et méconnu qu'ils consistent spécialement en des plexus veineux. (*Voyez* ÉRECTILE.) Aujourd'hui on reconnaît que ce sang est seulement accumulé dans ces plexus veineux: M. Cuvier, par des injections sur la verge de l'éléphant, MM. Chaussier et Béclard, par de semblables injections sur celle de l'homme, s'en sont assurés. La congestion tient-elle, ou à un afflux plus grand de sang par les artères, ou à un spasme et une diminution d'action des veines qui conséquemment en exportent moins, ou à ces deux causes à la fois? M. Cuvier croit que les veines y ont la plus grande part, parce qu'elles prédominent dans la structure des corps caverneux, et que c'est surtout à elles que se terminent les nerfs qui sont les conducteurs de l'irritation mentale. Sans doute, il est probable que ce sont les plexus de ces veines qui font l'appel au sang; mais cet appel lui-même prouve que le sang artériel afflue en plus grande quantité, et tous les autres phénomènes qui accusent dans cette érection une exaltation de vitalité le démontrent aussi.

Toutefois, le résultat de cette érection est de donner au pénis la solidité qui lui est nécessaire pour effectuer son introduction dans le canal vulvo-utérin, malgré les résistances physiques que peut présenter ce canal.

Mais le rôle de l'homme n'est pas borné à cette introduction; il faut que pendant la durée de l'approche, il excrète le sperme qui doit effectuer la fécondation, et voici le mécanisme de cette excrétion. L'irritation qui a déterminé dans le pénis l'érection, non-seulement se continue pendant tout le temps que dure le rapprochement, mais elle se propage au reste de l'appareil génital. D'un côté, les testicules augmentent leur sécrétion, comme le font les glandes salivaires, quand la présence d'un aliment dans la bouche les excite; ils envoient plus de sperme dans les vésicules séminales. D'autre part, l'excitation saisit les vésicules séminales elles-mêmes, et ces réservoirs entrant en contraction projettent par les canaux éjaculateurs le sperme dans l'urètre. Est-ce une contraction brusque et énergique, ou une rétraction lente qu'effectuent ces vésicules ? On l'ignore; mais comme ces réservoirs n'ont rien de musculeux dans leur texture, qu'on ne peut par art déterminer en eux aucune contraction forte, et qu'enfin la sensation voluptueuse qui accompagne cet acte augmente progressivement et semble ainsi marquer le passage graduel du sperme dans l'urètre, le dernier fait paraît plus probable. Le sperme arrivé dans l'urètre, porte par sa présence le canal au plus haut degré d'orgasme; non-seulement il le fait se rétracter avec énergie, mais il excite la contraction convulsive des muscles ischio et bulbo-caverneux, transverse du périnée et releveur de l'anus; et en même temps que les premiers de ces muscles tiennent le pénis redressé et dans une direction qui met en rapport l'orifice externe de l'urètre avec celui de l'utérus dans le fond du vagin, ils concourent à exprimer de l'urètre le sperme que l'action des vésicules séminales y a porté: par le concours de toutes ces puissances, ce fluide est dardé et projeté assez loin. L'urètre a revêtu une sensibilité qui lui est nouvelle, et l'homme éprouve alors un sentiment de volupté tel, qu'il est comme jeté dans une convulsion générale. L'excrétion ne se fait pas d'une manière continue, mais par jets, par saccades. La quantité de sperme projetée a été évaluée à deux gros; mais on sent que cela doit varier selon le degré d'exaltation avec laquelle l'acte s'accomplit, selon la constitution individuelle, le temps qui s'est écoulé depuis la dernière approche. On s'est demandé si les vésicules séminales se vident en entier, ou conservent encore un peu de sperme : on l'ignore; mais une seconde excrétion peut, chez l'homme sain et bien constitué, suivre d'assez près la première. Avec le sperme, sont aussi excrétés les sucs de la prostate et des glandes de Cowper; la projection de ceux-ci s'observe même dès les premiers temps de l'érection, et précède l'éjaculation proprement dite. Toute cette scène s'accomplit assez rapidement, l'excrétion spermatique surtout, du moins chez l'homme, car chez les animaux qui n'ont point de vésicules séminales, comme les chiens, la copulation se prolonge. L'éjaculation spermatique effectuée, l'éréthisme du pénis cesse, cet organe revient à son état ordinaire, et le rôle de l'homme dans la génération est accompli; cet être éprouve un sentiment de langueur, d'abattement, et souvent de tristesse, comme s'il sentait qu'il vient de donner l'existence à un nouvel être à ses dépens, et de diminuer son fonds de vie.

Le rôle de la femme, dans l'accomplissement de cet acte génital, est moindre; les parties sont disposées chez elle de manière à recevoir mécaniquement l'intromission du pénis; il n'y a pas besoin chez elle de ce phénomène d'érection que nous avons vu être un préalable indispensable pour l'homme; c'est à celui-ci à vaincre les difficultés physiques qu'opposent à l'approche l'étroitesse des parties, la présence de la membrane hymen, la turgescence survenue dans le tissu érectile qui garnit l'intérieur de la vulve et du vagin; ces difficultés, qui quelquefois sont fort grandes, surtout lors de la première copulation, ne sont pour la femme qu'une occasion de douleurs; et encore les mucosités qui suintent alors de la surface interne du vagin sont un moyen qu'a pris elle-même la nature pour les diminuer. Cependant la femme participe à l'orgasme voluptueux qu'éprouve l'homme; le tissu érectile qui tapisse l'intérieur du vagin, ainsi que celui qui forme le clitoris, développent une érection semblable à celle que présente le pénis; et le spasme voluptueux, augmentant graduellement, arrive enfin à un degré aussi extrême, et qui jette également la femme dans un état convulsif et extatique. Il se fait probablement alors dans les ovaires et les trompes quelques mouvemens que nous chercherons à caractériser ci-après en parlant de la fécondation, et qui sont les analogues de ceux qu'ont présentés chez l'homme les vésicules séminales et l'urètre. Il est certain du moins que la volupté vive qu'éprouve alors la femme ne tient pas au contact du sperme que projette l'homme, mais au jeu de ses organes propres, car il est possible que les momens auxquels les deux individus éprouvent le plus grand spasme ne coïncident pas. Il est certain encore qu'il n'y a pas chez la femme d'éjaculation spermatique, et les fluides que quelques femmes excrètent alors ne sont que de simples mucosités vaginales.

Voilà l'histoire de la copulation; elle est le seul acte génital qui soit laissé à la volonté; tous ceux qui vont le suivre se produisent irrésistiblement et sans que nous en ayons la conscience. Elle n'est en outre qu'un acte préparatoire de la génération, amenant la fusion, le rapprochement des matières, quelles qu'elles soient, que fournissent l'un et l'autre sexe pour la formation de l'individu nouveau. Celle-ci, qu'on appelle *conception, fécondation*, est la chose vraiment importante. Cela est si vrai qu'en beaucoup d'animaux, ceux chez lesquels l'œuf n'est fécondé qu'après avoir été pondu, il n'y a pas de copulation; et qu'en ceux chez lesquels un accouplement est nécessaire, souvent il y a conception, bien que l'accouplement n'ait pas eu lieu, ou n'ait été effectué que d'une manière incomplète. Arrivons donc à l'histoire de la conception.

§ II. *Conception, fécondation.* — L'histoire de ce phénomène est, en quelque sorte, celle de la génération tout entière; et, pour l'approfondir, il faut rechercher successivement : quelles sont les matières fournies par l'un et l'autre sexe, comment ces matières sont mises en contact, et comment de leur contact résulte l'individu nouveau.

D'abord, la substance que fournit l'homme, et par laquelle il concourt à la génération, est évidemment le sperme; c'est, en effet, ce qu'il projette dans la copulation. Il excrète bien aussi les sucs de la prostate et des glandes de Cowper; mais ces sucs n'effectuent pas la fécondation, car ils n'existent pas dans tous les animaux. Il est probable qu'ils ne servent qu'à la lubréfaction des parties, ou à la dilution du sperme; au moins, dans les fécondations artificielles que divers expérimentateurs ont faites et dont nous allons parler ci-après, on a observé que le sperme, pour jouir de toute sa puissance fécondante, avait besoin d'être délayé, d'être étendu dans une liqueur. Au contraire, les testicules existent dans tous les animaux, et l'ablation de ces organes suffit pour produire la stérilité, bien que le reste de l'appareil génital subsiste et puisse effectuer la copulation. On peut d'ailleurs en appeler sur ceci aux animaux dans lesquels la fécondation se fait à l'extérieur; on voit qu'évidemment en eux le sperme est projeté sur les œufs; que, sans l'influence du sperme, il n'y a pas de fécondation, et que c'est par ce fluide seul que le mâle y a part. Spallanzani examine comparativement dans de l'eau très-limpide et hors de l'eau, des grenouilles pendant qu'elles sont accouplées ; il voit qu'au moment où la femelle pond ses œufs, le mâle lance sur eux une liqueur transparente qui les arrose et qui les féconde. Pour avoir la certitude que c'est la liqueur projetée par le mâle sur les œufs qui en a effectué la fécondation, il habille le mâle avec une culotte de taffetas ciré, et il observe alors, d'une part, que les œufs ne sont plus fécondés, et de l'autre que la culotte est remplie d'assez de sperme pour qu'il puisse en recueillir. Enfin, à l'appui de ce premier fait, nous citerons les expériences de fécondations artificielles faites par différens expérimentateurs. Spallanzani imprègne un pinceau du sperme recueilli dans l'expérience précédente, et tous les œufs qu'il touche avec ce pinceau sont fécondés. Cette fécondation artificielle lui réussit, soit qu'il opère sur des œufs déjà pondus, soit qu'il agisse sur des œufs pris dans l'oviductus; soit qu'il emploie le sperme pur, soit qu'il l'emploie mêlé à d'autres liqueurs, du sang, de l'urine, de la bile, du vinaigre, etc. Trois grains de ce sperme lui ont suffi pour spermatiser et rendre fécondante une livre d'eau; un globule de cette eau, qui ne devait contenir qu'un 2,994,687,500 de grain, suffisait pour féconder un œuf. Cependant, au delà d'un certain degré d'extension du sperme, le pouvoir fécondateur avait diminué à mesure qu'il avait augmenté la quantité du véhicule. Pour prévenir l'objection de la grande différence qui existe entre les batraciens et l'homme, Spallanzani opéra sur un animal plus rapproché de notre espèce; il choisit une chienne de la variété des barbets, et qui avait déjà engendré plusieurs fois; il l'enferma quelque temps avant l'époque du rût, et attendit qu'elle en présentât les signes; ce ne fut qu'après vingt jours de réclusion; alors, à l'aide d'une seringue chaude à trente degrés, il injecta dans ses parties dix-neuf grains de sperme qu'il avait retiré d'un chien, et, au terme ordinaire, la chienne mit bas trois petits qui ressemblaient à la fois à elle et au chien qui avait fourni le sperme.

Déjà Jacobi avait fécondé artificiellement des œufs de poisson, en exprimant sur eux la laite des mâles. Rossi de Pise et Buffolini de Cézène ont répété l'expérience de la chienne, et ont eu le même résultat. Enfin, MM. Dumas et Prevost, à la bienveillance desquels nous devons la communication de recherches nombreuses qu'ils ont faites sur la génération, et dont nous pouvons, grâces à eux, enrichir cet article, bien qu'elles soient encore inédites, ont récemment fait des fécondations artificielles sur des œufs de grenouille. Ayant plongé des œufs de grenouille dans de l'eau dans laquelle ils avaient délayé le suc exprimé de plusieurs testicules, ils ont vu ces œufs d'abord se gonfler beaucoup, puis se développer; tandis que, plongeant par comparaison d'autres œufs dans de l'eau ordinaire, ils ont vu ces œufs absorber l'eau, et se gonfler aussi, mais se pourir après quelques jours. Dans leurs expériences, ces savans constatent que le mucus dont les œufs de grenouille se revêtent dans la seconde partie de l'oviductus sert à absorber le sperme, et à le conduire à la surface de l'œuf; que, pour réussir dans ces fécondations artificielles, il importe conséquemment que le sperme soit délayé; trop concentré, il perd de son action. Ils s'assurent enfin que ce n'est pas seulement sa partie aqueuse qui a été absorbée, mais sa partie principale, puisqu'ils retrouvent des animalcules mouvans dans l'épaisseur du mucus et jusqu'à la surface de l'œuf proprement dit. Il est donc certain déjà que le sperme est la matière fournie par l'homme pour la génération.

Maintenant jusqu'à quel point de l'appareil génital de la femme est-il projeté ? et par conséquent en quel lieu agit-il ? Les physiologistes ont ici émis des assertions différentes, selon le système qu'ils ont adopté sur l'essence de la génération. Selon les uns, le sperme ne parvient qu'à la partie supérieure du vagin, et c'est parce que les vaisseaux du vagin l'absorbent et le portent par les voies de la circulation jusqu'à l'ovaire, ou parce qu'il dégage une émanation spiritueuse qui se propage jusqu'à cet ovaire, qu'il accomplit la fécondation. Quel que soit, en effet, le trajet que parcoure le sperme, il faut qu'il agisse sur l'ovaire, pour ce qui est de l'homme et des mammifères au moins; car nous allons prouver tout à l'heure que, dans cette classe supérieure d'animaux, c'est à cet organe que se fait la fécondation. On arguait de ce qu'ayant ouvert des femelles d'animaux, poules, biches, lapines, immédiatement après la copulation, on n'avait pas trouvé de sperme dans l'utérus. On invoquait l'étroitesse des trompes, leur immobilité, l'impossibilité dans laquelle est l'utérus d'exprimer de sa cavité intérieure un fluide qui y serait contenu. Selon d'autres, le sperme est dardé jusque dans l'utérus, mais il ne va pas au delà; et d'autre part arrive dans cet organe la matière, quelle qu'elle soit, que fournit la femme, pour que de leur mélange résulte l'individu nouveau, et que se fasse la fécondation. Enfin, dans une troisième opinion, une portion de ce sperme est conduite par une action propre de la trompe à l'ovaire, et va y effectuer la fécondation.

De ces diverses opinions la dernière est la plus vraisemblable pour ce qui est de l'espèce humaine au moins. Dans cette espèce, en effet, d'une part, c'est à l'ovaire que se fait la conception. Les grossesses extra-utérines en sont la preuve: on a vu des fœtus se développer dans l'ovaire même; on en a vu se développer dans l'abdomen, les ovules ayant probablement échappé à la trompe, quand celle-ci par son pavillon les a saisis à la surface de l'ovaire pour les conduire à l'utérus; on a vu enfin des grossesses de la trompe elle-même, les œufs s'y arrêtant et ne parvenant pas jusqu'à l'utérus. Nuck une fois a amené exprès cette dernière, en appliquant sur une chienne, trois jours après son accouplement, une ligature à l'une des cornes de la matrice. Ces cas insolites démontrent que c'est à l'ovaire même que s'est fait l'individu nouveau, car s'il s'était fait à des parties moins profondes, il aurait dû y être reporté, et cela n'est pas probable. On prétend d'ailleurs qu'il suffit qu'une poule soit cochée une fois pour qu'elle fasse vingt œufs féconds : or, ces œufs ne sont excrétés que l'un après l'autre; ils n'ont pu conséquemment être fécondés qu'au lieu où ils étaient réunis, c'est-à-dire à l'ovaire. A la vérité, MM. Dumas et Prevost croient devoir conclure de leurs derniers travaux que le siége de la fécondation est, non à l'ovaire, mais à l'utérus; ils se fondent sur ce que, dans leurs expériences, ils ont trouvé les cornes de la matrice toutes pleines de sperme; ce fluide même n'était d'abord qu'au milieu de l'organe, et ce n'était qu'après vingt-six heures qu'il était parvenu à son sommet; ils pensent qu'on ne peut assigner d'autre siége à la fécondation que celui où le sperme est présent et a pu agir; ils en appellent à l'exemple des animaux dont les œufs ne sont fécondés qu'après avoir été pondus, et chez lesquels conséquemment la fécondation se fait certainement à un lieu autre que l'ovaire. Ils disent enfin n'avoir jamais pu, dans leurs expériences, féconder d'œufs pris à l'ovaire. Mais aucun de ces faits ne fonde, ce me semble, une démonstration absolue : le premier n'est qu'un résultat négatif; dans une matière aussi délicate, est-on sûr de tout voir, de ne rien laisser échapper? Plusieurs fois même MM. Dumas et Prevost disent avoir vu du sperme, sinon sur l'ovaire, au moins dans la trompe; et cela devrait-il être, si c'est à l'utérus que se fait la fécondation? Le second fait n'est qu'une analogie, qu'on peut contester à l'égard des animaux supérieurs. D'après cette analogie, la fécondation ne se ferait pas même dans l'utérus, mais en dehors de tous les organes. Quant à l'impossibilité de féconder des œufs pris à l'ovaire, MM. Dumas et Prevost conviennent n'avoir jamais pu détacher ces œufs sans les blesser un peu, et d'ailleurs Spallanzani a réussi à effectuer cette fécondation. L'argument tiré des grossesses extra-utérines conserve donc toute sa force, et l'on peut conclure que, dans les animaux supérieurs, c'est à l'ovaire que se fait la fécondation.

D'autre part, il est sûr que le sperme parvient au moins dans l'utérus. Dans le coït, en effet, l'extrémité du pénis correspond, au fond du vagin, à l'ouverture de l'utérus; et que servirait le rapport entre ces deux organes, si ce n'était pour que le fluide projeté par l'un pénétrât dans la cavité de l'autre? Il est même probable que l'orifice utérin, alors à moitié ouvert et dans un état de spasme, aspire le sperme. De plus, ayant ouvert des femelles d'animaux et des femmes peu d'instans après le coït, le sperme a été trouvé dans la cavité de l'utérus. En vain Fabrice d'Aquapendente, Harvey, disent ne l'y avoir pas vu; d'autres expérimentateurs ont été plus heureux: Ruisch, qui l'a reconnu dans l'utérus d'une femme surprise en adultère par son mari, et tuée par lui; Haller, qui l'a retrouvé sur des brebis; MM. Dumas et Prevost, comme nous venons de le dire.

Enfin, puisque la conception a lieu à l'ovaire, et que le sperme n'est par l'acte de l'éjaculation projeté que jusque dans l'utérus, il faut bien que par les trompes il soit conduit de cet utérus à l'ovaire, ou que de l'utérus il agisse sur cet ovaire à l'aide d'un *aura seminalis*. Or la supposition de l'*aura seminalis* n'est pas fondée. Dans les animaux dont la fécondation se fait à l'extérieur, on voit qu'il y a contact réel de sperme. Spallanzani et MM. Dumas et Prevost, dans leurs expériences, ont prouvé qu'un contact matériel était nécessaire. Le premier a pris deux verres de montre susceptibles de s'adapter l'un à l'autre; dans l'inférieur, il a mis dix à douze grains de semence, et dans l'autre, une vingtaine d'œufs; après quelques heures, la semence s'était évaporée au point que les œufs en étaient humectés, et cependant ils ne furent pas fécondés; ils le furent, au contraire, dès qu'on les eut touchés avec ce qui restait de la semence. L'expérience de MM. Dumas et Prevost est encore plus concluante : ils préparent cinquante grammes d'une liqueur fécondante avec le suc exprimé de douze testicules et d'autant de vésicules séminales; avec dix grammes de cette liqueur ils fécondent plus de deux cents œufs; les quarante grammes restans sont mis dans une petite cornue à laquelle on adapte une allonge; on met dans celle-ci quarante œufs, dix occupent la partie la plus creuse, les autres sont placés près du bec de la cornue; l'appareil est mis alors sous le récipient de la machine pneumatique, et on enlève assez d'air pour diminuer de moitié la pression atmosphérique; on dirige ensuite sur la panse de la cornue les rayons solaires; la température à l'intérieur s'élève à 25°; après quatre heures, on arrête l'expérience, et voici ce qu'on trouve : les œufs qui sont au fond de l'allonge sont baignés dans un liquide clair qui est le produit de la distillation; ils se sont gonflés comme dans de l'eau pure, mais ils ne se développent pas; pour cela, il faut les plonger dans la liqueur qui est restée dans la cornue; les œufs qui étaient placés tout près du bec de la cornue n'ont éprouvé aucun changement. Ainsi la partie retirée de la semence par la distillation n'est pas apte à féconder, tandis que la partie qui reste a conservé cette aptitude. Certes, rien n'est plus opposé à la supposition d'un *aura seminalis*. Il faut donc que le sperme aille de l'utérus à l'ovaire par la trompe. Or voici ce qu'on croit : dans le spasme voluptueux qui existe lors de la copulation, la trompe s'érige, applique son pavillon à l'ovaire, et apporte à cet organe une portion du sperme. Haller dit qu'en injectant sur le cadavre les vaisseaux de la trompe, il a vu cet organe se comporter comme nous venons de le dire; il a reconnu plusieurs fois le sperme jusque dans les trompes, et une fois il l'a trouvé sur l'ovaire lui-même. D'ailleurs qu'on réfléchisse combien il faut peu de sperme pour la fécondation, à juger par les expériences de Spallanzani! Opposerait-on l'étroitesse des trompes? Mais, dans les végétaux, ne faut-il pas que le pollen traverse les vaisseaux du style? et ce passage est-il moins étroit? On verra d'ailleurs la trompe se dilater assez pour permettre plus tard le passage de l'ovule. Sans anticiper sur ce que nous avons à dire des animalcules spermatiques, il n'est pas probable que, si c'est un animalcule qui fait la fécondation, ce soit par une action de sa part qu'il gagne l'ovaire; et je crois que c'est une action directe de la trompe qui conduit à l'ovaire la portion du sperme, quelle qu'elle soit, qui effectue la fécondation.

Il resterait à caractériser l'action qu'exerce le sperme; mais ceci rentre dans la question de savoir comment de la fusion des matières fournies par l'un et l'autre sexe, résulte l'individu nouveau; et il faut auparavant rechercher ce que fournit la femme.

C'est des ovaires que provient cette matière, quelle qu'elle soit. Les ovaires sont en effet dans le sexe femelle les analognes des testicules dans le sexe mâle; leur ablation rend aussi les animaux stériles. Si petits avant la puberté, que leur poid égale à peine dix grains, ils prennent tout à coup à cette époque un tel accroissement, que leur poids s'élève à deux gros; à leur surface apparaissent alors de petites vésicules qu'on n'y voyait pas auparavant; ils se flétrissent au contraire, à l'âge critique, et disparaissent presque. Nous avons vu qu'ils étaient le siége de la conception. Enfin, il se fait chez eux les plus grands changemens, immédiatement après un coït fécondant, comme on s'en assure, en les observant dans des femelles d'animaux que dans des expériences on tue plus ou moins de temps après l'accouplement.

Les premiers travaux de ce genre sont dus à Fabrice d'Aquapendente : le premier il tua des poules après qu'elles avaient été cochées; et, examinant leurs ovaires, il vit que parmi les petits grains jaunes, ronds, disposés en grappes de raisin, qui les constituent, il y en avait un qui offrait une petite tache, dans lequel se développaient des vaisseaux, qui grossissait; qui enfin se détachait, et traversant l'oviductus et le cloaque, était pondu sous forme d'œuf. Harvey ensuite faisant les mêmes recherches sur des biches, des femelles de daims, exprima positivement que c'est l'ovaire qui fournit ce par quoi la femelle sert à la génération, et que ce que fournit cet organe est un œuf : il n'y avait de différences entre les animaux, sous ce rapport, qu'en ce que chez les uns, les ovipares, l'œuf n'éclot qu'en dehors, après avoir été pondu, tandis que chez les autres, les vivipares, il éclot dans un réservoir de dépôt, une matrice. De Graaf, expérimentant sur des lapines, fit des observations encore plus précises. Dans les premières heures qui suivent l'accouplement, rien, dit-il, n'est encore apparent; les cornes de la matrice paraissent seulement un peu plus rouges; à la sixième heure, les enveloppes des ovaires semblent elles-mêmes acquérir une rougeur qui augmente par degrés. Au bout d'un jour, évidemment, trois vésicules à l'un des ovaires, cinq à l'autre, paraissent altérées, sont devenues opaques, rouges. Après vingt-sept, quarante, cinquante heures, les cornes de la matrice et leurs conduits ont acquis beaucoup de rougeur, et l'un des conduits s'est appliqué à l'ovaire correspondant. Après trois jours, une des vésicules est dans le conduit, et deux sont déjà dans la corne droite de la matrice; ces vésicules sont dix fois plus petites que lorsqu'elles étaient attachées à l'ovaire; grosses comme des grains de moutarde, elles sont formées de deux membranes concentriques, et remplies intérieurement d'une liqueur limpide. Au quatrième jour, l'ovaire n'offre plus qu'une espèce d'enveloppe que De Graaf appelle *follicule*, et qu'il considère comme la cupule, le péricarpe de l'ovule qui a passé dans la matrice : celui-ci y a déjà grossi, mais y reste flottant jusqu'au septième jour; alors il contracte adhérence avec elle. Au neuvième jour, dans un point de la liqueur claire qui remplit l'œuf, commence à se montrer un petit point nuageux qui se prononce de plus en plus; au dixième, ce point a la figure d'un petit ver, et au onzième, on distingue nettement en lui l'embryon. Malpighi, Valisnieri, dans de semblables expériences, reconnaissent de même, qu'à la suite d'un coït fécondant, un corps se développe à la surface de l'ovaire, grossit, puis se rompt pour laisser échapper un corps plus petit que saisit la trompe, et que ce canal conduit dans l'utérus. Selon Haller, observant sur des brebis, une demi-heure après la copulation, une des vésicules de l'ovaire semble saillir, offrir sur sa convexité une tache rouge, sanglante, et être prête à se rompre. Après une heure et plus, la vésicule est rompue, et son intérieur est comme saignant, enflammé; ce qui reste d'elle à l'ovaire, s'épaissit graduellement, prend une couleur jaune, laissant voir et sa cavité intérieure, et la fente par laquelle s'est échappé l'ovule : c'est ce débris que Haller appelle le *corps jaune*. Vers le huitième jour, on ne voit déjà plus dans ce corps jaune ni fossette intérieure, ni fente. Au douzième, il pâlit et commence à diminuer; et, dès lors, continuant de le faire jusqu'à la fin de la gestation, il se réduit en un petit corps dur, jaunâtre ou noirâtre, qui se laisse toujours distinguer dans l'ovaire, ou au moins laisse dans cet organe l'empreinte d'une cicatrice. Il ne provient que d'une seule vésicule; et, dans les animaux multipares, il y a autant de corps jaunes que de fœtus. Enfin, les expérimentateurs les plus distingués de notre époque, et particulièrement MM. Dumas et Prevost, ont aussi reconnu les mêmes faits. Selon ces derniers, rien ne paraît encore dans les ovaires, le premier jour qui suit la copulation; mais dès le deuxième jour, on voit que plusieurs des vésicules qui les composent augmentent en dimension. Ces vésicules continuent de grossir pendant les quatre à cinq jours suivans; de deux à trois millimètres de diamètre qu'elles avaient, elles arrivent à en avoir huit. Du sixième au huitième jour, elles se rompent et laissent échapper un ovule, qui le plus souvent a été inaperçu parce qu'il n'a qu'un demi-millimètre de diamètre, mais que le microscope a fait nettement voir aux expérimentateurs dont nous rapportons les travaux. Ils appellent cette partie *ovule* par opposition à la partie qui s'est développée dans l'ovaire, et qu'ils appellent *vésicule* : celle-ci à sa surface extérieure offre alors une petite fente sanglante; en glissant dans cette fente un stylet, on peut constater que cette vésicule offre alors une cavité intérieure considérable, vide qu'a laissé l'ovule qui a passé dans la trompe et la matrice. C'est au huitième jour, dans la chienne, que se fait le passage de l'ovule dans la matrice. Chez les animaux multipares, ce passage ne se fait pas pour tous les ovules en même temps, mais chaque ovule passe l'un après l'autre, et cela comporte un intervalle de trois à quatre jours. Ces ovules sont d'abord flottans et libres dans les cornes de la matrice : examinés à un miscroscope qui grossissait douze fois les objets, ils ont paru être une petite vésicule remplie d'un liquide albumineux transparent; et celle-ci observée dans l'eau, offrait à sa surface supérieure une apparence mamelonnée, avec une tache blanche sur le côté qui était la cicatricule. Bientôt cette vésicule a grossi, et le douzième jour on a pu reconnaître en elle le fœtus.

De tous ces travaux, on a généralement conclu que le sperme, porté par la trompe à l'ovaire, a touché une ou plusieurs des vésicules de cet organe; que par suite ces vésicules se sont gonflées d'abord, puis ont brisé leur enveloppe pour laisser échapper un corps quelconque qu'on a considéré généralement comme un œuf, et qui a été conduit dans l'utérus, pour y être le rudiment de l'individu nouveau. A l'ovaire est resté le débri de la vésicule, ce qui était la cupule, le péricarpe de l'ovule. Puisque en effet c'est à l'ovaire que se fait la conception, et dans l'utérus qu'a lieu la grossesse, et qu'il n'y a que la trompe qui puisse conduire d'un de ces organes à l'autre, il faut bien admettre que ce canal porte, dans le premier temps, le sperme de l'utérus à l'ovaire, et dans le second temps, l'ovule de l'ovaire à l'utérus : on en a d'ailleurs des preuves directes. Dans le spasme de la génération, toujours le pavillon de la trompe s'applique à l'ovaire : De Graaf, dans ses expériences, l'y a trouvé adhérent vingt-sept heures encore après l'accouplement. Pourquoi cette application, si ce n'est pour porter et prendre tour à tour quelque chose à l'ovaire ? M. Magendie a vu l'extrémité de la trompe appliquée à une vésicule. Les grossesses abdominales et tubaires sont surtout un fort argument. Si le pavillon de la trompe laisse échapper l'ovule qu'elle a saisie, il y a grossesse abdominale; si l'ovule s'arrête dans la trompe, il y a grossesse tubaire : nous avons cité déjà cette expérience de Nuck, qui, ayant lié la trompe à une femelle de chien, détermina chez cet animal une grossesse tubaire. Haigton, ayant coupé la trompe d'un seul côté à des lapines, observa que ces animaux n'eurent de gestation que du côté sain. Ayant d'autres fois fait cette section après l'accouplement, il vit que, selon que la section avait eu lieu quarante-huit heures seulement, ou soixante heures après, il avait dans le premier cas empêché la chute des ovules dans la matrice, tandis que, dans le second cas, cette descente avoit eu lieu. Enfin, on a une observation curieuse d'un chirurgien, appelé Bussières, qui a vu un ovule à moitié adhérent encore à l'ovaire, et à moitié engagé déjà dans la trompe.

Mais ici plusieurs questions se sont présentées. D'abord, par quel mécanisme agit la trompe pour transmettre soit le sperme à l'ovaire, soit l'ovule à l'utérus? On a dit ce canal de texture musculeuse et contractile à volonté; mais ces deux assertions sont également fausses : il est plus probable que cet organe agit consécutivement à une action d'érectilité provoquée par l'orgasme dans lequel sont alors toutes les parties génitales. En second lieu, est-ce le hasard qui décide celle des vésicules de l'ovaire qui se développe, ou en est-il une qui, par une sorte de maturité, se prépare à la fécondation? Ce dernier fait paraît certain des ovipares. MM. Dumas et Prevost ont reconnu que les vésicules des ovaires de grenouilles étaient de diverses grosseurs, et que les plus grosses étaient celles qui devaient être pondues immédiatement, tandis que celles qui étaient les plus petites ne devaient l'être que dans les années subséquentes. Dans tous les animaux chez lesquels les œufs ne sont fécondés qu'à l'extérieur et après avoir été pondus, ces œufs sont évidemment préparés pour la fécondation. Enfin si, dans les oiseaux, jamais les œufs ne peuvent être fécondés après la ponte, au moins celle-ci peut se faire d'elle-même, indépendamment de toute approche, car beaucoup d'oiseaux, quoique vierges, pondent. Mais se passe-t-il quelque chose d'analogue dans les vivipares? plusieurs physiologistes le croient; déjà Buffon avait dit que le corps jaune de Haller préexistait à la fécondation; et Cruiskanck dit l'avoir observé sur les ovaires de lapines vierges, et M. Home sur des ovaires de filles vierges. Selon ce dernier, à la puberté, apparaissent tout à coup à la surface des ovaires, des vésicules qui semblaient n'y pas exister d'abord. Dans les femelles des animaux, au temps du rut, et dans les femmes à des époques indéterminées, on voit tout à coup l'ovaire devenir vasculaire et développer un corps jaunâtre, arrondi, glandiforme, et qui saille à sa surface comme un mamelon; dans la femme et les animaux unipares, ce corps est unique et gros comme la quatrième ou cinquième partie de l'ovaire; mais dans les animaux multipares, il est multiple et petit à proportion. A un certain degré de grosseur, il se crève et laisse échapper un ovule : réduit dès lors à une cupule pleine de sang qui se résorbe graduellement, à la fin il n'en reste sur l'ovaire d'autres traces qu'une cicatrice. Ces phénomènes se répètent à toutes les époques de rut chez les animaux, et dans tous les temps chez la femme jusqu'à l'âge critique. Pendant cette maturation des vésicules dans l'ovaire, les trompes sont en turgescence, ont leur pavillon attaché à l'ovaire, à tel point qu'on le déchirerait plutôt que de l'en séparer. Ainsi les femelles des vivipares rejetteraient continuellement des œufs inféconds comme celles des ovipares, et la fécondité dépendrait de la coïncidence des vésicules mûres avec la copulation. Ainsi ce que Haller a pris pour les effets de la fécondation n'en serait que la condition. Home assure avoir distingué dans des ovaires de femmes grosses deux espèces de corps jaunes, l'un provenant de la fécondation qui avait donné lieu à la grossesse, les autres qui semblaient préparés pour les fécondations à venir, et qui différaient du premier en ce qu'ils n'offraient aucune déchirure dans leur intérieur. Haigton, dans son expérience de la section d'une des trompes, pour empêcher toute gestation de ce côté, y a trouvé cependant des corps jaunes mais sans déchirure. Enfin l'ovule, en traversant la trompe, revêt-il quelques nouvelles parties? cela est sûr encore de l'œuf des ovipares. Celui des batraciens se revêt, dans la seconde partie de la trompe, d'une couche de mucus épaisse d'un millimètre. Celui des oiseaux, composé à l'ovaire du jaune et de la cicatricule seulement, se recouvre, dans l'oviductus et le cloaque, de l'albumen et de l'enveloppe crétacée. Mais le fait est douteux pour ce qui regarde les vivipares. Nous renvoyons, du reste, la discussion de ce qui a trait à cette question au mot OEuf.

Voilà les faits sur ce que la femme fournit dans l'acte de la génération, et sur ce qu'on a pu pénétrer du contact qui se fait entre le sperme et l'ovaire. Maintenant il faudrait savoir comment de ce contact résulte l'individu nouveau. Or ici nous devons avouer la plus complète ignorance. D'abord l'action est toute moléculaire, conséquemment échappe à nos sens, et son résultat seul est ce qui annonce qu'elle a eu lieu. Ensuite cette action exige l'intégrité, la vie des parties qui l'accomplissent, c'est-à-dire le bon état et du sperme et des vésicules de l'ovaire. Enfin cette action n'est, dans l'état actuel de la science, assimilable à aucune action physique et chimique de la nature, et doit conséquemment être dite *vitale, organique*, c'est-à-dire inconnue. Il n'y a, en effet, ici aucune application physique possible; soit qu'on admette la théorie dite de l'*épigénèse*, dans laquelle on croit que l'individu nouveau se forme de toutes pièces par le mélange de ce que fournit l'un et l'autre sexe; soit qu'on admette celle dite de l'*évolution*, dans laquelle on veut que l'un des sexes seul fournisse le germe qui, à la suite de divers développemens, constituera l'individu nouveau. Dans le premier cas, quelle force chimique pourra-t-on invoquer? une précipitation, une cristallisation? Dans le second, peut-on davantage concevoir physiquement ou chimiquement et ce qu'est un germe, et ce qu'est l'avivement qui serait imprimé à ce germe? Il s'agit ici du passage de ce qui n'est pas vie à ce qui est vie, et ne connaisant de la vie que son opposition avec la matière générale, ignorant en quoi consiste la modification qu'ont subie les forces générales pour produire les phénomènes vitaux, on doit ignorer ce qu'est le phénomène de la fécondation. Aussi, quelques efforts qu'aient faits les hommes pour le pénétrer, ils ne sont arrivés qu'à des conjectures plus ou moins spécieuses. Nous allons terminer cet article par une exposition succincte des hypothèses qui ont été faites à cet égard; elles occupent trop de place dans la science pour que nous les passions sous silence; et d'ailleurs elles nous serviront à approfondir davantage quelques faits.

Comme on le conçoit, les théories diverses sur la génération ont dû dépendre des idées adoptées sur la nature du sperme et sur celle de la matière fournie par l'ovaire. Relativement au sperme, on l'a dit tour à tour : un fluide formé des élémens de chacune des parties du corps humain, et destiné conséquemment à reformer chacune de ces parties : le véhicule d'animalcules devenant, à la suite de plusieurs métamorphoses, l'individu nouveau, ou en constituant l'élément principal, le système nerveux; enfin, un fluide d'avivement, destiné à imprimer à un germe le mouvement de vie et de développement. Relativement à la matière fournie par l'ovaire, mêmes dissidences ; c'est une vésicule pleine d'un sperme formé, comme celui du mâle, des élémens de chacune des parties du corps, disent les uns : c'est une vésicule destinée à servir de nid à l'animalcule spermatique, ou à lui fournir de la matière nutritive, disent les autres : ceux-ci en font une substance amorphe, mais ayant cette nature gélatineuse qui la rend apte à recevoir la cause de la vie, le mouvement vital : ceux-là en font un germe, un œuf préexistant dans la femelle, et ayant l'aptitude à former, sous l'influence fécondante du sperme, un individu semblable à celui qui l'a fourni. De là tant de systèmes divers sur la génération : on en compte plus de deux cents; tous cependant peuvent être ramenés à deux, le système de l'*épigénèse* et celui de l'*évolution*.

1° *Épigénèse*. — Dans ce système, on admet que l'individu nouveau est formé de toutes pièces par le rapprochement de molécules qui avaient d'avance la disposition propre à le constituer, ou qui l'ont reçue soudain. Une force inconnue en elle-même, mais différente des forces générales de la matière, puisqu'elle a pour résultat la création d'un être vivant, appelée tourà tour force *cosmique*, *plastique*, *essentielle*, *nisus formativus*, *force de formation*, *etc.*, non-seulement a présidé au rapprochement, mais a donné aussitôt à l'être nouveau toutes ses parties avec leur coordination et leurs propriétés. Du reste, les auteurs ont varié dans la manière dont ils ont conçu l'épigénèse, ayant fait l'application de ce système, non-seulement à la reproduction journalière des êtres vivans actuels, mais encore à leur origine première.

Aussi, pour commencer par ce qui est de ce dernier objet, rappellerons-nous cette théorie des philosophes grecs, Leucippe et Empédocle, que l'univers avait été primitivement un composé d'atomes errans dans un vide infini, et que tous les corps qui existent aujourd'hui ont été formés par la réunion fortuite de ces atomes? A raison du nombre infini de ces atomes et des combinaisons qu'ils ont dû former, furent produits sans doute beaucoup d'êtres incapables de prolonger leur existence; mais il s'en forma aussi quelques-uns capables de pouvoir continuer de vivre, et ce sont ceux-ci que nous voyons aujourd'hui. Malgré l'absurdité de cette hypothèse, des modernes l'ont accueillie; Bourguet, par exemple, qui dit que les cristaux décèlent un commencement d'organisation, et que les premiers êtres organisés ont été formés comme des cristaux par une sorte de cristallisation, de précipitation chimique. Parlerons-nous des savans qui, par la supposition d'une force occulte, croient avoir surpris le secret du Créateur, et avoir franchi l'abîme qui arrête ici notre raison? de Needham, qui, sous le nom de *force végétatrice*, admet une puissance chargée de la formation et du gouvernement du monde organique? de Wolf, de Blumenbach, qui, sous les noms de *force essentielle*, de *nisus formativus*, admettent de semblables forces? Il est trop évident qu'étant aussi ignorans de la chose, ils n'ont fait que se payer d'un mot. Dans ces derniers temps, M. Lamarck a abordé aussi cette question, et voici les idées de ce naturaliste. « Les premiers êtres organisés qui existèrent furent formés de toutes pièces par une véritable génération spontanée; ils durent l'existence à l'influence d'une cause excitatrice de la vie, probablement fournie par le milieu ambiant, et probablement aussi tenant à la lumière ou au fluide électrique. Dès que cette cause rencontra une matière de consistance gélatineuse assez dense pour pouvoir retenir des fluides, elle l'organisa en tissu cellulaire, et un être vivant fut fait, comme cela arrive encore tous les jours à l'extrémité de chaque règne végétal et animal. Dès lors cet être manifesta les trois facultés de la vie, nutrition, accroissement et reproduction, mais il ne les manifesta que dans les modes les plus simples. Bientôt il se compliqua, car le propre du mouvement vital est de tendre toujours à composer davantage l'organisation, à créer des organes particuliers, à diviser et multiplier les divers centres d'activité; et la reproduction ensuite conservant constamment tout ce qui avait été acquis, de cette manière se formèrent successivement des espèces nombreuses et diverses, jouissant de facultés de plus en plus étendues. » Ainsi, selon M. Lamarck, la nature ne crée directement que les premières ébauches de la vie, et ce n'est qu'indirectement qu'elle participe à l'existence des êtres vivans plus composés : ceux-ci proviennent des premiers à la suite d'un temps énorme, de changemens infinis et d'une composition dans l'organisation toujours croissante, la reproduction conservant toutes les modifications acquises, tous les perfectionnemens obtenus. Ainsi, un seul et même acte aurait suffi au Créateur pour produire toute la série si variée des êtres vivans, et même pour y ajouter encore. Il n'est pas de notre sujet de nous égarer dans ces profondeurs, et nous arrivons aux applications faites de l'épigénèse à la reproduction des êtres vivans actuels.

Selon Hippocrate, chaque sexe avait deux semences qui étaient l'une et l'autre des fluides constitués par des matériaux provenant de toutes les parties du corps, et surtout des parties nerveuses. De ces deux semences, la plus forte engendrait les mâles, la plus faible les femelles. Dans la génération, ces semences se mélangeaient dans l'utérus, et, par l'influence de la chaleur de cet organe, formaient par une sorte de cristallisation animale le nouvel individu. Celui-ci était un garçon ou une fille, selon que c'étaient les semences fortes ou faibles qui prédominaient. Hippocrate ne dit pas ce qui arrivait quand il y avait prédominance de la semence forte de l'un des sexes avec la semence faible de l'autre. Les faits sur lesquels repose cette théorie sont faux : il n'y a pas deux semences dans l'homme; l'existence d'une semence dans la femme est justement ce qui est en question; la conception n'a pas son siége dans l'utérus, mais dans l'ovaire : on ne voit dans cette théorie que les efforts impuissans de l'imagination.

Aristote est aussi peu positif : « Ce n'est pas par une semence que la femme sert à la génération, mais par le sang de la menstruation; ce sang est ce qui fait la base de l'individu nouveau; et c'est le sperme qui le façonne et lui imprime le mouvement vital. Dans un style métaphorique, Aristote dit que le sang menstruel est le marbre, le sperme le sculpteur, et le fœtus la statue. » Si ces deux grands hommes, Hippocrate et Aristote, n'avaient jamais procédé que de cette manière dans les sciences, ils n'auraient pas acquis les droits éternels qu'ils ont à notre reconnaissance et à notre admiration.

Beaucoup de modernes cependant ont adopté la théorie d'Hippocrate, en la modifiant seulement d'après les doctrines scientifiques de leur temps. C'est consécutivement à un mouvement de fermentation qui s'établit dans les semences de l'un et l'autre sexe, que se forme, dit Descartes, l'individu nouveau. Les deux semences, dit Pascal, ont une nature chimique diverse; l'une, celle du mâle, est acide ; celle de la femelle, alcaline; et de leur combinaison, commandée par cette diversité de nature, résulte l'individu nouveau. Dans chaque semence, dit Maupertuis, existent des parties propres à former chacun des organes du corps; et lors du mélange de ces semences dans la génération, chaque partie similaire s'attire et s'aggrège par une sorte de cristallisation. Buffon lui-même, par son fameux système des molécules organiques, ne fit que ressusciter les idées d'Hippocrate. Selon cet éloquent naturaliste, il existe dans la nature deux sortes de matières, une vivante et une morte : la première, à jamais permanente dans son état de vie, consiste dans une infinité de petites particules incorruptibles, qu'il appelle *molécules organiques*. Ces molécules, en se combinant en plus ou moins grande quantité avec la matière morte, forment tous les corps organisés, et, sans jamais se détruire, elles passent sans cesse des végétaux aux animaux par la nutrition de ceux-ci, et retournent des animaux aux végétaux par la mort et la putréfaction des premiers : leur quantité dans l'univers est à jamais déterminée. D'autre part, ces divers végétaux et animaux forment comme autant de moules divers dans lesquels se rassemblent les molécules organiques. D'abord les êtres ne font servir celles-ci qu'à se nourrir et se développer; mais, quand ils ont acquis tout leur développement, ils renvoient en dépôt, dans leurs organes génitaux, les molécules organiques superflues; molécules qui ont dans chaque partie du corps revêtu la forme de cette partie. Ainsi sont formées les semences de l'un et l'autre sexe, et ces semences sont des extraits de toutes les parties. Enfin, lors du mélange de ces semences dans la génération, la même force qui assimilait ces molécules organiques aux parties du corps pour le nourrir et le faire croître, les fait s'aggréger pour constituer un être nouveau : selon que dans le mélange prédominent les molécules du mâle ou celles de la femelle, le fœtus est de l'un ou de l'autre sexe. Ainsi, dans ce système, se nourrir, se développer et se reproduire, sont des effets d'une seule et même cause. On s'explique pourquoi la génération n'est possible qu'après l'âge de développement, pourquoi son abus maigrit et épuise; pourquoi, au contraire, les eunuques et les animaux mutilés sont plus gras. Ces fœtus enfin ressemblent au père ou à la mère, selon que chacun de ces deux individus a fourni plus de molécules organiques; et si généralement, dans l'espèce humaine, il y a plus de garçons que de filles, c'est que les femmes, plus faibles, fournissent une semence plus faible aussi, ou en fournissent une moindre quantité. Malgré tout le talent que Buffon mit dans l'exposition de ce système, il est trop contraire aux faits pour être adopté. Les molécules organiques sont une supposition gratuite; il n'y a pas deux matières dans la nature; la matière organisée n'est que la matière générale que la vie a modifiée; et sans cesse on voit la matière organisée se détruire, et au contraire la matière générale s'organiser. D'autre part, quelle idée vague que celle des moules formés par les divers végétaux et animaux ? La vésicule de l'ovaire est-elle une capsule pleine de semence ? cette semence est-elle formée d'autant de molécules diverses qu'il y a d'organes particuliers dans le corps humain ? Où est la preuve d'une telle assertion ? Si elle est vraie, pourquoi des parens mutilés engendrent-ils des enfans bien conformés ? D'où viennent, dans ce cas, les molécules dont les parens étaient privés ? d'où viennent celles qui forment les parties annexes du fœtus ?

2° *Évolution.* — Dans cet autre système, on admet que l'individu nouveau préexiste sous une forme quelconque dans l'un des sexes, et qu'avivé par l'autre dans la génération, il commence dès lors la série des développemens qui doivent l'amener à former un être indépendant. Les fauteurs de ce système se partagent en deux sectes : les *ovaristes* et les *animalculistes.*

Les ovaristes professent que ce que fournit l'ovaire est un œuf; et ils définissent l'œuf, une partie organisée, formée d'un embryon et d'organes particuliers destinés à servir à la nutrition et aux premiers développemens de cet embryon, et apte à devenir, après une série de développemens, un individu semblable à celui dont elle provient. Tandis que les partisans de l'épigénèse disaient les deux sexes également importans dans la génération, les ovaristes attribuent le principal rôle à la femelle. Ce système des œufs a dû être inspiré par l'observation des animaux ovipares: chez eux, en effet, ce que fournit la femelle, pour la génération, est évidemment un œuf; et chez beaucoup cet œuf est pondu avant le rapprochement des deux sexes, et est fécondé à l'extérieur. Il était naturel d'étendre par analogie cette disposition aux vivipares, et c'est ce que Harvey fit le premier quand il dit: *Omne vivum ab ovo*. Plus tard, Sténon adoptant cette analogie, donna le nom d'*ovaires* aux testicules des femelles; et ensuite, les travaux successifs de De Graaf, de Malpighi, Valisnieri, Bonnet, Spallanzani, etc., sur la vésicule formée par l'ovaire, et le trajet de cette vésicule à travers la trompe dans l'utérus, parurent donner de ce système une démonstration directe.

On invoquait d'ailleurs à son appui les considérations suivantes: 1° *la préexistence du germe à la fécondation en beaucoup d'êtres vivans*. Dans les plantes, par exemple, la graine existe en rudiment dans la fleur, bien avant que le pollen, destiné à effectuer la fécondation, soit arrivé à sa maturité. Dans les oiseaux l'œuf préexiste si évidemment, que ces animaux, quoique vierges, pondent. Cela est plus évident encore en beaucoup de poissons et dans les batraciens, chez lesquels l'œuf n'est fécondé qu'après avoir été excrété. Spallanzani et Haller disaient avoir vu, le premier, le rudiment du têtard dans des œufs de grenouille non fécondés, et le second ceux du petit poulet dans l'œuf de la poule. 2° *La particularité qu'offrent quelques espèces animales de voir une seule copulation féconder chez elles plusieurs générations*. Ce fait extraordinaire est réel en certaines espèces: par exemple, chez les pucerons, l'effet d'une fécondation s'étend jusqu'à neuf générations, et chez les monocles jusqu'à la quinzième. Or, pour que diverses générations puissent ainsi être fécondées, ne fallait-il pas que les germes dont elles proviennent préexistassent dans la première? 3° *Les emboîtemens naturels et accidentels*. L'ognon de la jacinthe offre déjà les rudimens de la fleur qu'il doit fournir; dans les bourgeons des arbres on signale, mais repliées sur elles-mêmes et plus petites, les branches, les feuilles et les fleurs; dans les mâchoires de certains animaux, se voient les germes de plusieurs séries de dents; le volvoce, animal transparent, laisse voir dans son intérieur plusieurs petits emboîtés les uns dans les autres; qui n'a vu un œuf contenu dans un autre? enfin, on a trouvé plusieurs fois des fœtus humains dans des corps d'homme. 4° Les *métamorphoses*. Dans les batraciens et les insectes, animaux qui nous offrent les métamorphoses les plus saillantes, on voit que les formes qu'ils nous présentent successivement sont évidemment emboîtées les unes dans les autres; la grenouille se laisse voir déjà sous la peau du têtard; dans la chrysalide se distinguent déjà les linéamens de la forme future du papillon, et dans la chenille ceux de la chrysalide. 5° Les deux considérations précédentes ne fondaient que des analogies plus ou moins spécieuses; il n'en est pas de même des expériences de fécondations artificielles; elles semblaient constituer une démonstration directe, d'autant plus que la quantité de sperme, employée dans ces expériences, paraissait trop petite pour former l'individu nouveau, et être autre chose qu'un fluide d'avivement. 6° Enfin, les ovaristes arguaient des reproductions partielles qu'offrent plus ou moins tous les êtres vivans: pour expliquer comment les lézards reproduisent leur queue, les crustacés leurs pattes, les étoiles de mer leurs rayons, etc., ils disaient que chaque partie avait en elle-même des germes destinés à la reproduire, et n'attendant pour cela que des circonstances favorables; et ils appuyaient cette singulière idée sur ce qu'on voit quelquefois ces parties perdues se reproduire doubles. Mais cet argument est bien loin d'avoir la force des précédens, et peut même, à meilleur droit, être invoqué par les sectateurs de l'épigénèse.

Cependant on faisait aussi à ce système quelques objections: 1° *la ressemblance des fœtus avec les pères*. Les ovaristes l'attribuaient à l'influence qu'exerce le sperme fécondateur, influence qu'il était, disaient-ils, impossible de limiter. Mais il est de ces ressemblances qui semblent contredire l'idée d'un germe préexistant, celles qui portent sur quelques monstruosités, par exemple. On a vu des hommes sexdigitaires donner le jour constamment à des enfans sexdigitaires: faudra-t-il alors admettre, avec les ovaristes, des germes originairement monstrueux? Certaines grossesses composées, doubles ou triples, ont paru l'être par l'influence paternelle. 2° On objecta le mélange possible des diverses espèces vivantes, mélange qui donne lieu, dans le règne végétal, à ce qu'on appelle les *plantes hybrides*, et dans le règne animal, à ce qu'on appelle des *mulets*, des *métis*. Dans notre économie rurale, on connaît le mulet et le bardot, qui sont des produits du cheval et de l'ânesse, de l'âne et de la jument. Si on marie une femme blanche avec un nègre, l'enfant est déjà un peu nègre; et si les générations successives de cette femme sont continuellement unies à des individus de la race nègre, leurs produits s'éloignent de plus en plus de leur souche primitive, et finissent par être des nègres parfaits. Ces faits, qui prouvent la grande influence qu'ont les pères sur les qualités des fœtus, semblent autant de contradictions au système des œufs préexistans. Les ovaristes répondaient d'abord que ces accouplemens irréguliers ne sont guère possibles qu'entre des individus d'espèces fort rapprochées; en second lieu, qu'ils ne sont pas dans le vœu de la nature, et exigent toujours, pour être obtenus, les efforts de l'homme; on ne voit pas en effet dans nos bois le lièvre et le lapin s'accoupler, malgré le rapprochement qui existe entre ces espèces; enfin, que si ces métis sont laissés à eux-mêmes, dans les générations subséquentes, ils reviennent à la tige maternelle. Cette objection d'ailleurs rentrait dans la précédente, étant relative aussi à l'influence exercée sur les produits par les pères; et cette influence, les ovaristes l'expliquaient par l'action du sperme fécondateur. 3° Enfin, à ce système des œufs préexistans, on opposa et on oppose encore aujourd'hui les changemens que la suite des siècles apporte sans cesse dans les espèces végétales et animales qui vivent à la surface de notre globe. Déjà Linneus avait émis l'idée hardie que de son temps il existait plus de végétaux que du temps des anciens, et qu'ainsi il s'était formé de nouvelles espèces végétales. Bonnet ensuite, quoique sectateur zélé du système des œufs, admit que les espèces vivantes se modifient avec le temps. Enfin, M. Lamarck professe aujourd'hui que tous les végétaux et animaux changent continuellement par les influences des climats, des saisons, les effets de la domesticité, le croisement des races : si les espèces actuelles nous paraissent constantes, c'est que, dit-il, les climats, toutes les circonstances qui les modifient, n'agissent sur elles qu'après un temps énorme, et qu'ainsi la vie d'un seul homme est trop courte pour assister à ces modifications et les constater; mais les effets bien avoués des climats, des alimens, sur les végétaux et les animaux, prouvent théoriquement la continuelle instabilité des espèces; et probablement que ce qu'on appelle *espèces perdues*, ne sont que ce qu'étaient jadis nos espèces actuelles. Cette opinion de M. Lamarck est d'ailleurs en harmonie avec celle qu'il a émise relativement à l'origine des êtres organisés; le mouvement vital ayant, selon lui, pour attribut de compliquer toujours de plus en plus l'organisation, il y a nécessité que les espèces aillent en changeant sans cesse. Or ce fait, s'il est vrai, est contradictoire à l'idée d'un œuf préexistant. Mais les ovaristes répondent que ce fait de la mutabilité des espèces est loin d'être rigoureusement démontré; qu'évidemment on peut reprocher à M. Lamarck quelque exagération, comme quand on le voit faire provenir de l'exercice presque toutes les parties de l'organisation des animaux; et qu'enfin en admettant même cette mutabilité des espèces, on peut concevoir que l'œuf préexistant se modifie aussi avec le reste du corps.

Tel est toutefois le système des œufs, à l'égard duquel les physiologistes offraient encore trois principales dissidences. Les uns professent que les œufs ou germes sont disséminés dans tout l'espace, et ne se développent que quand ils pénètrent en des corps capables de les retenir et de les faire croître, c'est-à-dire semblables à eux. L'univers actuel n'est que le développement de beaucoup de germes primitifs, qui sont dans leur ensemble un univers en petit : c'est là ce qu'on appelle le système de la *panspermie* ou *dissémination des germes*, que son absurdité a fait universellement rejeter. Les autres établissent que les œufs sont renfermés les uns dans les autres, et successivement tirés de leur torpeur à chaque génération, de telle sorte que non-seulement l'ovaire de la première femme contenait les œufs de tous les enfans qu'elle a faits, mais encore qu'un seul de ces œufs contenait la race humaine toute entière. C'est ce qui constitue le système de l'*emboîtement des germes*, dont Bonnet a été le plus ardent défenseur. Mais l'esprit, avec raison, doit s'effrayer de cet emboîtement prétendu; où en sera le terme? Cela suppose la matière divisible indéfiniment; et, si pour échapper à cette objection, on dit que les êtres vivans actuels doivent finir un jour, et qu'ainsi on doit à la fin arriver à des œufs qui n'en contiennent plus d'autres, il reste toujours à dire comment s'est faite la première production. Enfin les plus judicieux des ovaristes établissent que chaque individu fait ses œufs par une sorte d'action sécrétoire; et le fait des générations gemmipares, dans lesquelles on voit la surface externe du corps pousser des bourgeons reproductifs, ainsi que celui des nombreuses reproductions de parties dans les divers êtres vivans, leur semblent confirmatifs de leur idée.

En 1674, Ham et Leeuwenhoek, d'un côté, et Hartsœker de l'autre, découvrirent dans le sperme des animaux une quantité prodigieuse de petits corps exécutant des mouvemens spontanés; et ces petits corps leur semblant être des animaux, cette découverte donna naissance à un nouveau système sur la génération, celui des animalcules spermatiques. On admit que ces animalcules, à la suite de plusieurs métamorphoses, formaient l'individu nouveau. Tandis que dans le système d'emboîtement, la première femme contenait tout le genre humain, ici c'était le premier homme qui contenait toutes les générations futures, l'animalcule spermatique étant le germe préexistant, le petit homoncule organisé, dans lequel étaient renfermés tous les autres. Des faits et des raisonnemens étaient employés à justifier ce système. Il existe des animalcules spermatiques dans le sperme de tous les animaux, et on ne trouve de ces animalcules dans aucune des autres humeurs du corps. Ces animalcules diffèrent d'espèce à espèce animale, mais ils sont toujours semblables dans le sperme d'un même animal. Ils ne se montrent dans le sperme de tout animal qu'à l'âge où la génération est possible, et manquent dans le premier âge comme dans le dernier. Leur nombre est si considérable, que, dans une goutte de sperme de coq, égalant à peine en volume un grain de sable, ils s'élèvent à cinquante mille, ce qui, pour les sectateurs du système, était en rapport avec la prodigalité que déploie généralement la nature pour la reproduction des espèces vivantes, et un moyen d'expliquer pourquoi Spallanzani avec des atomes de sperme avait pu effectuer des fécondations artificielles. La petitesse des animalcules ne leur paraissait pas être non plus en disproportion avec la stature de l'être qui doit en provenir; car ils voyaient plus de différences encore entre une graine et l'arbre qui en provient. L'animalcule spermatique fut donc présenté comme étant le rudiment de l'individu nouveau : il ne s'agissait plus alors que de décrire les phénomènes; et, à défaut de l'observation qui n'avait rien appris sur eux, on imagina. Ainsi, Leeuwenhoek dit que les animalcules projetés dans l'utérus y attiraient les œufs et les y convertissaient en véritables embryons. Andry les fit ramper par la trompe, arriver à une vésicule de l'ovaire, où l'un d'eux s'enfermait, soit de lui-même, soit par l'action d'une soupape qui l'obligeait d'y rester, puis revenait avec elle dans l'utérus, commençant ses développemens au moyen de la substance nutritive que renferme cette vésicule. Maupertuis établit que les animalcules faisaient prendre aux molécules de la semence leur place propre, voulant concilier ainsi ce système avec celui des séministes. Mais ces explications étaient trop évidemment hypothétiques pour réussir; Spallanzani ne vit dans les animalcules spermatiques que des animaux infusoires ordinaires. Buffon les regarda comme ses molécules organiques; et un médecin de Montpellier, Plantade, dans une brochure qu'il publia sous le faux nom de *Dalempatius*, acheva de jeter tout discrédit sur ce système, en représentant les animalcules se métamorphosant et laissant voir déjà sous leur enveloppe les formes humaines.

Cependant, MM. Dumas et Prevost, que nous avons si souvent cités dans le cours de cet article, viennent de ramener l'attention des savans sur les animalcules spermatiques : non-seulement ils en affirment l'existence, mais encore ils les considèrent comme étant les agens directs de la fécondation, et ce par quoi le sperme sert à cette action. D'abord, à l'aide du microscope, il les ont reconnus dans tous les animaux dont ils ont examiné le sperme, et le nombre en est fort grand. Soit qu'ils examinassent le sperme après qu'il avait été excrété par un animal vivant, soit qu'ils ne fissent l'examen qu'après la mort, et ayant pris ce fluide dans le canal déférent, ou dans le parenchyme du testicule, ces animalcules étaient également facilement apercevables; et ce qui prouve bien, selon MM. Dumas et Prevost, que ce sont eux qui forment le caractère spécifique du sperme, c'est qu'on n'en trouve que dans cette humeur, et que rien d'analogue n'existe dans aucune autre humeur du corps, ni même dans les autres sucs versés dans l'appareil génital, savoir les sucs de la prostate, des glandes de Cowper, etc. Ces animalcules étaient dans une même espèce animale semblables entre eux pour la forme, la grandeur, le mode de locomotion; mais ils avaient dans chaque espèce des formes et des dimensions différentes. Ils n'éprouvaient aucuns changemens dans la série des organes génitaux ; et aussi parfaits dans le testicule qu'au moment où avec le sperme ils sont jetés au dehors, c'est à tort que Leeuwenhoek avait dit en avoir reconnu qui lui paraissaient avoir des âges différens. Ils étaient doués de mouvemens spontanés qui ne s'arrêtaient que graduellement, après deux ou trois heures, dans le sperme obtenu pendant la vie par éjaculation, après quinze à vingt minutes dans celui pris après la mort dans les vaisseaux, et après dix-huit à vingt heures dans celui laissé après la mort dans ses propres vaisseaux. Pour les croire utiles à la génération, il suffisait sans doute d'observer qu'ils n'existent que dans le sperme : mais ce qui doit confirmer dans ce soupçon, c'est qu'ils n'y existent qu'aux temps où la fonction est possible. Ainsi, dans l'espèce humaine, le sperme n'en offre aucuns dans la première enfance et dans le dernier âge ; et dans les oiseaux, excepté le coq et le pigeon, ils ne se montrent dans cette humeur qu'aux époques fixées par la nature pour l'accouplement de ces animaux. Ces mêmes faits doivent aussi éloigner de l'idée qu'ils ne sont que des animaux infusoires, d'autant plus que ceux-ci manquent généralement dans les humeurs des êtres vivans. Une autre preuve d'ailleurs, c'est qu'ils sont liés généralement à l'état physiologique de l'être qui les fournit : leurs mouvemens sont rapides ou languissans, selon que l'animal qui a fourni le sperme dans lequel on les observe est jeune ou vieux, en état de santé ou de maladie. Enfin, d'après ces faits et plusieurs autres que nous allons rapporter, MM. Dumas et Prevost professent que ce sont les animalcules qui effectuent la fécondation. Dans leurs recherches sur l'œuf des mammifères, ils ont vu les animalcules remplir les cornes de la matrice, et y rester vivans et mouvans jusqu'à la descente des ovules dans ces organes ; ce n'était qu'alors que ces animalcules graduellement se détruisaient et disparaissaient. Certainement ces animalcules sont ce qu'il y a de plus notable dans la partie la plus épaisse du sperme, et il a été prouvé plus haut que le sperme ne féconde que par celle-là, et non par un aura-seminalis, par aucune partie volatile. Le sperme après vingt heures perd sa faculté fécondante, et dans ce même intervalle de temps, on voit les animalcules qui y existent cesser graduellement leurs mouvemens et périr. De même que la liqueur recueillie du sperme distillé ne féconde plus, comme on l'a vu, tandis que ce qui en reste dans la cornue a conservé la propriété fécondante; de même, la semence évaporée à siccité, puis délayée dans de l'eau, n'a plus fécondé. Enfin, dans deux expériences, MM. Dumas et Prevost ont cherché à ne détruire dans le sperme que les animalcules, et cela a suffi pour enlever à cette humeur sa faculté fécondante : dans l'une ils ont tué, par l'explosion suffisamment répétée d'une bouteille de Leyde, tous les animalcules qui étaient dans une liqueur spermatisée, et la liqueur a cessé alors d'être fécondante. Dans l'autre, ils ont versé, à plusieurs reprises sur un filtre quintuple, de la liqueur spermatisée, afin de retenir sur les filtres ces animalcules; et après une heure, ayant obtenu ainsi de la liqueur qui ne paraissait plus contenir d'animalcules, ils ont vu qu'en effet ils ne pouvaient plus avec elle effectuer de fécondation, tandis qu'ils le pouvaient avec la portion qui était restée sur les filtres. Déjà Spallanzani avait fait cette dernière expérience, et en avait obtenu le même résultat : seulement ce savant ajoute qu'il effectua des fécondations avec l'eau dans laquelle il lava les papiers qui avaient servi de filtre. De ces faits, MM. Dumas et Prevost concluent que ce sont les animalcules spermatiques qui effectuent la fécondation; et, s'appuyant d'autre part sur ce qu'ils ont vu des premiers linéamens du fœtus, ils conjecturent que l'animalcule spermatique forme le système nerveux du nouvel être, et que l'ovule ne fournit que la gangue celluleuse dans laquelle se forment les organes. Pour prévenir l'objection tirée des très-petites quantités de sperme avec lesquelles Spallanzani et eux-mêmes ont fait des fécondations artificielles, ils ont, par une expérience positive, constaté la petitesse extrême des animalcules spermatiques; ils ont délayé les vésicules séminales d'un mâle de grenouille en dix grammes d'eau, et mettant ensuite une goutte de la liqueur sur un micromètre divisé en fractions de millimètre, ils se sont assurés qu'un cube d'un cinquième de millimètre de côté, en contenait de cinq à six; et qu'ainsi il en existait de trois à quatre cent dans un seul millimètre cubique. Les expériences de Spallanzani ne peuvent donc plus être une objection.

Nous sommes loin sans doute de mettre ces travaux sur le même rang que les hypothèses dont nous les avons fait précéder : au moins ils constatent des faits, et un système de recherches faites dans une excellente direction. Mais ils ne nous paraissent prouver encore que deux choses : l'existence des animalcules dans le sperme, et la part active qu'ils ont dans la fécondation. Ils nous laissent ignorer de même comment se fait celle-ci, ce qui était le problème cherché; car on ne peut regarder que comme conjecture cette assertion de MM. Dumas et Prevost, que l'animalcule forme le système nerveux du fœtus. Cependant applaudissons aux efforts de ces ingénieux expérimentateurs, espérons qu'ils pénètreront encore plus avant dans les secrets du phénomène dont ils tentent la découverte; plus que personne nous apprécions leurs nombreux services en physiologie, et en les remerciant ici des communications que nous devons à leur complaisance, nous sommes heureux de consigner cette expression publique de notre estime pour eux.

Revenons aux nombreuses hypothèses sur la génération. Il est évident qu'aucune ne peut satisfaire un esprit sévère. D'un côté, relativement à l'épigénèse, on conçoit la formation de toutes pièces d'un corps composé de molécules toutes semblables, ayant partout même figure, même nature; d'un cristal, par exemple : mais dans un être vivant, les molécules primitives ne sont pas semblables; chacune doit avoir dans l'ensemble de l'être une place déterminée; l'être ne peut exister que consécutivement à leur coordonnation, et non par parties séparées; comment accorder de pareilles nécessités, soit avec un simple mélange de semences, soit avec un envoi fait par chaque partie du corps de molécules spéciales et aptes à les former? D'un autre côté aussi, que d'objections contre l'évolution! si la première femme ou le premier homme contenait tout le genre humain, chaque œuf de l'une ou chaque homoncule de l'autre contiendrait à la fois deux espèces d'œufs ou d'animalcules spermatiques, les uns mâles, les autres femelles; les uns ne devant se développer qu'une fois, les autres au contraire devant renfermer dans leur intérieur une suite indéfinie de générations; or y a-t-il, dit Buffon, auteur de cette objection, la moindre vraisemblance dans une pareille supposition? Dans ce système de l'évolution, le rudiment du nouvel être quel qu'il soit, œuf ou animalcule, est dit contenir en raccourci, non-seulement toutes les parties de l'individu arrivé à son développement complet, mais encore tous les individus qui doivent en provenir dans la suite des temps; et d'abord, cette dernière idée, comme l'observe M. Lamarck, ne peut s'appliquer à ce genre d'êtres vivans qu'on appelle *êtres composés;* et quant à la première, elle est contredite par les faits. Quand on suit les phases diverses par lesquelles passent les organes dans la suite des âges, on se convainc que ces organes se forment de toutes pièces, en vertu de lois, inconnues sans doute, mais qui les renferment en certains types déterminés. Enfin, ce système de la préexistence des germes, dit avec raison M Geoffroy-Saint-Hilaire, ne fait que reculer la difficulté, ou même déclarer à l'aide d'une proposition contradictoire en elle-même, qu'elle n'existe pas. En effet, le problème à résoudre est le mode de formation d'un nouvel être vivant; et supposer cet être préexistant, c'est déjà déclarer le problème nul; c'est supposer la chose faite de toute éternité, pour échapper à l'embarras de dire comment elle se fait; au moins c'est ne faire que reculer la difficulté, car dans cette hypothèse d'un germe préexistant, il reste à dire ce qu'est l'influence qui l'arrache soudain à sa torpeur et l'appelle à la vie. En outre, que veulent dire rigoureusement ces mots, *préexistence du germe ?* D'un côté, *préexistence* exprime l'idée d'une existence qui est avant d'être, et il y a là contradiction. De l'autre, qu'est-ce qu'un *germe ?* On ne l'a pas défini avec rigueur; on dira que la vue d'une graine, d'un œuf en donne l'idée; on appellera de ce nom la réunion d'une quantité quelconque d'élémens, qui, avec d'autres puisés au dehors, formeront par un travail intestin un corps organisé: mais ce qui prouve qu'à ce mot on n'a attaché qu'une idée vague, c'est qu'on a successivement réduit ce qui est proprement le germe à une partie de plus en plus petite de la graine, de l'œuf, à une partie tellement petite qu'elle n'a plus été vue, et n'a pu être conçue presque que comme une création abstraite de l'esprit.

Ces objections au système de l'évolution ont paru tellement fortes, que, malgré tout l'éclat dont a joui ce système dans le dernier siècle, de nos jours on revient à celui de l'épigénèse, non tel que les Anciens l'avaient présenté, mais se bornant à exprimer, par ce mot, que l'individu nouveau à son origine est formé de toutes pièces, et avouant qu'on ignore le mécanisme de cette formation. En effet, nous avons vu, d'une part, que plusieurs naturalistes croient, avec assez de vraisemblance, à l'existence de générations spontanées aux derniers degrés de l'échelle végétale et animale. Il paraît, de l'autre, que le fœtus humain présente dans la série de ses développemens les principales formes d'organisation qu'offre la généralité du règne vivant. N'est-ce pas là un argument propre à appuyer l'idée qu'à sa première origine, il se fait par une génération spontanée, et conséquemment de toutes pièces? Ne peut-on pas trouver un autre argument dans le mode de développement des organes, qui évidemment n'est pas une évolution, mais consiste en une véritable formation par l'aggrégation successive des molécules matérielles qui les composent? Mais, se bornant à cette généralité, on avoue son ignorance sur le reste. Quelques-uns seulement se sont permis des conjectures : ainsi M. Lamarck, qui croit que la cause de la vie est matérielle, puisée dans l'élément ambiant, et qu'il se forme des êtres vivans toutes les fois que cette cause de vie rencontre une matière gélatineuse demi-fluide, pense que c'est de cette manière que se fait à sa première origine l'embryon humain ; et de même que les premiers êtres vivans s'étaient par la suite des temps compliqués graduellement de manière à former les êtres vivans actuels, de même l'embryon humain, de ce premier degré d'organisation si simple, s'élève successivement à celui qui constitue son espèce. Ainsi M. Rolando exprime, ainsi que MM. Dumas et Prevost, que l'individu nouveau résulte de la réunion du système cellulo-vasculaire fourni par la mère, et du système nerveux fourni par le mâle, considérant l'ovule comme une substance amorphe fournissant les rudimens des systèmes vasculaire et cellulaire qui sont les premiers fondemens de l'économie, et l'animalcule spermatique comme celui du système nerveux. Mais c'est assez nous arrêter à toutes ces hypothèses; achevons l'exposition de ce qu'on sait de positif sur l'acte de la conception.

La conception est un acte qui s'accomplit sourdement, sans qu'on l'aperçoive, et indépendamment de toute volonté. Quelques femmes prétendent avoir reconnu à un frisson, à une douleur à l'ombilic, à un trouble quelconque dans l'abdomen, qu'elles devenaient mères; mais indépendamment que ces signes prétendus sont des plus vagues, le plus souvent la conception se fait sans qu'on sente rien. Il est certain aussi que la volonté ne peut rien sur elle; faire, par exemple, qu'elle ait lieu, ou influer sur ses produits. Telle femme qui désire des enfans ne peut en avoir, et telle autre devient enceinte à chaque rapprochement. La même ignorance où l'on est sur les phénomènes qui se passent, lors de la fécondation, s'étend aux circonstances qui font qu'elle a lieu ou n'a pas lieu. Sans doute il y a stérilité quand les matières fournies par l'un et l'autre sexe, à cause de quelques obstacles physiques, ne peuvent se mêler, se confondre; mais souvent aussi elle existe sans qu'on puisse accuser une pareille cause. Cela tient-il alors à quelque vice du sperme, ou de la vésicule ovarienne? Cela est probable; mais on ne peut dire en quoi consiste ce vice. On dit aussi qu'il faut un rapport entre ces deux matières, mais sans spécifier en quoi consiste ce rapport. Il paraît que la fécondation est d'autant plus probable, que les deux individus éprouvent dans le rapprochement le même spasme. Elle arrive aussi plus facilement quand l'approche a lieu après les règles, soit parce qu'alors l'utérus reste un peu ouvert, soit parce que tout l'appareil a conservé un reste d'excitation. Dans les animaux chez lesquels la génération ne s'accomplit qu'à une seule époque de l'année, la fécondation suit bien plus constamment l'approche que dans l'espèce humaine.

Non-seulement c'est irrésistiblement que la conception a lieu ou n'a pas lieu, mais la volonté ne peut rien sur ses produits; sur le sexe de l'enfant, par exemple, sur ses qualités physiques et morales futures? A la vérité quelques philosophes et médecins anciens, Anaxagore, Aristote et Hippocrate, avaient cru que le testicule et l'ovaire droits fournissaient les rudimens des garçons, et que ces parties du côté gauche fournissaient ceux des filles; Pline dit même l'avoir expérimenté sur un *belier;* et sur cette idée le docteur Millot a, de nos jours, voulu fonder l'*Art de procréer les sexes à volonté*. Mais d'abord, en supposant vrai le fait sur lequel repose ce système, il faudrait pouvoir influencer ou faire agir de préférence ou tel ovaire, ou tel testicule, et on ne voit pas comment on pourrait y parvenir. Ensuite il est faux que de l'ovaire et du testicule droits proviennent les garçons, et de l'ovaire et du testicule gauches les filles : des hommes privés de l'un des testicules ont engendré à la fois filles et garçons; il en a été de même des femmes qui avaient un des ovaires détruit par une maladie. Dans des expériences on a extirpé l'un des ovaires à des lapines, et ces animaux, couverts ensuite, ont mis bas des petits de l'un et l'autre sexes. Enfin, ayant ouvert une lapine pleine, on a trouvé dans la même corne de la matrice des fœtus mâles et des fœtus femelles, bien que tous certainement provinssent d'un même ovaire, de l'ovaire correspondant. Cette particularité de la conception est, comme toute autre, et heureusement, soustraite à l'influence de notre volonté.

Il en est de même du nombre des produits de la conception. Bien que l'espèce humaine soit le plus souvent unipare, cependant on observe quelquefois des grossesses doubles, même triples, quadruples. Or de même que les animaux multipares ne peuvent rien sur le nombre des petits qu'ils engendrent, et que les lois fixes que chacun offre à cet égard présentent de fréquentes variations, de même la femme ne peut pas, à son gré, ne faire qu'un enfant ou engendrer des jumeaux. La cause qui décide ce fait est aussi ignorée que celle de laquelle dépend le sexe. Les partisans de l'évolution la rapportaient à la mère, admettant que plusieurs vésicules ovariennes avaient été fécondées en même temps : les fauteurs du système des animalcules la rapportaient au père. On a des faits en faveur de l'une et de l'autre opinion : certaines femmes, mariées successivement à plusieurs hommes, ont toujours eu des grossesses doubles, tandis que leurs maris, avec d'autres femmes, avaient déterminé des grossesses simples : certains hommes ont présenté le phénomène inverse. A ce dernier propos, on ne peut pas citer de fait plus étonnant que celui de ce paysan qui fut présenté à l'impératrice de Russie, en 1755 : Il avait eu deux femmes; la première avait eu cinquante-sept enfans, en vingt-une couches; et la seconde, trente-trois, en treize : toutes les couches avaient été quadruples, ou triples, ou doubles.

Enfin on ne peut rien non plus sur les qualités physiques et morales futures de l'enfant; c'est irrésistiblement qu'il a tel tempérament, telle constitution, qu'il est bien fait ou difforme, etc. Cependant ici nous avons plus de pouvoir; et si nous ne pouvons exercer une influence instantanée, au moins nous pouvons déterminer, à la longue, quelques modifications. D'abord il est possible que l'état moral des deux individus, au moment de l'union, que le degré d'activité avec lequel ils accomplissent les fonctions, ait une influence sur son résultat, et par conséquent sur les qualités de l'individu nouveau. Sans admettre avec Aristote, que la plus grande fréquence des difformités de l'espèce humaine tienne à la négligence avec laquelle cette espèce accomplit la génération, il n'est pas déraisonnable de croire que l'individu nouveau sera plus ou moins vivace selon que sa création originelle aura été effectuée avec plus ou moins d'énergie ou de faiblesse. En second lieu, en abandonnant comme non suffisamment démontrée cette première influence, il en est une autre incontestable, dépendante des qualités des pères et des mères : ces pères et ces mères, en effet, transmettent souvent à leurs enfans, et leur constitution, et leurs qualités morales, et leurs maladies, et jusqu'à leurs formes extérieures, puisqu'on voit souvent entre eux les plus fortes ressemblances. Or, n'est-il pas possible d'influer par-là sur les qualités des enfans, en réglant les conditions de rapprochement, en présidant au choix des individus qui s'associent?

Aussi, si nous avons tout-à-fait relégué parmi les chimères l'art de procréer les sexes à volonté, nous jugerons moins sévèrement celui de la *Megalanthropogénésie*, c'est à-dire de faire des enfans beaux et des enfans d'esprit. Ayant une fois admis la possibilité d'une influence exercée par l'état moral des époux, au moment du coït, et surtout celle d'une transmission héréditaire des parens aux enfans, on conçoit qu'on peut régir un peu tout ce qui a trait à ces deux choses. Peut-on douter que l'abus des plaisirs de l'amour n'imprime aux fœtus engendrés une faiblesse originelle; et qu'au contraire un exercice convenable de la génération ne fasse engendrer des enfans robustes? Pour perpétuer nos animaux domestiques, et en améliorer sans cesse les espèces, nous faisons un choix des mâles et des femelles que nous accouplons; nous les prenons dans l'âge de la force, et nous en croisons diversement les races, selon le genre de qualités que nous voulons imprimer aux produits : qui oserait dire que tout ceci, théoriquement du moins, ne soit de même applicable à l'homme? Loin de nous, sans doute, la pensée de méconnaître ce que la haute dignité de notre espèce réclame de liberté pour les individus unis en état social ; mais la législation n'enfreint-elle pas les lois de la physiologie, et par conséquent de la nature, quand elle permet, par exemple, les mariages entre des personnes d'un âge extrêmement disproportionné, ou entre des personnes saines et des personnes affectées de maladies héréditaires? Avouons que, loin de chercher à améliorer, on ne travaille pas même à prévenir les détériorations. (ADELON.)

GENET, *genista*, s. m.; genre de plantes de la famille des Légumineuses et de la diadelphie décandrie, dont presque toutes les espèces sont légèrement purgatives, mais inusitées maintenant. C'est une espèce de ce genre, le *genista canariensis* L., qui, suivant quelques auteurs, fournit le bois de Rhodes, autrefois employé comme parfum, mais qui aujourd'hui n'est plus usité que pour les ouvrages de tour. (A. R.)

GENÉVRIER, s. m., *juniperus communis*, L. Arbre de la famille des Conifères, qui s'élève à une douzaine de pieds, et dont la tige, ordinairement tortueuse, se divise en un très-grand nombre de ramifications irrégulières et touffues. Le genévrier croît dans les lieux arides et sur les rochers; ses feuilles sont raides, linéaires, aiguës, d'une couleur glauque; ses fleurs sont dioïques. Les mâles forment de petits chatons ovoïdes; les fleurs femelles sont disposées en chatons globuleux, qui se composent d'un petit nombre de fleurs placées à la base d'écailles épaisses et charnues. Les chatons deviennent des espèces de petites baies par la soudure des écailles entre elles. Ce caractère distingue tous les genévriers des autres arbres de la famille des Conifères. Ce sont ces fruits surtout, que l'on emploie en médecine sous le nom de *baies de genièvre*. Ils sont globuleux, de la grosseur d'un pois, noirs et recouverts d'une poussière glauque. Leur saveur est sucrée et très-aromatique. Ils contiennent intérieurement deux ou trois petits noyaux osseux. L'analyse chimique a démontré dans les baies de genièvre un principe extractif, de la résine et une huile essentielle volatile. Cette huile s'obtient facilement par le moyen de la distillation. Elle est très-fluide et d'une odeur ambrée. On prépare avec ces fruits une infusion aqueuse, une teinture, un vin et un extrait ou rob de genièvre. Ce dernier doit être fait avec les baies fraîches et récentes et par leur macération dans l'eau. Il est alors moins résineux, plus sucré et plus agréable.

Les baies du genévrier et toutes leurs préparations sont des médicamens stimulans. Elles exercent sur les organes de la digestion une impression vive, qui ne tarde pas à se communiquer aux autres organes de l'économie animale et à activer leurs différentes fonctions. Ces phénomènes généraux se manifestent toutes les fois que la dose du médicament a été un peu considérable; dans le cas contraire l'estomac seul paraît participer à l'action stimulante. Le rob de genièvre qui, bien préparé, contient peu des principes résineux, est surtout prescrit pour relever les forces digestives de l'estomac, toutes les fois que cet organe a besoin d'être stimulé.

L'infusion, le vin et la teinture des baies de genévrier donnent lieu à un phénomène secondaire constant. Ces préparations stimulent l'appareil sécréteur de l'urine et occasionent une sécrétion plus abondante de ce liquide. Aussi a-t-on eu souvent occasion d'en remarquer les heureux effets dans certaines hydropisies qui ne sont pas associées à l'inflammation de quelqu'un des viscères abdominaux. Mais on doit s'abstenir de ce médicament chez les individus dont la vessie et les reins sont affectés d'inflammation chronique. En effet, on a vu quelquefois des hématuries survenir à la suite de l'usage trop long-temps prolongé de cette substance, ou lorsqu'on l'avait prise à trop haute dose.

En Hollande et en général dans tous les pays où l'atmosphère est souvent chargée d'humidité, l'usage de l'infusion théiforme des baies de genévrier est un moyen diététique fort avantageux. Il remédie efficacement au relâchement général auquel sont sujets les individus qui vivent plongés dans une telle atmosphère. Enfin, par le moyen de la fermentation et de la distillation, on retire de ces fruits un alcohol connu sous les noms de *genièvre* ou *genévrette*, qui a une saveur très-forte, et qui, dans certaines régions du nord de l'Europe, remplace entièrement dans les usages de la vie l'alcohol que l'on prépare avec le vin ou les graines céréales.

L'infusion des baies de genévrier se prépare avec environ une once de ces fruits qu'on laisse infuser pendant une heure à vaisseau clos dans deux livres d'eau bouillante. L'extrait ou rob s'administre à la dose d'un à deux gros comme stomachique; elle peut facilement être augmentée, surtout quand le médicament a été bien préparé, c'est-à-dire par la simple macération des fruits récens et écrasés dans l'eau, que l'on fait ensuite réduire à un feu doux, pour l'amener à la consistance d'un extrait mou. Quant à la teinture, sa dose est d'une à deux cuillerées à café dans une tasse d'infusion théiforme. C'est avec cette teinture que l'on prépare le vin de genièvre. On doit pour cette préparation préférer le vin blanc, parce que par lui-même il jouit déjà d'une action diurétique très-marquée.

Le bois de genévrier qui, comme celui de tous les autres arbres conifères, est très-résineux, était aussi jadis employé en médecine. Après l'avoir réduit en poudre on en préparait des infusions que l'on regardait comme sudorifiques et diurétiques; mais aujourd'hui ce bois est tout-à-fait inusité.

Pendant long-temps on a cru que la substance résineuse connue sous le nom de *sandaraque* était produite par le genévrier; mais on sait aujourd'hui, d'après le témoignage de M. Desfontaines, que cette résine découle du *thuya articulata*, arbre de la même famille, qui croît dans le nord de l'Afrique. *Voyez* SANDARAQUE.

L'huile essentielle de cade s'obtient par la distillation du bois d'une autre espèce de genévrier (*Juniperus oxycedrus*). *Voyez* HUILE DE CADE.

Enfin la *sabine* est une autre espèce de genévrier (*Juniperus sabina*). *Voyez* SABINE. (A. RICHARD.)

GÉNIE, *ingenium, genius*. Cette expression qui, dans son acception la plus commune, n'a pas d'analogue dans la langue latine et qui par conséquent n'est pas exactement rendue par les mots latins qui l'accompagnent ici, désigne le plus haut degré d'activité de l'une ou de plusieurs des facultés intellectuelles, susceptible de donner lieu à de grands résultats. Cette signification est un peu restreinte ou entièrement modifiée, lorsqu'on emploie le mot *génie* en médecine. Ainsi le génie médical ou chirurgical consiste dans la faculté de saisir avec promptitude et d'exécuter avec talent les indications thérapeutiques ou chirurgicales. On a appliqué la dénomination de *génie* aux maladies elles-mêmes, elle a servi à désigner leur caractère spécial ou leur nature, surtout quand il s'agissait de maladies épidémiques. Ainsi l'on a dit que telle épidémie avait un génie inflammatoire, bilieux, muqueux, etc. C'est dans d'autres articles de cet ouvrage qu'on devra rechercher jusqu'à quel point il existe un génie inflammatoire, bilieux, etc., imprimant un caractère commun à toutes les maladies qui se développent dans une saison, dans un pays. *Voyez* ÉPIDÉMIE, ENDÉMIE. (R. D.)

GÉNIEN, ENNE, adj., *genianus*. Quelques anatomistes appellent l'apophyse géni, *apophyse génienne*. Voy. GÉNI. (H. C.)

GENIÈVRE, s. m. *Voyez* GENÉVRIER. (A. R.)

GÉNIO-GLOSSE, adj., *genio-glossus*; qui appartient à l'apophyse géni et à la langue.

Les anatomistes ont donné le nom de *muscle génio-glosse*, *musculus genio-glossus*, à un muscle qui est aplati transversalement, triangulaire, rayonné, placé entre la langue et l'os maxillaire inférieur. Il s'insère au tubercule supérieur de l'apophyse géni par un petit tendon qui se prolonge plus en dehors qu'en dedans, et d'où partent les fibres charnues en divergeant et en suivant diverses directions. Les supérieures, qui sont les plus courtes, d'abord horizontales, étant parvenues à la partie inférieure de la langue, se courbent de bas en haut et d'arrière en avant pour aller à la pointe de cet organe. Les moyennes, moins courbées, se confondent sur le côté avec le muscle lingual; les inférieures, beaucoup plus longues, descendent obliquement en arrière et vont se perdre à sa base, ou même se fixer en partie au sommet de la petite corne de l'os hyoïde, ou se continuer avec le muscle constricteur moyen du pharynx. Il résulte de cette disposition que le muscle génio-glosse représente un triangle dont la base est attachée à la langue, où ses fibres s'entrelacent avec celles des muscles lingual, stylo-glosse, constricteurs supérieur et moyen du pharynx, et hyo-glosse. A l'endroit où les deux muscles génio-glosses se touchent en arrière, on voit un petit trousseau de fibres qui monte vers le ligament moyen de l'épiglotte, pour s'insérer à la face dorsale de cet organe.

La *face externe* du muscle génio-glosse est couverte par la glande sublinguale, par les muscles stylo-glosse, hyo-glosse, lingual et mylo-hyoïdien. Sa *face interne* est en contact avec celui du côté opposé, et se confond même avec lui en bas et en arrière. Son *bord inférieur* répond au muscle génio-hyoïdien; le *supérieur*, à la membrane muqueuse de la bouche.

La contraction des fibres inférieures de ce muscle porte la langue et l'os hyoïde en avant, après avoir préliminairement élevé ce dernier : les supérieures la tirent en arrière et la ramènent à la position naturelle; les moyennes creusent sa face dorsale en gouttière. *Voyez* DÉGLUTITION, DIGESTION, LANGUE. (H. CLOQUET.)

GÉNIO-HYOIDIEN, ENNE, adj., *genio-hyoïdeus;* qui appartient à l'apophyse géni et à l'os hyoïde.

Les anatomistes ont donné le nom de *muscle génio-hyoïdien*, à un muscle de la région hyoïdienne supérieure.

Mince, court, aplati, plus étroit en haut qu'en bas, situé derrière le muscle mylo-hyoïdien, ce muscle se fixe par une espèce de petit tendon aux tubercules inférieures de l'apophyse géni, et descend en arrière pour s'insérer à la partie moyenne de la face antérieure du corps de l'os hyoïde.

Sa face antérieure, inclinée en bas, est couverte par le muscle mylo-hyoïdien. La postérieure est appliquée contre les muscles génio-glosse et hyo-glosse. Son bord interne, contigu à celui du côté opposé, se confond souvent avec lui.

Les usages de ce muscle sont d'élever l'os hyoïde en le portant en avant, ou d'abaisser la mâchoire inférieure. (H. CLOQUET.)

GÉNIO-PHARYNGIEN, ENNE, adj., *genio-pharyngæus*; qui appartient à l'apophyse géni et au pharynx.

Winslow et Sabatier ont donné le nom particulier de *muscles génio-pharyngiens* à des trousseaux de fibres charnues qui font véritablement partie du muscle constricteur supérieur du pharynx. *Voyez* CONSTRICTEUR. (H. C.)

GÉNITAL, adj., *genitalis*; qui appartient à la génération.

GENOU, s. m., *genu*, du mot grec γόνυ; partie formée par la jonction de la cuisse avec la jambe. En devant, ou dans le sens de l'extension du membre, le genou forme une saillie due principalement à la présence de la rotule; en arrière, il présente le creux du jaret, d'autant plus profond, que la flexion est plus grande, et à peine marqué dans l'extension complète. Les os sont presque à nu dans le premier sens, et l'on distingue facilement sur le côté antérieur du genou la forme de la rotule, la saillie de ses bords, plus grande pour l'interne, la partie antérieure des condyles du fémur, dont la poulie se découvre dans la flexion de la jambe, de sorte qu'alors la rotule, située plus bas, et les bords de cette poulie, constituent trois éminences qui donnent au genou un tout autre aspect; latéralement, la peau est soulevée par les tubérosités des condyles du fémur, au-dessous desquelles on trouve les tubérosités du tibia, et en dehors la tête du péroné. Trois saillies musculaires, bien apparentes seulement dans l'état de contraction, surmontent ces saillies osseuses; elles sont formées par l'attache des muscles extenseurs de la jambe, à la rotule par celle du grand adducteur à la tubérosité interne du fémur, et de l'aponévrose crurale à la tubérosié externe. La partie postérieure du genou n'offre que la saillie des muscles qui bornent de chaque côté le creux du jarret, et qui déterminent ce creux.

La peau du jarret est mince, fine, ridée en travers et pourvue de follicules sébacées; celle de la partie antérieure du genou a un peu plus d'épaisseur. Le tissu cellulaire sous-cutané contient du tissu adipeux, plus abondant en arrière qu'en avant, souvent ferme et comme granulé dans ce dernier sens, et composé de lobes moins consistans dans le premier. Il existe, en outre, au devant de la rotule, une bourse mucilagineuse plus ou moins marquée. Quelques veines rampent dans cette couche cellulograisseuse ; les plus apparentes sont du côté du jarret ; elles se rendent dans la veine saphène interne qui est située sous ce tissu cellulaire, derrière la tubérosité du condyle interne, accompagnée du nerf du même nom. Plus profondément, on trouve la terminaison de l'aponévrose crurale, au-dessous de laquelle le genou présente, sur le devant de l'articulation, le tendon des muscles triceps et droit antérieur de la cuisse, ses expansions aponévrotiques et les rameaux des artères articulaires formant un réseau placé en grande partie immédiatement sur la membrane synoviale.

Au jarret, l'aponévrose crurale, réunie à celle de la jambe, recouvre un grand nombre de parties musculaires, vasculaires et nerveuses. Les muscles sont sur les côtés ; ils circonscrivent une espèce de lozange qui correspond au creux du jarret. Du côté de la cuisse, le biceps en dehors, le demi-tendineux et surtout le demi-membraneux en dedans, forment les bords de cet espace, dont les deux autres bords sont représentés, vers la jambe, par les muscles jumeaux. L'angle supérieur est plus allongé et plus aigu que l'inférieur ; vers les angles latéraux, les jumeaux sont embrassés par les muscles de la cuisse, sous lesquels ils passent pour arriver au-dessus des condyles du fémur. Deux autres muscles, le droit interne et le couturier, sont placés en dedans, au-delà du demi-membraneux, derrière la tubérosité du condyle interne. L'espace poplité se continue inférieurement sous les muscles jumeaux jusqu'à l'arcade aponévrotique du soléaire. Il contient, au niveau du lozange indiqué, du bord externe vers l'interne, 1° le nerf sciatique poplité externe, qui l'abandonne avec le biceps pour gagner le côté externe de la jambe ; 2° une branche de ce nerf qui concourt à la formation du saphène externe ; 3° la veine saphène externe ou postérieure, passant, à sa terminaison, sous le nerf sciatique poplité interne, pour s'ouvrir dans la veine poplitée ; 4° le nerf sciatique poplité interne, qui traverse l'espace exactement dans son milieu, de son angle supérieur à l'inférieur ; 5° la veine et l'artère poplitée, situées sur un plan plus profond et superposées l'une à l'autre, de manière que la veine recouvre l'artère et la dépasse un peu en dehors : ces vaisseaux traversent obliquement le creux poplité, sortant de dessous son bord interne, et se rapprochant de son milieu à mesure qu'ils descendent ; ils donnent dans cette partie de leur trajet les vaisseaux articulaires supérieurs et moyens, qui sont les parties les plus profondément situées. Une grande quantité de tissu cellulaire graisseux entoure toutes ces parties; on y trouve quelques glandes lymphatiques en nombre variable depuis deux jusqu'à cinq, qui avoisinent les vaisseaux poplités, et des vaisseaux lymphatiques joints à ces derniers et à la veine saphène externe. La partie inférieure de l'espace, cachée par la rencontre des muscles jumeaux, renferme la continuation de l'artère et de la veine poplitées, celle du nerf sciatique poplité interne, qui se trouve alors plus rapproché de ces vaisseaux, les branches de ce nerf, de l'artère et de la veine, qui vont aux muscles jumeaux, l'origine des vaisseaux articulaires inférieurs, et le muscle plantaire grêle. Le fond de l'espace poplité est formé, supérieurement par le fémur, en bas par le muscle poplité, au milieu par le ligament postérieur de l'articulation.

Le genou a un volume relativement plus grand dans les enfans que dans les adultes, par la grosseur des extrémités osseuses dans le premier âge. Il ne diffère chez la femme que par l'angle plus marqué que forment les os latéralement, à cause de l'obliquité plus grande du fémur.

Des tumeurs enkystées formées par le développement de la bourse muqueuse sous-cutanée de la rotule, la rupture du tendon des extenseurs et l'anévrisme de l'artère poplitée, sont les principales affections propres aux parties molles qui entourent le genou.

GENOU ( articulation du ). On la nomme encore *fémoro-tibiale*, du nom des os qui la composent. Elle résulte du contact des condyles du FÉMUR avec les cavités superficielles de l'extrémité supérieure du TIBIA et la face postérieure de la ROTULE. Ce dernier os est uni au tibia par un fort ligament, et suit tous ses mouvemens. Les condyles du fémur ont plus d'étendue que les surfaces opposées, et dépassent en arrière les cavités du tibia, quand les deux os sont sur la même ligne. Ces os forment dans leur jonction un angle saillant en dedans, à cause de l'obliquité du fémur.

Les cartilages articulaires sont épais sur le fémur et le tibia, surtout vers le centre des surfaces; celui de la rotule est plus mince.

Le ligament de la rotule est fixé à la tubérosité antérieure du tibia et à l'angle inférieur de la rotule; il glisse sur la tubérosité du tibia, avant de s'y attacher, à l'aide d'une membrane synoviale assez lâche. Ce ligament a tout-à-fait l'apparence d'un tendon, et se continue devant la rotule, par quelques fibres, avec le tendon des muscles droit antérieur et triceps crural; ses bords, ainsi que ceux du tendon et de la rotule elle-même, donnent naissance à des expansions fibreuses qui vont se fixer aux tubérosités externe et interne du fémur et du tibia. Avant l'ossification de la rotule, le tendon et le ligament sont un seul et même organe.

Deux fibro-cartilages ou ménisques inter-articulaires, que leur forme fait appeler *semi-lunaires*, deux ligamens latéraux, un postérieur, deux ligamens croisés, une membrane synoviale très-étendue, composent, avec le ligament rotulien, les moyens d'union et de mouvement de cette articulation.

Les ligamens cartilaginiformes semi-lunaires, placés entre les condyles et le tibia, entourent les cavités articulaires de ce dernier os, et en augmentent un peu la profondeur: ce sont des lames flexibles et compressibles, élastiques, recourbées l'une vers l'autre, épaisses du côté convexe, qui forme le bord de chaque cavité, et s'amincissent graduellement du côté concave, de manière que leur face supérieure se continue avec la surface articulaire. Leurs extrémités sont attachées devant et derrière l'épine du tibia; leur bord convexe est fixé par son adhérence en dessus et en dessous avec la membrane synoviale. Le ligament semi-lunaire externe est presque circulaire, et ses extrémités sont très-rapprochées; l'interne est plus allongé, ce qui dépend de la forme différente des deux cavités, en rapport avec celle des condyles. Les fibres de ces ligamens sont assez apparentes dans leur partie épaisse, et surtout à leurs extrémités; peu distinctes au contraire vers leur bord libre, où leur tissu semble homogène comme celui des cartilages. Ils sont unis l'un à l'autre, dans leur partie antérieure, par un petit faisceau fibreux transversal, qui se détache de leur convexité.

Les ligamens latéraux s'attachent supérieurement aux tubérosités des condyles du fémur, d'où l'interne descend se fixer à la face interne du tibia, tandis que l'externe va à la tête du péroné. Le ligament interne est aplati et élargi au-dessus de son insertion inférieure; l'externe a la forme d'un cordon arrondi. Leur direction est à peu près verticale : cependant l'externe descend un peu obliquement en arrière. Ils sont plus rapprochés de la partie postérieure de l'articulation que de l'antérieure. Leurs fibres sont longitudinales et serrées ; elles adhèrent aux expansions qui se fixent à la rotule, et aux ligamens semi-lunaires qu'elles recouvrent.

Le ligament postérieur est une sorte de membrane fibreuse qui s'attache derrière les condyles du fémur et les tubérosités du tibia, ainsi qu'à la tête du péroné. Il est principalement formé de fibres obliques, étendues du condyle externe du fémur à la tubérosité interne du tibia, et confondues en partie avec le tendon du muscle demi-membraneux ; mais il présente aussi des fibres longitudinales vers sa partie moyenne, et en dehors un faisceau de même direction, par lequel il tient au péroné, et qui forme le ligament externe postérieur ou court de quelques anatomistes.

Les ligamens croisés sont situés profondément entre les os, vers la partie postérieure de l'articulation, séparés du ligament postérieur par beaucoup de graisse. Ils s'attachent dans l'échancrure qui est entre les condyles du fémur et dans l'intervalle des cavités articulaires du tibia, en se croisant obliquement, de manière que l'un, antérieur et externe, se fixe devant l'épine du tibia, et au condyle externe du fémur, près de son extrémité postérieure, et l'autre, postérieur interne, derrière l'épine du tibia et au condyle interne, vers la partie antérieure. Le ligament croisé antérieur se continue en partie avec le ligament semi-lunaire interne, dont l'attache antérieure se fait devant la sienne ; le ligament croisé postérieur envoie un faisceau considérable au ligament semi-lunaire externe. Ces ligamens sont très-forts et composés de fibres parallèles, rassemblées en faisceaux distincts.

La membrane synoviale revêt, d'une part, les surfaces articulaires, en se prolongeant un peu au delà du cartilage sur les parties latérales et antérieures du fémur, et tapisse, de l'autre, toutes les parties qui entourent l'articulation, en embrassant par des replis celles qui avancent entre les os, comme les ligamens semi-lunaires et croisés. Entre le fémur et la rotule, elle est libre et forme un cul-de-sac très-lâche, recouvert par le tendon des extenseurs de la jambe. Au-dessous de la facette articulaire de la rotule, elle est écartée de cet os et de son ligament par un paquet considérable de tissu graisseux, sur lequel elle forme plusieurs replis flottans ; elle fournit au même endroit un prolongement qui traverse l'articulation, et va se fixer entre les condyles du fémur, ou plutôt se continuer avec la synoviale qui les revêt : ce prolongement contient un petit faisceau fibreux, et renferme du tissu adipeux à sa base; on lui a donné le nom de *ligament adipeux*. Cette membrane est encore soulevée par du tissu adipeux au-devant des ligamens croisés, vers les bords des cartilages articulaires, devant et derrière l'épine du tibia, et à la circonférence des ligamens semi-lunaires. Elle reçoit beaucoup de vaisseaux dans tous ces points et dans les replis frangés qu'elle forme : c'est une des membranes qui secrètent le plus de synovie.

L'articulation du genou offre des mouvemens de ginglyme angulaire, la flexion et l'extension; et des mouvemens de rotation, qui n'ont lieu que dans l'état de flexion. Dans la flexion de la jambe sur la cuisse, le tibia glisse sur le fémur d'avant en arrière, et la rotule glisse de haut en bas, tandis que, dans la flexion de la cuisse sur la jambe, le fémur glisse d'arrière en avant sur le tibia, et de bas en haut sur la rotule; dans l'un et l'autre cas, les cavités du tibia recouvrent la partie postérieure des condyles, qui se découvrent en devant. Le contraire arrive dans l'extension. Il est aisé de voir que presque tous les ligamens, le postérieur, les latéraux, les croisés, sont relâchés dans le premier mouvement, qui n'est borné que par la rencontre des deux membres, et fortement tendus dans le second, de manière à s'opposer à toute inclinaison des os en devant. Les ligamens croisés, en particulier, sont fortement serrés l'un contre l'autre dans l'extension. La laxité de la membrane synoviale en avant, l'étendue de la surface articulaire des condyles en arrière, favorisent singulièrement la flexion. La rotation du tibia se fait autour de son axe, de sorte que ses deux cavités glissent en sens inverse sur les condyles du fémur. Dans la rotation en dedans, le ligament semi-lunaire externe est retenu par le ligament croisé postérieur, et les deux ligamens croisés sont fortement appliqués l'un contre l'autre; ce qui borne bientôt le mouvement. La rotation en dehors a plus d'étendue, les ligamens croisés étant écartés dans ce mouvement.

La solidité de cette articulation est très-grande, surtout dans le sens transversal; elle dépend principalement du nombre et de la force des ligamens, et beaucoup moins de la configuration des surfaces, qui n'offrent point cet enclavement que l'on remarque au coude : aussi, les puissances capables de produire la rupture des ligamens opèrent-elles facilement le déplacement des os, malgré la largeur des surfaces par lesquelles ils se correspondent.

Les luxations du tibia, de la rotule, les fractures de ce dernier os, la rupture de son ligament, l'inflammation, les plaies, l'hydropisie de la membrane synoviale, les tumeurs blanches, les corps étrangers articulaires, l'ankylose, sont les maladies qui affectent l'articulation du genou. (A. BÉCLARD.)

GENRE, s. m., *genus*. Collection d'objets qui ont certaines analogies et qui se réunissent par des caractères communs. C'est par abus que l'on se sert de ce mot comme synonyme de système anatomique dans cette locution : genre nerveux.

GENTIANE, s. f., *gentiana lutea* L. C'est la racine de cette plante que l'on trouve dans les pharmacies sous le nom de *racine de grande gentiane*, et que l'on emploie si fréquemment en médecine. La gentiane jaune est une plante vivace, croissant dans les lieux montueux en Auvergne, en Bourgogne, dans les Vosges, les Alpes et les Pyrénées. Sa tige est droite, simple, haute de deux à trois pieds. Ses feuilles radicales sont ovales, larges, pétiolées, entières, aiguës, marquées à leur face inférieure de cinq à sept nervures parallèles et longitudinales. Celles qui naissent de la tige sont opposées, embrassantes et connées à leur base. Les fleurs sont grandes, jaunes, groupées à l'aisselle des feuilles supérieures qui sont de plus en plus petites; elles représentent une sorte d'épi interrompu. Le calice est mince, scarieux à cinq dents, fendu latéralement jusqu'à sa base. La corolle est rotacée et à cinq lobes. La capsule est ovoïde terminée en pointe, à une seule loge, s'ouvrant en deux valves. Le genre Gentiane, dont le nom vient, selon plusieurs lexicographes, de celui de Gentius, roi d'Illyrie, qui le premier reconnut les propriétés de cette plante, est le type de la famille naturelle des Gentianées; il appartient à la Pentandrie digynie de Linné.

La racine de gentiane du commerce est presque simple, allongée, cylindrique, de la grosseur du pouce et un peu au delà, d'une longueur variable. Sa couleur est d'un jaune brunâtre à l'extérieur, avec des rides transversales, d'un jaune plus clair intérieurement. Son odeur est presque nulle ou un peu vireuse; sa saveur est d'une amertume franche, qui persiste fort long-temps dans la bouche. Plusieurs chimistes modernes se sont occupés de l'analyse de la gentiane. Nous citerons particulièrement MM. Henry et Caventou, Guillemin et Jacquemin. Ils y ont trouvé un principe amer, que les deux premiers de ces chimistes considèrent comme de nature acide, mais qui nous paraît plutôt participer de la nature des alcalis organiques, puisque sa saveur amère est neutralisée par les acides, tandis qu'au contraire elle s'avive par les alcalis. Ce principe a reçu le nom de *gentianin*. La racine de gentiane contient de plus une matière résino-oléagineuse analogue au caoutchouc, beaucoup de mucilage, et une très-petite quantité de sucre. Par la fermentation on en retire un alcohol très-abondant, mais qui conserve un goût désagréable. Cet alcohol paraît provenir plutôt de la décomposition du mucilage, qui est en si grande quantité, que de celle du sucre, qui n'y est qu'en faible proportion. Dans les Alpes on en prépare une très-grande quantité, et la gentiane jaune y est devenue fort rare dans certains cantons, par suite de cette opération, pour laquelle on commence à employer également la racine des autres grandes espèces de ce genre, et en particulier celle des gentiane pourpre et gentiane ponctuée. D'après l'analyse de MM. Guillemin et Jacquemin, le gentianin existe en plus grande abondance et surtout plus pur dans les racines des petites espèces alpines, que dans la gentiane jaune. Ce principe y est moins masqué par le mucilage qui abonde, comme on sait, dans cette dernière, tandis qu'il est en très-petite quantité dans les autres. Aussi leur amertume est-elle plus franche et plus intense. On pourrait donc, sous un plus petit volume, administrer avec la racine de *gentiana acaulis*, par exemple, un médicament plus énergique. Il est important de remarquer que les principes actifs de la gentiane sont également solubles dans l'eau, le vin et l'alcohol. On l'administre sous différentes formes : ainsi tantôt on la donne en poudre, tantôt on en prépare des infusions, un vin, un extrait ou un élixir. Ces diverses préparations sont celles que l'on emploie le plus souvent dans la pratique. Leur dose varie suivant l'indication que l'on veut remplir.

L'amertume franche et intense de la gentiane la place à la tête de nos médicamens toniques indigènes. Donnée à faible dose, telle que huit à dix grains de sa poudre, trois à quatre grains de son extrait, elle active les digestions et développe l'appétit. Si cette dose est augmentée, l'excitation finit, au bout d'un certain temps, par se communiquer aux autres organes de l'économie animale.

Mais cette réaction n'est jamais brusque ni instantanée, elle s'opère lentement, et elle persiste avec la même force pendant long-temps. Ce caractère appartient à toutes les substances amères et distingue la médication qu'elles développent de celle des substances aromatiques et stimulantes.

La gentiane se donne fréquemment aux personnes qui digèrent difficilement ou dont l'appétit a besoin d'être excité par quelque substance tonique. On a remarqué que l'usage de ce médicament, donné ainsi à faible dose, était surtout avantageux pour les individus tourmentés d'affections arthritiques. Chez eux, en effet, les fonctions digestives ne s'exécutent souvent que d'une manière lente et irrégulière.

Les scrofules sont l'une des maladies contre lesquelles l'on prescrit le plus souvent la gentiane. Elle peut même en prévenir le développement, et être considérée comme un moyen prophylactique de cette maladie. Ainsi chez les enfans pâles, dont la figure est bouffie, les lèvres et le nez gonflés, en un mot qui offrent les caractères d'une constitution scrofuleuse, l'emploi de la teinture de gentiane, aidée de l'usage de bons alimens, de vêtemens chauds, de l'exercice et de l'habitation dans des lieux bien aérés et exposés aux rayons du soleil, en agissant lentement sur toute l'économie, préviendra le développement de la maladie. Il est vrai que dans cette circonstance, le régime aura eu une très-grande part au résultat obtenu, mais la gentiane y aura aussi puissamment contribué. Son usage est également avantageux, suivant un grand nombre d'auteurs, quand la maladie est déclarée, lorsqu'il y a gonflement et même suppuration des glandes lymphatiques du cou et de quelque autre partie. Néanmoins il faut en suspendre l'usage, quand il y a irritation des voies digestives, ou que les glandes du mésentère sont enflammées et très-douloureuses. On a observé que les enfans qui font usage de la gentiane sont par le même moyen débarrassés des vers intestinaux. Ce médicament peut donc être regardé comme vermifuge.

Lorsque les fièvres intermittentes simples se prolongent au delà du temps où le plus souvent elles cessent d'elles-mêmes et par les seuls efforts de la nature, on peut recourir à l'emploi de la gentiane : l'infusion d'une demi-once à une once de cette racine dans une livre d'eau bouillante, le vin préparé avec sa teinture alcoholique, son extrait, sont alors prescrits avec avantage et préviennent en général le retour des accès. Cependant, ainsi que Cullen l'a fort bien remarqué, ce médicament acquiert une énergie bien plus grande, si on lui associe quelque autre substance riche en tannin. Ainsi le mélange de parties égales d'écorce de chêne et de racine de gentiane forme un médicament essentiellement tonique qui, dans beaucoup de circonstances, a remplacé avec efficacité l'emploi du quinquina.

Enfin nous rappellerons que quelquefois les chirurgiens se servent de petits fragmens de racine de gentiane bien desséchée, qu'ils introduisent dans les ouvertures fistuleuses, pour s'opposer au rapprochement de leurs parois. Cette substance, en se gonflant par suite de l'humidité dans laquelle elle se trouve plongée, tient lieu de l'éponge préparée que l'on emploie d'ordinaire dans cette circonstance.

Il est important de remarquer, en terminant, que la gentiane jaune n'est pas la seule espèce du genre qui possède les propriétés que nous venons d'énumérer rapidement, mais que toutes les autres espèces du genre, et en particulier celles dont la racine est épaisse et vivace, peuvent parfaitement la remplacer, et s'employer aux mêmes doses et dans les mêmes circonstances. Ainsi dans la plus grande partie l'Allemagne on emploie la racine de la *gentiana purpurea*. (A. RICHARD.)

GENTIANÉES, *gentianeæ*, s. f.; famille naturelle de plantes Dicotylédones monopétales, dont la gentiane est le type et le genre principal. Une corolle monopétale régulière à cinq lobes, cinq étamines alternant avec ces lobes; une capsule à une ou deux loges, s'ouvrant en deux valves et contenant un grand nombre de graines attachées à des placentas pariétaux, forment les caractères essentiels de cette famille, qui se compose de végétaux herbacés, dont les feuilles sont opposées. Une amertume franche et très-intense est la propriété caractéristique de toutes les gentianées. Elle existe dans toutes leurs parties, dans les feuilles, la tige, et surtout la racine. Ainsi l'on emploie les feuilles et les sommités fleuries de plusieurs espèces d'*erythræa*, sous le nom de *petite centaurée*. Les tiges et les feuilles du *menyanthes* sont prescrites sous celui de *trèfle d'eau*. Enfin dans les espèces du genre Gentiane, c'est dans les racines que le principe amer, auquel on a donné le nom de *gentianin*, est plus développé. Aussi est-ce surtout cette partie que l'on emploie. Nous ne répèterons pas ici que toutes les espèces de ce genre jouissent des mêmes propriétés et peuvent être substituées à la gentiane jaune, que l'on emploie presque exclusivement en France. (A. R.)

GERANIACÉES, *geraniaceæ*, s. f. On appelle ainsi un groupe ou famille naturelle de végétaux, dont les caractères essentiels consistent principalement en un corolle formée de cinq pétales réguliers ou irréguliers, en dix étamines quelquefois un peu soudées par leur base et dont quelques-unes sont dépourvues d'anthères. Le fruit consiste en cinq, rarement en trois coques monospernes indéhiscentes réunies par leur côté interne, et surmontées du style qui est persistant. Les Géraniacées sont généralement des plantes herbacées, annuelles ou vivaces, très-rarement des arbustes. Leurs feuilles sont opposées ou alternes, munies de stipules à leur base. Cette famille, à laquelle on a réuni la capucine, dont M. de Candolle vient récemment de former le type d'un nouvel ordre, est bien peu remarquable par ses propriétés médicales. Plusieurs espèces contiennent un principe légèrement astringent; d'autres répandent une odeur suave, mais aucune n'est aujourd'hui employée en médecine, si l'on en excepte la capucine qui, en raison de la grande quantité d'huile essentielle qu'elle renferme, est éminemment stimulante et un des médicamens antiscorbutiques les plus énergiques. *Voyez* CAPUCINE. (A. R.)

GÉRANION, *geranium*, s. m. Ce genre de plantes, l'un des plus nombreux en espèces de tout le règne végétal, est beaucoup plus intéressant par le grand nombre d'individus qu'il fournit à nos parterres et à nos serres, que par les ressources qu'il offre à la thérapeutique. Quelques espèces étaient jadis employées; mais les praticiens modernes en ont depuis long-temps abandonné l'usage. Ainsi le géranion Robertin (*geranium Robertianum* L.) connu sous le nom vulgaire d'*herbe à Robert*, et qui croît en si grande abondance dans les décombres et sur les vieux murs, a une saveur légèrement astringente et répand une odeur forte et désagréable. Sa décoction était autrefois usitée sous forme de gargarisme dans les maladies des amygdales et du voile du palais. Quelques auteurs n'ont pas craint de la vanter comme très-efficace pour dissoudre les pierres de la vessie.

Le géranion musqué (*geranium moschatum* L.) qui croît dans les provinces du centre et du midi de la France, répand une forte odeur de musc. Son infusion théiforme a été employée comme antispasmodique et comme diaphorétique. Mais, nous le répétons, ces deux plantes sont à peu près inusitées aujourd'hui. (A. R.)

GERÇURE, s. f., *rima*, *fissura*; fente ou légère crevasse, survenant à la peau de diverses parties du corps, ou aux membranes muqueuses les plus voisines de la surface.

Il est des gerçures qui sont dues à la seule impression d'un froid très-vif. Elles s'observent particulièrement aux bords des lèvres, autour des ailes du nez, et à la face dorsale des doigts, surtout chez les jeunes sujets affectés d'engelures. Une chaleur douce, uniforme, et des onctions avec un corps gras non rance, tels que l'huile d'olive, la moelle de bœuf, le beurre de cacao, ou le cérat simple, sont les meilleurs moyens à employer contre ces légères affections. Les ouvriers qui travaillent le plâtre, la chaux, les oxydes de plomb, ou toute autre substance propre à donner de la sécheresse et de la rigidité à la peau, sont aussi exposés à avoir les mains profondément gercées. Le repos et les mêmes applications de substances grasses suffisent pour y remédier. *Voyez* ENGELURES.

D'autres gerçures suviennent au ventre de quelques femmes qui touchent au terme d'une grossesse dans laquelle la distension des tégumens de l'abdomen est excessive. On en voit aussi aux mêmes parties, et aux jambes, chez certains hydropiques. Dans le premier cas, les bains, les applications et lotions émollientes très-mucilagineuses, sont les remèdes les mieux appropriés à l'état de la peau, à laquelle ils peuvent donner un peu de souplesse et d'extensibilité. Chez les hydropiques, les seules fomentations anodines peuvent convenir, quoique souvent on soit obligé de s'abstenir de toute application locale, et même de tout bandage, afin de n'apporter aucun obstacle au dégorgement du tissu cellulaire, qui tend à s'opérer par la transsudation de la sérosité infiltrée, à travers les gerçures. Les malades obtiennent parfois, de cette évacuation spontanée, un soulagement assez remarquable dans les premiers instans; mais bientôt les petites solutions de continuité s'irritent, se dessèchent presque, et l'on peut dès lors regarder comme fort heureux quand la gangrène n'est pas la suite de ces espèces de déchirures.

*Gerçures des seins.*—Elles se manifestent fréquemment chez les femmes qui nourrissent pour la première fois, lorsque les mamelons, n'étant pas bien formés, se trouvent violemment irrités par les efforts réitérés que fait l'enfant pour opérer la succion. Cette excitation est souvent assez vive pour contraindre à renoncer à l'allaitement, chaque application de la bouche ayant l'inconvénient de renouveler l'ulcération, et occasionant des douleurs intolérables, de l'insomnie et de la fièvre. En pareil cas, le nouveau-né tète bien souvent plus de sang que de lait. On a vu ces gerçures, qui sont, dans certains cas, placées circulairement à la base du bout du sein, devenir assez profondes pour le détacher entièrement.

La méthode la plus convenable et la plus efficace pour prévenir l'apparition des gerçures, est de façonner à l'avance les mamelons, en même temps qu'on les habitue à la titillation que doit porter sur eux la bouche de l'enfant. On y procède, pendant les derniers mois de la grossesse, en opérant artificiellement la succion par le moyen de pipes de verre, par l'application à ces parties de fioles à médecine qu'on a préliminairement chauffées, ou en se faisant téter par une autre femme, mais surtout par un jeune chien. Après chaque tentative, on couvre le bout du sein avec un petit chapeau de cire, de buis ou de gomme élastique, afin de s'opposer à ce que la pression du corset n'efface la saillie qu'on a pu obtenir de ces succions préparatoires. Des lotions fréquentes avec le vin tiède sucré, avec une infusion aromatique, ou tout autre liquide fortifiant, ont aussi été mises en usage pour raffermir le tissu de la peau qui couvre le mamelon, et paraissent avoir été de quelque utilité pour s'opposer à la formation des gerçures.

Lorsqu'il n'a pas été possible d'éviter cet accident, toujours très-douloureux et des plus incommodes, on doit s'empresser de le combattre. On y parvient le plus ordinairement en lavant les ulcérations avec la décoction d'althéa très-épaisse, rendue un peu dessiccative vers la fin, par l'addition de quelques gouttes d'acétate de plomb liquide; en les couvrant avec le mucilage de semence de coing, le cérat simple, la pommade de concombre, l'onguent populéum, l'huile d'amandes douces, le beurre de cacao, ou tout autre substance analogue. On y ajoute quelquefois avec avantage un peu d'opium, lorsque les douleurs sont très-violentes. Dans ce cas, il est bien important de laver soigneusement le sein chaque fois qu'on veut le présenter à l'enfant.

Communément ces remèdes ne réussissent qu'autant que la mère consent à priver l'enfant de son lait pendant quelques jours; car, sans cette précaution, la pression des gencives renouvellerait continuellement les ulcérations, en rompant leurs cicatrices aussitôt après leur formation. Il est vrai que cette suspension de l'allaitement occasione un engorgement plus ou moins considérable des mamelles; mais cet inconvénient est peu grave, en ce qu'il est facile d'opérer la déplétion de ces organes sans y appeler d'irritation, en les présentant à un feu clair, ou en les exposant à la vapeur de l'eau chaude. Dès que les gerçures sont guéries, on peut recommencer la nourriture.

*Gerçures syphilitiques.* — Elles se montrent principalement aux paumes des mains et aux plantes des pieds; mais on en voit aussi fort souvent aux grandes lèvres génitales, aux commissures, au pourtour de l'anus, entre les orteils, et entre le gland et le prépuce, en arrière de la couronne. Ces ulcérations sont superficielles; quelquefois leur surface est sèche; mais le plus ordinairement il en découle une suppuration claire et ichoreuse. Presque toujours elles annoncent une infection syphilitique constitutionnelle, et ne diffèrent en rien des rhagades. *Voyez* CHANCRE, RHAGADE, CREVASSE et FISSURE.

L.-V. LAGNEAU.

GERMANDRÉE, s. f., *teucrium;* genre de plantes de la famille des Labiées et de la didynamie gymnospermie, qu'il est bien facile de reconnaître à son calice tubuleux, strié à cinq dents, à sa corolle dont la lèvre supérieure manque ou est formée simplement par deux petites dents séparées par une fente profonde, à travers laquelle les étamines sont saillantes. Le nombre des espèces de ce genre est très-considérable; nous ne traiterons ici que de la germandrée officinale; les autres espèces que l'on emploie en médecine portant des noms propres, sous lesquels il en sera parlé dans le cours de ce Dictionnaire. *Voyez* IVETTE, MARUM, SCORDIUM, etc.

La GERMANDRÉE OFFICINALE, *teucrium chamædrys*, L., est désignée sous le nom vulgaire de *petit-chêne*, nom qui lui avait été imposé par les Grecs, à cause de la ressemblance qu'ils avaient cru remarquer entre son feuillage et celui de cet arbre. C'est une plante vivace dont la tige est rampante, légèrement frutescente à sa base : ses ramifications sont dressées, quadrangulaires, hautes de quatre à huit pouces, portant des feuilles opposées, petites, ovales, obtuses, profondément crénelées, se terminant insensiblement à leur base en un pétiole court. Les fleurs sont roses et groupées par quatre à cinq à l'aisselle des feuilles supérieures. Cette plante est fort commune dans les bois secs aux environs de Paris. Elle fleurit en juillet.

Les auteurs anciens ont singulièrement exalté les propriétés médicales du petit-chêne. Les uns l'ont considéré comme un des remèdes les plus efficaces pour combattre la faiblesse de l'estomac dans les maladies arthritiques. Les autres, à l'exemple de Chomel, ont vanté ses bons effets dans l'asthme et la toux convulsive. Enfin, quelques-uns l'ont mis en parallèle avec le quinquina dans le traitement des fièvres intermittentes. Mais, si l'on réfléchit un instant que les sommités fleuries de cette plante sont à peine aromatiques et simplement un peu amères, on jugera de la confiance que l'on doit avoir en elles dans les différens cas que nous venons de citer. L'on ne doit recourir à l'infusion des sommités fleuries de petit-chêne que dans le cas où l'on veut exciter modérément l'action de l'estomac. Car ce médicament ne produit jamais aucune réaction générale. Ainsi, à la suite des maladies qui ont duré long-temps, ou sur la fin des fièvres intermittentes simples, où l'emploi des substances amères est généralement indiqué, on peut recourir à l'usage de la germandrée infusée dans l'eau bouillante, ou macérée dans le vin. La dose est d'environ une demi-once de sommités séchées pour une livre d'eau ou de vin. (A. RICHARD.)

GERME, s. m., *germen.* On désigne ainsi le rudiment d'un nouvel être, la condition première de son développement. L'idée générale qu'on doit attribuer à ce mot est assez difficile à indiquer, parce que chaque auteur, suivant sa théorie sur la génération, lui a donné des acceptions un peu différentes. *Voyez* GÉNÉRATION.

En pathologie, on a donné le nom de *germe de maladies* à certaines causes externes ou internes qui peuvent les produire, soit par elles-mêmes, telles que les émanations délétères, soit comme conditions favorables de leur développement, lorsqu'il existe, par exemple, certaines prédispositions morbides qui, pour se transformer en maladies, n'exigent que des circonstances très-légères. C'est de cette manière seulement qu'on peut expliquer le germe préexistant des maladies qu'on reçoit de ses parens ou qu'on apporte en naissant. Les individus qui présentent ces caractères ont seulement une organisation qui les dispose plus ou moins à certaines maladies, sans porter en eux-mêmes le germe, le rudiment d'une affection qui doit se développer irrésistiblement sans autre cause déterminante. C'est du moins l'opinion générale adoptée aujourd'hui. (R. D.)

GÉROFLE où GIROFLE, s. m. On appelle *gérofle* ou plus communément *clous de girofle* les fleurs non épanouies du géroflier (*caryophyllus aromaticus* L.), arbre de la famille des Myrtacées et de l'Icosandrie monogynie. Comme tous les autres arbres à épices, le géroflier est originaire des Indes orientales; il croît aux Moluques et à Amboine. Il a été naturalisé dans les îles de France et de Bourbon, aux Antilles et à Cayenne, d'où l'on tire aujourd'hui une très-grande quantité de fleurs pour le commerce. Le géroflier est un arbre de quinze à vingt pieds d'élévation, offrant une forme pyramidale et en tout temps orné de ses feuilles. Celles-ci sont opposées, ovales, entières, un peu coriaces. Les fleurs sont roses, formant de superbes corymbes au sommet des ramifications de la tige. Ce sont ces fleurs que l'on récolte avant leur épanouissement, que l'on fait sécher avec soin sur des claies en les exposant aux rayons du soleil, et que l'on apporte en Europe sous le nom de *clous de gérofle*.

Les clous de gérofle sont d'une couleur brunâtre; ils se composent de deux parties : l'une inférieure allongée, se terminant supérieurement par un rebord évasé et à quatre dents, c'est le calice qui adhère avec l'ovaire; l'autre est une sorte de petit bouton globuleux, placé au sommet de la précédente et qui se compose des pétales et des étamines non épanouies. De mille parties de clous de gérofle, M. Tromsdorff a retiré : cent quatre-vingts parties d'huile volatile; cent soixante-dix parties de matière extractive et astringente; cent trente parties de gomme; soixante parties de résine; deux cent quatre-vingts parties de fibres végétales et cent quatre-vingts parties d'eau. L'huile volatile de gérofle est plus pesante que l'eau; lorsqu'elle est récemment préparée elle est incolore, mais elle finit par prendre une teinte brunâtre. Son odeur est très-aromatique et fort agréable; sa saveur est d'une âcreté brûlante.

On doit choisir les clous de gérofle d'une couleur brune, et pesans. En effet on les mélange assez souvent dans le commerce aux clous dont on a retiré l'huile volatile par le moyen de la distillation : ces derniers sont les moins énergiques. On les reconnaîtra facilement en ce qu'ils sont plus légers, plus fauves, et que leur saveur est moins aromatique.

Les clous de gérofle sont un des aromates les plus recherchés et l'un de ceux que l'on emploie le plus souvent en Europe. Comme médicament on en fait rarement usage; cependant ils possèdent des propriétés énergiques que l'on ne saurait contester. Administrés, même à de faibles doses, ils déterminent tous les phénomènes de la médication stimulante : accélération de la circulation, augmentation de la chaleur animale et des sécrétions, etc. Mais on doit être fort réservé sur la dose à laquelle on les prescrit. En effet l'huile essentielle qu'ils contiennent en si grande quantité les rend irritans lorsqu'on les donne à dose un peu élevée. Ainsi on pourra prescrire cinq à six grains de la poudre mélangée avec autant de sucre. Le vin et l'alcohol se chargeant également des principes actifs du gérofle, on en prépare une teinture et un vin. On donnera vingt à trente gouttes de la première sur un morceau de sucre ou dans une tasse d'un véhicule convenable, et un à deux gros du vin, lorsqu'on voudra réveiller l'action du tube digestif ou de l'estomac, chez les personnes qui ont besoin d'être fortement stimulées. Néanmoins, nous le répétons, l'usage des gérofles dans la thérapeutique est peu répandu. Quant à son huile volatile, on est communément dans l'usage d'en imbiber une petite boulette de coton que l'on place dans l'intérieur des dents cariées, afin d'opérer la cautérisation du filet nerveux mis à nu. Mais outre que ce moyen ne réussit pas toujours, qu'il augmente fréquemment la douleur au lieu de la calmer, il frappe quelquefois de carie les dents voisines : on doit donc s'en abstenir.

Les fruits de géroflier qui sont des baies presque sèches de la grosseur d'une aveline, couronnées par les dents du calice, possèdent à peu près les mêmes propriétés. On les emploie aussi comme aromates, ou bien on les fait confire dans du sucre, et les marins s'en servent avec avantage dans les voyages de long cours, pour prévenir le développement du scorbut. Quant à son écorce, elle est d'une couleur fauve, d'une odeur et d'une saveur aromatiques. On la trouve quelquefois dans le commerce mélangée avec celle du *myrtus caryophyllata* L., sous le nom de *canelle giroflée*. Cette écorce est beaucoup moins aromatique et moins recherchée que la canelle de Ceylan. (A. RICHARD.)

GESTA, part., pl., n., neut., pris substantivement; mot latin transporté dans notre langue, par lequel on désignait une classe d'agens hygiéniques. C'était parmi les *gesta* qu'étaient rangées les influences produites sur l'économie animale par toutes les espèces d'exercices. *Voyez* GYMNASTIQUE. (ROSTAN.)

GESTATION, s. f. *pregnatio*, *graviditas*. Ce mot, dérivé de *gestare* (*gestare in utero*), est employé pour désigner l'état d'une femelle qui a conçu, et *porte* dans son sein le produit de la conception. La gestation, considérée dans l'espèce humaine, s'appelle *grossesse;* et comme dans ce Dictionnaire nous nous occupons spécialement de l'homme, c'est au mot GROSSESSE que tout ce qui a rapport à cet état sera exposé. (D.)

On a aussi désigné sous le nom de *gestation* les divers mouvemens communiqués au corps dans un but d'exercice. *Voy.* GYMNASTIQUE.

GESTE, s. m., *gestus*. On appelle ainsi les divers mouvemens du corps qui ont pour but d'exprimer, de peindre aux yeux nos sentimens et nos idées. Les mouvemens des différentes parties de la face pourraient être également considérés comme des gestes; on les désigne plus communément sous le nom d'*expression* de la physionomie. Dans le langage ordinaire, les gestes ne sont que l'expression actuelle de sensations momentanées. On doit étendre la signification de cette dénomination, et l'appliquer aux mouvemens permanens ou fugitifs qui décèlent l'existence des affections qui nous sont habituelles, comme de celles qui ne durent que quelques instans. Ce sujet, qui contient la théorie de tous les genres d'expressions muettes, peut être compris et sera traité sous le terme de *muteose*. *Voyez* ce mot.

GIBBOSITÉ, *gibbositas*, de *gibbus*, bosse; saillie anormale que forme la colonne vertébrale, les côtes, le sternum, et qui est déterminée particulièrement par la déformation de la colonne vertébrale. Cette déformation est elle-même un symptôme de la carie ou du ramollissement des vertèbres. *Voyez* CARIE, RAMOLLISSEMENT, RACHITIS, VERTÈBRES.

GINGEMBRE, s. m., *radix zingiberis;* racine du *zingiber officinale*, Rich., ou *amomum zingiber*, L.; plante vivace de la famille des Balisiers ou Amomées, et de la Monandrie monogynie. Le gingembre est originaire des Grandes-Indes, de la Chine et des Philippines. On l'a naturalisé dans les Antilles et à Cayenne, d'où l'on en tire aujourd'hui une assez grande quantité par la voie du commerce. Cette racine est en morceaux irréguliers aplatis, plus ou moins ramifiés, gris et striés à l'extérieur, d'un blanc jaunâtre intérieurement, où elle se compose d'un tissu fibreux, rempli d'une substance amilacée très-abondante, blanche et parsemée de petits points rougeâtres ou jaunes. Son odeur est aromatique et comme térébenthacée. Sa saveur est âcre et très-piquante ; elle est extrêmement développée dans la partie corticale et dans les fibres peu nombreuses qui forment son réseau intérieur. Elle est à peine marquée dans la partie amilacée qui en constitue presque toute la masse. On doit choisir cette racine bien pesante, et non piquée des vers, ce qui arrive très-fréquemment, malgré la précaution que l'on prend généralement de la plonger dans une lessive alçaline pour éviter ce grave inconvénient.

La racine de gingembre, outre l'amidon qui en forme presque toute la masse, contient une grande quantité d'une huile volatile plus légère que l'eau, et d'une âcreté extraordinaire, qui lui communique la saveur poivrée que nous y avons signalée. Dans l'Inde, on emploie surtout cette racine comme aromate pour l'assaisonnement des viandes. Autrefois cet usage s'était même répandu dans plusieurs contrées du nord de l'Europe ; mais on y a presque entièrement renoncé. On prépare avec cette racine fraîche, dans les régions où croît le gingembre, une sorte de confiture très-agréable et très-utile dans plusieurs circonstances. On choisit de belles racines, et, après les avoir bien lavées, on les laisse macérer pendant huit jours dans un vase, en ayant soin de renouveler l'eau deux fois par jour. Par ce procédé, on les prive de la plus grande partie de leur âcreté. On les fait ensuite cuire dans un sirop, que l'on fait convenablement réduire, et dans lequel on les conserve pour l'usage. Cette confiture, que l'on apporte aussi en Europe, est d'un goût agréable et aromatique. Elle est excitante, et, dans le nord de l'Europe, on s'en sert après les repas pour favoriser la digestion. Elle est aussi fort utile dans les voyages de long cours pour prévenir le développement du scorbut.

En Europe on se sert très-peu du gingembre comme médicament; car, à l'exception de quelques préparations très-compliquées, telles que le diascordium et la thériaque dont il fait partie, on le voit rarement figurer dans les prescriptions médicinales. Ce n'est pas qu'il ne soit un excitant fort énergique, et que son usage ne puisse être quelquefois avantageux dans plusieurs circonstances. Ainsi, les uns l'ont conseillé dans les débilités de l'estomac, pour exciter les fonctions de cet organe ; les autres l'ont prescrit contre les fièvres intermittentes; mais rarement on voit les praticiens y avoir recours.

Quelquefois cependant on l'associe aux préparations purgatives, moins pour en augmenter les effets que pour en masquer la saveur désagréable. En Angleterre, on prépare une bierre au gingembre, qui est une boisson agréable, et dont l'usage est avantageux dans le scorbut et les scrofules. En France, on se sert quelquefois de la conserve ou confiture de gingembre, comme stomachique. Mais il faut bien distinguer les cas où l'estomac digère mal par suite d'une véritable faiblesse, de ceux où une inflammation chronique de cet organe l'empêche d'exercer ses fonctions, et où l'usage du gingembre augmenterait les accidens, au lieu de les diminuer. On peut aussi employer l'infusion d'un gros de racine de gingembre grossièrement concassée dans une livre d'eau, pour activer la sécrétion des reins. Ce moyen réussit généralement chez les vieillards.

( A. RICHARD. )

GINGLYME, s. m., *ginglymus*, du mot grec γιγγλυμός; articulation en charnière ou à mouvemens alternatifs en deux sens opposés. De ce genre sont : les articulations du coude, du genou, du coude-pied, des secondes et troisièmes phalanges des doigts et des orteils, de la première phalange du pouce, celles du radius avec le cubitus, de la première vertèbre du cou avec la seconde. Les mouvemens que présente le ginglyme sont des mouvemens de flexion et d'extension, quand les os se touchent par leur extrémité, de manière à s'incliner et à se redresser alternativement l'un sur l'autre; ce sont des mouvemens de rotation, lorsque les os sont joints par le côté, de telle sorte que l'un tourne sur lui-même ou autour de l'autre. Dans le premier cas, le ginglyme est dit *angulaire* à cause de l'angle que les os forment dans la flexion; il est *latéral* ou *trochoïde* dans le second. Le mouvement se réduit dans l'un comme dans l'autre à la rotation d'une saillie dans une cavité, ou au glissement d'une cavité autour d'une saillie, quelle que soit d'ailleurs la configuration des surfaces. On a divisé le ginglyme angulaire en parfait et imparfait, et le ginglyme latéral en simple et double : ces distinctions sont superflues. (A. BÉCLARD.)

GINGLYMOIDE et GINGLYMOÏDAL, adj., de γιγγλυμός, ginglyme, et εἶδος, forme; se disent des articulations en ginglyme, quoique, d'après leur étymologie, ces expressions signifient seulement *qui ressemble au ginglyme.* ( A. B.)

GINSENG, s. m., *radix ginseng*. Si la haute réputation d'un médicament, la vogue dont il a joui et le grand nombre d'écrits dont il a été l'objet, étaient toujours un signe certain de son utilité, nul autre ne pourrait le disputer sous ce rapport à la racine de ginseng. En effet, en Chine, au Japon et dans toute la Tartarie, il n'est pas de médicament en qui l'on ait une aussi grande confiance, et pour lequel on professe autant de vénération que pour celui qui nous occupe dans ce moment. Tout le ginseng qu'on y récolte appartient à l'empereur, qui seul a le droit d'en faire le commerce. Aussi s'y vend-il au poids de l'or. Les ambassadeurs chinois, qui vinrent à la cour de Louis XIV, apportèrent à ce monarque des racines de ginseng en présent, comme une des productions les plus précieuses de leur pays. Cette racine, à en croire les habitans de l'Asie orientale, jouit du pouvoir de ranimer les forces épuisées par l'âge ou les maladies : il n'en est aucune que son usage ne parvienne à faire cesser. Tant qu'elle a été rare en Europe, on y a presque partagé cette opinion avantageuse ; mais, depuis que le ginseng a été découvert dans le nord de l'Amérique septentrionale, et qu'on a pu le soumettre à un grand nombre d'essais, on a moins exalté les propriétés de cette substance.

Le ginseng est la racine du *panax quinquefolium* de Lamarck, petite plante vivace qui croît en Chine, ou Japon, en Tartarie et dans l'Amérique boréale. Sa tige a environ un pied de hauteur; elle est nue inférieurement, et porte vers sa partie supérieure trois feuilles pétiolées, verticillées, composées chacune de cinq folioles digitées et inégales. Les fleurs sont blanchâtres, et forment une petite ombelle simple, terminale au sommet de la tige. A ces fleurs succèdent des fruits comprimés, charnus, à deux loges monospermes. Le genre Panax appartient à la famille des Araliacées et à la Polygamie diœcie de Linné.

Nous croyons inutile de décrire ici en détail toutes les précautions prises en Chine pour la récolte de cette racine; nous nous contenterons de faire connaître les caractères qui la distinguent. La racine de ginseng est fusiforme, de la grosseur du doigt, ordinairement bifurquée à son extrémité inférieure, de manière à représenter grossièrement la forme d'un homme, image à laquelle fait allusion le nom chinois de *ginseng*, et tous les autres noms que porte cette racine en Tartarie, au

Japon, etc. Elle est à peu près de la grosseur du doigt, longue de trois à quatre pouces, blanchâtre extérieurement, avec des stries circulaires très-rapprochées, également blanches à l'intérieur. A son sommet elle se termine par une sorte de mamelon irrégulier, qui est le collet de la racine. Quelquefois elle est double, c'est-à-dire que deux racines partent en divergeant de la base d'une même tige; mais le plus souvent elle est simple. Son odeur est faible; sa saveur est d'abord assez douce, puis un peu amère et légèrement aromatique. Rien dans les qualités physiques de ce médicament ne justifie la haute réputation dont il jouit en Chine. Lorsqu'on l'a fait quelque temps bouillir dans l'eau, il perd sa saveur amère et aromatique, il devient nourrissant et analeptique. C'est sous ce rapport seulement que l'on peut le considérer comme propre à ranimer les forces. Mais, comme le ginseng est fort rare dans le commerce, et que le plus souvent il y est en mauvais état, les médecins l'ont depuis long-temps banni de leur pratique. Nous possédons, en effet, un grand nombre de médicamens indigènes qui jouissent des mêmes propriétés, et que nous pouvons nous procurer plus facilement et à un prix moins élevé. (A. RICHARD.)

GLACE, s. f., *glacies*. L'eau congelée et solide, la neige, la glace fondante et l'eau à la glace étant presque au même degré de température, jouissent à peu près des mêmes propriétés, à des degrés différens; et ce que nous dirons ici de la glace seulement peut également s'appliquer aux autres états de l'eau au-dessous de zéro.

Les effets extérieurs et intérieurs de la glace sont très-différens, suivant les degrés divers de la sensibilité des organes et la force de réaction qu'ils présentent, et surtout suivant le mode d'application; c'est ce qui explique les résultats diamétralement opposés qu'on a obtenus de ce moyen dans des maladies semblables. La différence dans l'action de la glace, suivant les idyosincrasies et les circonstances particulières dans lesquelles l'individu est placé, n'appartient pas plus exclusivement à cet agent thérapeutique qu'à tout autre; mais cependant elle est plus apparente, parce que la glace agit instantanément et d'une manière très-énergique sur les forces de la vie; et dans des sens opposés suivant qu'on prolonge plus ou moins son application.

Lorsque la sensibilité des organes est émoussée, que les forces sont épuisées, ou que l'individu est d'une constitution peu susceptible de réaction, l'application prolongée de la glace enlève promptement une grande quantité de calorique, cause une douleur passagère, et détermine bientôt l'engourdissement, l'insensibilité, et quelquefois même la gangrène de la partie avec laquelle elle est en contact; si l'application de l'eau très-froide est même long-temps prolongée, elle amène infailliblement la mortification des parties, surtout sur les sujets faibles; c'est ce que j'ai eu particulièrement occasion de remarquer en 1813, sur les prisonniers espagnols qui, accablés de chagrin et de misère, arrivaient dans les hôpitaux avec des gangrènes du nez et des extrémités inférieures, quoiqu'ils eussent à peine été exposés à un refroidissement d'un degré au-dessous de zéro. Le résultat secondaire de l'application de la glace ou de l'eau glacée sur l'état général des hommes débiles, est d'augmenter l'atonie de la circulation : le pouls s'affaiblit, se concentre peu à peu à mesure que la chaleur du corps diminue ; la respiration devient moins étendue et moins fréquente, et tous les organes s'affaiblissent successivement de la circonférence au centre, en commençant par la peau qui cesse d'abord ses fonctions, tandis que les reins, qui se refroidissent plus tard, continuent encore leur fonction, et suppléent à celle du système cutané. Si enfin l'application prolongée de la glace a lieu sur une grande surface, elle jette promptement dans un engourdissement et dans un sommeil profond qui se termine par une espèce d'asphyxie et la mort.

Lorsqu'au contraire on applique la glace sur des individus qui jouissent de toute leur force et de beaucoup d'énergie, elle détermine une impression vive, cuisante, et une sorte d'astriction à la peau, qui est d'autant plus douloureuse que les parties sur lesquelles on l'applique sont plus chaudes et plus sensibles à l'impression du froid. Ainsi cette application est plus douloureuse à la tête que sur les extrémités, et plus douloureuse encore sur la poitrine, sur le ventre, et surtout sur le scrotum : la douleur est même quelquefois tellement vive, qu'il est impossible de la supporter plusieurs minutes. Pendant cette application, le pouls se concentre, s'accélère, le malade frissonne, comme dans un accès de fièvre, et les forces vitales diminuent momentanément ; mais dès que la glace est enlevée, la sensibilité, d'abord émoussée par le refroidissement et l'engourdissement de la peau, se ranime par degrés ; un état d'excitation plus ou moins prononcé succède à la débilité momentanée, le pouls devient plus large et plus souple, et s'accompagne d'une moiteur générale. Cette réaction générale est d'autant plus sensible que l'individu est plus fort.

L'application extérieure de la glace sur la peau détermine donc d'abord une action tonique et astringente, quelquefois même irritante, suivant les forces de l'individu, et le lieu où on l'applique; ce premier effet tonique, astringent ou irritant, est plus ou moins promptement suivi d'une sorte de sédation locale et générale, à laquelle succède un mouvement général de réaction, qui est en raison de l'état des forces du malade et de la durée de l'emploi de la glace. Cette dernière considération est très-importante à noter; car, indépendamment des circonstances physiologiques dans lesquelles le malade est placé, la durée seule de cette application suffit souvent pour en changer entièrement les résultats; si en effet l'application de la glace est instantanée et souvent répétée à de courts intervalles, on n'obtiendra de ce moyen thérapeutique qu'un effet tonique et excitant, tandis qu'au contraire, si on prolonge beaucoup son application, on mettra particulièrement en jeu son action sédative, et on n'aura presque aucune réaction. On conçoit donc maintenant pourquoi les applications extérieures de la glace peuvent dans beaucoup de cas donner des résultats entièrement différens.

Les effets immédiats de la glace, des boissons et des sirops glacés, à l'intérieur, ont beaucoup d'analogie avec ceux de la glace appliquée extérieurement; mais cependant, comme ces liquides congelés, étant introduits dans l'estomac, sont environnés de toutes parts de corps chauds qui les élèvent promptement au degré de chaleur de nos organes, il en résulte que l'action tonique primitive est presque la seule qui ait lieu, et que la sédation est alors presque nulle, excepté chez les individus très-faibles. Aussi, lorsque les organes digestifs ne sont pas trop débilités, le refroidissement momentané que cause la glace et les boissons glacées dans l'estomac est promptement suivi d'une réaction qui se manifeste par une douce chaleur, un accroissement de l'énergie vitale de l'estomac et de tous les autres organes, qui facilite la digestion et les autres fonctions. Mais, chez les individus dont les organes digestifs sont très-affaiblis ou altérés depuis long-temps, l'action tonique est trop passagère; il n'y a point de réaction, et l'effet sédatif seul persiste. Aussi les glaces et les boissons glacées sont-elles en général nuisibles aux convalescens, aux vieillards et aux femmes débiles, qui ont un estomac très-irritable ou sans énergie. Elles déterminent en général, chez ces individus, des coliques violentes et de véritables indigestions; et ces mauvais effets ont surtout lieu chez ces individus, lorsque ces boissons très-froides sont prises pendant le travail même de la digestion, parce qu'elle est alors suspendue par l'effet sédatif qu'elles produisent; elles sont, par cette raison, moins dangereuses quand l'estomac est vide ou pendant le repas. Certaines personnes supportent mieux les glaces, lorsqu'elles sont associées à des excitans, et se trouvent très-bien de l'usage du vin et du punch à la glace, quoiqu'elles ne puissent pas digérer les sirops glacés.

Il est facile maintenant, d'après l'exposé des propriétés immédiates de la glace et des boissons glacées, de voir que ce moyen, qui peut être ou tonique ou débilitant, suivant le cas et la manière dont on l'applique, exige beaucoup d'attention et de précaution dans le traitement des maladies.

La glace convient, comme tonique, dans certains relâchemens de l'estomac, à la suite d'une gastrite chronique, lorsque l'inflammation de l'estomac a été long-temps combattue par les antiphlogistiques, et qu'il ne reste plus qu'un état de débilité qui ne s'accompagne plus de vomissemens; elle redonne alors de l'énergie à cet organe, et au système vasculaire qui s'y distribue. On peut croire même qu'elle réprime quelquefois l'inflammation, et agit comme le font ordinairement les lotions froides dans les inflammations chroniques de la conjonctive. La glace appliquée instantanément à l'extérieur sur la région épigastrique paraît agir aussi à peu près de la même manière, et a été également utile à la fin de certaines gastrites aiguës adynamiques, qui tendaient à se terminer par gangrène. Sarcone prétend aussi avoir tiré un grand parti de l'application de la glace sur la région épigastrique dans certaines hépatites peu aiguës, et qui tendaient a se terminer par gangrène; mais il est probable que ces prétendues inflammations du foie n'étaient le plus souvent que des gastrites, qui sont, comme on sait, plus communes que les hépatites.

Tous les praticiens savent avec quels succès on fait usage des propriétés réfrigérantes et toniques de la glace dans les flux hémorrhagiques des organes digestifs. La glace pure et les boissons glacées sont un des plus puissans moyens pour combattre les hématémèses et les mœlena, qui sont étrangères à des lésions organiques. Les applications extérieures de la glace ne sont pas moins recommandables dans certaines hémorrhagies passives, ou même actives, lorsque le malade a perdu une très-grande quantité de sang, et est tombé dans une extrême faiblesse. C'est particulièrement dans les épistaxis et dans les ménorrhagies que ce moyen est utile. Il est plus rarement employé avec raison dans les hémoptysies essentielles, à cause de la susceptibilité du poumon et des inconvéniens de l'application du froid sur la poitrine. Les boissons glacées offrent alors plus d'avantages, mais elles seraient aussi nuisibles que les applications extérieures de la glace elle-même dans les hémoptysies symptomatiques de quelques lésions organiques. L'action astringente et réfrigérante de la glace appliquée à l'extérieur a produit des résultats très-utiles dans certains anévrysmes des membres, et même de l'aorte.

On a recours aux propriétés astringentes et réfrigérantes de la glace dans certaines hernies par engouement. On applique alors la glace, soit sur le ventre, soit encore mieux sur le scrotum, à nu ou dans une vessie ; mais ce moyen serait très-dangereux dans les étranglemens inflammatoires.

C'est toujours à l'extérieur que la glace a été employée, quand on a voulu mettre en jeu sa propriété sédative. On s'en est servi de cette manière avec succès dans certaines névroses de l'estomac avec ou sans vomissemens ; je l'ai vue réussir, particulièrement dans un exemple de crampe d'estomac, où tous les moyens antiphlogistiques et antispasmodiques avaient été épuisés sans succès. Les douleurs très-aiguës se calmèrent par l'application extérieure de la glace sur l'épigastre.

On a plus particulièrement employé la glace comme sédative dans les maladies de l'encéphale ; son application sur la tête est surtout très-utile dans les délires qui accompagnent les paroxysmes des fièvres ataxiques. On obtient dans ce cas une sédation plus puissante en appliquant, pendant l'effet de la glace sur la tête, des sinapismes aux pieds, qui déterminent une forte révulsion. La glace appliquée sur la tête n'est pas moins utile dans certaines phlegmasies des membranes du cerveau, et du cerveau lui-même. Lorsque les saignées ont été convenablement employées, mais qu'il y a toujours de l'excitation et de la chaleur vers l'encéphale, la glace agit évidemment en diminuant l'inflammation du cerveau et les congestions qui pourraient avoir lieu vers cet organe. Mais, pour que la glace puisse produire cet effet, il faut qu'elle soit appliquée sur la tête, presque sans interruption; autrement l'action irritante qu'elle produit d'abord sur la peau, étant trop fréquemment répétée, réagirait sur l'encéphale, et irriterait cet organe, au lieu de le calmer. La glace sur la tête serait nuisible dans les délires tranquilles et sans réaction. Son application doit être proscrite chez les très-jeunes enfans dont les fontanelles ne sont pas encore ossifiées, et toutes les fois qu'il y a une exsudation croûteuse sur le cuir chevelu, ce qui est très-ordinaire chez les enfans du premier âge : l'application de la glace, dans ce cas, déterminerait nécessairement une répercussion dont les conséquences pourraient être très-funestes.

(GUERSENT.)

GLAIRE, *mucus viscosus.* On donne ce nom, peu usité dans le langage médical, aux mucosités visqueuses, ressemblant assez à du blanc d'œuf qui aurait subi un commencement de coction. Cette humeur, sur laquelle se fonde en grande partie la théorie médicale du vulgaire et de ces charlatans qui exploitent sa crédulité, est le produit d'une inflammation aiguë ou chronique, et chez quelques personnes, d'une irritation habituelle de certaines membranes muqueuses. Les glaires sont donc l'effet et non la cause des maladies. Il ne faut donc pas chercher à les produire et à les évacuer, mais à en prévenir la formation en traitant l'état morbide qui y donne lieu. (*Voyez*, pour ce point de pathologie générale, l'article HUMORISME). — Les accoucheurs désignent aussi communément sous le nom de *glaires* les mucosités de même nature que celles que nous avons décrites ci-dessus, et qui, probablement sécrétées par les cryptes muqueux du col de l'utérus irrité, se manifestent dans les derniers temps de la grossesse, et sont le plus souvent mélangées de quelques filets de sang ou entièrement colorées en rouge à mesure que le travail avance, et que par conséquent l'irritation augmente. (R. D.)

GLAND, s. m., *glans*, *balanus*. Fruit du chêne. *Voyez* ce mot.

GLAND, s. m., *glans*, *balanus*; extrémité du pénis, formée par le tissu spongieux de l'urètre, et contenant la fin de ce canal. *Voyez* PÉNIS.

(A. B.)

GLANDE, s. m., *glandula*, ἀδὴν. Ce nom vient, suivant Nuck, de la comparaison, faite par les anciens, entre les ganglions ou glandes lymphatiques et les fruits du chêne. Des objets si différens ont été compris sous le nom de glande, qu'il en est résulté beaucoup de difficulté d'en donner la définition. Hippocrate avait dit que les glandes étaient formées d'une chair particulière, grenue, spongieuse, point dense, de couleur de graisse, de consistance de laine, s'écrasant sous la pression, pourvue de beaucoup de *veines*, et rendant, quand on la coupe, du sang blanchâtre et séreux. Il comprenait un grand nombre de parties sous ce nom, et notamment le cerveau. On a eu long-temps une idée aussi vague des glandes, l'on y a joint ensuite celle d'une forme arrondie; on a compris alors avec les glandes et les ganglions vasculaires sanguins et lymphatiques, le conarium et l'hypophyse du cerveau, les paquets adipeux synoviaux, et même la langue. Une autre définition, fondée sur la texture, et dans laquelle on faisait entrer l'idée d'un amas de follicules ou d'un ensemble de vaisseaux avec une enveloppe membraneuse particulière, comprenait encore beaucoup de parties différentes, et supposait la connaissance exacte de la texture intime. On a aussi essayé de définir les glandes par leur fonction, en disant qu'elles sont des organes sécrétoires; mais confondant ensuite la nutrition et la sécrétion, on y a compris la plupart des organes; ou bien distinguant ces fonctions, mais ne séparant pas les sécrétions intrinsèques des sécrétions excrétoires, on a confondu avec les glandes les membranes séreuses et synoviales.

Il faut, pour distinguer les glandes de toute autre partie analogue par la forme, par la texture apparente, et même jusqu'à un certain point par les fonctions, avoir particulièrement égard à leurs connexions; Bichat et Chaussier ont pris cette considération pour base d'une définition des glandes; Haase l'a adoptée aussi, mais il a supposé des conduits excréteurs aux ganglions vasculaires. Les glandes sont des organes de forme obronde, lobuleux, entourés de membranes, ayant beaucoup de vaisseaux et de nerfs, et *pourvus de conduits excréteurs ramifiés* qui aboutissent aux membranes tégumentaires et y versent un liquide sécrété, en un mot, ce sont des organes de sécrétion extrinsèque, pourvus de conduits excréteurs. Considérées ainsi, les glandes sont des dépendances ou des prolongemens des membranes tégumentaires. Dans les animaux pourvus de vaisseaux et de cœur, les seuls qui aient des glandes massives, elles résultent d'une réunion intime de ces deux genres d'organes. Elles tiennent cependant encore plus au système tégumentaire qu'au système vasculaire, car dans les animaux dépourvus de vaisseaux, les glandes existent, mais à un état rudimentaire; le foie, la plus constante de toutes les glandes, si ce n'est cependant le rein, existe en effet dans les insectes sous forme d'un canal excréteur ramifié, aboutissant au canal intestinal, mais libre et flottant dans l'abdomen. Il est encore assez difficile et peut-être impossible d'établir une ligne de démarcation bien tranchée entre les follicules ou cryptes et les glandes. Parmi les follicules, il y en a de simples et solitaires; d'autres sont groupés, agminés ou aggrégés; d'autres sont composés, soit par leur réunion dans un orifice commun ou une lacune, soit en même temps par l'agglomération de plusieurs follicules, soit enfin par un canal excréteur commun et ramifié; c'est ici que la difficulté existe, car il n'y a pas de raison valable pour ne pas ranger les amygdales, qui ont des lacunes composées, les glandes molaires, la prostate et les glandes de Cowper, qui ont des conduits ramifiés, parmi les glandes, aussi bien que les glandes sublinguales, lacrymales, etc.

Les glandes les plus parfaites et les moins équivoques sont : les lacrymales, les salivaires, au nombre de trois de chaque côté, savoir la parotide, la maxillaire et la sublinguale; le pancréas, le foie, les reins, les testicules et les mamelles. Les ovaires doivent être, comme les testicules, rangés dans ce genre d'organes.

La forme des glandes est irrégulièrement arrondie et présente beaucoup de variétés. Les unes impaires, comme le foie et le pancréas, sont asymétriques; les autres sont paires et assez exactement semblables des deux côtés. Elles sont toutes situées au tronc; et toutes, quelle que soit la diversité apparente de leur situation, aboutissent par leurs canaux à la membrane muqueuse ou à la peau. Leur volume diffère beaucoup : le foie est un des organes les plus volumineux du corps; les glandes lacrymales, sublinguales et les ovaires, ont à peine au contraire le volume de la moitié du pouce. A l'intérieur, les unes sont lobées et lobulées, comme les lacrymales, les salivaires et le pancréas; les mamelles le sont moins distinctement; les testicules le sont d'une autre manière; les reins le sont seulement dans le fœtus; le foie n'est lobé qu'à l'extérieur. Dans les premières, les lobules paraissent formés de particules très-petites, mais semblables et blanchâtres; dans le foie et dans les reins, on trouve deux substances de couleur différente, disposées par couches dans les reins, et mêlées à la manière du granit dans le foie.

Les glandes sont enveloppées d'une membrane, cellulaire dans la plupart d'entre elles, et fibreuse dans les autres, entourée dans quelques-unes par une membrane séreuse, et dans les autres par beaucoup de tissu cellulaire et adipeux. La face interne de cette membrane se continue avec le tissu cellulaire plus ou moins lâche, qui existe abondamment dans les glandes.

Ces organes ont beaucoup de vaisseaux sanguins et lymphatiques, et peu de nerfs; plus cependant que la membrane muqueuse en général, mais moins que la peau. La plupart ne reçoivent que du sang artériel; le foie seul dans l'homme et les mammifères, le foie et les reins dans les ovipares, reçoivent en outre du sang veineux, ce qui explique la nature des liquides, si différens du sang et tout-à-fait excrétoires, que fournissent ces glandes. Le nombre et le volume, ou la capacité totale des artères, sont très-divers dans les glandes, mais nulle part plus grands que dans les reins. La longueur, le trajet, le mode de distribution des vaisseaux, sont également très-variés. La différence de capacité entre les artères et les veines est très-peu marquée dans les glandes; et, en effet, une grande partie de sang y est transformée en humeur sécrétée et emportée par les conduits excréteurs. Ces conduits commencent par des radicules très-fines, invisibles, et probablement closes, qui se réunissent entre elles à la manière des veines, pour former plusieurs troncs, comme dans les glandes lacrymales, sublinguales et mammaires, ou un seul, comme dans toutes les autres. Ces conduits, multiples ou uniques pour chaque glande, parcourent un trajet en général droit, tortueux dans les testicules seulement, et aboutissent aux membranes tégumentaires. Celui de l'ovaire est seul interrompu; ceux des mammelles présentent, avant leur terminaison, des renflemens olivaires; ceux du rein présentent d'abord un évasement ou bassinet, et puis viennent aboutir à une vessie unique pour eux deux; celui du foie et de chaque testicule ont aussi un réservoir, mais situé latéralement et exigeant un cours rétrograde du liquide sécrété pour y arriver. Les conduits des autres glandes ne présentent ni interruption, ni renflemens, ni réservoirs. La composition des conduits excréteurs résulte toujours essentiellement d'une membrane muqueuse dont l'épaisseur va en diminuant, à mesure qu'elle forme des divisions plus fines dans la glande. Cette membrane est doublée à l'extérieur par du tissu cellulaire, par du tissu élastique, dans quelques conduits par du tissu érectile, comme dans l'urètre, dans le mamelon, et peut-être dans quelques autres; dans quelques parties des voies excrétoires, la membrane muqueuse est armée ou doublée de fibres musculaires.

La texture intime des glandes est peu connue. Malpighi avait avancé que chacun des grains glanduleux, *acini*, devait être considéré comme un follicule, et chaque glande comme une conglomération de follicules aboutissans à un canal excréteur commun. Cette opinion fut reçue et admise sans contradiction jusqu'à Ruysch, et de son temps défendue contre lui-même par Boërhaave. Suivant Ruysch, au contraire, ce qu'on a appelé grains glanduleux consisterait uniquement dans des entrelacemens de vaisseaux fins, dans lesquels les artères se continueraient en canaux excréteurs. Il y a dans chacune de ces deux opinions quelque chose de vrai qu'il faut admettre, et quelque chose à rejeter comme inexact. Il est vrai, comme le dit Malpighi, qu'une glande consiste, comme un follicule simple ou composé, en un canal fermé à l'extrémité; il est vrai aussi, comme le dit Ruysch, que chaque grain glanduleux, et que la glande entière, consistent dans le mélange et l'entrelacement des vaisseaux fins avec les origines du conduit excréteur; mais il est inexact de dire, comme il l'a dit, que les conduits excréteurs sont la continuation des artères; comme il serait inexact de dire avec Malpighi, que les racines des conduits excréteurs commencent par des renflemens ou follicules. Peut-être l'hypothèse de Malpighi aurait-elle plus de probabilités, appliquée aux glandes granulées, comme les salivaires, le pancréas et les lacrymales, qui ressemblent tant en effet à des follicules composés; et celle de Ruysch, plus de vraisemblance en l'appliquant seulement au foie, aux reins et aux testicules, dont la texture est si évidemment vasculaire et canaliculée; sans que cependant on puisse affirmer qu'il y a dans les premières de véritables follicules évasés, et dans les autres des continuations directes entre les artères et les conduits excréteurs. On pourrait encore apporter à l'appui de cette conjecture, la facilité avec laquelle, dans ces dernières glandes, les injections passent des vaisseaux dans les conduits excréteurs, et réciproquement ; la difficulté avec laquelle on obtient les mêmes résultats dans les glandes lobulées et granulées. Quoi qu'il en soit de cette opinion, la texture des glandes paraît bien certainement résulter de la réunion intime des conduits excréteurs ramifiés et clos à leur origine, avec des vaisseaux sanguins et lymphatiques et des nerfs situés dans leurs intervalles, divisés et terminés dans leur épaisseur ; le tout réuni par du tissu cellulaire et enveloppé de membranes.

Les glandes ont pour fonction un mode de sécrétion que l'on appelle glandulaire. Toute sécrétion en général consiste dans la formation d'une humeur particulière, dont le sang fournit les matériaux. La sécrétion glandulaire ne diffère des autres (sécrétions folliculaire et perspiratoire), que par la complication plus grande de son organe. A une exception près, le même sang, le sang artériel seul, est apporté dans toutes les glandes ; le nombre, le volume, la direction, le mode de distribution des vaisseaux, et le degré de ténuité auquel ils arrivent par leurs divisions successives, ne peuvent guère influer que sur la quantité du sang qui arrive à la glande, et sur la rapidité de son cours ; cependant une partie du sang étant remportée par les veines, et un autre liquide par les vaisseaux lymphatiques, les glandes versent par leurs conduits excréteurs des humeurs aussi différentes entre elles que la salive, les larmes, la bile, l'urine, le sperme et le lait. Quels sont donc la nature et les causes du changement du sang en humeur sécrétées ? On a cru que le changement et sa cause étaient purement mécaniques, et dépendaient de la grandeur et de la figure des ouvertures par où les humeurs sortent des vaisseaux ; on a supposé, avec beaucoup plus de vraisemblance, que c'était un changement chimique, c'est-à-dire un changement de composition élémentaire ; mais ce changement n'a lieu que dans les corps organisés, et que dans certains de leurs organes ; cette différence tient donc à des modifications de leur substance, tout comme on voit divers végétaux plantés dans le même sol, plongés dans la même atmosphère, produire les uns de la gomme, les autres un acide, les autres de la résine, etc. La sécrétion glandulaire, comme les autres, est donc une fonction de la substance organisée et vivante : les vaisseaux en apportent les matériaux contenus dans le sang, la production est probablement même disposée ou préparée par la disposition des vaisseaux et le mode de circulation qui en résulte, mais c'est dans le tissu qui forme les racines des conduits excréteurs qu'il faut en chercher l'instrument essentiel et immédiat. La sécrétion en général, et la sécrétion glandulaire en particulier, sont évidemment soumises à l'influence nerveuse; les effets des passions sur les sécrétions en général, ceux des maladies, de l'hystérie, de l'hypochondrie, etc., sont assez connus; des expériences de M. Brodie sont venues aussi confirmer ce que l'observation directe avait appris. La ligature des veines d'une glande augmente beaucoup le produit de sa sécrétion.

Les glandes commencent à se former par leur canal excréteur. Dans l'embryon, ce canal est libre et flottant, comme dans les insectes. Les glandes sont ensuite lobées, par exemple les reins, comme elles le sont dans les arachnides et les crustacés. Elles sont en général très-volumineuses dans le fœtus et l'enfant. Elles diminuent proportionnellement à mesure que les organes des fonctions animales se développent. Quelques-unes changent de place vers l'époque de la naissance, ce sont les testicules et les ovaires. Ces glandes et les mamelles se développent beaucoup à l'époque de la puberté, et se flétrissent dans la vieillesse.

Les glandes présentent beaucoup de variétés individuelles et de vices de conformation. Quelques-unes manquent quelquefois entièrement; ce sont celles de la génération qui sont le plus sujettes à manquer. Une des glandes paires peut manquer ou être moins volumineuse que l'autre. Quelques-unes restent quelquefois lobées, ou très-volumineuses comme dans le fœtus. D'autres sont quelquefois réunies, comme les deux reins en un. D'autres peuvent conserver leur situation primitive, comme les testicules et les ovaires; ces derniers sont quelquefois, au contraire, entraînés au dehors de l'abdomen. Les reins peuvent aussi être situés beaucoup trop bas, ou dans le bassin.

On observe quelquefois l'atrophie des glandes, soit par une pression extérieure, soit par une production accidentelle développée dans leur épaisseur; elle a aussi lieu par le défaut d'action, ou même sans cause appréciable. L'hypertrophie a lieu quelquefois par suite de la cessation d'action d'autres organes, et surtout d'une glande paire. Assez souvent elle est accompagnée de quelque altération de tissu.

L'inflammation des glandes est fréquente et souvent se développe, en se propageant le long du conduit excréteur, depuis son orifice jusqu'à ses racines dans la glande. L'inflammation y est souvent suppuratoire, et quelquefois plastique, d'où résulte l'oblitération des conduits et l'induration du tissu.

Les productions accidentelles, soit analogues soit morbides, sont très-communes dans les glandes. Les ovaires y sont le plus sujets, mais surtout aux productions analogues; les testicules, le foie et les mamelles sont très-sujets aux productions morbides; les glandes lacrymales, salivaires, et le pancréas, sont au contraire très-peu sujets, soit aux unes, soit aux autres productions accidentelles.

Le tissu glanduleux ne se produit point accidentellement. Quand il est entamé, les racines ou le tronc du conduit excréteur étant divisés, la matière sécrétée est versée dans la plaie, qui a beaucoup de tendance à devenir et à rester fistuleuse.

Quelques personnes donnent le nom impropre de *glandes* à l'engorgement des ganglions lymphatiques. * (A. BÉCLARD.)

GLANDIFORME, adj.; qui ressemble à une glande. On a donné ce nom et ceux d'adénoïdes et de ganglions vasculaires, de glandes aveugles, de glandes aporyques, d'organes parenchymateux, etc., à des organes long-temps confondus avec les glandes, avec lesquelles ils ont quelque ressemblance de forme, tandis que par leurs connexions et leurs fonctions ils sont avec elles dans une sorte d'antagonisme.

Ces organes, formés de tissu cellulaire modifié, de vaisseaux sanguins et lymphatiques, et de nerfs, le tout renfermé dans une enveloppe celluleuse qui envoie des prolongemens à l'intérieur, sont tous placés sur le trajet de la circulation lymphatique et veineuse, et semblent tous destinés à faire subir une élaboration aux substances absorbées, et à préparer leur assimilation au sang; les glandes, au contraire, formées de prolongemens ramifiés de la membrane muqueuse, de vaisseaux sanguins et lymphatiques, et de nerfs, le tout rassemblé et enveloppé par du tissu cellulaire, sont toutes placées aux confins de la circulation artérielle, et sont destinées toutes à faire subir une dépuration au sang; les ganglions vasculaires, organes d'absorption et d'assimilation, et les glandes, organes de dépuration et d'excrétion, ont donc des fonctions opposées, et ne doivent donc pas être confondus les uns avec les autres.

Les ganglions vasculaires ou glandiformes diffèrent les uns des autres par la quantité et l'espèce de tissu qui en forme la masse, par la proportion des vaisseaux et des nerfs, par le mode de communication des vaisseaux, et on peut les distinguer en deux sortes : 1° les ganglions ou glandes *lymphatiques*, et 2° les ganglions vasculaires sanguins, savoir : la *rate*, les *capsules surrénales*, la *thyroïde* et le *thymus*. (A. BÉCLARD.)

GLANDULAIRE, adj., qui est relatif aux glandes; la sécrétion glandulaire est celle qu'opèrent les glandes : on la nomme ainsi par opposition à la perspiration et à la sécrétion folliculaire. (A. B.)

Sous le nom de *maladie glandulaire des Barbades*, on décrit l'éléphantiasis. *Voyez* ce mot.

GLANDULEUX, adj., qui est formé de glandes ; on donne le nom de membrane glanduleuse à la membrane tégumentaire, à cause des follicules ou glandes simples qu'elle contient dans son épaisseur. (A. B.)

GLAUCOME, s. m., *glaucoma*, de γλαυκὸς, vert de mer, vert blanchâtre. On employait autrefois cette expression pour désigner l'opacité du cristallin ou de la cornée transparente. On donne maintenant le nom de *glaucôme* à l'obscurcissement de l'humeur vitrée, avec paralysie de la rétine et perte plus ou moins complète de la vue. M. Beer, qui s'est occupé avec tant de succès des maladies des yeux, traite, dans le même chapitre, du glaucôme et de la cataracte verte. Il a remarqué que ces maladies se manifestent, dans quelques cas, à la suite de l'ophthalmie, tandis que, dans d'autres, elles ne sont nullement précédées de l'inflammation de l'œil. Le glaucôme n'attaque le plus ordinairement qu'un œil à la fois. Il peut exister seul pendant long-temps avant que la transparence du cristallin soit troublée. M. Beer n'a jamais vu la maladie commencer par le cristallin, et se développer ensuite dans l'humeur vitrée; ce qui semblerait indiquer que l'obscurcissement du cristallin n'est qu'une suite de l'altération de cette dernière humeur.

Les causes du glaucôme sont fort obscures, et ordinairement les mêmes que celles de l'amaurose. La maladie survient quelquefois après des contusions du globe de l'œil ; dans d'autres cas, elle se montre sans causes connues. Son développement se fait tantôt sans douleur, tantôt il est accompagné d'un sentiment de gêne pénible dans tout le globe de l'œil et les parties adjacentes, de douleurs plus ou moins aiguës dans la tête, etc. Le malade aperçoit d'abord un brouillard qui disparaît à des intervalles de temps variables, et se manifeste quelquefois sous l'apparence d'une poussière répandue dans la chambre. La lumière d'une bougie semble couverte d'un nuage léger, représentant une sorte de vapeur bordée par les couleurs de l'arc-en-ciel. La vue s'affaiblit et finit par disparaître. Quelques malades, avant de devenir aveugles, voient les objets plus petits qu'ils ne sont réellement.

Dans le glaucôme, suivant M. Beer, l'iris paraît plutôt contractée que dilatée; la pupille n'est point égale, mais s'étend davantage transversalement, de sorte qu'à la longue l'iris devient à peine visible vers les angles de l'œil, surtout vers l'externe, et prend l'apparence qu'elle a dans les animaux ruminans. Cependant l'agrandissement de la pupille n'est pas un symptôme constant du glaucôme. MM. Lawrence et S. Cooper ont vu un cas dans lequel il n'avait point lieu. J'ai été à même de faire plusieurs fois la même observation. En même temps que l'iris se retire vers la circonférence de la cornée, le bord de la pupille se renverse en arrière, vers le cristallin, et le petit cercle de l'iris disparaît. On apperçoit, à travers la pupille ainsi dilatée, une couleur opaque, grise ou verdâtre, qui paraît profonde, et due à la perte de transparence du corps vitré. A cette période, le cristallin commence à s'obscurcir, à prendre une couleur verte; alors le glaucôme paraît faire saillie dans la chambre antérieure de l'œil. Les douleurs deviennent continuelles et très-vives; l'iris perd entièrement sa mobilité; les vaisseaux du globe de l'œil, déjà dilatés, deviennent de plus en plus variqueux; la vue s'affaibit de jour en jour, et finit par se perdre.

Quelquefois, bien que la cécité soit complète, les malades croient encore distinguer le jour; ils ont la sensation d'un cercle lumineux, semblable à un arc-en-ciel, qui paraît se produire dans l'œil même, et se fait sentir, surtout lorsqu'on comprime légèrement cet organe. L'œil perd aussi son aspect brillant, et devient terne comme il est après la mort. Quand la maladie est parvenue à son dernier degré, le globe de l'œil diminue de volume, devient mou, s'atrophie, et les douleurs s'apaisent ou cessent même entièrement. Après un laps de temps variable, l'autre œil, selon M. Beer, s'enflamme; à son tour il est affecté de glaucôme, et le malade est tourmenté d'une violente céphalalgie. Suivant le même auteur, le glaucôme et la cataracte verte reconnaissent toujours pour cause l'inflammation qu'il nomme *arthritique*, et quand ces deux affections sont compliquées d'un état variqueux général des vaisseaux de l'œil, il les considère comme entièrement au-dessus des ressources de l'art. Les moyens qu'on emploie contre le glaucôme sont, les collyres avec la teinture d'opium, la vapeur d'ammoniaque, les sachets aromatiques camphrés, appliqués sur le globe de l'œil, etc.; mais l'action de ces différens moyens est le plus souvent sans effet contre une maladie aussi grave que le glaucôme. On a aussi employé, mais presque constamment sans succès, les sétons, les moxas, les vésicatoires, les cautères, les frictions avec la pommade stibiée; à l'intérieur, la ciguë, le calomélas, et la plupart des autres moyens qui ont été indiqués à l'article AMAUROSE. *Voyez* ce mot. (J. CLOQUET.)

GLÉNOIDAL et GLÉNOÏDIEN, adj.; qui appartient aux cavités glénoïdes, comme la fissure ou fente *glénoïdale*, située dans la cavité glénoïde du temporal, le ligament ou bourrelet *glénoïdien*, attaché autour de la cavité glénoïde de l'omoplate. (A. B.)

GLÉNOIDE, adj., *glenoïdes*, de γλήνη, prunelle, et aussi cavité articulaire des os, et de εἶδος, forme; cette épithète s'applique aux cavités articulaires peu profondes, comme celles du temporal, du scapulum. (A. B.)

GLIADINE, s. f. Il existe, suivant Einhof, dans les pois, dans les lentilles et les fèves, un principe immédiat particulier, auquel on a donné le nom de *gliadine* : d'après Taddei, cette substance serait un des principes constituans du *gluten*. Elle est solide, d'un brun-clair, transparente, semblable à de la colle forte, insoluble dans l'eau et dans l'éther, soluble dans l'alcohol, dans les alcalis et dans les acides sulfurique et hydrochlorique. Elle est formée d'oxygène, d'hydrogène, de carbone et d'azote. On l'obtient en broyant dans l'eau, les pois, les lentilles ou les fèves, et en décantant la liqueur qui tient en suspension la fécule et la gliadine; la fécule se dépose la première, il suffit alors de décanter de nouveau le liquide, et de le laisser reposer jusqu'à ce que la gliadine se soit précipitée. (ORFILA.)

GLOBE, s. m. Ce nom, qui désigne un corps sphérique, a été employé en médecine pour exprimer divers objets : on appelle *globe* de l'œil (*bulbus, globus ocularis*), l'ensemble des parties contenues dans la sclérotique et la cornée, en y comprenant ces membranes elles-mêmes, à cause de la forme globulaire qu'elles présentent.

GLOBE HYSTÉRIQUE, *globus hystericus*, c'est la sensation d'une boule qui, chez les hystériques, semble s'élever de l'abdomen jusqu'au cou, où elle produit un sentiment de suffocation.

GLOBE UTÉRIN; c'est la tumeur arrondie que forme l'utérus revenu sur lui-même immédiatement après l'accouchement.

GLOBULAIRE, *globularia*, s. f.; genre de plantes de la tétrandrie monogynie, d'abord placé par Jussieu dans la famille des Lysimachiées, mais qui est devenu ensuite le type d'un nouvel ordre naturel auquel M. de Candolle a donné le nom de *Globulariées*. Les espèces de ce genre, qui sont des plantes herbacées ou de petits arbustes, se distinguent à leurs fleurs violettes, petites, réunies en une tête globuleuse sur un réceptacle convexe garni d'écailles : de là le nom générique de *globularia* qui leur a été imposé. Leur calice est tubuleux à quatre dents; la corolle est également tubuleuse à quatre lobes inégaux, disposée en deux lèvres; les étamines, en même nombre que les lobes de la corolle, sont libres et saillantes; le style est terminé par un stigmate simple; le fruit est un akène renfermé dans l'intérieur du calice qui l'enveloppe complétement. Les feuilles sont alternes, quelquefois toutes radicales.

Parmi les espèces de ce genre, une seule mérite quelque intérêt, c'est la GLOBULAIRE ALYPON ou turbith, *globularia alypum* L., arbuste de quatre à cinq pieds d'élévation, croissant dans les lieux rocailleux des provinces méridionales de la France, en Italie, en Espagne, etc. Ses feuilles sont alternes, coriaces, d'un vert foncé, glabres, obovales, acuminées, offrant parfois quelques dents latérales. Les fleurs sont violettes, et forment au sommet des ramifications une tête globuleuse, environnée d'un involucre polyphylle.

Il ne faut pas confondre, ainsi que l'ont fait plusieurs auteurs, la *globularia alypum* avec la plante qui porte ce dernier nom dans les ouvrages de Dioscoride et de Pline. Ce végétal que l'on a rapporté au *convolvulus turpethum* de Linné, mais qui en définitive n'est pas encore bien connu, est signalé dans les écrits des médecins de l'antiquité, comme un violent purgatif : de là l'opinion où l'on a été jusqu'en ces derniers temps, que la globulaire turbith était un puissant drastique. Mais cependant quelques botanistes, tels que Clusius, Garidel, avaient annoncé depuis long-temps que dans le midi de l'Europe les feuilles de cette plante étaient fréquemment employées par les habitans des campagnes, et qu'elles étaient simplement purgatives, mais sans occasioner aucune sorte d'accidens. Cette vérité a ensuite été mise dans tout son jour par les recherches des docteurs Ramel et Loiseleur-Deslongchamps, auxquels on doit des observations curieuses sur le mode d'action de ce végétal.

Les feuilles de globulaire turbith (*glob. alypum* L.), ont une saveur amère et désagréable. L'analyse chimique n'a pas encore fait connaître la nature de leurs principes constituans. Trois à quatre gros de ces feuilles desséchées que l'on fait bouillir pendant un quart d'heure dans dix à douze onces d'eau, forment une boisson qui purge efficacement, mais sans occasioner aucune douleur d'entrailles. Cette tisane doit être édulcorée avec une ou deux onces de sucre, de miel ou d'un sirop quelconque, partagé en trois ou quatre tasses, que l'on boira de demi-heure en demi-heure. Cette dose peut être augmentée ou diminuée suivant l'âge, le sexe ou la susceptibité individuelle. On peut aussi préparer un extrait dont la dose est de deux scrupules à un gros. Ce médicament agit à peu près à la manière du séné, mais il doit être administré à une dose deux fois plus considérable. On l'emploie rarement en France, si ce n'est dans les départemens du midi. (A. RICHARD.)

GLOBULARIÉES, s. f.; famille de plantes Dicotylédones monopétales à étamines hypogynes, qui ne se compose encore que du seul genre *globularia*, dont toutes les espèces sont plus ou moins amères et jouissent de propriétés analogues à celles que nous venons de signaler dans la *globularia alypum*. *Voyez* GLOBULAIRE. (A. R.)

GLOSSANTHRAX, s. m., de γλῶσσα, langue, et de ἄνθραξ, charbon. Charbon de la langue. *Voyez* CHARBON.

GLOSSIEN, ENNE, adj., *glossianus*. Voyez LINGUAL.

GLOSSITE, s. f., *glossitis*; inflammation de la langue. On doit en distinguer deux espèces différentes par leur siége : l'une est superficielle, bornée à la membrane muqueuse; l'autre est profonde, et occupe le parenchyme de l'organe. La première est très-fréquente, la seconde est assez rare; cependant elle était connue d'Hippocrate; Galien, Arétée, Aétius, Avicenne, Paré, Forestus, Schenkius, Sauvages, Vogel, Van Swieten, Louis, Delamalle, Lassus, Frank et plusieurs autres, l'ont décrite, ou en ont rapporté des observations. Dans la plupart des ouvrages, cette affection n'est pas désignée sous le nom de *glossite*, mais sous les diverses dénominations de *paraglossa*, *glosso-megista*, *inflatio*, *tumores*, *abcessus linguæ*, gonflement, inflammation de la langue, etc.

La glossite est bien plus souvent symptomatique qu'idiopatique. Celle qui est symptomatique reconnaît quelquefois pour cause la petite vérole confluente, qui s'est propagée dans l'intérieur de la bouche. La glossite symptomatique et superficielle existe fréquemment chez les individus affectés d'inflammation du pharynx, de l'estomac. Van Swieten, Delamalle et Louis ont vu la glossite profonde à la suite d'esquinancie; ils l'ont aussi observée sur des individus convalescens de fièvres réputées *malignes*; ils ne relatent pas quels étaient les symptômes de ces fièvres. J'ai vu, à l'Hôtel-Dieu, la langue se tuméfier rapidement, et au point que la suffocation était imminente sur deux individus : l'un était un homme de soixante ans, très-gros, pléthorique, affecté d'une apoplexie légère; l'autre, une femme d'environ quarante ans, traitée dans cet hôpital pour une fièvre que le médecin désignait sous le nom de *putride*. Ces malades furent saignés sans succès à la veine jugulaire, et durent leur salut à deux incisions profondes que M. Bourdier me fit pratiquer sur la face dorsale de la langue, depuis sa base jusqu'à sa pointe. La promptitude avec laquelle le dégorgement se fit me rappelle l'opinion d'Alex. Benedictus, qui attribue le gonflement de la langue soit à l'accumulation du sang dans ses vaisseaux, soit à un véritable phlegmon. La langue reçoit des artères assez grosses pour être exposée à ces congestions sanguines, aussi bien que le cerveau, le foie, la rate, dans lesquels on les a si souvent observées.

L'usage intérieur ou extérieur des préparations mercurielles, à trop haute dose, occasione fréquemment des gonflemens très-considérables à la langue, qu'il est facile de distinguer des autres espèces de glossite, parce que la langue reste humide, que la surface interne des joues, les gencives et les glandes salivaires sont tuméfiées, et qu'il existe en même temps une salivation abondante et fétide.

Parmi les causes de la glossite idiopathique, il faut ranger les blessures de la langue par les dents ou par des corps étrangers, les brûlures, l'application sur sa surface de substances très-irritantes, telles que le piment, les sucs âcres des plantes laiteuses, les poisons minéraux; le contact des substances délétèrés, et celui du venin de quelques animaux. Paré rapporte que deux hommes ayant bu du vin dans lequel ils avaient fait infuser de la sauge sans la laver, éprouvèrent des vertiges, des défaillances, des vomissemens, des sueurs froides; leurs lèvres et leur langue devinrent gonflées, noires; ils enflèrent et moururent. On attribua leur mort à de la bave de crapaud qui infectait la sauge qu'ils avaient cueillie. Dupont a vu un jeune paysan de seize ans, qui après avoir, à la suite d'un pari, mâché à deux reprises un crapaud, éprouva des accidens analogues : la langue devint très-brune; elle sortait de la bouche de plus de deux doigts et demi; elle en avait au moins trois d'épaisseur. La respiration était si laborieuse par le gonflement des parties qui avoisinent le larynx, que M. Dupont pensait déjà à pratiquer la bronchotomie. Cependant il parvint à sauver le malade en pratiquant, sur toute la longueur de la langue, deux incisions profondes, et ensuite deux saignées à la jugulaire, dans l'espace de quatre heures. Au bout de six heures, on put faire avaler de l'eau émétisée, qui procura d'abondantes évacuations par le vomissement et par les selles; les accidens se dissipèrent ensuite en peu de temps.

Lorsque la glossite est superficielle, la langue est à peine tuméfiée : sa surface est sèche, dure, rouge, raboteuse ou très-lisse, quelquefois fendillée. Dans d'autres cas, elle est recouverte, dans quelques parties de son étendue, d'aphtes ou bien de plaques blanchâtres qui y adhèrent intimement, et qui paraissent de fausses membranes. Lorsqu'elles viennent à se détacher, les papilles semblent être à nu; la langue paraît dépouillée; elle est très-douloureusement affectée par le contact des substances les plus douces. Quand cette espèce de glossite est accompagnée d'une légère tuméfaction, la langue présente sur ses bords des enfoncemens et des saillies qui correspondent aux dents et aux intervalles inter-dentaires. On doit signaler aussi comme un symptôme constant de cette inflammation la diminution ou la perversion du goût. La plupart des malades éprouvent sur la langue une sensation analogue à celle qui pourrait résulter de l'impression d'une substance chaude, âcre, poivrée. Cette glossite n'est pas ordinairement dangereuse par elle-même; mais elle existe souvent avec des inflammations aiguës ou chroniques très-graves, qui occupent en même temps le pharynx, l'œsophage, l'estomac et le reste du canal alimentaire. Cependant elle n'est pas toujours exempte par elle-même de danger, car elle peut se terminer par gangrène, surtout dans la petite-vérole confluente. On combat cette glossite par l'usage des boissons adoucissantes, des bains, des gargarismes émolliens, des fumigations émollientes, des collutoires préparés avec les sucs de laitue, de joubarbe. Dans quelques cas, il est avantageux d'appliquer des sangsues au-dessous de la base de la mâchoire.

La glossite profonde aiguë a souvent une marche très-rapide; dans l'espace de quelques heures, quelquefois dans un temps un peu plus long, la langue se tuméfie tellement qu'elle remplit la bouche, refoule le voile du palais en haut et en arrière, et repousse l'épiglotte sur l'ouverture supérieure du larynx. Sa partie antérieure écarte les mâchoires, franchit l'ouverture de la bouche, et fait à l'extérieur une saillie plus ou moins longue et volumineuse. La surface de cet organe est ordinairement sèche, rouge, quelquefois brune ou noirâtre. L'inflammation peut se propager au plancher de la cavité buccale, et alors on remarque un gonflement douloureux au-dessous de la mâchoire. La déglutition, la respiration, deviennent difficiles; le visage enfle et prend, chez quelques sujets, une teinte violette; on observe chez quelques malades des symptômes qui annoncent une compression symptomatique du cerveau plus ou moins forte.

Cette glossite est dangereuse, puisqu'elle peut occasioner la suffocation ou l'apoplexie; et le péril qui l'accompagne est encore bien plus grand, lorsqu'elle a été produite par le contact immédiat d'un venin ou d'une substance délétère, telle, par exemple, que le sang provenant d'un animal mort d'une maladie charbonneuse. Elle peut se terminer par résolution, par la formation d'un abcès dans le tissu de la langue, par gangrène, ou par la mort. On trouve, dans les auteurs, des exemples de ces différens modes de terminaison.

La rapidité avec laquelle marche cette inflammation, le danger dont elle menace le malade en peu d'instans, demandent l'emploi de remèdes prompts et actifs. Aussi ne doit-on pas hésiter à pratiquer sur-le-champ une saignée générale copieuse à la jugulaire, aux veines du pied ou du bras. On y revient aussi souvent que la force du malade et l'intensité de l'inflammation l'indiquent. Mais souvent ces saignées générales ont été suivies de peu d'effet; et, dans bien des cas, on n'a vu le mal diminuer qu'après les avoir fait suivre de la saignée des ranines, ou de l'application de sangsues nombreuses au cou, au menton ou même à la langue. On doit être averti que la saignée des ranines est quelquefois impraticable, à cause de l'accroissement trop considérable du volume de la langue, et qu'elle expose à la lésion des artères ranines, qu'on devrait cautériser avec le fer rouge si cet accident arrivait.

On seconde l'usage de ces moyens par la diète absolue, les boissons rafraîchissantes nitrées, qu'on peut rendre laxatives par l'addition de crème de tartre, de tamarins. Galien et Van Swieten ont retiré beaucoup d'avantages des purgatifs drastiques, des pilules d'aloës, de scammonée et de coloquinte, et des lavemens irritans. Quand la tuméfaction de la langue est très-considérable, la déglutition est quelquefois impossible. On calme alors la soif dont le malade est tourmenté par des bains, des lavemens, et en promenant sur l'organe enflammé quelques tranches de citron ou d'orange.

On prescrit en outre l'usage de gargarismes ou d'injections adoucissantes, auxquelles on ajoute quelques gouttes d'un acide végétal. Galien a beaucoup vanté le suc de laitue; Louis en a aussi retiré de bons effets. On a recommandé les applications émollientes au cou et sous le menton, les pédiluves, les bains.

Mais dans quelques cas, malgré tous ces remèdes, la tuméfaction de la langue fait des progrès, la respiration s'embarrasse, et la vie est en danger si on n'en vient à un remède plus prompt et plus certain, qui consiste à pratiquer deux scarifications profondee dans le tissu de l'organe, depuis sa base jusqu'à sa pointe. On voit, bientôt après cette opération, sortir un sang épais, noir, coagulé; la langue diminue de volume à vue d'œil; la respiration et la déglutition deviennent plus libres, et l'inflammation se dissipe. Il paraît que ce moyen a d'abord été employé par Job à Mec'kren, en 1656, puis par plusieurs autres chirurgiens, qui l'ont toujours vu réussir. Delamalle l'a plusieurs fois mis en usage, et beaucoup recommandé. Il plaçait un coin entre les dents pour en faciliter l'exécution. Il suffit ordinairement d'une scarification de chaque côté de la ligne médiane. On pourrait, à l'exemple de Delamalle, en faire trois, si le cas l'exigeait; mais on se gardera d'imiter Pimprenelle, qui retrancha la moitié de la langue. On ne doit pas craindre de leur donner trop d'étendue et de profondeur, car elles se réduisent de beaucoup lorsque le gonflement diminue. Louis cite un cas où les scarifications n'eurent aucun succès pour avoir été trop superficielles. Si, malgré cette opération, la suffocation devenait imminente, il ne resterait d'autre parti à prendre que d'ouvrir la membrane crico-thyroïdienne.

Quand la glossite a été produite par le traitement mercuriel, Plenk donne le conseil de scarifier la langue, d'y appliquer des sangsues, de faire prendre des bains savonneux, des diurétiques, des sudorifiques et des purgatifs. Louis, qui a vu beaucoup de ces accidens, assure qu'une ou deux saignées, quelques lavemens purgatifs, le changement de linge, le transport des malades dans une autre atmosphère, les faisaient cesser très-promptement, et que jamais ils n'ont été funestes. Pour l'individu qui avait mâché un crapaud, nous avons vu que M. Dupont, après avoir scarifié la langue, prescrivit avec succès l'émétique.

Si la glossite s'est terminée par suppuration, il faut donner issue au pus avec le pharyngotome, ou inciser avec le bistouri; prescrire des gargarismes avec les infusions de fleurs de camomille, de sureau, d'arnica, de mauve, auxquelles on ajoute de l'oxymel simple ou du miel rosat. Quand la suppuration dure depuis quelque temps, on substitue aux gargarismes des injections avec la décoction de quinquina, la teinture de myrrhe, le baume du Perrou et le miel rosat.

Si la langue est gangrenée, on a recours au gargarisme de décoction de quinquina avec addition d'acides minéraux. On peut aussi les prescrire à l'intérieur : on retranche les portions gangrenées avec des ciseaux. Nous ferons remarquer que, quand les escarres sont entièrement détachées, il arrive souvent que la perte de substance se trouve réellement très-peu considérable, quoique la mortification ait paru très-étendue en largeur et en profondeur.

Lorsque l'inflammation a passé à l'état squirrheux, on conseille les gargarismes de décoction de belladone, de ciguë, ainsi que les autres remèdes préconisés pour résoudre les squirrhes.

On rencontre des engorgemens chroniques de la langue qui ne paraissent pas être inflammatoires; ils dépendent le plus ordinairement d'un état de paralysie ou d'hypertrophie de cet organe; nous en avons traité au mot CHUTE de la langue, auquel nous renvoyons. (MARJOLIN.)

GLOSSOCÈLE, s. f., *glossocele*, de γλῶσσα langue, et de κήλη, tumeur. Saillie permanente de la langue hors de la bouche. *Voyez* CHUTE *de la langue.*

GLOSSOCOME, s. m., γλωσσόκομον. On donnait autrefois ce nom à un appareil dont on se servait dans les fractures de la cuisse et de la jambe. Le glossocome se trouve décrit dans les Commentaires de Galien sur le livre d'Hippocrate *de Fracturis*. Ambroise Paré, Scultet, Garengeot, l'ont aussi figuré dans leurs ouvrages. C'était une sorte de longue caisse de bois, ouverte par sa partie supérieure et ses extrémités. On mettait dedans le membre fracturé; on appliquait au-dessus et au-dessous de la fracture, des laqs; de ceux-ci, les uns passaient dans des poulies fixées à la partie supérieure de l'instrument; les autres s'attachaient à une traverse mobile, dont il était muni à sa partie inférieure. La traverse était mise en mouvement au moyen d'une manivelle, de sorte que, tirant sur les laqs inférieurs, elle faisait l'extension, tandis que la contre-extension était maintenue par les courroies supérieures. Les inconvéniens attachés à l'emploi du glossocome, quelque ingénieuse que paraisse sa construction, l'ont fait généralement abandonner; et, dans tous les cas, il est préférable de le remplacer par les appareils décrits à l'article FRACTURE. *Voyez* ce mot. (J. CLOQUET.)

GLOSSO-ÉPIGLOTTIQUE, adj., *glosso-epiglotticus*; qui appartient à la langue et à l'épiglotte.

On a appelé, dans quelques ouvrages, *muscles glosso-épiglottiques*, des trousseaux de fibres charnues, qui, plus apparens dans la plupart des mammifères que chez l'homme, se portent de la base de la langue vers l'épiglotte, et paraissent avoir pour usages de soulever cette dernière et de l'éloigner de la glotte. (H. C.)

GLOSSO-PALATIN. *Voyez* GLOSSO-STAPHYLIN, qui est plus employé. (H. C.)

GLOSSO-PHARYNGIEN, ENNE, adj., *glosso-pharyngæus*. Certains anatomistes ont donné le nom de *muscles glosso-pharyngiens* à des trousseaux de fibres du muscle constricteur supérieur du pharynx, qui s'attachent sur les côtés de la base de la langue. *Voyez* CONSTRICTEUR.

On applique plus généralement le nom de *glosso-pharyngien* à un nerf que beaucoup d'auteurs regardent comme une portion de la huitième paire ou du nerf pneumo-gastrique, mais qui mérite d'en être totalement isolé. C'est le *nerf pharyngo-glossien* de M. Chaussier.

Les nerfs glosso-pharyngiens viennent des parties supérieures et latérales de la moelle vertébrale, entre les nerfs faciaux et pneumo-gastriques, mais plus près de ces derniers, dans le sillon qui sépare les éminences olivaires des corps rétiformes. Cette origine est composée de deux, trois, quatre ou cinq filamens, plus ou moins séparés, et quelquefois réunis en une seule racine qui est séparée du nerf pneumo-gastrique par des vaisseaux, par une apophyse lamellée de la circonférence du cervelet, ou par une petite portion du plexus choroïde du quatrième ventricule. Ces filets s'étant réunis, constituent un faisceau placé au-dessus et en avant du tronc du nerf pneumo-gastrique, et se portent directement en dehors vers la partie antérieure du trou déchiré postérieur. Là, le nerf glosso-pharyngien s'engage dans un canal isolé que lui donne la dure-mère, traverse le trou, et se trouve en sortant séparé du nerf pneumo-gastrique par le tronc de la veine jugulaire interne. Ensuite il se dirige en bas et en devant, passe sur l'artère carotide interne et sous le muscle stylo-pharyngien, puis entre lui et le muscle stylo-glosse, et descend obliquement en devant, en suivant sa direction jusqu'à la partie postérieure et inférieure de la langue, dans laquelle il pénètre.

Immédiatement à sa sortie du crâne, le nerf glosso-pharyngien jette une de ses ramifications dans le conduit auditif, puis il reçoit un filet qui vient du rameau stylo-hyoïdien du nerf facial, et un autre que lui envoie le tronc du pneumo-gastrique. Ensuite il fournit deux filets longs et grêles qui descendent sur l'artère carotide interne, laissant échapper dans leur trajet plusieurs filamens qui vont s'anastomoser avec le nerf pharyngien du pneumo-gastrique, ou se jeter dans le plexus du même nom. Ces deux filets continuent à descendre en dedans de l'artère carotide primitive jusqu'à la partie inférieure du cou, où ils s'unissent à des rameaux des ganglions cervicaux, et particulièrement à quelques-uns des nerfs cardiaques. Après eux le nerf glosso-pharyngien en envoie deux autres dans le muscle stylo-pharyngien. Il fournit aussi deux rameaux considérables, isolés ou réunis au moment de leur origine, et qui en partent au niveau du sommet de l'apophyse styloïde ou un peu plus bas : ceux-ci descendent en dedans et en arrière, et donnent en passant des ramifications aux muscles constricteurs supérieur et moyen, et à la membrane muqueuse du pharynx : une de ces ramifications se jette dans l'amygdale; deux ou trois autres se perdent dans le muscle stylo-pharyngien, et quelques-unes gagnent la partie superficielle et postérieure de la langue : les rameaux, continuant ensuite à descendre, se dispersent dans le plexus pharyngien.

Après avoir fourni ces diverses branches, le nerf lui-même s'engage sous les muscles stylo-glosse et hyo-glosse; il se divise alors en trois ordres de rameaux : les uns, *supérieurs*, se portent dans les muscles lingual et glosso-staphylin, et dans les cryptes muqueuses environnantes; ceux-ci, conjointement avec un filet précédemment indiqué, forment autour de l'amygdale un véritable plexus (*circulus tonsillaris*), et lui fournissent des filets marqués; d'autres, *inférieurs*, descendent dans le muscle hyo-glosse et dans les replis muqueux glosso-épiglottiques; ceux de cette dernière partie en envoient un ou deux qui tombent sur l'épiglotte, mais ne peuvent être suivis que très-difficilement dans le tissu de cet organe. Les rameaux du troisième ordre ou les *moyens* s'enfoncent dans les fibres de la langue, au-dessous du muscle hyo-glosse, remontent à la surface supérieure de cet organe, et se perdent dans les follicules muqueux, ne se répandant que très-peu dans son tissu charnu.

Le nerf glosso-pharyngien est placé, dans la langue, au-dessus du nerf hypoglosse et au-dessous du rameau lingual du nerf maxillaire inférieur; il est plus petit qu'eux deux, et ne paraît point s'anastomoser avec leurs filets. *Voyez* ENCÉPHALE et PNEUMO-GASTRIQUE. (H. CLOQUET.)

GLOSSO-STAPHYLIN, adj., *glosso-staphylinus*; qui appartient à la langue et à la luette.

Les anatomistes ont appelé *muscle glosso-staphylin* ou *musculus constrictor isthmi faucium* une sorte de petite corde charnue, très-mince, un peu aplatie et assez irrégulière, qui est placée dans le pilier antérieur du voile du palais, entre la membrane palatine et le muscle constricteur supérieur du pharynx, au devant de l'amygdale. Son extrémité inférieure se perd dans la base de la langue; la supérieure, qui est plus étroite, se confond, dans le voile du palais, avec les muscles pharyngo-staphylin et péristaphylin externe. Ce muscle abaisse le voile du palais et élève la base de la langue. (H. CLOQUET.)

GLOTTE, s. f., *glottis*, de γλῶσσα, langue; fente étroite qui se voit dans le larynx, et où se produit la voix. *Voyez* LARYNX. (A. B.)

GLUCYNE, s. f.; nom d'une base salifiable, indécomposée jusqu'à nos jours, et que l'on croit formée d'oxygène et d'un métal particulier auquel on donnerait le nom de *glucynium*. La glucyne est solide, blanche, inodore, insipide, insoluble dans l'eau, sans action sur le sirop de violettes, soluble dans la potasse et la soude, et susceptible de s'unir aux acides pour former des sels. On la trouve principalement dans l'émeraude, l'aigue-marine et l'euclase. Elle est sans usages. (ORFILA.)

GLUTEN s. m.; matière particulière qui entre dans la composition des graines céréales, en proportions différentes suivant l'espèce. Ce principe azoté est essentiellement nutritif, et c'est à sa quantité plus abondante dans la farine de froment que celle-ci doit sa supériorité sur toutes les autres comme matière alimentaire. Pour obtenir le gluten, il faut faire une pâte de farine de froment et d'eau pure, rendre la pâte liante en la pétrissant long-temps, puis la laisser quelques heures en repos. Alors on la malaxe sous un filet d'eau très-mince au-dessus d'un tamis; l'eau entraîne l'amidon et dissout la matière mucoso-sucrée de la farine; le gluten reste entre les mains de l'opérateur. Le gluten ainsi obtenu se présente sous l'aspect d'une matière d'un blanc grisâtre, molle, très-élastique, pouvant s'étendre par *traction* en membranes translucides. Cette substance est insoluble dans l'eau à toute température; l'eau bouillante paraît cependant l'altérer, et lui fait perdre sa ductilité. Exposé à une chaleur douce, le gluten perd beaucoup de son volume, et acquiert de la transparence; à une chaleur plus élevée, il se boursoufle, et finit par se décomposer à la manière des substances végéto-animales. Le gluten, abandonné à lui-même dans un endroit humide, se décompose et subit la fermentation putride. Cette fermentation présente diverses périodes étudiées par M. Proust; mais, comme il serait trop long d'entrer ici dans tous les détails, nous nous bornerons à dire que le gluten se comporte à peu près comme le caséum, et qu'à une certaine époque de la fermentation, on retrouve l'acide caséique et l'oxyde caséeux.

Dans ces derniers temps, M. Taddei, de Florence, a cherché à démontrer que le gluten ne pouvait être regardé comme un principe immédiat des végétaux, et qu'il était composé lui-même de deux matières, l'une qu'il a nommée *gliadine*, et l'autre *zimome*. Il obtient ces deux matières en soumettant le gluten à l'action de l'alcohol. Par ce traitement, le gluten se sépare en deux substances, l'une soluble dans ce menstrue est la gliadine; l'autre insoluble forme le zymome. La gliadine est séparée de l'alcohol par l'évaporation de celui-ci. La gliadine, dont le nom est dérivé de γλια, gluten, est d'une couleur jaune-paille; elle est fragile et transparente, lorsqu'elle est sèche; elle est insoluble dans l'eau, se dissout dans l'alcohol bouillant, et s'en sépare en partie par le refroidissement ou l'affusion d'une liqueur aqueuse. Elle est soluble dans les acides et les alcalis caustiques. La teinture de noix de galles la précipite de ses dissolutions. Abandonnée à elle-même, elle se comporte comme les matières animales.

Le zymome, de ζυμη, ferment, est insoluble dans l'alcohol; dans l'eau, il devient visqueux sans se dissoudre; abandonné à lui-même dans un lieu humide et un peu chaud, il se putréfie; de plus il détermine rapidement la fermentation des substances végétales qui sont susceptibles de subir ce mode d'altération.

M. Taddei conserve le nom de gluten à la combinaison de gliadine et de zymome. Le gluten forme avec le sublimé corrosif une combinaison insoluble. On a, dans les derniers temps, proposé le gluten comme antidote de ce poison; mais la difficulté de se procurer instantanément le gluten, fait dans ce cas préférer l'albumine. On a aussi administré le deuto-chlorure de mercure uni au gluten sous forme pilulaire. Dans cet état de combinaison, le sublimé a perdu en grande partie son action corrosive, et conserve encore une partie des propriétés thérapeutiques qui lui sont spéciales. (J. PELLETIER.)

GLYCÉRINE (principe doux de Scheèle), s. f. Nom donné dans ces derniers temps par M. Chevreul à une substance qui se forme lorsqu'on traite la plupart des substances grasses par les bases, et que Scheèle avait regardée à tort comme un principe immédiat fesant partie des huiles. La glycérine obtenue en faisant bouillir l'huile d'olives avec un alcali, ou avec le protoxyde de plomb, est presque incolore, d'une saveur douce très-franche, déliquescente, et composée de 100 parties d'oxygène, de 70,70 de carbone, et de 16,99 d'hydrogène en poids. L'acide nitrique la transforme en acide oxalique; mais elle ne fournit point d'alcohol lorsqu'on la mêle avec du ferment et de l'eau, ce qui ne permet pas de la confondre avec le sucre. Elle n'a point d'usages. (ORFILA.)

GLYCYRRHIZINE (saccogommite de Devaux), s. f. Substance découverte par M. Robiquet, dans la racine de réglisse (*glycyrrhiza glabra*). Elle est solide, d'un jaune sale, d'une saveur semblable à celle de la réglisse, soluble dans l'eau bouillante et dans l'alcohol. Elle ne fournit point d'alcohol lorsqu'on la mêle avec de l'eau et du ferment. Elle est sans usages. (ORFILA.)

GOBELET ÉMÉTIQUE, s. m., *poculum emeticum;* gobelet préparé avec l'antimoine métallique. On lui donnait autrefois l'épithète d'émétique, parce qu'il suffisait de le mettre pendant vingt-quatre heures en contact avec du vin, pour que celui-ci fît vomir; en effet, l'antimoine s'oxydait aux dépens de l'oxygène de l'air, et l'oxyde produit se dissolvait dans les acides que les vins contiennent. Aujourd'hui on ne fait plus usage d'un pareil instrument, parce que le médicament à la préparation duquel il servait contient des quantités variables d'oxyde d'antimoine, suivant que les vins sont plus ou moins acides, et surtout parce qu'il peut être remplacé par des composés dont les effets sont beaucoup plus certains. *Voyez* TARTRE ÉMÉTIQUE, ÉMÉTINE, IPÉCACUANHA, etc. (ORFILA.)

GODRONNÉ (canal). F. Petit a donné ce nom à l'espèce de canal que la membrane hyaloïque forme autour du cristallin, à cause des bosselures qu'il présente lorsqu'il est rempli d'air. C'est par erreur que quelques personnes écrivent *goudronné*. *Voyez* OEIL. (A. B.)

GOITRE, s. m. La plupart des maladies du corps thyroïde *avec excès de volume* de cet organe sont, communément, confondues sous le nom de goître; les mots employés comme synonymes de celui-ci ne rappellent non plus, dans leur étymologie, que ce phénomène pathologique très-général et par cela même très-peu caractéristique: tels sont ceux de *trachéocèle*, de *botium*, de *gongrona*, de *thyrocèle*, de *bronchocèle*, de *gros cou*, de *grosse gorge*, etc. En admettant comme générique un de ces noms on sera forcé de créer des variétés disparates et nombreuses. Sauvages en donne quatre, mais il en faudrait un nombre bien supérieur pour réunir toutes les transformations organiques et les dégénérescences que peut subir le corps thyroïde. Il faudra un *goître sarcôme*, comme dit l'auteur que nous venons de citer, si cet organe n'a pas éprouvé de modifications dans son tissu; un *goître séreux*, s'il contient des hydatides; un *goître phlegmoneux*, si un abcès se forme dans son intérieur. Enfin de cette manière ne devrait-on pas admettre encore un *goître squirrheux*, un *cancéreux*, un autre avec *mélanose*, etc.

Les progrès de l'anatomie pathologique ne permettant plus de réunir, dans un même ordre, les maladies *avec tumeur*, nous croyons devoir restreindre infiniment l'application du mot *goître*. Et, en effet, les diverses transformations que le tissu du corps thyroïde peut éprouver, ainsi que les productions inorganiques susceptibles de se développer dans son intérieur, constituent des maladies que l'on doit séparer de la simple augmentation de volume de cet organe. Elles seront traitées aux articles généraux MÉLANOSE, SQUIRRHE, etc. Le goître sarcôme, ou pour parler un langage plus approprié à l'état actuel de la science, l'hypertrophie du corps thyroïde, fera donc seule l'objet de cet article. « Dans cette variété du bronchocèle, les traits de l'organisation toute particulière qui caractérise, comme on sait, la thyroïde parmi toutes les parties de l'économie, y sont alors et plus apparens et plus prononcés. Les lobes thyroïdiens sont bosselés, séparés par des intervalles profonds; la surface inégale de chacun d'eux y décèle les lobules de ce corps. La consistance du tissu propre de la thyroïde est augmentée; la couleur de ce corps est aussi plus brune et plus foncée. L'humeur à la fois visqueuse et comme oléagineuse qu'on obtient par expression du tissu thyroïdien, et qui y paraît, dans l'état ordinaire, comme infiltrée vu la ténuité des granulations qui la contiennent, est ici très-abondante et se trouve de plus ostensiblement renfermée dans une multitude de vésicules membraneuses, arrondies, demi-transparentes, ensevelies dans la masse thyroïdienne. Ces vésicules ne paraissent que les granulations elles-mêmes de la thyroïde devenues plus apparentes par l'accroissement de toutes les parties de ce corps. (Rullier.) »

Cette affection a ses symptômes et ses causes propres. Les secours de l'art qu'on peut lui opposer sont aussi spéciaux; tandis que le bronchocèle squirrheux ou phlegmoneux offre les conditions étiologiques et demande les moyens thérapeutiques qui appartiennent aux abcès, aux affections squirrheuses en général, etc. Avertissons toutefois que nous ne prétendons pas dire, par ce qui précède, que l'hypertrophie de la glande thyroïde ne puisse se compliquer de ces maladies ou que celles-ci ne puissent lui succéder; nous indiquerons, au contraire, ces transmutations parmi les terminaisons accidentelles du goître.

*Les symptômes de l'hypertrophie du corps thyroïde* sont locaux de même que ceux de la plupart des maladies qui affectent cet organe, à moins que la tumeur, ayant acquis un volume considérable, ne porte obstacle à la respiration et à la circulation. Il est donc toujours facile de reconnaître un engorgement thyroïdien, mais il ne l'est pas autant de préciser sa nature. Un caractère propre à l'hypertrophie et qui la distingue non-seulement des maladies des organes voisins, mais aussi de celles qui ont le même siége, est le mode de développement qu'elle suit. L'expension du corps thyroïde a lieu également dans tous les sens; ses progrès sont d'une grande lenteur; il n'y a aucun sentiment de chaleur dans l'organe; sa consistance est le plus souvent la même, il reste élastique; en effet une pression momentanée n'y laisse point de traces; la peau conserve sa couleur naturelle; on a dit qu'elle devenait un peu plus pâle, mais c'est une modification qu'elle éprouve toutes les fois qu'elle est plus fortement tendue sur une surface convexe. Le réseau vasculaire reçoit moins de sang et les troncs voisins sont gorgés de la portion de ce liquide qui devrait lui arriver : aussi voit-on souvent les vaisseaux sous-cutanés qui environnent le goître plus ou moins dilatés. La tumeur déjà très-développée présente toujours la forme du corps thyroïde, celle de deux ovoïdes réunis par leur grosse extrémité. Elle suit tous les mouvemens du larynx, et ce caractère est très-important pour le diagnostic différentiel. Il ne permet pas de confondre, avec l'hypertrophie thyroïdienne, une glande lymphatique engorgée, une production morbide enkystée siégeant dans le voisinage du larynx, et encore moins une collection purulente ou sanguine. Si l'on fait exécuter au malade quelques mouvemens de la tête, toutes ces tumeurs se détacheront plus ou moins de la trachée-artère.

*Marche et terminaisons.*—Dans quelques cas on a vu le goître se développer avec rapidité, mais, comme nous l'avons déjà dit, ses progrès pour l'ordinaire sont très-lents; des mois, des années s'écoulent avant qu'il ait atteint un volume remarquable.

Quelquefois il semble rester stationnaire pendant un certain laps de temps ; puis il reprend sa marche sous des influences qu'on n'a pas toujours pu apprécier. Quoi qu'il en soit, avec cette marche lente et encore souvent interrompue, la maladie atteint peu à peu un développement considérable ; la tumeur dans quelques cas a trois ou quatre fois le volume du poing et embrasse toute la partie antérieure du cou ; d'autres fois sa forme sphéroïde la détache du larynx, et elle tombe plus ou moins bas au-devant de la poitrine ; on l'a même vue s'appuyer sur les parois de l'abdomen. On conçoit que la respiration et la circulation éprouvent une grande gêne dans ces conditions. La voix change ; les sons deviennent âpres, prennent un timbre particulier qui se rapproche, dit P. Frank, du croassement. L'engorgement des veines jugulaires, déterminé par leur compression, se manifeste par la teinte rouge et quelquefois livide de la face ; il survient des vertiges, des assoupissemens ; enfin l'apoplexie ou la suffocation peuvent même être le résultat de nouveaux progrès de la tumeur. Mais arrivée à un certain point, indéterminable à l'avance, l'hypertrophie du corps thyroïde paraît tout-à-fait bornée, sauf quelques légères variations pendant les changemens hygrométriques ; elle augmente un peu durant les temps humides, pour reprendre son ancien état sous la constitution atmosphérique opposée. Si l'on suppose cette affection naissant chez un sujet de quinze à dix-huit ans, on peut présumer que son développement pourra se prolonger, à très-peu de chose près, jusqu'à la quarantième ou quarante-cinquième année, de même qu'il ne s'étendra guère au delà. Mais la maladie ayant acquis cette ancienneté ne laisse que fort peu d'espoir de guérison, et malheureusement ce sont les cas les plus communs. Dans les circonstances rares, où l'hypertrophie du corps thyroïde a suivi une marche rapide, et dans celles où les moyens de l'art sont parvenus à en arrêter les progrès, le décroissement de la maladie est en rapport de vitesse avec son accroissement. Ainsi le goître dont on aura pu borner le développement, soit après une année ou deux, ne demandera guère plus de temps pour son entière résolution. On a quelques exemples de goître du volume du poing et plus dont la durée totale n'a point excédé cinquante ou soixante jours. Mais il faut se garder de confondre avec le goître proprement dit, un simple engorgement interstitiel ou bien quelquefois même une sorte d'œdème du corps thyroïde, affection légère et de peu de durée. C'est en commettant la méprise dont nous avertissons, qu'on a dit avoir vu des goîtres se développer et disparaître dans l'espace de quelques jours. Plusieurs auteurs ont donné à cet état pathologique le nom de goître *emphysémateux*.

L'hypertrophie du corps thyroïde, après avoir persisté un nombre d'années plus ou moins considérable, peut, ainsi que nous l'avons annoncé plus haut, se transformer en une autre maladie : c'est ainsi qu'on a vu des goîtres squirrheux, etc. Ces transformations peuvent donc devenir des *terminaisons* de l'hypertrophie simple. D'autres fois on a trouvé dans le corps thyroïde, conservant d'ailleurs son tissu propre, de petites productions osseuses, cartilagineuses, ou même pierreuses. M. Baumes décrit un goître *hydatique*, et en effet l'on a quelquefois rencontré des collections aqueuses dans le même organe. Enfin il peut se développer dans un point de la glande thyroïde hypertrophiée une inflammation phlegmoneuse, qui, en s'étendant, convertisse le goître en un véritable foyer purulent : cette terminaison n'est pas la moins heureuse, et nous verrons plus bas que quelques médecins ont proposé de la provoquer comme une ressource thérapeutique contre la maladie qui nous occupe.

*Complications.* — On conçoit qu'une affection purement locale comme l'hypertrophie du corps thyroïde puisse exister avec une autre maladie ; il serait peu utile de nommer ici toutes les complications possibles du goître, mais il en est deux ou trois auxquelles nous devons consacrer quelques lignes. Chez tous les individus goîtreux, comme nous l'avons dit, la respiration éprouve quelques troubles, et dès lors un examen superficiel a pu faire confondre ce qui appartient à l'obstacle mécanique déterminé par le corps thyroïde hypertrophié, avec ce qui appartient en propre à une lésion des organes respiratoires.

Le goître est commun chez les individus atteints de scrofules ; mais est-il vrai, comme quelques médecins l'ont prétendu, qu'il dépende toujours de cette maladie, qu'il n'en soit qu'un symptôme? Cette question n'est pas encore complétement résolue ; cependant on voit, d'une part, le goître survenir spontanément chez des individus parfaitement sains ; et, d'autre part, la tuméfaction du corps thyroïde qui se montre sur les sujets scrofuleux offre des particularités remarquables : elle commence à se développer dans l'enfance ; sa marche est ordinairement rapide ; enfin il est fréquent de la voir se terminer à l'âge de la puberté. On sait que ces caractères n'appartiennent pas au goître évidemment exempt d'une complication scrofuleuse.

Dans les gorges du Valais, dans celles des Pyrénées, dans les montagnes des Asturies, le goître est si fréquemment une complication du crétinisme, que quelques-uns l'ont aussi considéré comme un symptôme constant de cette dernière maladie. Il est vrai de dire qu'il est peu de crétins qui ne soient en même temps goîtreux; mais il ne faut pas pour cela regarder le crétinisme comme la cause du goître, puisqu'on trouve beaucoup d'individus affectés de cette dernière maladie qui ne sont pas crétins. Dans les cas où ces deux vices organiques sont réunis, l'hypertrophie du corps thyroïde reçoit de cette union de nouveaux caractères dont le plus notable est une *hérédité constante*. Il est permis de penser qu'une disposition organique commune, transmise par la génération, peut disposer à la fois au crétinisme et au goître. Le goître des crétins est ordinairement très-volumineux; son apparition est aussi ancienne que le vice de l'économie auquel il est lié; quelquefois il est congénial comme elle, et sa guérison ne peut non plus en être isolée; enfin le caractère endémique paraît lui appartenir plus particulièrement. Remarquons ici en passant que l'hypertrophie simple du corps thyroïde est la seule qui se présente avec le caractère endémique. Le squirrhe, les abcès du même organe ne peuvent être que sporadiques.

L'*hérédité* du goître n'est pas néanmoins liée exclusivement au crétinisme. Dans quelques familles plusieurs individus sont atteints de goître, quoique habitant un pays où il n'est point endémique, où même il est assez rare. M. Guyot, élève des hôpitaux, m'a communiqué, à ce sujet, un fait intéressant. Il m'a assuré que M. Godelle, médecin à l'hôpital de Soissons, conservait le corps d'un enfant qui n'a vécu que quelques heures, et qui est venu au monde avec un goître, sa mère étant affectée de la même maladie.

Une des *causes* les plus communes de l'hypertrophie d'un organe est son excès d'action; mais comment reconnaître ce travail organique excédant pour une partie dont les usages, bien que joints par quelques-uns à ceux de l'appareil vocal, sont encore ignorés, et comment retrouver, dans les causes si disparates que les auteurs donnent au goître, une influence identique propre à déterminer l'excès d'action du corps thyroïde. Examinons en particulier quelques-unes de ces causes. On a mis de ce nombre diverses qualités de l'air atmosphérique : ainsi c'est à la chaleur humide de l'atmosphère qu'on attribue généralement la fréquence et même la multiplicité endémique de cette maladie dans les Vosges, le Valais, les gorges des Pyrénées, etc. On sait que dans les vallées profondes qui séparent les hautes montagnes, et particulièrement dans celles qui ne sont pas balayées par les vents, l'air reste constamment chargé d'humidité, autant à cause des émanations terrestres, que par l'absence de courans qui puissent le renouveler. D'autres pathologistes avancent qu'il est plus probable que le goître est dû dans ces contrées à l'usage des eaux de source, et plutôt encore à l'usage des eaux qui proviennent de la fonte des neiges; il nous semble qu'on ne peut adopter ni l'une ni l'autre de ces causes d'*endémicité*, car, d'une part, suivant la remarque de M. de Saussure, les habitans de la cime de ces montagnes ont la même boisson que ceux de la vallée, et cependant ils sont exempts de la maladie qui est endémique chez ces derniers; et pour ce qui est dit de l'humidité de l'air des vallées, il faut y opposer qu'on rencontre aussi des goîtres dans les pays montueux, et même dans d'autres qui sont tout-à-fait plats; ainsi nous savons que cette maladie est assez commune dans le Soissonnais et dans la petite ville de Saint-Denis, près Paris.

Cette incertitude dans l'étiologie du goître a donné lieu à des assertions encore plus vagues que les précédentes. Valentin croit que cette affection est plus commune chez les femmes, par la raison qu'elles laissent leur cou plus ordinairement à découvert que les hommes. Tel autre l'attribue à l'usage de mauvais alimens, aux efforts du vomissement, au renversement brusque de la tête en arrière, à des convulsions générales, etc. Nous laissons au lecteur le soin d'apprécier la valeur de ces causes, et nous nous bornerons à présenter les conditions étiologiques que les observateurs ont rencontrées le plus grand nombre de fois. Le goître est plus commun chez la femme que chez l'homme; plus commun chez les jeunes sujets que chez les vieillards; on le voit cependant quelquefois se développer dans la première enfance. Si cette affection se remarque dans la vieillesse, on peut s'assurer qu'elle a pris naissance dans les âges précédens. On a dit qu'elle était plus ordinairement liée aux constitutions faibles ou affaiblies, aux maladies du système lympathique; mais les cas où le goître se rencontre sur des individus d'une forte constitution, sont aussi très-nombreux. Disons cependant, en dernier lieu, que c'est en raison de la faiblesse du système glandulaire que les femmes et les enfans sont plus disposés au goître, comme ils le sont d'ailleurs à tous les engorgemens indolens et chroniques. Cette maladie est due très-fréquemment aux efforts de la voix, au dire de quelques auteurs; ainsi on l'a vu survenir à la suite d'un emportement de colère, après un accouchement laborieux, qui a arraché des cris violens : dans ces cas la fatigue des organes vocaux est incontestable, et il est facile de la constater dans beaucoup d'autres. Par exemple, le gonflement du corps thyroïde est assez fréquent dans les pays montueux, où les habitans sont presque toujours forcés d'élever la voix très-haut pour s'entretenir de deux points quelquefois peu éloignés, mais d'un niveau différent. Ces efforts devront être plus violens pour les enfans et les femmes qui ont le timbre vocal naturellement plus faible. Dans nos villes plusieurs femmes du peuple, qui vendent dans les marchés et les rues, présentent encore un développement souvent très-sensible de la masse thyroïdienne.

Le *pronostic* de l'hypertrophie simple du corps thyroïde est, en général, peu fâcheux; à peine pourrait-on citer quelques cas où cette maladie, abandonnée à la nature, ait pu causer la mort. Mais, si elle n'intéresse pas essentiellement la vie, c'est toujours une difformité très-incommode. Le goître qui s'est développé promptement et dans une contrée où il n'est point endémique, est moins grave en ce qu'il laisse plus d'espoir de guérison; celui qui attaque les enfans et les femmes peu âgées est aussi moins rebelle : les chances heureuses du traitement sont, dans tous les cas, en raison inverse de l'ancienneté de la maladie.

La *thérapeutique* du goître présente un assemblage bizarre des médications empiriques les plus différentes entre elles. Bornons-nous à en indiquer quelques-unes. Pour les applications locales on a recommandé les emplâtres de vigo, de diabotanum, les frictions mercurielles; l'éponge sèche et pulvérisée, les cendres d'éponges, celles de fougère; l'hydrochlorate de soude, le phosphate de chaux, privés de leur eau de cristallisation. Les *absorbans*, pour nous servir du mot sous lequel on a désigné improprement ces dernières substances, ont été conseillés dans le but d'enlever les parties les plus liquides de la tumeur, on a voulu faire une sorte d'opération de chimie; mais on conçoit que, si cette médication a pu être quelquefois utile, c'est simplement en produisant une irritation à la peau, ou en déterminant une activité plus grande de l'absorption interstitielle dans le corps thyroïde : ainsi agissent encore dans ce cas, l'ammoniaque, le camphre, les huiles volatiles, etc.

Les secours thérapeutiques indirects portés dans le torrent des fluides circulatoires par l'assimilation, ont eu des effets encore plus douteux que les moyens précédens. Les cendres d'éponge, que nous avons dit être employées en applications locales, ont aussi été administrées à l'intérieur. Elles sont la base de plusieurs électuaires, tablettes, pastilles, potions, etc., contre le goître; et même quelques noms célèbres ont été attachés à ces compositions. On connaît le remède de Planque, celui de Russel, les pastilles de M. le professeur Dubois, les tablettes de M. Fodéré, etc. La plupart de ces médications étaient tombées dans l'oubli lorsque, dans ces derniers temps, M. Coindet de Genève a rappelé l'attention sur elles. Ce médecin pensa que le principe actif de l'éponge marine était l'iode que contient cette substance végéto-animale. Le docteur Deccaro à Vienne, le professeur Bréra à Padoue, firent de nombreuses expériences avec l'iode sur des sujets affectés de goître, de scrofules, ou de ces deux maladies à la fois. L'hydriodate de potasse ( 48 grains pour ℥ j d'eau ) en dissolution dans l'eau distillée, fut la forme sous laquelle M. Coindet employa d'abord ce médicament; quelquefois il ajoutait à cette solution un peu d'iode pour la rendre plus active. La teinture d'iode ainsi que la préparation précédente se donnent à l'intérieur à doses très-fractionnées. On prépare aussi une pommade avec l'hydriodate de potasse simple ou bien avec l'hydriodate de potasse ioduré. Au dire des médecins cités plus haut, les avantages de ce corps indécomposé seraient incontestables : toutefois il s'en faut qu'il ait soutenu cette grande réputation en France, où il a été employé contre les scrofules. Nous ne connaissons de ses avantages que ceux obtenus, dans ces derniers temps, par M. Breschet. Quant au goître, son peu de fréquence dans nos villes n'a pas, à ce que nous sachions, permis que les propriétés de l'iode, à son égard, fussent constatées par des essais assez nombreux. Suivant quelques compatriotes de M. Coindet, le peu d'efficacité de ce médicament ne serait pas le seul motif qui dût le faire abandonner. Ils citent des cas où son usage prolongé a déterminé une inflammation ulcéreuse de l'estomac, et même des perforations de cet organe. Ce ne serait pas la seule substance médicamenteuse qui, séparée des composés naturels où la médecine avait reconnu ses avantages, pourrait devenir d'un emploi dangereux. La plupart des autres médicamens internes, conseillés dans le traitement du goître, et qui ont eu aussi leur temps de vogue, se rapportent aux purgatifs; il serait inutile de les rappeler ici pour les réfuter aussitôt, tous étant aujourd'hui justement abandonnés.

Parmi les *moyens chirurgicaux* employés contre le goître, la compression serait peut-être un des plus avantageux si son application était facile. Mais comment l'exécuter sans augmenter un des accidens les plus graves de cette maladie, la gêne de la respiration.

Celse, et après lui Heister, ont conseillé les caustiques minéraux et même le feu pour détruire le goître. Ces moyens ont dû être abandonnés : si la destruction qu'on opère à leur aide est superficielle, elle est sans succès; elle est des plus dangereuses si elle attaque toute l'étendue du mal. Le séton a eu des succès assez nombreux : il détermine dans la tumeur un travail suppuratoire qui diminue toujours considérablement son volume, et qui procure même quelquefois une guérison complète. Il importe que l'incision pénètre jusqu'à la substance du corps thyroïde; mais il faut aussi prendre garde qu'elle n'atteigne les vaisseaux qui s'y rendent, et qui, dans l'hypertrophie, ont toujours éprouvé une dilatation plus ou moins considérable.

L'urgence la plus impérieuse, une suffocation imminente, peut seule autoriser à recourir à l'ablation totale du thyroïde hypertrophié. Cette opération pratiquée par quelques chirurgiens, a eu pour l'ordinaire des suites funestes, soit par l'hémorrhagie du moment, soit par une hémorrhagie consécutive. Desault a extirpé, dit-on, quelques goîtres avec succès; mais trop d'exemples malheureux ont dû faire renoncer les praticiens les plus habiles à l'imiter.

Un traitement palliatif, comme on a pu le juger par ce qui précède, est quelquefois le seul qu'on puisse employer contre le goître, et l'observation des principes de l'hygiène le constitue presque entièrement. Éviter l'air humide de la nuit, et celui qu'apportent les localités; éviter encore les efforts de la voix; soutenir légèrement la tumeur, la porter en avant si elle est globuleuse, sont les premiers conseils à donner. Un régime nourrissant et même un peu excitant est un auxiliaire indispensable; il faut y joindre aussi l'excitation locale et générale de la peau par des frictions sèches, et l'usage des bains d'eaux minérales sulfureuses ou ferrugineuses. Il est d'expérience que la seule émigration des contrées à goîtres suffit pour guérir ceux qui en sont atteints depuis peu de temps. Enfin un moyen vraiment efficace de le prévenir est, suivant la remarque de M. Fodéré, de faire allaiter par une nourrice étrangère les enfans qui naissent dans ces contrées, et encore de les faire élever dans un lieu où il n'y ait aucune trace du mal. (G. FERRUS.)

GOLFE, s. m., *sinus*. L'usage a consacré ce terme impropre pour désigner une dilatation qu'offre la veine JUGULAIRE interne dans la base du crâne; on la nomme le *golfe de la veine jugulaire*. (A. B.)

GOMME, s. f. (tumeurs gommeuses), *gummata*, *apostemata gummosa*. Ces tumeurs sont produites par le virus syphilitique; elles siègent aux environs des os, et contiennent une matière gluante comparable à du mucilage de gomme adragant. Plusieurs auteurs leur ont donné le nom d'*exostoses molles*.

Ce sont de vrais abcès, dont le pus ne s'est formé que par un travail inflammatoire long et peu intense, et qui se développent ordinairement dans le tissu cellulaire qui unit le périoste aux os les plus rapprochés de la peau, tels que ceux du crâne, les clavicules, les côtes, les tibias, les cubitus et les radius. Toutefois on observe aussi de ces sortes de dépôts indolens à différentes régions du corps assez éloignées des os; mais c'est presque toujours au voisinage de quelques parties aponévrotiques ou ligamenteuses.

Ainsi qu'on le remarque pour les exostoses, l'apparition de ces tumeurs est le plus souvent annoncée par des douleurs sourdes dans l'endroit qu'elles affectent. Cependant, dans quelques cas rares, elles ne sont précédées par aucune augmentation de sensibilité locale. Quoi qu'il en soit de cette circonstance, il se manifeste d'abord des engorgemens durs, adhérens, vrais tophus, qui parviennent avec lenteur à la grosseur d'une petite noix, quelquefois même jusqu'à celle d'un œuf, et qui restent en général très-long-temps dans un état d'indolence remarquable, sans pour cela discontinuer de se ramollir au point d'offrir un fluctuation uniforme de toute leur surface, comme l'espèce de loupe connue sous le nom de *mélicéris*. Lorsqu'un traitement méthodique n'en arrête pas les progrès, ils finissent par s'enflammer; et, soit qu'on en fasse l'ouverture ou qu'on laisse ce soin à la nature, le liquide qui s'en échappe est visqueux, filant, assez épais, transparent pour l'ordinaire, et de couleur blanche, jaunâtre, et quelquefois rougeâtre.

Les tumeurs gommeuses ne sont jamais occasionées par une infection récente. Coïncidant habituellement avec des exostoses, des pustules cutanées de diverses espèces, des ulcères gutturaux ou autres, et surtout avec des douleurs nocturnes, l'affaiblissement et l'émaciation générale, il n'est guère possible de méconnaître en elles les symptômes d'une syphilis ancienne, et le plus souvent fort invétérée. On ne les confondra jamais avec les engorgemens vénériens des glandes lymphatiques, c'est-à-dire avec les bubons, qu'ils soient primitifs ou consécutifs; ces dernières tumeurs ayant toujours leur siége aux aines, aux aisselles ou au cou, et ne présentant jamais, à leur début, la même adhérence aux parties solides du voisinage qu'on observe dans les tumeurs gommeuses.

Le traitement général de ces sortes d'affections doit toujours être celui des maladies vénériennes consécutives; mais l'état de faiblesse et d'épuisement assez fréquent chez les sujets qui les présentent, exige souvent qu'on associe au mercure et aux sudorifiques très-rapprochés, bases obligées de la médication dans toute syphilis dégénérée, un régime tonique, les amers, le quinquina, l'écorce de mézéréon, l'oxyde de fer, le sulfure d'antimoine natif, et surtout l'opium, dont la nécessité sera d'autant mieux sentie qu'il y aura des douleurs osseuses plus intenses. Il est, du reste, bien utile, dans ce cas, surtout si l'infection a déjà éludé l'action de plusieurs traitemens méthodiques, de suspendre tous les quinze jours, pendant à peu près une semaine, l'administration des remèdes, et même de varier la nature des préparations mercurielles qui en forment la partie la plus active.

La seule influence de ce traitement suffit souvent pour opérer la résolution de la matière contenue dans les tumeurs gommeuses. J'en ai vu qui paraissaient prêtes à s'ouvrir spontanément, disparaître ainsi d'une manière prompte et vraiment surprenante. Mais le plus communément il convient de faire un traitement local, qui consiste à pratiquer matin et soir, sur chaque abcès gommeux, une onction avec la pommade napolitaine, et de le couvrir ensuite avec un emplâtre mercuriel, celui de gomme ammoniaque, ou de savon de Starkey. Quelquefois de simples frictions ammoniacales ou des vésicatoires volans, réitérés, sont parvenus à les résoudre.

Lorsque, sur la fin du traitement général, aidé par ces différens topiques, on reconnaît que l'état de ces tumeurs ne s'est pas amélioré (il arrive même souvent alors qu'elles font des progrès malgré les remèdes, et qu'elles menacent de s'ouvrir d'elles-mêmes), on doit donner issue au liquide qu'elles renferment, par le moyen du bistouri. C'est une pratique que Scultet, imité en cela par Astruc et beaucoup d'autres médecins modernes, avait recommandée comme devant toujours être employée dès le début du traitement antisyphilitique; mais on ne peut se dissimuler qu'elle ne soit peu rationnelle, puisque, dans nombre de cas, il suffit du traitement ci-dessus prescrit pour obtenir la guérison, et par conséquent pour rendre l'opération inutile. Il peut être avantageux, lorsque les gommes sont extrêmement indolentes, d'en faire l'ouverture par l'application de la potasse caustique, très-propre par son action à réveiller la vitalité des parties environnantes. Quoi qu'il en soit, quand la matière d'un de ces abcès a été évacuée par un procédé quelconque, il faut panser la plaie avec des onguens excitans, afin de déterger les parois du foyer, et d'en obtenir la cicatrisation. Dans le cas où une portion d'os se trouve dénudée, cariée ou tuméfiée, on doit se conduire comme il a été dit à l'article *carie*. *Voyez* aussi NÉCROSE. (L. V. LAGNEAU.)

GOMME, s. f., *gummi*. La gomme est un des principes immédiats des végétaux. Elle se rencontre dans toutes leurs parties, dans les feuilles, les tiges, les racines, les fruits, les semences, etc. Elle s'en écoule spontanément sous la forme de gouttellettes plus ou moins volumineuses, qui se réunissent en masses, et se durcissent à l'air. Dans son état de pureté, la gomme est solide, incolore, sans odeur, d'une saveur fade, incristallisable, inaltérable à l'air, soluble dans l'eau froide, plus soluble dans l'eau chaude, et formant une sorte de gelée qui porte le nom de mucilage. Cependant quelques espèces de gomme ne sont pas entièrement solubles dans ce véhicule: ainsi, la gomme adragant se compose de 57 parties se dissolvant facilement dans l'eau, et de 43 parties d'une substance qui se gonflé sans se dissoudre dans l'eau froide. Il en est à peu près de même de la gomme de Bassora; mais, dans ces deux substances, cette différence tient à la présence d'un principe différent de la gomme, qui, dans la première, porte le nom d'*adragantine*, et celui de *bassorine* dans la seconde. La gomme ne se dissout ni dans l'alcohol, ni dans l'éther, ni dans les huiles fixes ou volatiles. L'acide nitrique la décompose facilement, et la transforme en partie en acide mucique. Suivant M. Braconnot, l'acide sulfurique concentré, à la température ordinaire, colore à peine la gomme; mais il la transforme en une autre matière gommeuse semblable à celle que l'on obtient par l'action de cet acide sur le ligneux. Les acides végétaux ne la décomposent pas, et facilitent sa dissolution. Les alcalis faibles, avant de la dissoudre, la changent en une matière floconneuse, analogue au lait caillé. Lorsqu'on traite de la gomme à feu nu dans une cornue, elle se ramollit, se boursouffle, se charbonne, et donne tous les produits des autres substances végétales, et un peu d'ammoniaque, due probablement, selon la remarque de M. Thénard, à une substance étrangère qu'il est difficile d'en isoler. M. Vauquelin a observé que, si l'on grille légèrement la gomme, on la rend plus soluble dans l'eau. L'alcohol précipite la gomme de toutes ses dissolutions sous la forme de flocons blanchâtres.

Les diverses espèces de gomme qui nous sont apportées par la voie du commerce pour l'usage des arts et de la thérapeutique découlent spontanément de végétaux qui appartiennent en grande partie aux familles des Légumineuses et des Rosacées. Les principales sont la gomme adragant, la gomme arabique, la gomme de Bassora, la gomme du pays, et la gomme du Sénégal.

1°. GOMME ADRAGANT. *Voyez* ADRAGANT.

2°. GOMME ARABIQUE, *arabicum gummi*. Elle est fournie par l'*acacia vera* de Willdenow, ou *mimosa nilotica* de Linné, arbrisseau épineux de la famille des Légumineuses, qui croît en Égypte et en Arabie. C'est au même végétal que l'on doit le suc astringent connu sous le nom d'*acacia*. La gomme arabique nous arrive d'Égypte par la voie de Marseille. Elle est en morceaux irrégulièrement globuleux, de la grosseur d'une noisette ou d'une noix, à surface rugueuse et fendillée. Quelquefois ces morceaux sont concaves d'un côté; c'est celui par lequel ils adhéraient au tronc ou aux branches de l'acacia sur lequel ils ont été récoltés. Ils sont translucides, d'une teinte légèrement jaunâtre ou roussâtre, à cassure nette et vitreuse, inodore, d'une saveur fade, mais assez agréable. Dans le commerce on en distingue deux sortes : la gomme arabique *blanche*, qui est en petits morceaux parfaitement incolores, et la gomme arabique *rousse*, qui est en morceaux plus gros d'une teinte jaune roussâtre. La première est généralement appelée à Paris gomme *turique*, et la seconde gomme *gedda*, noms tirés de ceux de *Tor* et de *Geddah*, ports d'Arabie sur la mer Rouge, d'où l'on suppose que ces deux sortes de gomme sont principalement tirées.

La gomme arabique est entièrement soluble dans l'eau froide et dans l'eau chaude; elle y forme un mucilage moins épais que la gomme adragant : en effet, il faut presque un quart de gomme arabique en poids pour donner à l'eau la consistance de sirop, tandis qu'il faut trente-deux fois moins de gomme adragant pour obtenir le même résultat. La gomme arabique, comme toutes les autres substances gommeuses, est très-nutritive. On sait, en effet, que les habitans de l'intérieur de l'Afrique, particulièrement les peuplades errantes qui habitent le grand désert de Sahara, ou les caravanes qui sont obligées de le traverser pour communiquer avec l'intérieur de ce vaste continent, se nourrissent presque exclusivement de gomme pendant une grande partie de leur route. Cependant, d'après quelques essais tentés par M. Magendie, il semblerait que cette substance, donnée pour tout aliment à des chiens pendant un certain laps de temps, est peu nourrissante. En effet, ceux de ces animaux que cet habile physiologiste avait soumis à ces expériences maigrirent considérablement dès la seconde semaine, et bientôt tombèrent dans un marasme affreux, et ne tardèrent point à périr. De ces faits opposés à tous ceux qui constatent d'une manière irréfragable la vertu alibile de la gomme, ne pourrait-on pas tirer cette conséquence qui nous paraît toute naturelle, c'est que la gomme n'est pas également nourrissante pour l'homme et pour les animaux, et que les substances qui suffisent à l'alimentation de l'un sont insuffisantes pour les autres.

La gomme arabique est un médicament éminemment adoucissant, et l'un des remèdes les plus efficaces à opposer à l'inflammation. La solution d'une demi-once de gomme arabique dans une livre d'eau forme une boisson propre à combattre l'irritation des voies digestives et des organes génito-urinaires. Mais c'est surtout dans les affections inflammatoires des organes de la respiration que la gomme arabique est employée fréquemment, et considérée, en quelque sorte, comme un remède spécifique. Les loochs, les juleps, les potions gommeuses, les pâtes de jujube, de guimauve, de réglisse, et une foule d'autres préparations usitées en pareil cas, ont pour base la gomme arabique, et lui doivent leurs propriétés adoucissantes. On peut employer aussi cette substance dans la dysenterie. Les auteurs anciens attribuaient les bons effets de la gomme pour arrêter les flux dysentériques à une prétendue propriété astringente, qui n'y existe pas. Mais on n'a plus besoin d'une pareille supposition pour se rendre parfaitement raison de l'action de la gomme arabique dans la dysenterie, aujourd'hui que la nature de cette maladie est parfaitement connue.

Outre les différens usages de la gomme, que nous venons d'énumérer, on se sert encore de cette substance pour donner de la consistance et du lien aux masses pilulaires; cependant on lui préfère généralement la gomme adragant. La gomme arabique n'est pas soluble dans l'huile; mais sa poudre, triturée pendant quelque temps avec cette dernière, la rend miscible à l'eau. Il est donc important d'employer une certaine quantité de gomme arabique réduite en poudre, toutes les fois qu'on veut faire entrer l'huile dans une potion ou toute autre boisson aqueuse.

3° GOMME DE BASSORA, *gummi foredonense*. On ignore quel est le végétal qui fournit cette substance gommeuse, dont l'introduction en Europe ne remonte pas au delà d'une trentaine d'années. M. Virey pense qu'elle pourrait bien être produite par une plante grasse du genre *Mesembryanthemum*. Mais cette conjecture est loin d'être prouvée. Telle qu'elle nous vient d'Arabie, où on la récolte, la gomme de Bassora est en morceaux peu volumineux, irréguliers, d'un blanc jaunâtre, un peu opaque, et se rapprochant par ce caractère de la gomme adragant. Elle est insipide et crie sous la dent. Elle se gonfle dans l'eau, et y forme des vésicules globuleuses, qui restent isolées. Aussi en a-t-on formé un principe immédiat, distinct des véritables gommes, et auquel on a donné le nom de *Bassorine*. ( *Voyez* ce mot. ) La gomme de Bassora n'étant pas usitée, nous croyons inutile d'entrer dans de plus longs détails à son égard.

4° GOMME DU PAYS, *gummi nostras*. Elle découle spontanément du tronc de plusieurs arbres de la famille des Rosacées, tels que l'abricotier, le prunier, l'amandier, etc. Elle est d'abord fluide et transparente; mais elle ne tarde pas à se durcir et à prendre une teinte plus ou moins brune. Telle qu'on la trouve dans le commerce, elle est en masses irrégulières plus ou moins volumineuses, quelquefois très-limpides, d'autres fois brunes et salies par des impuretés. Elle jouit d'une sorte d'élasticité qui l'empêche de se briser sous la dent. L'eau ne la dissout que très-difficilement et d'une manière incomplète; elle y forme un mucilage plus épais que la gomme arabique, mais moins que la gomme adragant, dont elle se rapproche encore par le gonflement considérable qu'elle éprouve dans l'eau avant de s'y dissoudre. La portion qui ne s'y dissout pas forme des espèces de grumeaux anguleux. Cette gomme est peu employée en médecine, parce qu'elle ne remplace que fort incomplétement les gommes exotiques; néanmoins on pourrait la leur substituer dans quelques circonstances. C'est principalement dans l'art du chapelier qu'on emploie la gomme du pays pour donner de la consistance au feutre.

5° GOMME DU SÉNÉGAL, *gummi senegalense*. Cette gomme est presque la seule que l'on emploie maintenant en Europe; elle offre absolument les mêmes caractères et les mêmes propriétés que la gomme arabique. Elle est produite par le *mimosa senegalensis* L., ou *acacia senegalensis* Willd., qui croît au Sénégal et dans une grande partie de l'intérieur de l'Afrique. Presque toute la gomme que l'on consomme en France pour l'usage des arts et de la thérapeutique nous vient du Sénégal. Nous renvoyons donc à ce que nous avons dit précédemment de la gomme arabique, qui peut s'appliquer entièrement à la gomme du Sénégal, qui est identiquement la même.

Plusieurs autres substances fort différentes de la gomme par leur nature, sont communément désignées sous ce nom. Ainsi plusieurs résines et gommes-résines portent le nom de gomme. Telles sont, parmi les premières, la gomme animée, la gomme copal, la gomme élémi, etc., qui sont des résines; parmi les secondes, la gomme ammoniaque, la gomme gutte, etc., qui appartiennent aux gommes résines. (A. RICHARD.)

GOMMES-RÉSINES. *Gummi-resinæ.* Ce sont des produits végétaux qui se composent essentiellement de gomme et de résine et de quelques autres substances. Elles s'écoulent soit spontanément, soit plus fréquemment des incisions que l'on pratique aux tiges ou au collet de la racine de certains végétaux herbacés qui croissent dans les contrées chaudes du globe. Les gommes-résines sont renfermées dans les vaisseaux ou tubes propres de la plante; elles s'en écoulent sous la forme d'un liquide laiteux opaque, qui se durcit bientôt à l'air. Elles sont formées, ainsi que nous l'avons dit tout à l'heure, d'une résine dissoute dans une huile essentielle, et tenue en suspension dans un liquide aqueux et gommeux. On trouve de plus dans certaines gommes-résines de l'extractif, du tannin, etc.; mais généralement en petite quantité. Les gommes-résines ont le plus souvent une odeur forte, une saveur âcre et peu agréable. L'eau et l'alcohol rectifié ne les dissolvent qu'incomplétement, tandis que l'alcohol faible, le vin et le vinaigre, les dissolvent presque en totalité. Il en est de même du jaune d'œuf, qui est souvent employé comme un des dissolvans des gommes-résines. Lorsqu'on verse de l'eau dans une solution alcoholique de gomme-résine, la liqueur se trouble sur-le champ; elle prend une teinte opaline, parce que la résine s'en sépare, et lui donne un aspect laiteux.

Plusieurs gommes-résines sont employées en médecine. Nous citerons ici les principales, qui sont: la gomme ammoniaque, l'assa-fœtida, le bdellium, l'euphorbe, le galbanum, la gutte, la myrrhe, l'oliban ou encens, l'opopanax, le sagapénum, la scammonée. Autrefois, on comptait encore l'aloès parmi les gommes-résines, mais l'analyse que MM. Bouillon-Lagrange, Vogel et Braconnot ont donnée de cette substance, a prouvé qu'elle différait dans sa composition des gommes-résines proprement dites. *Voyez* ALOÈS et le nom des différentes gommes-résines que nous avons énumérées. (A. RICHARD.)

GOMPHOSE, s. f., *gomphosis*, γόμφωσις, de γόμφος, clou, cheville. On nomme ainsi, depuis Galien, le mode d'implantation des dents dans les alvéoles: c'est un des genres de la synarthrose ou articulation immobile. (A. B.)

GONAGRE, s. f. *gonagra*, de γόνυ, genou, et de ἄγρα, proie; qui attaque les genoux. On donnait ce nom à la goutte lorsqu'elle avait son siége dons l'articulation du genou: peu usité.

GONFLEMENT, s. m., *tumefactio;* augmentation morbide du volume d'une partie. *Voyez* TUMÉFACTION, TUMEUR.

GONOCÈLE, s. f., *gonocele*, de γόνος, semence, et de κήλη, tumeur. *Voyez* SPERMATOCÈLE, qui est plus usité.

GONORRHÉE, s. f. *gonorrhea*, de γονὴ ou γόνος, semence, et de ῥέω, couler; écoulement de sperme. Les flux morbides par les parties génitales ont probablement existé de tout temps; et parmi ceux qui ont d'abord fixé l'attention des observateurs, il en était, nous ne pouvons en douter, qui se montraient évidemment contagieux, tandis que d'autres ne présentaient pas ce caractère. Quoi qu'il en soit, les anciens les croyaient tous fournis par le liquide spermatique : c'est ainsi que Moïse, le premier qui en ait fait mention, a désigné sous un nom qu'on a rendu par *fluxus seminis* les écoulemens auxquels étaient particulièrement sujets les Hébreux. La syphilis, qui se manifesta vers la fin du quinzième siècle, vint encore ajouter une nouvelle cause d'écoulement à celles déjà existantes; mais ce ne fut que plus de quarante ans après que ces maladies furent mises au nombre des symptômes de la nouvelle contagion, sous le titre de *gonorrhées vénériennes*. On les supposait alors, ainsi que tous les autres flux de l'urètre, entretenus par une semence dégénérée, ce qui leur avait fait conserver la dénomination grecque de γονοῤῥοία. Mais les lumières fournies par l'anatomie pathologique, et des observations recueillies dans une disposition d'esprit plus dégagée de préjugés, ont rectifié les idées fausses dont les médecins étaient imbus relativement à cette affection, et on l'a reconnue pour un catarrhe de la membrane muqueuse qui revêt le canal de l'urètre.

D'après cette opinion, le nom de blennorrhagie lui a été donné par le docteur Swediaur. Celui de catarrhe urétral syphilitique serait, à mon avis, mieux approprié à la nature bien connue du mal; mais le premier prévaut aujourd'hui, et me semble, par cela seul, devoir être conservé. (*Voyez* ce mot.) Il résulte donc de ce qui précède, qu'on ne peut attacher au mot *gonorrhée* d'autre sens que celui qui convient à un écoulement de sperme, considéré, soit dans l'état physiologique, soit dans l'état morbide. Mais cette acception n'étant pas consacrée, nous ne devons pas présenter ici les développemens relatifs à ce phénomène. *Voyez* aux articles GÉNÉRATION, MASTURBATION et POLLUTION, tout ce qu'il convient de connaître sous ces différens rapports.

(L. V. LAGNEAU.)

GORGE, s. f.; signifie, dans son acception la plus ordinaire, le gosier, le pharynx. (A. B.)

GORGERET, s. m., *canalis, ductor canicularis;* instrument de chirurgie, qu'on emploie dans les opérations de la fistule à l'anus et de la lithotomie. Je vais m'occuper d'abord du gorgeret qui sert à la première de ces opérations; je considérerai ensuite celui que l'on met en usage dans la seconde.

La fistule à l'anus ne réclame l'usage du gorgeret que lorsqu'on emploie la méthode de l'incision ou celle de la ligature pour la guérison de cette maladie. Si on a recours à l'incision, le gorgeret qu'on introduit dans le rectum protège les parois de cet intestin contre les atteintes du bistouri; et fixe en même temps l'extrémité de la sonde qui dirige ce dernier. Si on emploie, au contraire, la ligature, cet instrument facilite la recherche du fil de plomb et les manœuvres nécessaires pour le conduire au dehors par l'anus.

Marchettis semble être le premier qui ait parlé du gorgeret dont on se sert pour mettre à l'abri de l'instrument tranchant la paroi du rectum opposée à la fistule. Mazino, Raw, Runge, Heister, Turner, Ayton, Douglas, Retter, ont décrit, préconisé et modifié cet instrument. Marchettis et ses successeurs faisaient construire le gorgeret en acier ou en argent; une de ses faces était concave, et l'autre un peu convexe; ils recommandaient de garnir la première de ses faces avec de la laine et du coton, pour empêcher que la pointe du bistouri ne fût émoussée. Desault et M. Percy, qui ont naturalisé le gorgeret en France, ont pensé qu'il serait beaucoup plus simple de le faire confectionner en bois; ce qui le rend bien moins coûteux, beaucoup plus léger, et d'un frottement plus doux. Le gorgeret de Marchettis, corrigé par Runge, n'étant plus en usage, je ne m'occuperai ici que du gorgeret de bois.

Cet instrument se compose d'un corps et d'un manche. Le corps, qui a quatre pouces de longueur et deux lignes d'épaisseur, est concave sur l'une de ses faces, convexe et légèrement aplati sur l'autre; la gouttière, qui se termine par un cul-de-sac, a deux lignes de profondeur; ses bords sont renversés en dedans, afin de mieux retenir la sonde et le bistouri, et de n'exercer aucune pression douloureuse sur le rectum; le sommet, large de cinq lignes, est mousse, arrondi; la base, qui est ouverte, offre un pouce de largeur, ce qui donne au gorgeret une forme conique. Le manche a trois pouces de long, et forme un angle fortement prononcé avec le corps, afin d'éloigner la main qui le dirige de celle qui doit inciser. Introduit dans le rectum, ce gorgeret sert de point d'appui à la sonde et au bistouri qui peut couper tout le trajet fistuleux sans craindre de léser la paroi opposée du rectum. Pour fixer invariablement l'extrémité de la sonde, on a proposé de garnir la gouttière du gorgeret avec une plaque de liége. La manière de se servir de cet instrument a été décrite ailleurs. *Voyez* FISTULE STERCORALE.

Dans l'opération de la fistule à l'anus par la ligature, on a proposé différens moyens pour amener au dehors le fil de plomb avec lequel on pratique la section lente du trajet fistuleux. Desault reconnut bientôt l'insuffisance de ces moyens, et imagina, pour les remplacer, un gorgeret-repoussoir. Ce gorgeret en cuivre, concave d'un côté, convexe de l'autre, terminé par un cul-de-sac dans lequel se trouve un petit trou destiné à recevoir le fil de plomb, est creusé intérieurement d'une gouttière dans laquelle glisse une tige de métal, qui, poussée inférieurement, fixe ou arrête le fil. On éprouve quelquefois de la difficulté à engager le fil dans le trou du gorgeret; M. Péan a donné à ce trou la forme *T*, afin que le fil y pénétrât sans peine.— Le mécanisme de l'ingénieuse palette de Cabanis pour l'opération de la fistule lacrymale a été adapté, dans ces derniers temps, au gorgeret de Desault. Ces deux modifications sont avantageuses sans doute, mais elles ne diminuent pas la complication de l'instrument. M. Lefèbre (*Dissertation inaugurale;* Paris, 1813), qui a voulu le rendre inutile, a proposé de lui substituer un gorgeret droit fait en bois d'ébène, long de huit pouces; la plus large de ses extrémités est destinée à servir de manche; son autre extrémité, terminée par une espèce de tête plate et arrondie, porte sur une de ses deux faces une gouttière. Le fond de cette gouttière est percé d'un trou qui traverse toute l'épaisseur de l'instrument, et dans lequel le fil de plomb doit être engagé en arrière et sur les côtés de la gouttière. L'instrument se trouve creusé, au niveau du trou, d'une rainure qui embrasse circulairement la face convexe, et qui est destinée à recevoir un tour du fil de plomb.

Le gorgeret qu'on emploie dans l'opération de la taille sert à conduire les tenettes dans la vessie. Il a été imaginé par Giovanni de Romani, medecin de Crémone, et non pas par Fabrice de Hilden, comme l'a cru Sabatier. Cet instrument en acier, épais d'une ligne, est composé d'un corps et d'un manche. Son corps représente une gouttière longue de cinq pouces, qui va en diminuant de largeur, depuis un bout jusqu'à l'autre. A son commencement, qui est la partie la plus large, cette gouttière a environ huit lignes de diamètre sur trois et demie de profondeur; elle va ensuite, en diminuant insensiblement de largeur et de profondeur, se terminer par une coupe ronde. La cavité de cette espèce de canal est cintrée et polie, ainsi que ses ailes ou parois, afin de ne causer aucune irritation aux parties. L'entrée de la gouttière est taillée en talus dans l'étendue d'un travers de doigt. Sa partie la plus étroite, c'est-à-dire son extrémité antérieure, est garnie d'une crête qui a seize lignes de longueur dans le canal, et près de deux lignes de hauteur en sortant de ce même canal, où elle forme une languette de quatre lignes de long sur deux et demie de large, recourbée de dehors en dedans, plate sur les côtés, et arrondie par le bout. Le manche ou l'extrémité postérieure est plus ou moins incliné de droite à gauche, et de forme variable; il se trouve communément en croix dans les anciens gorgerets; celui de Ledran est en cœur; une ouverture ronde ou un peu ovale se fait remarquer sur le manche des gorgerets que l'on confectionne maintenant à Paris. Il faut que cet instrument soit d'une longueur et d'une largeur suffisantes pour entrer dans la vessie, et pour qu'on puisse conduire les tenettes sur lui d'une main sûre : aussi les couteliers en construisent-ils de trois dimensions, ce qui l'approprie aux différences d'âge et de grandeur.

Plusieurs praticiens, parmi lesquels je me bornerai à citer Ledran, Foubert, Thomas, Lecat, Bromfield, Andouillet, ont corrigé, modifié cet instrument; mais comme ces corrections, plus ou moins heureuses, n'ont pas survécu à leurs auteurs, je ne m'en occuperai pas ici.

Il n'en sera pas de même d'Hawkins, auteur d'un gorgeret-lithotome, qui a balancé pendant quelque temps la supériorité reconnue du lithotome caché du frère Côme. Ce chirurgien anglais, voulant tout à la fois éviter la lésion du rectum, et simplifier l'opération de la lithotomie, en diminuant le nombre des instrumens qu'elle exige, a le premier conçu le projet d'inciser le col de la vessie et la prostate au moyen du gorgeret ordinaire qu'il a rendu tranchant du côté droit. Le gorgeret d'Hawkins, convexe d'un côté et concave de l'autre, a cinq pouces et demi de long sur un pouce de large dans l'endroit où il se réunit avec le manche; de là il va en se rétrécissant toujours jusqu'à la pointe, où il n'a plus que le tiers de son diamètre primitif; il se termine par un stylet saillant au delà de cette extrémité que couronne un bouton olivaire et droit. tranchant dans presque toute la longueur du côté droit, mousse et obtus de l'autre, il surmonte un manche aplati, courbé à angle droit avec le corps, et présentant une direction oblique très-différente de la sienne. Hawkins a fait construire des gorgerets dont les dimensions varient. Les Anglais ont adopté presque exclusivement cet instrument. Hansmann l'a introduit en Allemagne; on s'en sert en Italie et dans tout le nord de l'Europe. Louis l'a fait connaître en France; il a été corrigé successivement par Bell, Cline, Cruikshank, Bliche, Michaelis, Desault, Astley-Coöper, etc., etc. Desault s'est presque approprié ce gorgeret, par les nombreuses modifications qu'il lui a fait subir. On sait qu'il en a fait le sujet de sa thèse de réception au collége de chirurgie. Dans le gorgeret d'Hawkins, corrigé par Desault, la concavité donnée à la lame par le chirurgien anglais ne conserve plus qu'une légère courbure nécessaire à l'introduction des tenettes. La largeur de l'extrémité, tranchante dans sa partie antérieure, est beaucoup plus considérable que dans l'instrument primitif. Le manche, au lieu de s'incliner latéralement, est placé dans la même direction que la lame. A la place du stylet trop allongé se trouve une vive arrête dont la forme et la grandeur doivent être analogues à la cannelure du cathéter. Le tranchant est borné au tiers antérieur du bord droit, qui s'arrondit et devient mousse dans sa partie postérieure; enfin la vive arrête, au lieu de partager également la partie antérieure de la lame, est placée beaucoup plus à gauche, pour laisser plus de largeur à la partie droite, et lui donner par-là plus de facilité pour l'incision des parties molles qu'elle traverse. Desault avait des gorgerets de trois grandeurs, pour les différens âges. Ce gorgeret n'a jamais été adopté chez l'étranger, et n'a compté de partisans en France que pendant l'existence de son auteur.

Beaucoup de praticiens pensent que les changemens qu'on a fait subir à l'instrument d'Hawkins, loin de l'avoir perfectionné, l'ont, au contraire, privé de ses avantages : en effet, en conservant la forme que lui avait donnée son auteur (le bord interne arrondi, et le bord tranchant tourné en haut), on ménage l'intestin rectum et les gros vaisseaux du périnée; on pourrait, au contraire, les intéresser, si l'on faisait usage du gorgeret corrigé par Desault. Au reste, tous les gorgerets-lithotomes offent des inconvéniens : ces instrumens coupant en entrant, et poussant devant eux les parties qui doivent être divisées, il est rare qu'ils fassent une incision assez grande à la protate et au col de la vessie : aussi, pour peu que la pierre soit volumineuse, on éprouve d'assez grandes difficultés pour l'extraire. M. Roux, qui se sert habituellement du gorgeret d'Astley-Cooper, emploie l'instrument de frère Côme lorsqu'il pense que la vessie de la personne qu'il va opérer contient un gos calcul. (MURAT.)

GOSIER, s. m., *guttur, fauces;* nom vulgaire de l'arrière-bouche ou du pharynx.

GOSIER (isthme du). On appelle ainsi l'entrée du pharynx, ou l'ouverture qui le fait communiquer avec la bouche. (A. B.)

GOUDRON, s. m. *Pissa.* Produit résineux très-impur que l'on retire de différentes espèces de pins, et en particulier des *Pinus maritima* et *Pinus sylvestris.* Lorsqu'on a épuisé le tronc de ces arbres pour en retirer la térébenthine, on les casse en fragmens que l'on arrange dans une sorte de fosse conique creusée en terre; on élève ces fragmens au-dessus du sol, de manière à former un cône semblable à celui que l'on construit pour faire le charbon. On le recouvre de gazon et on y met le feu. La combustion se faisant très-lentement, les principes résineux contenus dans le bois s'écoulent vers le fond de la fosse, où ils sont reçus dans un canal qui les conduit dans un récipient placé à l'extérieur. Cette résine contient de l'huile essentielle à moitié brûlée, de l'acide pyroligneux et beaucoup d'impuretés; c'est le goudron. Il a la consistance d'un sirop épais, d'un brun noirâtre, d'une odeur forte et peu agréable. Il est très-tenace, et laisse surnager une huile empyreumatique noirâtre.

Le goudron est très-employé dans la marine. En médecine, il sert uniquement à la préparation de l'eau de goudron (*aqua picea,*) qui se fait en mettant une partie de goudron macérer, pendant huit jours, dans trente-deux parties d'eau de pluie. Ce mélange doit être fréquemment agité avec une spatule de bois. On décante et on le filtre à travers un papier non collé avant de le placer dans des bouteilles bien bouchées, où on le conserve pour l'usage. Cette préparation a une odeur qui rappelle celle du goudron. Sa saveur est amère, un peu âcre et acidule; sa couleur brunâtre. On l'administre à la dose de deux à trois livres à prendre dans la journée. Quelquefois on la coupe avec moitié lait, d'autrefois on l'édulcore afin de la rendre moins désagréable à prendre. Les individus qui font usage de cette boisson éprouvent en général plus d'appétit. La perspiration cutanée et la sécrétion des reins sont fréquemment augmentées. Chez quelques sujets, elle cause des nausées, des vomissemens ou des déjections alvines abondantes. C'est surtout contre les maladies chroniques de la peau, le catarrhe vésical également chronique, et le rhumatisme, que l'on a le plus recommandé cette liqueur. Elle produit quelquefois de fort bons effets; mais néanmoins on l'emploie assez rarement. Son usage a aussi été quelquefois utile dans l'asthme, le scorbut, etc. Enfin quelques médecins n'ont pas craint de préconiser ce remède comme extrêmement efficace dans la phthisie pulmonaire. Mais il est évident que les prétendues phthisies guéries par ce moyen n'étaient que des catarrhes pulmonaires chroniques. Or on sait que les substances résineuses et balsamiques sont généralement utiles dans l'inflammation chronique des membranes muqueuses. (A. RICHARD.)

GOURME, s. f. Cette expression désigne, en médecine vétérinaire, une affection qu'on prétend être particulière aux chevaux, et sur la nature et l'histoire de laquelle on n'est pas encore bien fixé; ses caractères sont l'écoulement de mucosités par les narines, le gonflement des glandes de la ganache, et des tumeurs dans diverses parties. — On emploie aussi quelquefois en médecine le mot *gourme*, quoiqu'il soit plus spécialement réservé au langage du vulgaire. Les affections qu'il sert à exprimer ne sont pas toutes de même nature, mais ont cela de commun qu'elles ont leur siége à la face, particulièrement aux joues et à la région parotidienne; elles paraissent se rapporter à ce que l'on a désigné sous les noms, non moins vulgaires, d'*éruption de dents*, de *croûtes de lait*, et sous ceux d'*achores*, de *teigne muqueuse* et de *strophulus*. *Voyez* ces derniers mots.

GOUET, s. m.; nom par lequel on désigne vulgairement les espèces du genre *arum*. *Voyez* ce mot. (A. R.)

GOUT, s. m. *gustus*. Sens ou sensation du goût, action de goûter, ou ce que les physiologistes nomment encore *gustation*. C'est celle de nos sensations externes spéciales qui nous fait juger des *saveurs*.

§ I. Les *saveurs*, par l'étude desquelles nous devons commencer, sont, comme on sait, une des qualités sensibles de certains corps que l'on nomme *sapides* ou *savoureux*, et que l'on distingue ainsi de ceux qui sont dépourvus de cette qualité et que l'on appelle, pour cette raison, *insipides*.

La saveur n'étant dans les corps qu'une manière d'être relative, une qualité perceptible, n'existe réellement dès lors que par le rapport établi entre le corps sapide et l'organe destiné à en recevoir l'impression. Aussi l'idée, en quelque sorte composée, que nous en avons, résulte-t-elle à la fois de ce qui tient au goût et de la qualité sapide inhérente au corps que nous goûtons. Toutefois ces deux élémens de la sensation sont très-distincts l'un de l'autre, et l'on ne peut, sans erreur, confondre le *goût* avec la *saveur*. Il importe donc, à ce sujet, que le langage physiologique, plus sévère que la langue vulgaire, ne consacre pas les expressions usitées d'aliment de *haut-goût*, de mets de *bon* et de *mauvais goût*, de vin d'un *goût détestable*, etc., etc.; qui toutes, en effet, n'indiquent réellement que le jugement porté sur divers états de la *qualité sapide* des corps dont on parle.

L'on s'est beaucoup occupé de rechercher quelle était la cause immédiate de la sapidité. Les anciens chimistes la plaçaient dans un principe particulier uni aux corps et dont il était distinct. Mais l'existence de ce prétendu principe, qui devrait être si différent de lui-même, et que rien ne constate, d'ailleurs, est depuis long-temps abandonnée; et les saveurs, inséparables de corps, paraissent résider indistinctement dans toutes leurs molécules. Cette idée admise, les uns ont voulu que la saveur dépendît de la forme particulière des molécules des corps, qui, rondes, angulaires ou pointues, auraient, de la sorte, différemment agi sur l'organe du goût : douces dans le premier cas, elles seraient plus ou moins vives et piquantes dans le second. Mais l'on conçoit difficilement que les molécules intégrantes des corps puissent offrir autant de variétés de formes qu'il existe de nuances dans les saveurs; l'on sait encore que les saveurs les plus différentes existent souvent dans des cristaux semblablement configurés, et que dans ceux-ci, enfin, l'état de solution qui détruit évidemment toute influence de la forme, n'apporte cependant aucun changement dans la saveur. Aussi, abandonnant cette explication mécanique, d'autres ont-ils placé la sapidité dans une sorte d'action chimique des corps ou du moins de tendance marquée de leurs molécules à la combinaison. Les partisans de cette idée, et notamment Macquer qui l'a développée avec talent, à l'article *causticité* de son Dictionnaire de Chimie, s'appuient de ce que les corps sapides n'exercent, comme les agens chimiques, leur action qu'autant qu'ils sont dissous; que, dans plusieurs, et particulièrement les réactifs, la sapidité s'y proportionne à la force de combinaison, comme on le voit, en effet, suivant qu'ils sont étendus ou concentrés, libres ou enchaînés dans des combinaisons qui les neutralisent; que les mêmes saveurs appartiennent généralement aux corps doués de propriétés chimiques analogues, comme les sulfates et les nitrates, par exemple; que l'on voit, enfin, dans l'action du vinaigre et des corps acerbes, sur la langue et la bouche, un état de blancheur ou d'astriction qui y indique comme un premier degré de combinaison. Mais, si cette théorie des saveurs, sans doute ingénieuse, offre quelque chose de séduisant, on ne saurait toutefois l'adopter, car elle tend à confondre les *saveurs* avec les qualités *irritantes* et *caustiques* des corps, lesquelles n'ont aucune action spéciale sur le goût. L'on rencontre, d'ailleurs, des corps éminemment sapides, tels que ceux qui sont doux ou sucrés, qui sont loin d'être remarquables par leur force de combinaison. Ainsi donc l'examen de ces diverses hypothèses permet de conclure que l'on ignore encore la vraie cause de la *sapidité*.

Les saveurs sont diversifiées à l'infini et leur nombre est immense. On voit, en effet, du côté des corps, qu'une foule sont sapides par eux-mêmes, ou le peuvent devenir par les combinaisons dans lesquelles ils entrent, et, du côté du *goût* ou de l'organe destiné à recevoir l'impression de ces corps, l'on sait que mille circonstances font varier son état et changent ainsi l'idée que nous avons des saveurs; non-seulement les âges, les sexes, les tempéramens et les habitudes, mais encore la multitude des circonstances qui nous modifient chaque jour du soir au matin, comme la faim et la soif, la réplétion de l'estomac, le sommeil et la veille, etc. etc., confirment la vérité de cette remarque.

C'est probablement cette extrême diversité des saveurs qui a motivé les efforts qu'on a faits pour les grouper en différentes classes. Galien, Boerhaave, Haller et Linnæus ont établi chacun leur division. Nous croyons sans utilité d'en reproduire la longue énumération. Nous noterons cependant, comme digne de remarque, 1° que, parmi les saveurs, quelquesu-nes qui appartiennent aux corps organisés animaux et végétaux, ainsi qu'aux minéraux, ont paru dès lors comme *générales* ou *universelles* : telles sont plus particulièrement les saveurs *acide*, *amère*, *salée* et *sucrée*, que l'on retrouve en effet dans les différens règnes de la nature; 2° que certaines saveurs, telles que l'*acide*, le *doux*, le *salé*, l'*âcre*, *etc.*, sont comme primitives ou radicales, tandis que d'autres paraissent comme mélangées ou secondaires, ainsi qu'on le remarque en particulier pour l'*acerbe*; formé de l'*âcre* uni à l'*acide*, le *putride*, que constitue l'union du *fade* avec le *nauséeux*, *etc.*; 3° que la plupart des saveurs sont, d'après l'ingénieuse idée de Linnæus, pour ainsi dire opposées entre elles, deux à deux, comme on le voit en effet entre l'*âcre* et le *doux*, le *gras* et le *styptique*, l'*acide* et l'*amer*, le *muqueux* et le *salé*, le *sec* et l'*aqueux*; 4° que les saveurs enfin, envisagées quant au sentiment qu'elles déterminent chez le plus grand nombre des hommes, se distinguent naturellement en *agréables*, en *désagréables* et en *indifférentes*, ou qui ne sont précisément ni bonnes ni mauvaises. Mais qui ne sait, même à l'égard de cette distinction qui paraît d'abord si bien fondée, que l'âge, l'habitude, la satiété, la faim, les choses que nous venons de goûter, etc., la rendent encore insuffisante, et nous font trouver bon dans un moment l'aliment même qui dans l'autre nous déplaît?

§ II. *L'appareil de la gustation* se compose principalement de la *langue*. Cette partie s'en montre en effet, dans l'homme et la plupart des animaux, l'organe *essentiel*. Sa position à l'origine des voies alimentaires, sa mollesse, sa continuelle humectation, la délicatesse de son tégument propre, les mouvemens dont elle jouit, les nerfs nombreux qui s'y distribuent (lingual, grand hypoglosse et glosso-pharyngien), et les villosités ou papilles qui garnissent ses bords et sa pointe, justifient sans doute le rang qui lui est accordé. Mais, indépendamment de la langue, toute la cavité de la bouche et même l'arrière-bouche contribuent encore au goût. On sait que le palais, les lèvres, la partie interne des joues et la gorge y prennent également quelque part. L'ellébore, la belladone et l'absinthe, par exemple, affectent respectivement, suivant Grew, Luchtmans et Le Cat, les lèvres, le palais, la luette et le pharynx. On sait encore que les saveurs de plusieurs substances médicamenteuses, introduites dans l'économie par la voie de l'absorption intestinale, comme le camphre, le musc, l'assa-fœtida, portent moins leur influence sur la langue que sur la gorge et l'ensemble de la bouche, qu'elles imprègnent de leur saveur propre avec plus ou moins de ténacité. Les exemples connus de mutilation de la langue avec persévérance du goût, et même d'absence congéniale de cette partie (de Jussieu, Académie des sciences, 1718), confirment encore l'admission d'agens *accessoires* de cette sensation. D'autres parties enfin s'en montrent les *auxiliaires*. Ce sont toutes celles qui humectent la langue et la bouche, comme les follicules ou cryptes muqueux variés de ces parties, les papilles fongiformes de la base de la langue, les tonsilles, et surtout les glandes salivaires. On sait, en effet, que les corps solides ne portent aucune impression sapide dans l'état de sécheresse de la langue et de la bouche, et que le *goût* se perd ou s'altère dans les changemens qu'éprouvent les agens de ces diverses sécrétions, qui deviennent dès lors de vraies conditions de la sensation qui nous occupe. Il en est encore ainsi à l'égard des organes de trituration pour ceux des corps sapides qui nécessitent leur action, et des parties de la bouche propres à retenir dans cette cavité les boissons durant le temps nécessaire à leur impression sur le goût.

On voit qu'en marchant avec les faits, on s'éloigne des idées de ceux qui ont voulu placer la sensibilité gustative non-seulement dans la langue, mais encore dans les papilles villeuses ou coniques de cet organe, et qui d'après cette idée ont été conduits à regarder tantôt le grand hypoglosse (Hevermann, Boerhaave), tantôt le nerf lingual (Haller, Meckel, etc.), comme les nerfs exclusifs du goût, les uns et les autres se fondant, entre autres raisons, sur ce que ces nerfs se continuent avec les papilles de cet ordre. Mais cette assertion est tout-à-fait contestable, et nos recherches les plus multipliées et les plus minutieuses ne nous ont jamais permis de suivre jusques-là, ni le lingual ni aucun filet des autres nerfs de la langue. Aussi pensons-nous qu'ainsi qu'on le remarque à l'égard du toucher, qui n'a pas de nerf spécial, c'est dans la réunion des nerfs qui arrivent au tégument de la langue et de la bouche, qu'il convient de placer le sens du goût, et non pas dans un seul de ces nerfs en particulier. Cette opinion, déjà depuis long-temps mise en avant par Dumas (*Physiologie*), et que plusieurs physiologistes de nos jours professent, est aussi celle de M. de Blainville, qui établit dans ses *Principes d'Anatomie comparée*, qu'il existe la plus grande analogie, sous le rapport qui nous occupe, entre les tégumens du goût et ceux du toucher, qui ne reçoivent en effet, en commun, qu'une portion superficielle et comme exubérante de divers nerfs servant à la fois aux mouvemens et à ces deux sensations.

§ III. *Le mécanisme du goût* est simple; il consiste dans la seule application plus ou moins immédiate des substances sapides à la surface de la langue et des diverses parties de la cavité buccale. Or on voit, à cet effet, la langue s'appliquer en quelque sorte à l'aide de ses mouvemens aux alimens préalablement triturés par la mastication, et plus ou moins liquéfiés par les fluides contenus dans la bouche et par la salive qui y afflue en quantité plus ou moins grande. A l'égard des boissons, elles coulent en nappe et avec une certaine lenteur dans la bouche qui les retient assez pour favoriser l'espèce d'imbibition qui s'ensuit de la part de la langue et de toutes les parties qui servent au goût. Cette sensation exige alors le mode de préhension des liquides qui constitue la succion, ou bien l'infusion graduelle et par gorgées successives. On sait en effet que les boissons qui passent trop rapidement, que nous avalons avec précipitation, ne produisent pas ou presque pas d'impression sur le goût; et que c'est de la sorte que nous évitons à volonté de goûter les liqueurs dont la saveur nous déplaît. (*Médecine*, *Apozèmes*, etc.) L'on a dit, mais sans preuves suffisantes, que l'organe du goût et notamment les papilles de la langue se gonflaient et entraient dans une sorte d'érection sous l'influence des corps sapides, et que cet état particulier de l'organe, qui augmentait l'étendue de ses points de contact, entrait pour beaucoup dans la sensation. Mais il nous semble qu'il est permis de douter que Haller et M. Blumenbach aient jamais constaté la réalité de cette érection, attendu que rien ne la décèle en effet à l'observation la plus scrupuleuse. L'attention concentrée sur le goût modifie son mode d'exercice, et l'homme qui *savoure* alors les alimens, ou qui *déguste* les boissons, prolonge leur point de contact avec sa bouche et le renouvelle à son gré.

Aussi le *gourmet* et le *dégustateur* qui apprécient si promptement et si bien les saveurs, se décèlent-ils à l'observateur par quelques particularités dans la *préhension*, et une sorte de physionomie que l'on ne remarque pas chez l'homme qui boit et mange avec indifférence.

§. IV. *Variétés du goût.* — La délicatesse et l'étendue de la gustation sont loin d'être les mêmes dans toutes les circonstances. C'est ainsi que le goût, nul à la naissance, a besoin d'éducation; il se forme avec lenteur, et, malgré le développement marqué de son premier agent, il demeure très-imparfait dans le premier âge de la vie. Les petits enfans n'aiment guère que les substances douces et sucrées; mais ils goûtent si mal, qu'il est très-facile, comme on sait, de les tromper sur les saveurs, et qu'il suffit, le plus souvent, de changer la couleur des choses qui leur déplaisent pour les leur faire prendre sans répugnance. L'imperfection du goût, quoiqu'en diminuant par l'âge, ne cesse pas durant la première jeunesse. Ce n'est pas l'époque de ce sens. Le jeune homme mange avec plaisir, parce qu'il a faim, mais il montre une grande indifférence dans tout ce qui tient à la recherche des mets et des boissons. Le goût reçoit tout son développement dans l'âge mûr, et cette sensation, loin de se détériorer chez le vieillard, y acquiert une nouvelle perfection. C'est par elle, en effet, qu'il semble surtout alors continuer à vivre. L'*habitude* apportée dans l'exercice du goût donne encore, comme on sait, au chimiste, au distillateur, au cuisinier, etc., une rare précision dans les jugemens qu'ils portent des saveurs d'une foule de corps simples ou composés; et mille nuances sapides qui échappent au commun des hommes, se décèlent clairement au véritable tact devenu leur partage. Mais l'habitude, en perfectionnant le jugement que nous portons des saveurs, émousse-t-elle le sentiment comme le prétend Bichat? Nous ne le pensons pas, et s'il est vrai que l'on se dégoûte parfois des alimens devenus trop usuels et qu'on les change avec plaisir, l'on y revient bientôt après sans les trouver moins bons. Il en est même un très-grand nombre que nous ne parvenons à aimer que par la force de l'habitude. Qui n'a remarqué, à ce sujet, les goûts tout-à-fait particuliers à certains peuples, à certaines provinces, à certaines familles? Et qui ne connaît la rare constance de la plupart de ces goûts invétérés que l'on nomme d'enfance, et qui font qu'une foule de choses qui ne paraissent communément rien moins qu'agréables, continuent cependant de faire nos délices jusquà notre dernier âge. L'abus seul des liqueurs fortes, des alimens et des assaisonemens très-irritans, *blase* le goût et le rend comme insensible aux saveurs ordinaires : c'est ce que l'on voit, en particulier, chez les peuples ichthyophages du Nord, qui, vivant de poissons pouris et usant d'alcohol rectifié, trouvent nos alimens et nos vins insipides. L'excès de développement de la bouche, chez les Nègres, y coïncide avec la finesse et l'étendue de la sensation du goût. Le privilége de ce sens s'étend encore aux peuples les moins avancés dans la civilisation : obligés de juger le plus souvent par eux-mêmes des alimens, qu'ils ne trouvent pas tout préparés, et contraints ainsi de les goûter pour éviter le péril, ils s'élèvent en quelque sorte, suivant Grimaud, à cette sûreté de tact qui distingue si éminemment dans la même circonstance les animaux qui vivent dans l'état sauvage.

§ V. Examinons maintenant les *utilités* du goût et les *principales connexions* de cette sensation avec les autres fonctions de l'économie. La sensualité, de tous les temps et de tous les âges, et contre laquelle la raison humaine n'est pas toujours suffisamment prémunie, est un des premiers avantages attachés à l'exercice de la gustation. Elle est un des attraits puissans et toujours écoutés par lesquels la nature prévoyante commande la conservation individuelle. Le goût, seulement rapproché du tact par l'analogie d'organisation et le mode d'exercice, est uni de fin ou de but avec l'odorat comme juges communs des qualités utiles des alimens et des boissons. Ces sens explorateurs servent essentiellement à la digestion. Buisson leur a donné avec raison la dénomination de sens *nutritifs*. Ils forment vraiment parmi les sens externes une classe à part. Le goût, sans liaison avec l'intelligence, prédomine chez les hommes les plus grossiers comme chez les animaux les plus bruts. Son développement et sa finesse s'y montrent en raison de leur gloutonnerie et de la dégradation de la pensée. L'anatomie comparée n'offre dans les mammifères que peu d'exceptions à cette règle. Mais parmi celles-ci, nous citerons les cétacés et les pachydermes en particulier, si remarquables par leur abrutissement et qui n'ont cependant qu'un goût nul ou plus ou moins défectueux. Le goût ne conserve pas même de mémoire ; rien, ce nous semble du moins, ne rappelle les saveurs : l'impression nouvelle et actuelle des corps sapides constate seulement notre aptitude à nous rappeler qu'ils nous étaient déjà connus. Mille faits font ressortir les relations intimes du goût avec l'estomac et l'action digestive. Il est rare que ce sens admette ce que l'estomac repousse, et que ce qui le flatte ne nous soit pas profitable. Ses répugnances doivent être respectées. L'on digère bien mal, en effet, ce que l'on prend avec dégoût, et le plus souvent le vomissement ne tarde pas à l'expulser. Le *fastidium cibi* pour les alimens ordinaires et les *dépravations du goût* suivent en quelque sorte comme leur ombre la plupart des lésions directes ou sympathiques de la digestion. C'est ce que prouvent les sensations amère, fade, salée, nauséeuse, nidoreuse, qui accompagnent les maladies gastrique et intestinale; et la recherche, contre l'ordre ordinaire, de substances réputées mauvaises, d'une alimentation insuffisante ou absurde, que l'on remarque dans la grossesse, l'aménorrhée, la chlorose et l'hystérie. Le retour du goût à l'état naturel signale le plus souvent le rétablissement de la santé. L'on rencontre assez fréquemment toutefois, soit dans les névroses de l'estomac, soit dans l'irritation chronique de ce viscère, soit même dans ses maladies organiques les plus profondes, le sens du goût dans l'état d'intégrité le plus parfait. (BULLIER.)

GOUTTE, s. f. Vers le douzième siècle, dit-on, lorsque les théories de l'humorisme étaient le plus répandues, l'arthritis fut attribuée, comme un grand nombre d'autres affections, au dépôt d'*une goutte* de quelque humeur âcre dans le tissu de nos organes; ce mot qui désignait la cause a bientôt été employé pour indiquer l'effet; il est devenu synonyme de mal articulaire, de podagre. Mais l'*arthrite goutteuse* n'est-elle pas en quelques points différente de l'arthrite idiopathique, de celle produite par un coup, une chute, etc.? n'est-elle pas encore différente de celle qui survient chez un sujet scrofuleux ou vénérien? Sous le rapport de leur étiologie, de leur marche, et sous celui plus essentiel de leur traitement, les différences qui existent entre ces maladies sont telles, que nous avons cru devoir conserver le nom de *goutte*, quelque impropre qu'il soit.

Toutes les hypothèses ont été épuisées pour expliquer les nombreux phénomènes de cette singulière affection. Galien et le plus grand nombre des médecins des siècles reculés ont considéré la goutte comme une fluxion irrégulière, tantôt de la pituite, tantôt des fluides bilieux. Plus tard on a émis que le liquide qui formait cette *goutte*, susceptible de se porter d'un lieu à un autre, pourrait bien être d'une *nature spécifique*, qu'il pouvait être âcre et caustique. Enfin, enchérissant en quelque sorte sur cette dernière opinion, on a aussi attribué la goutte à un fluide gazeux, à une espèce de miasme, charié avec les humeurs dans tous les tissus organiques. Imbus de cette théorie, les médecins du Japon parviennent, disent-ils, par une piqûre profonde à donner issue à *ce vent étranger*.

Si nous nous rapprochons des temps modernes, nous trouvons encore, à peu de chose près, les mêmes doctrines humorales. Ainsi Cullen, Sydenham, semblent penser que la cause essentielle de la goutte est formée dans les voies digestives, mais ne peut se fixer que sur certains organes. Quelques différences trouvées dans la composition intime de la sueur ou de l'urine ont aussi, dans ces derniers temps, fait admettre une *goutte acide* et une *goutte alkaline*, également déterminées par un vice de nutrition. Enfin Scudamore (*Trad.*, 2 *vol. in*-8°) suppose à la fois que la maladie arthritique est dépendante d'une surabondance du sang dans le système de la veine-porte, et d'une lésion consécutive des fonctions du foie et des sécrétions dépendantes de l'appareil digestif. Cet auteur décide conséquemment que « l'estomac est vraiment le milieu dans lequel la goutte est créée. »

Barthez admet d'abord une disposition innée des solides et des liquides, et encore une *infirmité relative* des organes. Ces conditions déterminent l'*état goutteux spécifique des solides*, « état produit par la force de situation fixe entre les parties du tissu des fibres. » Nous ne savons si cette phrase a jamais été comprise, mais nous croyons au moins qu'elle ne l'est guère de nos jours. Le même auteur reconnaît encore un état *goutteux spécifique des humeurs*, qu'on ne peut révoquer en doute, dit-il. Voici toute sa théorie de la goutte. « L'état goutteux du sang est un vice de sa mixtion qui intercepte plus ou moins la formation naturelle des humeurs excrémentielles, de telle sorte que la décomposition spontanée que subissent ces humeurs y fait prédominer la séparation de la substance terreuse. » Cette prédominance donne aux humeurs une affinité spéciale pour les os, etc; mais il faut encore l'infirmité relative de ceux-ci. Cela est-il plus clair que la force de la situation fixe? Un auteur anglais, Th. Sulton, cité par Scudamore, a écrit que la cause excitante et principale de la goutte réside dans le canal alimentaire, et il donne comme un des principaux soutiens à cette opinion, l'efficacité des purgatifs dans cette maladie.

Quelques auteurs, voulant donner à la goutte un siége organique plus positif, sans cesser toutefois de la considérer comme une maladie générale, en ont fait une altération du système lymphatique. Les travaux de Musgrave, ceux plus récens de Sœmmering, et enfin de M. Allard, fournissent un grand nombre de données intéressantes dans ce sens. M. Guilbert qui admet cette théorie, observe que c'est, sans contredit, celle au moyen de laquelle on explique le plus facilement les nombreux et singuliers phénomènes des affections goutteuses, leur action sur toute l'économie. C'est en la considérant comme lymphatique, dit cet auteur, que Boerhaave, Cullen, etc., ont avancé que la goutte était une maladie de tous les systèmes. Malheureusement l'anatomie pathologique n'a pu rien découvrir sur le système lymphatique des individus qui ont succombé à la goutte, et tout ce qui soutient cette opinion se réduit encore à des considérations physiologiques plus ou moins probables. Sans vouloir la réfuter autrement, nous ferons néanmoins remarquer que le siége des douleurs arthritiques les plus violentes est toujours éloigné des branches les plus considérables du système lymphatique; et que si ces douleurs se propagent, ce n'est jamais dans la direction des vaisseaux de cet ordre; enfin, que les maladies lymphatiques les mieux caractérisées, les plus généralement avouées ne revêtent, en aucun temps, une nuance de sensibilité analogue à celle que présentent les affections goutteuses.

Les phénomènes incontestablement inflammatoires que la goutte présente dans quelques cas, et tout ce qui a été dit sur la liaison de la goutte avec un trouble des fonctions digestives, devait conduire les sectateurs de M. Broussais à leurs idées favorites. Pour eux, non-seulement la goutte est toujours une phlegmasie, mais elle a dans tous les cas un siége fixe, un siége primitif, qui est l'estomac; c'est encore une gastrite ou bien une *gastro-arthrite*. Entendent-ils par ce mot composé une inflammation concomitante de l'estomac et des articulations? mais l'estomac paraît débarrassé lorsque les articulations sont entreprises. Est-ce une inflammation alternative du ventricule et des surfaces articulaires? mais alors une inflammation est une chose bien peu organique, et sur les traces de laquelle on doit fort peu compter puisqu'elle paraît et change de siége avec une telle rapidité. Pourquoi vouloir que le trouble qu'éprouve l'estomac au début d'un accès de goutte ou pendant sa durée soit une gastrite? La blessure la plus légère, la congestion cérébrale la moins intense, ou simplement une peine morale, diminuent, troublent, quelquefois même suspendent les fonctions de l'estomac; sera-ce toujours des *gastrites*?

*Causes de la goutte en général.* — Ici plus que dans nul autre point de pathologie les données étiologiques sont incertaines et obscures. Cependant on peut séparer en deux groupes les conditions que l'expérience a montrées les plus communes chez les individus goutteux. Les premières sont relatives à l'âge, au sexe et à la constitution innée; les autres dispositions à la goutte naissent du genre de vie, du régime, et enfin des diverses influences physiques et morales auxquelles l'homme peut être soumis.

1° *L'âge* dans lequel les premières attaques de la goutte sont plus communes est l'âge viril. Scudamore, sur un relevé de *cent* individus, en compte : *onze*, chez lesquels la maladie se déclare entre vingt et vingt-cinq ans; *vingt-trois*, entre vingt-cinq et trente ans; *dix-neuf*, entre trente et trente-cinq ans; *vingt-deux*, entre trente-cinq et quarante ans; *onze*, entre quarante-cinq et cinquante ans; le reste du nombre total est divisé en trois ou quatre fractions très-petites, comme on peut le juger. L'auteur que nous citons dit n'avoir vu qu'un seul exemple de premier accès avant vingt ans, et aucun après soixante-cinq ans. Mais il est important de noter que nous ne parlons ici que du début de la maladie; sa persévérance et le peu de mortalité qu'elle entraîne, joints à quelques débuts tardifs, la rendent néanmoins fort commune chez les vieillards.

*Sexe.* — Les hommes sont incomparablement plus sujets à la goutte que les femmes, bien qu'il soit difficile de donner une raison plausible de ce fait. Une des plus probables cependant, est la très-grande fréquence, chez ceux-là, des excès de table, et surtout de l'abus des boissons alcoholiques. Le plus grand nombre des médecins ont pensé, avec Hippocrate, que l'écoulement menstruel préservait les femmes de la goutte. Il est plus vrai de dire qu'en général la présence de cette maladie semble rendre précoce la cessation des menstrues. Nous disons en général, parce que nous avons sous les yeux, aujourd'hui même, une exception manifeste à cette assertion et à l'aphorisme, « *mulier podagrâ non laborat*, etc. » : ce sont quatre malades goutteuses chez lesquelles la menstruation est très-régulière, quoique leur maladie dure déjà depuis plusieurs années. Cullen, et depuis Scudamore, ont eu plusieurs exemples dans lesquels la goutte a succédé à la ménorrhagie.

*Hérédité de la goutte.*—Une grande masse de faits semble la rendre incontestable, mais ce caractère présente des anomalies fort curieuses. Ainsi il est des familles où l'on trouve un seul goutteux sur dix personnes tout-à-fait exemptes de la goutte; et d'autres fois, au contraire, cette maladie frappe le plus grand nombre. M. Guilbert, pour soutenir l'hérédité de la goutte, rapporte cette observation très-remarquable: « Un homme, père d'une nombreuse famille, avait eu huit enfans avant d'être affecté de la goutte, et en particulier d'une sciatique qu'il garda le reste de sa vie. Pendant cette maladie, il devint père d'un neuvième enfant. C'est le seul de la famille qui soit goutteux. Scudamore avance qu'en général on a trop expressément défini la goutte une maladie héréditaire, et son assertion paraît fondée, si on la juge d'après un tableau annexé à son ouvrage, et dont voici le résumé. Chez trente-deux individus, hérédité de père; de mère chez neuf; de père et de mère chez trois; six avaient eu seulement le grand-père goutteux; un, la grand'mère seulement; quatre, un oncle ou une tante: enfin, cinquante-huit malades n'avaient connu aucune trace de goutte chez leurs proches parens.

Pour expliquer la transmission héréditaire de la goutte, ceux qui n'ont pas reconnu avec Barthez un état goutteux *spécifique des humeurs*, ont en revanche admis, comme cet auteur, une constitution goutteuse propre, un tempérament, qu'on reconnait, dit-on, aux traits suivans: squelette bien développé, tête volumineuse, dimensions considérables des extrémités des os longs; peau blanche et peu couverte de poils; respiration et circulation fréquentes. Enfin on remarque que les individus qui présentent cette constitution goutteuse ont les passions vives, et en résumé un esprit actif avec un corps paresseux. Mais combien sont vagues les attributs de ce tempérament édifié sur les principes d'une théorie qui tombe en ruines! La vérité est que nous avons vu la goutte affecter des hommes de constitutions fort différentes; les uns étaient sanguins, comme l'on dit; d'autres nerveux; ceux-là lymphatiques, etc.; mais le plus grand nombre présentaient la constitution de l'âge mûr, celle où prédomine l'appareil digestif.

2° *A. Prédispositions acquises.* — L'habitation sous un ciel souvent chargé d'eau, et en même temps d'une température froide, peut être mise au nombre des circonstances qui favorisent le développement de la goutte. C'est à une semblable constitution atmosphérique qu'on attribue généralement la fréquence de cette maladie en Angleterre. On rencontre peu de goutteux dans les campagnes de France; et, s'il en est quelques-uns, c'est particulièrement dans les contrées les moins chaudes, les plus arrosées d'eau, et où les variations de température sont fréquentes et brusques. Une demeure qui offre quelques-unes de ces conditions insalubres, soit par sa construction, soit par son exposition peu favorable, est quelquefois la seule cause qu'on puisse reconnaître à une affection goutteuse.

*B.* Les vêtemens ne peuvent influer que d'une manière très-secondaire sur le développement de la maladie qui nous occupe. On a vu souvent néanmoins une première attaque de goutte se faire sentir après l'emploi de vêtemens trop légers pour la saison, ou chargés d'humidité. Mais encore ici c'est surtout le changement subit qu'ils apportent à la température du corps qui peut devenir nuisible.

*C.* Le genre d'alimentation est, au dire de tous les médecins, la source la plus féconde des affections goutteuses. Plusieurs signalent l'usage de toute nourriture animale; mais la chair du poisson de mer, les salaisons, les ragoûts épicés, ont plus généralement encore été présentés comme capables de produire une disposition très-imminente à la goutte. Nulle cause de la maladie qui nous occupe n'est encore moins douteuse que l'abus ou même le simple usage des liqueurs alcoholiques. Le vin, qui contient plus d'alcohol que les autres boissons habituelles, est aussi celle qui prédispose le plus éminemment à la goutte. Certains vins possèdent plus spécialement cette propriété nuisible; tels sont ceux des côtes du Rhône, ceux de Roussillon, de Portugal, etc. Linnée présume que quelques peuples de la Suède, de même que les Lapons, ne sont étrangers à la goutte que parce qu'ils le sont aussi au fruit de la vigne. Cette remarque de Van Swieten, que les Hollandais connaissent peu les affections goutteuses, tant qu'ils ne changent pas la bierre, leur boisson favorite, contre le vin, a été de nouveau constatée par Scudamore. Quelques auteurs ont cru reconnaître que la culture des vignes avec la chaux imprimait au fruit des qualités morbifères. Ainsi Musgrave dit que la goutte était fort rare dans le Dévonshire avant que la chaux fût employée à cultiver les champs, et que cette maladie s'est répandue avec ce nouveau genre de culture.

*D.* La plupart des goutteux ont des selles rares ; mais ceci nous paraît plutôt un effet qu'une cause de leur maladie : nous y reviendrons ailleurs. Le défaut de transpiration a été donné par quelques médecins comme la cause la plus puissante de la goutte. L'auteur d'un mémoire écrit pour soutenir cette opinion y a consigné plusieurs remarques intéressantes. « C'est, dit-il, parce que l'exercice du corps facilite l'action de la peau, que les gens du peuple, les manouvriers, sont moins exposés à la goutte que les autres hommes. Tout ce qui augmente la transpiration est efficace pour guérir cette maladie : elle est peu intense et peu rebelle dans les climats chauds. Les purgatifs long-temps continués sont nuisibles dans la goutte, parce qu'ils diminuent la transpiration, etc. (de Saulx.) » Sans adopter tous les points de cette théorie que nous ne pouvons présenter ici, il faut convenir que les fonctions de la peau, troublées ou suspendues, ont une très-grande influence dans le développement de la goutte. Un bain froid, un simple pédiluve peuvent ainsi, en arrêtant brusquement l'exhalation cutanée, déterminer le retour d'une attaque. Une sécrétion muqueuse supprimée, un exutoire guéri, ou l'absence d'une hémorrhagie habituelle, sont fréquemment regardés comme la cause d'une affection goutteuse. Mais combien de fois aussi ces effets ne sont-ils que des accidens de la nouvelle maladie !

*E.* Le plus grand nombre des pathologistes ont présenté le défaut d'exercice corporel comme une des causes les plus actives de la goutte. Ce qu'il faut surtout indiquer, c'est que l'effet de cette cause est singulièrement accru si elle a été précédée par un genre de vie contraire. Si l'individu se livrait précédemment à des travaux journaliers pénibles, et exigeant une abondante réparation alimentaire, devenu oisif, il doit abandonner aussi les repas copieux, et proportionner, de cette manière, la nourriture aux dépenses de l'organisme. Au rapport de quelques historiens et médecins, l'arthritis, rare sous l'austère république romaine, se répandit avec les mœurs molles et corrompues des derniers siècles de l'empire. Le fait est probable; mais la goutte, alors comme à présent, attaquait sans doute moins ceux qui avaient été élevés dans la pourpre impériale que les plébéiens et les généraux actifs, qui, parvenus aux honneurs et aux richesses, remplaçaient, par la vie des cours, la sobriété des camps et les pénibles travaux de la guerre.

*F.* Cruellement mutilé par la goutte, Sydenham a donné une consolation à ses compagnons d'infortune, en écrivant que cette maladie *tue plus de gens d'esprit que de stupides.* Le mot est vrai dans le fond, puisque les hommes dont les facultés intellectuelles sont plus élevées, sont ceux qui se livrent ordinairement aux travaux de cabinet, et que ce genre de fatigue est une source abondante de maladies. « Cette cause, dit Scudamore, comprend non-seulement le défaut d'exercice, l'irrégularité dans les heures de sommeil et de repos, mais aussi ses conséquences, comme la faiblesse de l'estomac et la paresse du ventre; par ses effets sur le système nerveux, et antérieurement sur l'action du cerveau, elle donne lieu à cette débilité d'irritation qui augmente la susceptibilté de la constitution à la maladie, et conséquemment à la goutte, si telle est la prédisposition de l'individu. »

Une affection morale triste est souvent aussi la cause d'un premier accès de goutte chez les femmes, et chez les hommes dont la constitution se rapproche de celle des femmes. Ces impressions du système nerveux sont surtout à craindre pendant le travail de l'appareil digestif. C'est alors aussi que la contention d'esprit, ou des excès vénériens deviennent plus capables de déterminer le développement de la goutte.

*Variétés de la goutte.* — Les nosologistes, prodigues en divisions, ont pu facilement adopter un grand nombre de variétés pour la goutte, car cette maladie est certainement une de celles qui se modifient le plus suivant les diverses constitutions individuelles. Sauvages en a admis quinze; on en trouve aussi une longue série dans le travail de M. Guilbert. Cependant la plupart des médecins, en comparant les cas les plus tranchés, ont réduit à deux ou trois toutes ces divisions; je suivrai leur exemple.

1° *Goutte aiguë*, goutte inflammatoire, régulière ou fixe des auteurs. Cette variété est particulière aux individus d'une forte constitution, aux hommes qui touchent à l'âge viril ou à la jeunesse. Comme la généralité des maladies qui se montrent dans ces conditions, elle présente évidemment des phénomènes inflammatoires ; elle suit ses périodes avec régularité, et ne se déplace, en général, ni spontanément, ni par l'emploi des moyens dérivatifs ; sa terminaison la plus ordinaire est la résolution, qui, quelquefois, s'accompagne de phénomènes critiques. Analysons ces généralités. L'invasion de la goutte aiguë ou régulière a lieu communément à l'approche de l'équinoxe du printemps, vers le mois de février ou de mars. Après quelques jours sombres, pendant lesquels la plupart des hommes éprouvent du malaise ou même de la souffrance, un ciel plus pur se montre, et, sous cette dernière influence, toutes les fonctions reprennent leur type, et souvent même deviennent plus actives. C'est ordinairement dans ces conditions (où les fluides animaux semblent devenir plus abondans, ou du moins acquérir des propriétés plus excitantes) que l'on voit une fluxion articulaire se fixer pour la première fois. Un homme se met au lit dans un état de santé parfaite, et se croyant disposé à jouir du meilleur repos ; mais, vers le milieu de la nuit, il est pris d'une douleur plus ou moins vive qui d'abord simule celle d'une crampe, et revêt ensuite, en s'exaspérant, des formes différentes presque dans chaque individu. Suivant l'expression de quelques-uns, c'est une sorte de tenaillement ; suivant d'autres, c'est une sensation analogue à celle que produirait l'action d'une vrille, d'un clou enfoncé dans nos tissus ; ceux-là se plaignent d'une torsion, d'un déchirement, d'une morsure dans la partie la plus profonde de l'articulation. Enfin cette douleur est si vive, que le seul poids des vêtemens, de la couverture, exerce sur la partie qui en est le siége une compression insupportable. Le début de l'accès est quelquefois accompagné d'un frisson général ; d'autres fois ce sentiment est borné au membre affecté ; dans une période plus avancée, il y a une chaleur vive de toute l'habitude du corps, mais surtout de la face ; le pouls et la respiration sont accélérés. Après six ou huit heures de durée, la douleur commence à décroître, mais peu à peu et d'une manière fort lente, de sorte qu'elle persiste jusqu'au troisième ou quatrième jour, en recevant chaque soir une légère exacerbation. Une attaque de goutte régulière aiguë peut ainsi se composer de plusieurs accès ou paroxysmes, dont le premier est le plus intense, et le dernier le plus faible.

Le siége qu'affecte le plus fréquemment la première attaque de la goutte aiguë est l'articulation du gros orteil avec l'os du métatarse correspondant, ou bien la longueur de cet os, sur l'un ou l'autre pied indifféremment. Scudamore ayant fait un tableau des différentes articulations frappées par le premier accès, sur cent sept cas en a relaté soixante-dix où la goutte affectait le siége que nous venons d'indiquer; les trente-sept autres sont dispersés sur un nombre presque égal de points différens. Après le premier accès d'une affection goutteuse, la partie qui en est le siége ne présente que peu de changemens remarquables. La température en est plus élevée sans que la peau offre une coloration plus intense. Dans quelques cas, les pulsations artérielles y sont aussi plus développées. Mais, si les douleurs se sont déja renouvelées plusieurs fois, si les attaques ont été de longue durée, tous les tissus qui composent le membre éprouvent une sorte de développement morbide. Le système vasculaire veineux superficiel a surtout pris une ampliation remarquable; les veines sous-cutanées se dessinent en cordons plus ou moins saillans, et laissent séjourner le sang que contient en grande abondance le réseau dermoïde. La peau est plus colorée; néanmoins ces changemens s'effacent à mesure que l'on s'éloigne de l'accès, et finissent même par disparaître entièrement, à moins que la maladie soit ancienne de plusieurs années : alors d'autres désordres locaux se joignent à ceux-ci; mais alors aussi la *goutte est dite chronique*.

Si l'on compare à ce qui vient d'être dit la description que donnent les nosologistes du rhumatisme articulaire aigu, on y remarque plusieurs points de contact; et souvent aussi l'arthrite goutteuse et l'arthrite rhumatismale ont été considérées comme une même maladie. Voici, d'après les médecins qui les séparent, les données sur lesquelles on cherche à établir le diagnostic différentiel de ces deux affections. La goutte est plus commune chez les hommes; le rhumatisme paraît atteindre également les deux sexes. Celui-ci se développe chez les jeunes gens et les adultes; la première, chez les adultes et les vieillards. L'hérédité n'a jamais été soupçonnée dans le rhumatisme; quoique non constante, elle est assez générale dans la goutte. L'attaque de celle-ci suit souvent un écart de régime, rarement on peut la rapporter à une influence extérieure. L'arthrite rhumatismale est toujours attribuée à l'impression du froid ou de l'humidité.

Son invasion est sans prodromes, celle de la goutte en présente. Le rhumatisme frappe plus ordinairement, suivant eux, les grandes articulations, et la goutte les petites. Il y a moins de gonflement dans le premier; la douleur y est plus souvent tensive, pongitive. Les douleurs goutteuses varient infiniment; quelquefois elles sont lancinantes, vibrantes. Ici, disent-ils, elles décroissent inégalement, et s'exaspèrent, dans quelques cas, la veille de leur disparition. Dans l'autre maladie, c'est un décroissement graduel; il s'accompagne nombre de fois de phénomènes appelés *critiques*; c'est une véritable résolution. Dans la goutte, c'est une sorte de délitescence; le travail morbide est incomplet : sa durée est cependant plus déterminée si on ne le trouble pas par une médication intempestive; elle est au moins de vingt à trente jours; celle d'un rhumatisme peut ne pas excéder une semaine. Sous le rapport thérapeutique, dans celui-ci les évacuations sanguines soulagent rarement, mais du moins sont toujours sans danger. Dans la goutte, elles enlèvent quelquefois tout-à-fait la douleur, mais quelquefois aussi elles entraînent des accidens consécutifs. Les retours de l'arthrite rhumatismale sont rares et non périodiques; ceux de la goutte sont presque régulièrement annuels. Dans ce parallèle on a choisi deux exemples extrêmes, et on a rapporté toutes les oppositions; mais souvent au lit du malade, on trouve à la fois deux symptômes attribués à la goutte, et deux au rhumatisme, ou bien dix à l'un, et cinq à l'autre. Comment décider alors? Nous avouons n'avoir pu, dans un grand nombre de cas, vaincre cette difficulté. *Voyez* RHUMATISME.

2° *La goutte chronique* succède à la goutte aiguë après un temps dont l'étendue varie suivant les constitutions individuelles, mais qui ne peut guère être moindre qu'une ou deux années. Elle peut se diviser en deux sous-variétés : 1° la goutte chronique fixe; 2° la goutte chronique mobile.

A. *La goutte chronique fixe* ne présente que des symptômes inflammatoires fort peu développés, quelquefois même la rougeur et la chaleur de l'articulation malade ne sont pas sensiblement augmentées. Les douleurs sont aussi plus légères que dans la goutte aiguë. Le gonflement, s'il en existe, est une sorte d'œdème ou d'infiltration qui ne se dissipe que longtemps après les attaques. Le retour de celles-ci est fréquent, ou, pour dire plus juste, une attaque se confond avec celle qui l'a précédée et celle qui la suit : la goutte est alors continue, mais avec des exacerbations irrégulières, qui reviennent après trente ou quarante jours, deux ou quatre mois. Les symptômes généraux de ces accès sont très-peu marqués. Il n'y a point de fièvre. Les plus communs sont des spasmes fugaces des masses charnues, ou des crampes plus ou moins prolongées. Quelques malades éprouvent, dans les organes splanchniques, une sensation qui les jette dans un accablement profond. Le trouble des fonctions digestives, constant dans la goutte chronique vague, est presque aussi fréquent dans celle qui nous occupe. « Un appétit vorace et des nausées, dit Scudamore, se manifestent fréquemment d'une manière alternative. » Enfin, dans quelques cas, les fonctions générales sont tout-à-fait saines, et cependant l'affection locale laisse des traces remarquables. C'est ici que nous devons placer l'anatomie pathologique de la goutte; car dans la première variété que nous avons admise les altérations organiques, d'une part, paraissent moins profondes; et, d'autre part, elles sont rarement soumises à l'examen anatomique.

Les membranes séreuses synoviales offrent, chez le plus grand nombre d'individus morts avec la goutte chronique fixe, des lésions fort évidentes. Presque toujours elles sont injectées de sang, épaissies et privées de leur transparence naturelle; elles sont alors rougeâtres, et se confondent avec les cartilages articulaires qu'elles revêtent. Ces membranes séreuses articulaires présentent souvent une sécheresse très-manifeste; dans d'autres cas, si elles sont humectées, c'est par un fluide aqueux, sans cohésion et bien différent de l'humeur onctueuse qui les lubrifie dans l'état de santé. Les altérations du liquide synovial ont fait penser à quelques auteurs qu'il pouvait être le siége du principe goutteux. La synovie a été analysée, et, de même que les urines, elle a tantôt offert un excès des bases alcalines, tantôt un excès des élémens acides, et plus souvent les proportions communes des uns et des autres. Chez une femme goutteuse, morte à la Salpêtrière, nous avons trouvé, M. Rostan et moi, plusieurs caillots et du sang liquide dans l'articulation fémoro-tibiale : ce fait est rare.

C'est très-probablement à un excès de sécrétion, ou plutôt encore au défaut d'absorption de la synovie, que sont dues les concrétions tophacées que l'on rencontre sur les cadavres de ceux qui ont long-temps souffert de la goutte. Ces concrétions sont *articulaires* ou *non articulaires*. Les premières se forment dans la cavité même de la membrane synoviale, ou entre cette membrane et les cartilages qu'elle recouvre, ou enfin encore plus en dehors de l'articulation, entre les parties fibreuses voisines. Leur volume varie infiniment depuis celui d'un grain de millet jusqu'à celui d'une forte noix. Leur surface est ordinairement rugueuse, si ce n'est aux points qui touchent d'autres concrétions. Il est, en effet, commun de voir un grand nombre de ces corps très-rapprochés les uns des autres, et formant des lignes ou des sortes de *chapelets* en différentes directions. Ces tumeurs sont ordinairement apparentes sous la peau et même superficielles, à ce point qu'elles usent ce tissu membraneux, donnent lieu à des ouvertures fistuleuses, et sont entraînées à la longue par une suppuration éliminatoire. Les concrétions goutteuses *non articulaires* peuvent-elles être admises, et comment les distinguera-t-on de tout autre amas crayeux ou calcaires? On sait que ces amas sont assez communs chez les sujets atteints de la maladie scrofuleuse, et qu'on en voit aussi chez les individus parfaitement sains, mais avancés en âge. Trop souvent il a suffi qu'une concrétion tophacée fût trouvée sur un malade goutteux pour qu'elle soit dite arthritique; et ainsi on a dit avoir observé des traces de goutte sur les poumons, les parois du cœur, etc. L'analyse chimique ne peut faciliter cette distinction; dans les unes et les autres de ces concrétions, on rencontre toujours en grande proportion le phosphate ou le carbonate de chaux. La présence de l'acide urique serait, suivant quelques médecins, l'indice de leur nature goutteuse, parce que l'on trouve communément ce principe uni à la soude ou à la chaux dans les tophus articulaires des individus affectés de la goutte. Mais d'un autre côté, on a soumis à l'analyse différentes humeurs animales provenant d'individus chez lesquels on ne pouvait en aucune manière soupçonner une affection goutteuse, et qui offrirent cependant aussi des quantités plus ou moins considérables d'acide urique. Enfin de nos jours on a même trouvé ce composé dans les fluides d'un grand nombre d'animaux exempts de toute lésion arthritique.

Les cartilages et les fibro-cartilages des articulations goutteuses participent, dans le plus grand nombre des cas, aux altérations de la membrane séreuse qui les recouvre : ainsi on les trouve tantôt également nuancés en rose, tantôt piquetés de points d'un rouge vif; d'autres fois plus épais et ramollis, et sur quelques sujets, confondus avec les os auxquels ils adhèrent. L'ankylose est quelquefois le résultat de ces premières lésions. Sur le cadavre d'une femme atteinte d'une goutte chronique, nous avons vu dernièrement les cartilages de l'articulation métacarpo-phalangienne du gros orteil gauche comme ulcérés; l'extrémité de l'os du métacarpe offrait une excavation rugueuse dont les bords étaient formés par la couche cartilagineuse; la surface articulaire de la phalange présentait une altération analogue, mais moins étendue. On trouve dans les auteurs quelques exemples semblables à celui-ci.

L'altération des os dans la goutte chronique est incontestable; mais il s'en faut bien que cette altération présente toujours les mêmes caractères : plusieurs fois nous les avons vus ramollis; quelques auteurs assurent, au contraire, que souvent ils prennent, dans cette maladie, une densité plus considérable. Ce qui nous est prouvé, c'est qu'après une affection goutteuse qui a persisté, on trouve la substance spongieuse des os gorgée de sang. Nous ne savons si cette fluxion sanguine peut être considérée comme la même lésion que celle appelée *inflammation*, mais il y a du moins pour points de contact ceux-ci : augmentation de volume, afflux de sang et douleur. Il nous suffit ici de signaler cette modification organique.

Les parties essentiellement fibreuses, les plus extérieures dans la plupart des articulations, sont sans doute les moins gravement atteintes par la maladie arthritique, car ce sont celles qui, après la mort, en conservent les moindres traces. Cette assertion combat l'opinion de quelques médecins qui ont donné le tissu fibreux pour siége spécial de la goutte articulaire; opinion d'ailleurs ébranlée par bien d'autres considérations : le peu de vitalité de ce tissu, la lenteur et le peu d'irradiation de ses maladies, le mode de douleur qu'elles occasionent, etc.

Les lames fibreuses qu'on remarque autour de quelques articulations sont, parmi les organes analogues, les moins fréquemment altérées. Elles présentent quelquefois un peu d'épaississement, ou bien leurs fibres sont légèrement écartées par de petites masses de tissu cellulaire infiltrées de sérosité. On voit plus communément les nodosités propres aux goutteux se former dans l'épaisseur des tendons, ou à la surface de ces cordes fibreuses. Ces engorgemens ont plus ou moins de consistance;

elle augmente avec leur ancienneté. Ils sont indolens lors des attaques, mais deviennent d'une sensibilité excessive même quelques jours avant. Les nodosités adossées aux tendons ne présentent pas toujours la même organisation que celles développées dans leur continuité. Celles-ci paraissent être un gonflement du tissu fibreux; celles-là ne sont souvent que des concrétions tophacées recouvertes de lames celluleuses. Quelquefois elles renferment au centre une petite quantité d'un liquide séreux. Il y a une triple théorie sur la formation des nodosités *extrà*-articulaires et *extrà*-tendineuses. 1° Quelques médecins pensent qu'elles sont dues au dépôt d'un liquide lymphatique dans les mailles du tissu cellulaire; 2° d'autres, qu'elles sont le résultat d'un kyste séreux accidentellement développé; 3° enfin, et cette opinion est la plus générale, qu'elles sont dues à un suintement de la synovie par la surface externe des capsules séreuses articulaires, ou des capsules qui entourent quelques tendons très-mobiles. C'est un phénomène pathologique trop peu remarqué que l'exhalation des membranes séreuses par leur surface adhérente. L'arachnoïde en fournit des exemples fréquens. On trouve souvent des collections séreuses entre cette membrane et la dure-mère.

Les muscles voisins des articulations goutteuses sont en général restés sains; dans quelques cas cependant, si le membre a perdu le mouvement, ils sont atrophiés. D'autres fois ils présentent une rigidité, *une contracture*, rebelles à tous les secours de la médecine.

*B*. La *goutte chronique mobile* a encore reçu les épithètes de *vague*, d'*irrégulière*, de *nerveuse*, etc. Elle succède à la goutte aiguë qui n'a pas été très-inflammatoire, à celle qui s'est montrée chez des sujets irritables et d'une constitution faible. Ses attaques sont ordinairement très-rapprochées, et leur invasion a lieu indifféremment le jour ou la nuit. Les prodromes qui l'annoncent sont bien plus marqués que ceux qui appartiennent à la goutte chronique fixe. C'est ici un malaise général, une foule de phénomènes nerveux insolites, soit dans les fonctions des organes sensoriaux, soit dans les fonctions digestives. Quelques malades ont des vertiges, des étourdissemens, des nuages devant les yeux, un tintement d'oreilles insupportable. Chez le plus grand nombre, l'appétit est nul depuis deux ou trois jours; le ventre est ballonné et douloureux. Il y a des éructations fréquentes, des borborygmes, et une émission fréquente de gaz par l'anus. Ces gaz sont ordinairement inodores; ils se joignent à une constipation opiniâtre; quelquefois celle-ci alterne avec une diarrhée très-abondante. Durant ces prodromes, les urines sont copieuses, mais très-claires. L'exhalation cutanée paraît tout-à-fait supprimée. Les membres deviennent le siége de crampes très-vives; il y a des douleurs contusives dans les muscles, et quelquefois soubresauts des tendons. Les facultés intellectuelles et affectives ne sont pas les moins altérées dans les souffrances générales qui précèdent une attaque de goutte irrégulière. Quelques individus sont dans un profond abattement, dans une mélancolie cruelle; d'autres ont des mouvemens de colère que la moindre cause éveille. La fluxion arthritique est ici longue à s'établir : c'est surtout dans cette variété de la maladie qu'elle semble arriver goutte à goutte; entièrement fixée elle ne forme encore qu'un point isolé. La douleur, quoique très-vive dans la plupart des cas, est sans irradiation; le gonflement est circonscrit; la rougeur, s'il en existe, offre une nuance particulière de violet; elle n'est point d'ailleurs fondue comme dans l'érysipèle, le phlegmon, etc.

Les paroxysmes sont ici moins tranchés que dans la goutte aiguë ou régulière; si les souffrances sont quelquefois un peu moins vives, en revanche elles n'ont point d'interruption; elles pourront ainsi persister quinze et vingt jours, et disparaître tout d'un coup. Il est rare qu'elles décroissent graduellement, et une disparition brusque n'est souvent qu'un changement de siége. Dans ces cas, en effet, la goutte semble affecter une extrême mobilité; elle passe subitement d'une articulation à une autre, de manière à en frapper cinq, six et plus dans la même attaque; quelquefois même elle semble quitter le siége qui lui est propre (les articulations), pour se porter sur d'autres appareils organiques : c'est ce que l'on a appelé *goutte remontée, goutte rétrocédée,* et ce n'est, dans la plupart des cas, que la disparition de la goutte occasionée par le développement d'une maladie nouvelle plus intense. Quelquefois aussi la goutte vague ou irrégulière est précédée de différentes affections légères ou peu localisées; elle leur succède immédiatement; dans certains cas même, elle apparaît avant qu'elles aient entièrement disparu, et semble hâter cette disparition. Cette liaison, cette coexistence a fait admettre une identité de nature entre ces maladies, et l'on a nommé *goutteuses* celles qui précèdent la goutte, de même que celles qui lui succèdent. Mais à quels caractères peut-on reconnaître cette prétendue goutte *ab-articulaire*, cette goutte *larvée*, *masquée*, *anomale*, *etc.* Barthez et quelques auteurs donnent les suivans, qui constituent ce qu'ils ont appelé la *cachexie goutteuse* : « 1° les maladies goutteuses auxquelles les parens du malade sont sujets, et la multiplication endémique de ces maladies dans le pays qu'il habite ; 2° les formes goutteuses du corps ; 3° l'état habituel de fatigue et de surcharge des organes digestifs, surtout chez les personnes livrées à l'intempérance et aux passions pénibles ; 4° des douleurs fixes plus ou moins fortes, qui occupent des parties internes ou éloignées des articulations ; douleurs dont les accès sont fréquens et se renouvellent ou augmentent par l'influence des saisons ou par d'autres causes qui affectent spécialement la transpiration, et que combattent avec un succès singulier les remèdes antigoutteux puissans et connus spécifiques. Des signes qui fortifient singulièrement ceux-ci sont des affections de goutte et de rhumatisme dans les parties externes, succédant à la maladie goutteuse soupçonnée, et une excrétion habituelle d'une grande quantité de sédiment crayeux par les urines. » (Barthez, vol. II, p. 153.) Il est difficile de lire quelque chose de plus vague et de plus insignifiant que cette théorie d'une cachexie goutteuse. Qu'est-ce que cette surcharge des organes digestifs ? qu'est-ce que ces prétendues formes goutteuses ? et qui pourrait admettre aujourd'hui les *remèdes antigoutteux spécifiques ?* Les auteurs que nous avons cités, sentant toute l'insuffisance des données précédentes pour établir le diagnostic des affections arthritiques larvées, finissent par déclarer que leur nature est surtout découverte quand elles s'accompagnent ou sont suivies de douleurs goutteuses articulaires ; elles sont goutteuses toutes les fois que la goutte les a précédées ou leur succède. Voilà qui prend plus de certitude ; mais alors il n'y aura plus de douleurs articulaires primitives, et tout individu goutteux ne pourra plus avoir que des maladies goutteuses.

Il resterait à chercher si les liaisons qui existent entre la goutte mobile et les maladies prétendues *goutteuses* ne sont pas indépendantes d'une nature spécifique. Toutes les maladies ainsi désignées sont ordinairement des plus légères, et presque sans traces organiques ; c'est un caractère qui les rapproche de la goutte irrégulière dont on les fait dépendre ; comme cette dernière aussi, elles attaquent seulement les individus faibles et doués d'une grande susceptibilité nerveuse. Mais ne voit-on pas déjà que ces points d'analogie dans les affections des différens systèmes tiennent à une disposition générale de toute l'économie. Ce n'est pas parce que tel sujet est affecté de cette variété de la goutte qu'il est exposé à une foule d'affections passagères; mais bien parce que sa disposition individuelle peu énergique, son peu de vitalité, si je puis dire, ne permettant jamais un développement complet et intense des phénomènes morbides, rendent la disparition de ceux-ci facile et fréquente. Au contraire, voyez si la goutte et une autre maladie peuvent, chez un individu vigoureusement constitué, alterner ensemble, ou se déplacer l'une par l'autre. L'histoire de toutes les affections viscérales goutteuses des auteurs ne nous offrent, en effet, que des phénomènes morbides peu caractérisés, et que, pour cela, on a cru d'une nature particulière; ce ne sont jamais, a-t-on dit, des symptômes franchement inflammatoires; *voyez* Stoll, Barthez, etc.

Sous la dénomination de *goutte chronique*, on désigne ordinairement celle qui a succédé à la goutte aiguë; c'est la même maladie modifiée par sa propre durée ou par des secours thérapeutiques peu efficaces. Adoptant cette acception du mot, nous avons décrit la goutte chronique à la suite de la goutte aiguë; mais souvent aussi on applique cette épithète à la goutte qui, par l'influence de quelques conditions individuelles, se montre d'abord avec des symptômes peu intenses et dont cependant la durée se prolonge beaucoup. C'est la goutte des vieillards, et des individus affaiblis par un mauvais régime ou des maladies antérieures; elle se montre, au début, avec tous les caractères de la goutte chronique proprement dite; de même que cette variété, elle est tantôt fixe, tantôt mobile; enfin, l'origine exceptée, c'est la même affection : nous ferons remarquer seulement que, dans celle qui ne succède pas à la goutte aiguë, la sous-variété mobile est la plus commune, tandis qu'au contraire cette sous-variété est la plus rare dans la goutte chronique propre.

*Examen des principales fonctions de la vie chez les goutteux.* — Quoiqu'en général les organes des sens ne présentent rien de particulier chez les sujets affectés de la goutte, nous avons cependant vu plusieurs malades se plaindre, durant les trois ou quatre jours qui précèdent une attaque, les uns d'une dureté de l'ouïe, d'autres d'un bourdonnement fort incommode. Mais voici un fait plus remarquable : un goutteux, tout à coup privé de la vue, n'apercevait devant ses yeux que des flocons neigeux; M. Bourdois prescrivit un pédiluve sinapisé, qui bientôt donna lieu à une douleur arthritique, et mit fin à cette anomalie singulière.

La plupart des individus atteints de la goutte vague ont été précédemment ou sont encore en même temps tourmentés de divers accès de mélancolie très-pénibles. Dans plusieurs cas, on les voit alterner avec les douleurs goutteuses; d'autres malades prévoient, par quelques dispositions particulières du moral, le retour de leurs attaques. Pour les uns, c'est un sentiment insolite de bien-être et de satisfaction; pour ceux-là, une tristesse profonde sans nul motif. « J'ai eu long-temps des liaisons intimes, dit Van Swieten, avec une personne très-instruite et d'un caractère très-doux et très-pacifique, qui savait par expérience lorsqu'elle devait avoir un accès de goutte, parce que, quelques jours auparavant, son humeur s'aigrissait par la moindre bagatelle. » Un malade m'a dit que quelques-uns de ses accès les plus fâcheux avaient immédiatement succédé à de violens emportemens; et, dans quelques autres exemples, on cite des chagrins d'esprit comme les causes des attaques. Dans l'accès même, la disposition à l'irritation est presque proverbiale chez tous les auteurs. (Scudamore.)

La dypsnée est une des incommodités qui paraît le plus souvent compliquer les affections goutteuses. Nous avons vu un malade éprouver régulièrement dix ou quinze heures avant chaque attaque de goutte articulaire, une oppression très-pénible, avec des battemens de cœur larges et tumultueux. Le coucher sur le dos et même quelquefois encore sur les côtés lui était impossible, et tous les moyens de soulagement restaient infructueux jusqu'au développement de la douleur arthritique. Mais combien de fois aussi, chez les goutteux avancés en âge, n'a-t-on pas attribué à la goutte *remontée, rétrocédée, etc.*, ce qui n'était que l'effet d'une maladie du cœur ou des gros vaisseaux, souvent fort ancienne!

Cullen, Sydenham, Brown et tous les pathologistes modernes ont fait remarquer la fréquente coexistence de la goutte et d'une affection des voies alimentaires, et plus particulièrement de l'estomac. Ce malaise des organes digestifs se manifeste par une douleur fixée derrière l'appendice xiphoïde; douleur qui est surtout remarquable lorsque l'estomac est tout-à-fait vide, et dans la condition opposée, c'est-à-dire après une réplétion trop considérable. Durant le travail de la digestion, quelques malades se plaignent d'aigreur, de rapports acides; mais le symptôme le plus fréquent est une sorte de *flatulence*, de gonflement gazeux de l'estomac et quelquefois de tout le conduit intestinal. Cet état n'est pas continu, mais la cause de ses retours est encore indéterminée. Un malade, dont MM. Bourdois et Lucas m'ont communiqué l'histoire, a été tourmenté plusieurs années de sa vie par les divers accidens gastriques dont nous venons de parler. Maintenant ils alternent avec une douleur arthritique; mais ce qu'il y a surtout de remarquable, c'est que celle-ci apparaît tout à coup quand le vent d'est vient à souffler.

Suivant Scudamore, le vomissement bilieux, la diarrhée bilieuse, sont quelquefois les précurseurs prochains d'un paroxysme. Une personne, ayant travaillé au jardin pendant une matinée chaude de l'automne, fut saisie dans la soirée d'un cholera-morbus, et le jour suivant la goutte se manifesta à un de ses pieds.

La constipation est un phénomène morbide très-commun chez les goutteux, et qui peut-être n'est pas étranger à la production des autres symptômes gastriques dont nous venons de parler. Quelquefois, durant les prodromes de l'attaque, il survient une évacuation alvine plus ou moins abondante, de peu de consistance et d'une couleur *grise blanchâtre*. Elle a ceci de particulier que souvent elle semble faire avorter l'accès goutteux, ou au moins lui faire perdre beaucoup de son intensité. Cette observation est due à Alph. le Roy : nous avons eu occasion de la constater.

Quelques goutteux prevoient le retour de leurs accès par l'état aride, la sécheresse de tout le système dermoïde, et, dans quelques cas, de la seule portion qui revêt le siége accoutumé de la douleur. Ce défaut d'action de la peau semble entraîner, dans plusieurs circonstances, une modification organique de son tissu. Nous avons vu une jeune dame, chez laquelle la surface du membre affecté était d'une nuance plus foncée, plus sombre que celle des autres parties du corps, et dont le toucher produisait une impression âpre et désagréable. Dans quelques cas, ces aspérités sont très-saillantes; elles paraissent dues autant à l'altération de la peau qu'à une sécrétion morbide de nature terreuse, crétacée.

L'analyse chimique de la sueur des goutteux n'a fourni que des données peu intéressantes. Souvent ce fluide est ici le même que chez un sujet en pleine santé. Dans un petit nombre de cas, il a paru contenir un principe dominant, tantôt acide, tantôt alcalin; mais ces légères différences de composition se rencontrent fréquemment aussi, comme on le sait, chez des individus exempts de la goutte et même de toute autre maladie.

Suivant Bertholet, l'urine des goutteux contiendrait toujours une quantité moindre d'acide phosphorique que celle du commun des hommes; mais cette quantité augmenterait à l'approche et pendant la durée des paroxysmes. Plusieurs médecins chimistes qui se sont livrés aux mêmes recherches, ont eu des données à peu près semblables. Cependant Scudamore, auquel on doit les travaux les plus récens à cet égard, fait remarquer, avec raison, que cette diminution de proportion de l'acide phosphorique dans les urines n'est point un caractère particulier à la goutte; en second lieu, que sa prédominance momentanée se remarque dans un grand nombre de maladies comme dans celle-ci. Un enfant qui se trouvait dans le nombre des individus sur lesquels Scudamore a fait ses recherches, rendit au moment où on le regardait comme jouissant de la meilleure santé, une urine contenant une quantité considérable d'acide phosphorique, et dans la soirée du même jour il fut attaqué d'une inflammation violente et d'une tuméfaction de la moitié de la figure.

*Le pronostic* de la goutte varie suivant les variétés de cette maladie, ou plutôt suivant les dispositions constitutionnelles de l'individu qu'elle affecte. La goutte des sujets faibles et doués d'une grande susceptiblité nerveuse est assez peu grave, quoique la source de douleurs fréquentes et très-intenses. Chez les individus d'une forte constitution, l'arthrite n'est fâcheuse qu'autant qu'elle reparaît plusieurs fois sur la même articulation, car elle peut alors, en passant à l'état chronique, donner lieu à des altérations organiques plus ou moins profondes. Elle est aussi d'autant plus à craindre que le malade suit un genre de vie moins régulier, ou se soumet à une thérapeutique peu rationnelle. La gravité de la goutte chronique est de même en raison directe de son ancienneté. La perte du mouvement d'une articulation est un symptôme qui doit faire pronostiquer l'incurabilité.

*Traitement.* — Il n'est point de maladie qui ait, autant que la goutte, donné lieu aux essais de l'empirisme. Les remèdes prétendus spécifiques, pour cette maladie que l'on ne guérit pas, sont innombrables; les remèdes rationnels sont au contraire en petit nombre. Pour mettre quelque ordre dans l'exposé des uns et des autres, nous diviserons la thérapeutique de la goutte, 1° en traitement de la variété aiguë, qui se compose de médications indiquées par les symptômes successifs des attaques; 2° en traitement de la maladie passée à l'état chronique; 3° en traitement général de la goutte, qui réunira quelques moyens empiriques, et les secours, plus efficaces, tirés de l'hygiène.

A. *Traitement de la goutte aiguë.* — Quelques goutteux, comme nous l'avons dit précédemment, prévoient à certains malaises anomaux l'accès qui doit les frapper peu d'heures après. Il faut profiter de cette prescience pour diminuer la violence du mouvement morbide; dans ce but, en même temps qu'on prescrit un repos absolu, on diminue la quantité des alimens, et on supprime l'usage des boissons fermentées. Un malade que nous avons sous les yeux a, dit-il, conjuré ainsi plus de la moitié de ses douleurs. Les bains tièdes prolongés sont prescrits dans la même indication. Les médecins anglais et plusieurs médecins allemands emploient au début de l'attaque de goutte les narcotiques à doses plus ou moins fortes. Je ne pense pas que leur emploi se soit beaucoup étendu en France. Les purgatifs ou au moins les minoratifs appartiennent aussi davantage à la médecine étrangère, mais ils ont trouvé chez nous un assez grand nombre de partisans. Je connais quelques médecins qui ne négligent jamais de les employer quand ils peuvent présumer une prochaine attaque de goutte. Ils disent, avec Stoll, qu'en débarrassant l'intestin des matières bilieuses, on le préserve de tout transport métastatique. Nous ne réfuterons pas une théorie aussi surannée, mais nous devons dire que cette méthode a souvent amené directement les effets qu'on voulait qu'elle prévînt, c'est-à-dire des phlegmasies abdominales. Dans l'intention de hâter le développement de la fluxion goutteuse, on a employé un grand nombre de médicamens, ayant tous à peu près la même propriété, celle de déterminer une irritation plus ou moins vive des tissus dermoïdes : tels sont les cataplasmes de farine de moutarde, de verveine cuite dans le vinaigre, ceux de persil et de quelques autres plantes aromatiques. Un moyen efficace et très simple est l'application de morceaux d'étoffe de laine, imbibés d'eau chaude pure ou légèrement aiguisée avec l'alcohol. Nommons encore ici l'insolation et l'exposition du membre à un feu vif.

La douleur arthritique décidément fixée exige l'emploi de médications souvent opposées aux précédentes. Dans cette période du mal, le premier but à se proposer est celui de calmer les souffrances. Les applications émollientes, quelquefois légèrement narcotiques, satisferont d'abord à cette indication. Dans plusieurs cas, les antispasmodiques pris intérieurement s'y joignent avec un grand avantage. Les plus fréquemment employés sont le musc, la myrrhe, le benjoin, et quelques gommes résineuses fétides; le castoreum, l'assa-fœtida, etc. Mais dans une attaque de goutte inflammatoire très-intense, le calmant le plus efficace est une évacuation sanguine. L'expérience a depuis long-temps appris que les saignées locales étaient ici infiniment préférables à l'ouverture de la veine. Les sangsues ou les ventouses scarifiées seront appliquées autour du lieu douloureux, en assez grand nombre pour obtenir une perte de sang copieuse, mais pas assez pour produire une révulsion trop vive.

Vers la fin de l'attaque de goutte inflammatoire, les indications à remplir deviennent bien moins intéressantes; il faut cependant insister encore sur la sévérité du régime, et continuer les applications chaudes et relâchantes.

Quelques praticiens emploient, au début d'un accès de goutte, une méthode particulière qui a pour but d'arrêter brusquement le travail maladif; cette méthode est dite *perturbatrice*. L'application du froid, au moyen de l'eau congelée, et celle de la chaleur, à l'aide d'un liquide bouillant ou d'un fer rouge, sont peut-être les premiers moyens perturbateurs qui aient été mis en usage. L'action de la chaleur, quoique moins employée que celle du froid, est cependant plus avantageuse, et n'a jamais de suites aussi graves. C'est aussi en produisant une sorte de perturbation, qu'un exercice violent, une longue course à pied, au début d'une attaque de goutte, ont pu en empêcher le développement; mais on conçoit que, si le but n'est pas atteint, cette pratique doit alors rendre les symptômes plus violens.

Tout le monde connaît la méthode perturbatrice de Cadet-de-Veaux, qui consiste à boire abondamment de l'eau très-chaude. Il voulait qu'on en prît sans désemparer quarante-huit verres de six onces chaque. Ses avantages et ses inconvéniens nous sont peu connus : il est trop peu de goutteux dont le goût s'accorde avec cette prescription. Les boissons prises à la glace doivent encore être mentionnées ici ; mais elles ont un effet bien peu certain. Il faut que leur usage soit long-temps prolongé. Une copieuse saignée du bras a été conseillée aussi comme perturbatrice d'une attaque de goutte aiguë. Ce moyen peut être moins dangereux que les précédens, mais néanmoins il a été rejeté par la plupart des praticiens éclairés.

*B.* Le mode de traitement qui vient d'être exposé pour les attaques de goutte inflammatoire demande d'importantes modifications quand cette attaque a déjà été précédée d'un grand nombre d'autres, quand la maladie a passé à l'état chronique. Les évacuations sanguines sont rarement utiles dans la goutte chronique fixe et dans la goutte vague ou nerveuse ; Souvent ici il faut, au contraire, aider la nature à localiser la maladie, ou à lui donner un développement plus complet. C'est pour obtenir ce but que l'on applique sur l'articulation déjà malade des cataplasmes composés de substances excitantes ; telles sont ceux de savon cuit et d'eau-de-vie, de savon et de camphre (remède de Quarin) ; celui de Pradier, etc. — Dans le cas de goutte *chronique avec débilité générale*, les médecins des siècles précédens ne craignaient pas d'administrer le vin pur, et, dans quelques cas, chaud et aromatisé, ou même des potions alcoholiques très-énergiques. Les praticiens de nos jours prescrivent encore, dans cette maladie, quelques légers sudorifiques, les infusions chaudes d'arnica montana, de bourrache, de squine, de salsepareille, et recommandent surtout, même hors des attaques, un régime fortifiant. Nous devons parler ici de quelques moyens locaux employés pour détruire les traces de la goutte chronique, de la goutte qui a duré plusieurs années : ces moyens sont d'un intérêt très-secondaire, puisqu'ils ne peuvent combattre que des lésions organiques fort peu graves, et qui disparaîtraient souvent d'elles-mêmes si l'on triomphait de la maladie qui leur a donné naissance.

*Les tumeurs albumino-gélatineuses* peuvent être vidées par une ponction faite avec le trois-quart ou un bistouri étroit ; on détermine la sortie du liquide par une pression méthodique, qui, étant continuée, a encore l'avantage de faciliter l'oblitération de la cavité cellulaire qui le contenait.

*Les concrétions tophacées* très-souvent s'échappent à la longue spontanément par une érosion de la peau et des autres tissus qui les recouvrent; mais il arrive fréquemment aussi qu'il reste, au fond de l'ulcère qui s'est formé, une portion de la matière calcaire qui empêche sa cicatrisation. On peut chercher à l'ébranler doucement avec des pinces; mais, contenue dans les mailles du tissu cellulaire, on ne peut l'enlever que par petits fragmens. Une application journalière de cataplasmes émolliens, et d'autres fois détersifs, prépare d'ailleurs très-avantageusement les parties malades à cette opération.

Les *contractures des tendons* sont, dans la pluralité des cas, rebelles aux moyens de l'art. Les embrocations huileuses, et même un bain partiel d'huile, ont été très-anciennement recommandés. Nous croyons que les bains d'eau simple très-prolongés doivent avoir les mêmes effets : on y joindra l'application continuée de cataplasmes émolliens et narcotiques, ou encore l'usage de douches de même nature, et d'autres fois avec des eaux thermales. Enfin, la pratique qui, sagement employée, a le plus de succès, est celle qui consiste à faire étendre peu à peu le membre contracté, soit en lui imprimant de légers mouvemens, soit en le plaçant dans un appareil convenable.

Les *nodosités* ou *engorgemens noueux* des ligamens ou des tendons sont assez peu graves et méritent à peine de fixer l'attention du médecin. Cependant on a employé quelquefois, pour les dissiper, des frictions avec des linimens composés, ou seulement avec l'huile de térébenthine pure, avec l'alcohol, etc. La compression serait sans doute le moyen le plus efficace; mais elle est souvent rendue impossible, soit par le siége de la nodosité, soit par la douleur qui résulte de son usage.

L'*engorgement*, l'*empâtement* des articulations qui appartient à la goutte réclame l'emploi des mêmes moyens que ceux mis en usage pour un engorgement d'une autre nature. Si les symptômes inflammatoires dominent, il faut prescrire les émolliens, et quelquefois la saignée locale; si la tumeur *est froide*, comme l'on dit, les cataplasmes toniques et légèrement animés par l'addition du vin, de l'alcohol, de l'ammoniaque, etc., conviendront. Enfin, dans quelques cas, il sera besoin de recourir aux vésicatoires. Ils seront appliqués dans le voisinage de l'articulation malade plutôt que sur l'engorgement même;

et encore devra-t-on attendre, pour leur emploi, que toutes traces d'inflammation soient entièrement effacées.

*Traitement général de la goutte.* — Il se compose de moyens thérapeutiques et de préceptes hygiéniques. Les premiers peuvent être distingués en deux ordres, suivant qu'ils agissent, 1° sur les parties affectées ; 2° sur des points éloignés ou même sur tout l'organisme.

*Remèdes locaux.* — Les exutoires, tels que les cautères, les vésicatoires et le séton, ne doivent être appliqués que dans l'intervalle des accès de la goutte. Il faut qu'ils soient rapprochés de l'articulation affectée, sans cependant que le gonflement, la turgescence inflammatoire puisse s'étendre jusqu'à eux pendant le travail morbide de l'attaque. Le moxa, qui agit plus énergiquement, promet aussi plus d'efficacité : il doit être appliqué aux mêmes lieux. Les médecins chinois, qui emploient si fréquemment le feu, en font un usage journalier contre la goutte, et il paraît que cette affection lui résiste peu. Il s'en faut que son application soit aussi heureuse dans nos contrées ; peut-être faut-il attribuer cette différence à celle de la maladie même.

Quelques praticiens de nos jours essaient la cure radicale de la goutte par l'emploi réitéré des sangsues appliquées au voisinage de l'articulation. Paulmier, l'auteur ou du moins un des plus zélés partisans de cette méthode, l'employait dans la goutte atonique comme dans la goutte inflammatoire. Elle ne présente, il est vrai, que peu d'inconvéniens, et obtient quelquefois des succès incontestables ; mais il faut qu'elle soit continuée avec persévérance, même après une absence d'attaque très-longue.

Le procédé d'un médecin allemand (Bauer) se rapproche de ce dernier ; il conseillait les ventouses scarifiées sur le siége même de la douleur, et voulait qu'elles fussent réappliquées très-fréquemment, à l'intervalle d'un mois ou deux et durant tout le reste de la vie ; encore ne promettait-il la guérison que lorsque la goutte était ancienne de moins de quatre ans. On conçoit bien qu'un pareil traitement, sévèrement suivi, et aidé du régime, puisse triompher d'une maladie rebelle.

Les cataplasmes irritans et résolutifs ont joui, en divers temps, d'une grande renommée contre la goutte. Lucien nous apprend, dans un badinage sur cette maladie (*Trapodagra*), que les médecins de Rome employaient un cataplasme de racines d'ellébore, celui de fenugrec et de vin, etc. Riolan a vanté les merveilleux effets d'un cataplasme composé avec la farine de fenugrec, le vinaigre et le miel. Enfin, de nos jours, on sait combien est encore préconisé le remède de Pradier, qui n'est qu'un cataplasme de farine de lin, avec addition d'une petite quantité d'un alcohol chargé de quelques principes des substances suivantes : sauge, quinquina rouge, salsepareille, safran et baume de la Mecque. Voici son mode d'emploi. On verse sur un cataplasme, du poids de trois livres, environ deux onces de la teinture indiquée. Il est appliqué aussi chaud que le malade peut l'endurer, et doit couvrir les deux jambes jusqu'aux genoux. On le renouvelle une seule fois dans les vingt-quatre heures. Peu de temps après son application, il y a diminution des douleurs, à ce point même de permettre le sommeil. Après huit à dix jours de l'emploi de ce remède, il se dégage, lors de la levée de l'appareil, une odeur fétide, nauséabonde; et qui est ordinairement du meilleur augure. Avant ce temps, le malade a commencé à souffrir d'une douleur plus ou moins intense qu'il rapporte à la plante du pied et au talon; cette douleur, avec ou sans tuméfaction, est quelquefois très-vive; dans d'autres cas, ce n'est qu'un simple picotement. Les effets du remède de Pradier sont d'appeler la fluxion goutteuse, de la localiser et de rendre sa marche régulière. Mais on voit qu'il peut être remplacé très-avantageusement par les médicamens les plus simples : par un cataplasme de farine de moutarde, par l'application de compresses trempées dans un liquide à la fois alcoholique et aromatique, etc., etc.

On a quelquefois aussi borné le traitement de la goutte au seul usage long-temps continué de cataplasmes émolliens simples; d'autres fois on leur a uni de légers narcotiques : telle est une décoction de têtes de pavot, etc. C'est aussi en formant une atmosphère humide autour de l'articulation malade, que sont utiles les applications d'emplâtres ou de taffetas gommés. On les fait adhérer à tous les points de la surface qu'ils recouvrent, ou seulement sur les bords, ce qui est préférable. L'humeur de la perspiration cutanée forme alors une sorte de bain de vapeur continuel.

*Remèdes généraux. 1° Pharmaceutiques.* — Quelques médecins ont proposé de promener sur tout le corps les médicamens reconnus avantageux pour le traitement de la goutte. C'est ainsi qu'on a fait des frictions, des embrocations avec des matières grasses ou huileuses, dans lesquelles on avait incorporé quelque principe actif, tels que l'ammoniaque, le camphre, les sels alcalins, etc. On a encore fait le même usage de plusieurs solutions alcoholiques, narcotiques, balsamiques, etc.

Plusieurs substances drastiques ont fréquemment été la base de prétendus spécifiques contre la goutte; et ce qui est remarquable, ils ont souvent aussi été proscrits, non-seulement comme peu utiles, mais même comme pernicieux. Sydenham est un de ceux qui se sont le plus élevés contre les purgatifs, après les avoir essayés sur lui-même. A une époque qui n'est pas très-reculée, on a vu un véritable drastique être préconisé, comme sans pareil, contre les affections goutteuses; ce remède secret, dit spécifique, est l'eau d'Husson : on soupçonne que ce n'est qu'un extrait alcoholique de quelques végétaux âcres, du colchique ou de la gratiole.

Aujourd'hui il est encore des médecins qui conseillent les purgatifs; à la vérité ils les donnent ordinairement dans un véhicule très-étendu, et associés aux calmans ou aux antispasmodiques. Nous ajouterons de plus qu'il faut attendre, pour leur administration, une absence complète des douleurs. Les végétaux riches en principes amers et aromatiques ont été employés contre la goutte, tantôt dans le but d'agir sur les organes digestifs, tantôt sur l'appareil circulatoire. Ainsi on a tour à tour, préconisé le gaïac, la squine, l'arnica, la canelle, l'alkékenge, la menthe poivrée, le bois amer de Surinam, le gingembre, le piment, etc. Les amers conviendront toutes les fois qu'on remarquera de la langueur dans les fonctions digestives, et les aromatiques lorsqu'il sera utile de provoquer les sueurs ou d'éveiller l'action générale du système nerveux, double indication fréquente dans la goutte. La poudre amère du duc de Portland, qui a usurpé une grande renommée dans le siècle précédent, est en grande partie composée de végétaux amers aromatiques.

Le quinquina mérite ici une place importante; il combat la goutte dont les retours périodiques sont réguliers, comme toute autre maladie présentant le même caractère; et, si par son usage on ne détruit pas cette affection, du moins on peut en éviter plusieurs attaques. Quelques praticiens, et Sydenham entre autres, ont obtenu de ce médicament des avantages remarquables. Il peut être employé à hautes doses, au début de l'attaque de goutte atonique, et au déclin de celle dont les symptômes inflammatoires ont eu de l'intensité. Held, qui a surtout fixé l'attention sur cette médication, lui a laissé son nom ; mais bien avant lui on avait signalé ses succès.

Les évacuations sanguines générales réitérées ont paru à quelques-uns pouvoir être un palliatif ou même un préservatif de la goutte. Galien et, depuis, Boerhaave, ont vanté cette pratique, qui néanmoins s'est très-peu répandue. Les anciens avaient particulièrement recours à la saignée du bras. Sydenham et Barthez, les classiques modernes sur la goutte, repoussent entièrement ce moyen. Il est vrai qu'il a quelquefois entraîné de graves accidens; toutefois on tirerait peut-être un parti plus heureux de la saignée en régularisant son emploi et en la rendant dérivative. Ainsi quelques sangsues à l'anus, chez les individus sujets aux fluxions passagères et dont le système circulatoire semble gorgé de sang, peuvent convenir. Il faut que l'époque mensuelle de cette saignée dérivative se rapproche, autant que possible, des retours de l'accès goutteux.

Les narcotiques sont, en général, peu utiles dans la goutte. La poudre de Dower ( opium et ipécacuanha ), est presque le seul médicament de ce genre qui soit encore employé aujourd'hui. On peut la donner durant les attaques, et aussi dans leurs intervalles. Quelques stupéfians ont joui d'une faveur plus grande, tels sont la jusquiame et l'aconit. On les a prescrits à l'intérieur et à l'extérieur. Ces médicamens conviennent particulièrement, comme tous ceux de leur classe, dans la goutte vague ou nerveuse.

2° *Moyens hygiéniques.* — Les individus affectés de la goutte éviteront l'impression de l'air froid et humide, et l'habitation d'un pays ou d'une demeure qui seraient exposés à cette constitution atmosphérique. Les transitions subites du chaud au froid sont surtout à craindre, quoique celles opposées ne soient pas toujours sans danger. Les vêtemens seront en rapport avec la température du pays et de la saison ; mais les tissus de laine, portés à nu sur la peau, sont particulièrement recommandés.

C'est sur le régime alimentaire que les goutteux doivent porter la plus grande attention : la diète végétale et l'abstinence du vin ont soulagé plus de malades qu'aucun moyen pharmaceutique. On sait, et nous l'avons rappelé ailleurs, que l'usage passager des liqueurs alcoholiques, des vins généreux, etc., a suffi pour renouveler une attaque de goutte très-grave. Il est encore fort important de faciliter, dans cette affection, les excrétions alvines ; c'est pendant les constipations opiniâtres qu'on voit les malades atteints de la goutte vague, éprouver de graves accidens dont les organes de la circulation ou de la respiration paraissent être le siége. L'action de la peau sera favorisée par des frictions sèches ou par des lotions aromatiques ; c'est dans le même but que les bains chauds ou froids, de mer ou de rivière, ont été si souvent conseillés chez les goutteux. Un riche capitaliste, homme sanguin, adonné à la bonne chère, n'éprouve à chaque printemps qu'une légère attaque de la goutte dont il est affecté depuis vingt ans, si une sueur abondante, qu'il éprouve habituellement la nuit, n'a point été suspendue.

Le dicton, *goutte tourmentée est à demi guérie*, présente un grand fond de vérité, mais il faut prendre garde, toutefois, que l'exercice soit proportionné à l'intensité de la maladie ; trop pénible il pourrait, loin d'être utile, rendre les attaques plus fréquentes. Chez des malades déjà perclus, il faut remplacer le mouvement général par le mouvement partiel des bras et des jambes, ou par des frictions faites par une main étrangère. Les travaux immodérés de l'esprit et les passions vives sont souvent suivis d'accès de goutte vague : il faut les éviter autant que possible. Les plaisirs vénériens seront sévèrement interdits, et surtout aux individus déjà avancés en âge. Un examen attentif des causes de l'arthritis goutteuse doit suppléer, d'ailleurs, à ce que peuvent avoir d'incomplet ces généralités hygiéniques : on jugera par ce qui peut produire cette maladie, de ce qu'il faut fuir ou rechercher pour la prévenir et la combattre. (G. FERRUS.)

GOUTTE, s. f., *gutta*. On nomme ainsi la plus petite quantité d'un liquide, qui se sépare lorsque la pesanteur l'emporte sur l'affinité des molécules placées au point le plus déclive avec la masse entière et le corps solide qu'elles touchent. Le poids d'une goutte a été évalué à un grain ; mais cette évaluation n'est pas tout-à-fait exacte, le poids des liquides variant d'après leur nature. On se sert de cette mesure pour administrer les liquides dont on ne doit prescrire que de très-petites doses ; mais il vaut mieux les indiquer par le poids, qui expose à moins d'erreurs.

On a désigné sous le nom spécial de *gouttes*, auquel on a ajouté diverses dénominations, des médicamens liquides que l'on administre à très-petites doses, et qui sont ordinairement doués de beaucoup d'énergie : tels sont les suivans :

GOUTTES AMÈRES : teinture dont l'ingrédient principal est la fève de Saint-Ignace. Inusitées.

GOUTTES ANODINES D'ANGLETERRE, DE TALBOT : teinture composée qu'on fait en mettant digérer, dans une livre d'alcohol, une once d'écorce de sassafras, autant de racine d'asarum, un gros de sel volatil de corne de cerf rectifié ( sous-carbonate d'ammoniaque ), demi-once de bois d'aloès et trois gros d'opium. Cette teinture est, comme l'indique sa composition, excitante, légèrement narcotique, et par conséquent sudorifique. C'est dans ces propriétés que réside sa vertu anodine ou calmante par laquelle on combat divers symptômes nerveux. On l'administre à la dose de dix grains à un demi-gros.

GOUTTES ANODINES OU MINÉRALES D'HOFFMANN : c'est le même médicament que la LIQUEUR MINÉRALE D'HOFFMANN. *Voyez* ÉTHER SULFURIQUE ALCOHOLISÉ.

GOUTTES ANODINES DE SYDENHAM : c'est le laudanum liquide. *Voyez* OPIUM.

GOUTTES CÉPHALIQUES D'ANGLETERRE : c'est un mélange excitant d'esprit volatil de soie crue ( sous-carbonate d'ammoniaque huileux ), d'huile de lavande et d'alcohol rectifié.

GOUTTES D'ELLER : mélange à parties égales d'éther sulfurique alcoholisé et d'esprit de corne de cerf succiné. C'est un médicament stimulant qu'on administre de vingt à quarante grains, et que son auteur a préconisé dans le traitement des rhumatismes, de la goutte.

GOUTTES NERVINES DE BESTUCHEFF : c'est une dissolution de nitrate d'or dans l'alcohol. Inusitées.

GOUTTES D'OR DU GÉNÉRAL DE LA MOTTE : dissolution de chlorure de fer sublimé dans l'éthér sulfurique alcoholisé.

GOUTTES DE ROUSSEAU : c'est la préparation d'opium faite par la fermentation du miel. *Voyez* OPIUM.

GOUTTES DE SÉGUIN : c'est une préparation analogue aux gouttes de Rousseau. *Voyez* OPIUM.

GOUTTE-ROSE, s. f., *gutta rosea*. *Voyez* COUPEROSE.

GOUTTE SEREINE, s. f., *gutta serena*. C'est le nom que les anciens avaient donné à l'amaurose, parce que, dans cette maladie, la vue étant perdue pendant que l'œil conserve sa transparence, ils supposaient que la cécité était occasionée par une humeur transparente ou sereine. *Voyez* AMAUROSE.

GOUTTEUX, adj.; qui est atteint de la goutte, ou qui a

du rapport avec la goutte : symptômes goutteux, affection de nature goutteuse.

GOUTTIÈRE, s. f., *sulcus*. On donne ce nom aux dépressions des organes, et particulièrement des os, qui ont la forme d'un demi-canal : telles sont celles de l'intérieur du crâne qui logent les sinus veineux contenus dans cette cavité, celle du corps caverneux de la verge qui reçoit l'urètre, celle de l'orbite que l'on appelle *lacrymale* et qui répond au sac de ce nom, celles du bord inférieur des côtes, etc. Ces cavités sont quelquefois formées par la réunion de plusieurs os. Souvent la réunion des gouttières qui existent sur des os séparés forme des canaux. (A.B.)

GRAIN, s. m., *granum*. C'est la soixante-douzième partie d'un gros : il équivaut à peu près à un demi-décigramme (poids décimaux.)

On a désigné sous les noms très-impropres de grains de vie, de grains de santé, des pilules dont l'aloès est l'ingrédient principal, et qui sont toniques ou purgatives, suivant la dose à laquelle on les administre.

GRAISSES, s. f. On désigne ainsi des corps gras essentiellement composés de stéarine et d'oléine, que l'on regardait à tort comme des principes immédiats avant les belles expériences de M. Chevreul. (*Voyez* GRAS.) On trouve en outre, dans certaines graisses, un principe colorant jaunâtre, et une matière odorante analogue à la butyrine, à la phocénine ou à l'hircine. (*Voyez* ces mots). Les principes qui constituent les graisses étant tous formés d'oxygène, d'hydrogène et de carbone, il est évident que les graisses ne doivent être composées que de ces trois élémens.

La graisse est sécrétée par le tissu adipeux ; elle est très-abondante sous la peau, près des reins, dans l'épiploon, à la base du cœur, à la surface des muscles, des intestins, etc. On l'obtient pure, en la faisant fondre avec une certaine quantité d'eau, après avoir séparé mécaniquement les substances qui lui sont étrangères, en la décantant et en la passant à travers une toile.

*Propriétés générales des graisses.* — Elles offrent une consistance molle, qui varie suivant les animaux et les parties d'où elles proviennent ; elles sont incolores ou jaunâtres, inodores ou odorantes, plus légères que l'eau, d'une saveur douce et fade, sans action sur l'infusum de tournesol, et très-fusibles. Chauffées dans des vaisseaux fermés, elles entrent en fusion, et ne tardent pas à se décomposer. Si l'on opère dans un appareil distillatoire, on obtient un peu d'eau, du gaz acide carbonique, de l'acide acétique, de l'acide *sébacique* (*voyez ce mot*), beaucoup de gaz hydrogène carboné, une assez grande quantité d'une matière grasse, huileuse, différente de celle sur laquelle on opère, d'une odeur insupportable, et un atome de charbon spongieux, facile à incinérer : aucun de ces produits ne renferme de l'azote; ce qui prouve que cet élément n'entre point dans la composition des graisses. L'*air* atmosphérique altère les graisses à la température ordinaire; il les rancit, les colore et leur communique une odeur désagréable; il se produit un acide qui a beaucoup de rapport avec l'acide sébacique, suivant quelques chimistes, et qui paraît être le résultat de l'action de l'oxygène de l'air sur l'hydrogène et sur le carbone des graisses; d'après M. Chevreul, l'acide formé a une odeur analogue à celle de l'acide acétique; il est volatil, et peut être obtenu à l'état d'un hydrate incolore, ayant l'apparence d'une huile essentielle. Si la température est élevée, les graisses qui sont exposées à l'air fondent, se décomposent, se colorent, répandent des fumées blanches, piquantes, et s'enflamment. Le *soufre* et le *phosphore* se dissolvent dans les graisses à l'aide de la chaleur; l'*iode* et le *chlore* s'emparent de leur hydrogène pour passer à l'état d'acide hydriodique ou hydrochlorique, qui restent unis avec la matière grasse résultante, et constituent des composés onctueux et pâteux. L'*hydrogène*, le *bore*, le *carbone* et l'*azote* ne paraissent pas avoir d'action sur les graisses. L'*eau* n'en dissout pas un atome. L'*alcohol* agit sur elles d'une manière remarquable : lorsqu'on les fait bouillir avec ce liquide d'une densité de 0,791 à 0,798, elles se dissolvent en partie; si l'on décante la liqueur, il se dépose, par le refroidissement, une matière composée de beaucoup de stéarine et d'un peu d'oléine; le liquide surnageant contient, au contraire, beaucoup d'oléine et un peu de stéarine : si l'on traite la matière solide avec de l'alcohol bouillant et à plusieurs reprises, on dissout l'oléine, et on finit par avoir la stéarine pure. Le liquide avec excès d'oléine, exposé à l'action de l'air froid, laisse déposer le peu de stéarine qu'il contient, en sorte que l'alcohol finit par ne tenir en dissolution que l'oléine; si on le distille pour en retirer l'alcohol, il ne reste que l'oléine.

Lorsqu'on fait chauffer, même à l'abri du contact de l'air, les graisses de porc, de bœuf ou de mouton, avec de la potasse, de la soude, de la baryte, de la strontiane, de la chaux, de l'oxyde de zinc, du protoxyde de plomb, de la magnésie, ou de l'ammoniaque et de l'eau, elles sont décomposées, et il se forme des savons, de la glycérine, et quelquefois deux autres principes, l'un colorant et l'autre odorant. Les savons sont composés de la base employée et d'acide stéarique, margarique et oléique. Il est évident que, dans cette opération, les bases, douées d'une affinité plus grande pour les acides stéarique, margarique et oléique, que pour la stéarine et l'oléine des graisses, déterminent la décomposition de celles-ci, et leur transformation en matières acides et en glycérine.

Les graisses servent à l'éclairage et à la fabrication du savon; plusieurs d'entre elles sont employées comme aliment; la graisse de porc fait partie de quelques onguens. *Voyez* ONGUENS GRIS, MERCURIEL, CITRIN, AXONGE, etc.

*Propriétés des graisses en particulier. Graisse de bœuf.*— Elle est d'un jaune pâle, et offre à peine de l'odeur; elle entre en fusion à 38° (therm. cent.); traitée par les bases, elle se transforme en 95 parties d'une masse savonneuse, et en 5 parties de matière soluble; il se dégage en outre un principe odorant semblable à celui que les bœufs exhalent dans certaines circonstances. Elle est employée sous le nom d'*huile de pieds de bœuf*, comme aliment, surtout pour les fritures; on s'en sert aussi pour le graissage des mécaniques.

*Graisse d'homme.* — Elle est inodore, fluide à 15°, si l'oléine y prédomine, tandis qu'elle peut exiger une température de 40° pour fondre, si elle contient beaucoup de stéarine; lorsqu'on la saponifie par une base, le savon qui en résulte ne contient pas d'acide stéarique. *Voyez*, pour les détails anatomiques et physiologiques, les articles ADIPEUX, SÉCRÉTION.

*Graisse de jaguar.* — Elle a une odeur très-désagréable; sa couleur est jaune orangée; elle fond à 30° environ : saponifiée par les bases, elle acquiert une odeur forte, semblable à celle qui se répand quelquefois dans les ménageries d'animaux féroces.

*Graisse de mouton.* — *Voyez* SUIF.

*Graisse d'oie.* — Elle est jaune, d'une odeur agréable, et fusible au-dessus de 27°.

*Graisse de porc.* — *Voyez* AXONGE. (ORFILA.)

GRAMINÉES, s. f. pl., *gramineæ*. Ce nom est celui d'une

des familles naturelles de plantes les plus intéressantes du règne végétal, et l'une de celles dont les caractères sont le plus nettement tranchés. En effet, c'est à ce groupe qu'appartient cette foule de végétaux qui couvrent nos campagnes, où elles sont l'objet principal de notre agriculture. Tels sont le blé, le seigle, l'orge, l'avoine, le maïs, le riz, le panis, etc. Quoique les végétaux qui forment la famille des Graminées ne soient que des plantes faibles, et pour la plupart annuelles, ce n'est pas moins en elles que l'homme trouve, dans presque toutes les contrées civilisées du globe, la base de son alimentation. Dans l'Europe, l'Afrique septentrionale, l'Asie mineure, c'est le froment qui sert spécialement à la nourriture de l'homme; tandis que, dans l'Inde, une partie de l'Afrique et de l'Amérique, son usage est remplacé par celui du riz ou du maïs.

Le pain n'est pas le seul produit intéressant que l'homme doive à la famille des Graminées. Le sucre de canne, dont l'usage est si répandu dans les arts et l'économie domestique, est extrait de la tige d'une belle plante de cette famille (*saccharum officinarum*), qui, dans les Indes orientales et occidentales, forme une des branches les plus importantes de la culture et du commerce. On trouve également une matière sucrée dans plusieurs autres graminées, telles que le *sorghum saccharatum*, le *maïs*, etc., mais en trop faible proportion pour pouvoir en être extraite avec avantage. Ce n'est pas seulement à l'existence de ce principe sucré qu'est dû l'alcohol que l'on retire en abondance des graines céréales. En effet, l'analyse chimique n'a pu y faire découvrir que des quantités très-faibles de sucre, et hors de proportion avec celles de l'alcohol obtenu. Il paraît presque démontré, surtout depuis les belles expériences de M. Théodore de Saussure sur la transformation directe de l'amidon en sucre, que les autres principes immédiats, et surtout l'amidon contenu dans ces graines, subissent une transformation particulière pendant la fermentation, et produisent aussi de l'alcohol.

La famille des Graminées offre peu d'intérêt, quand on la considère sous le point de vue de ses propriétés médicales. En effet, elle ne fournit aucun médicament énergique. Ses fruits, dépouillés de leur enveloppe, servent à faire des boissons, qui, par la quantité d'amidon qu'elles renferment, sont adoucissantes. Telles sont les tisanes faites avec l'orge mondé, l'orge perlé, le gruau, le riz, etc. La racine de quelques *triticum* qui croissent dans les lieux incultes, auprès des vieilles murailles, est employée sous le nom de *chiendent;* elle contient toujours une certaine quantité de nitre, et s'administre en décoction comme un diurétique adoucissant. La racine de canne de Provence a une saveur sucrée et légèrement aromatique ; on la regarde comme diaphorétique.

Enfin, si l'on en excepte l'*ivraie,* qui fait aussi partie de cette famille, et dont les fruits possèdent une vertu délétère, toutes les graminées se font remarquer par leur utilité, soit pour la nourriture de l'homme et d'un grand nombre d'animaux, soit dans les arts et l'économie rurale et domestique. (A. RICHARD.)

GRANULATION, s. f., *granulatio.* On désigne sous ce nom un genre particulier de lésion organique, signalé par Bayle, qui consiste dans le développement accidentel de petits corps globuleux d'une demi-ligne à une ou deux lignes de diamètre, demi-transparens, luisans, durs, analogues au cartilage, quelquefois marquetés de lignes ou de points noirs, et présentant à leur centre, dans un petit nombre de cas, un point opaque d'apparence tuberculeuse; les granulations diffèrent des petits tubercules ou tubercules miliaires, en ce que ces derniers sont opaques, tandis que la transparence est un des caractères des autres. Les granulations existent ordinairement en grand nombre dans le même organe : c'est le plus souvent dans les poumons qu'on les rencontre. On donne encore le nom de *granulations* à de petites inégalités *granuleuses* qui se forment, soit à la surface libre, soit à la surface adhérente des membranes séreuses affectées d'inflammation aiguë ou chronique. Cette altération, qui n'a que le nom de commun avec celle qui nous occupe, sera décrite au mot PHLEGMASIE.

Les causes qui donnent lieu à cette lésion ne sont pas connues : une disposition générale de l'économie paraît dans quelques cas en favoriser la production dans un grand nombre de parties à la fois. J'ai eu occasion de la rencontrer simultanément dans les poumons, à la surface et dans le parenchyme du foie, de la rate, des reins, et dans la portion diaphragmatique du péritoine ; chez le même sujet, le cerveau contenait trente ou quarante petits corps globuleux, semblables pour le volume, la couleur et la consistance au crystallin humain ; deux corps semblables existaient dans le cervelet, et un dans la moelle épinière : ce fait paraît prouver qu'il peut y avoir une *diathèse granuleuse*, comme il existe des diathèses cancéreuse, tuberculeuse, etc.

Bayle pensait que ces granulations étaient de nature cartilagineuse. M. Laennec est d'un avis différent et l'appuie principalement sur ce que ces granulations ne deviennent jamais osseuses. Je partage, à cet égard, l'opinion de M. Laennec; mais je ne la partage plus lorsqu'il soutient que les granulations ne sont autre chose que des tubercules commençans. J'ai rencontré plusieurs fois, comme lui, un point opaque au centre des granulations; mais je ferai remarquer, 1° que ce point opaque n'existe que chez peu de sujets, et le plus souvent alors dans quelques granulations seulement; 2° qu'en admettant que ce point fût tuberculeux, cela ne démontrerait pas l'identité des deux lésions : la plupart des tumeurs énucléables du foie sont formées par un réseau cancéreux infiltré de matière tuberculeuse; et cependant M. Laennec lui-même est loin de regarder l'une de ces lésions comme l'origine ou la conséquence de l'autre. 3° M. Laennec ajoute encore que souvent autour des tubercules on trouve le parenchyme pulmonaire, endurci, grisâtre, demi-transparent, imperméable, et il considère cet *endurcissement gris*, comme une lésion semblable à celle qui constitue les granulations. Mais il existe ici une grande différence ; le tissu pulmonaire est encore facile à reconnaître dans l'endurcissement gris; dans les granulations on ne trouve rien qui lui ressemble. Le premier est une simple altération du tissu; les secondes semblent être le résultat d'une production accidentelle. Enfin il n'est nullement démontré que cet endurcissement soit le premier degré de la dégénérescence tuberculeuse : on n'y rencontre pas toujours des points opaques; et ces points opaques ou tubercules commençant existent souvent en proportion égale dans la portion crépitante des poumons. Il me semble encore que la disposition des granulations qui, en quelque nombre qu'elles existent dans un organe, n'y sont jamais confluentes, mais toujours manifestement séparées les unes des autres, établit une différence remarquable entre elles et les tubercules. J'ajouterai enfin, que comme l'anatomie pathologique montre dans divers organes, et spécialement dans les poumons, des *grains tuberculeux* aussi petits, plus petits même que les granulations, et auxquelles on a donné le nom de *tubercules miliaires*, il n'est pas nécessaire de supposer que les tubercules d'une certaine grosseur aient commencé sous la forme de granulations.

Les granulations sont-elles susceptibles d'occasioner l'ulcération des organes dans lesquels elles se sont développées ? Bayle admettait cette ulcération, d'après quelques ouvertures de cadavres, dans lesquels il avait trouvé à la fois des granulations et de petites excavations remplies de pus, sans aucune trace de tubercules. Mais d'abord on ne doit déduire aucune conséquence générale d'un petit nombre de faits ; et de plus on trouve souvent à la fois dans un même poumon des granulations et des tubercules, et tous les tubercules peuvent être ramollis à l'époque où la mort a lieu.

On n'a aucun moyen direct de traitement à opposer à cette lésion organique ; on ne peut que chercher à ralentir ses progrès et à adoucir par des moyens palliatifs les symptômes auxquels elle donne lieu.

*Granulations des poumons* (*phthisie granuleuse* de Bayle). — Elles peuvent exister seules ou concurremment avec des tubercules ; presque toujours elles occupent les deux poumons à la fois ; le plus souvent elles sont disséminées indistinctement dans toute leur étendue, quelquefois elles sont groupées en plus grand nombre au sommet ou au bord antérieur ; rarement elles sont assez nombreuses pour déterminer la mort, sans qu'il y ait une autre lésion dans les poumons. Chez le plus grand nombre des sujets il existe simultanément des tubercules et des granulations, et les symptômes produits par ceux-là étant beaucoup plus prononcés que ceux qui dépendent de celles-ci, il est fort difficile de distinguer ces derniers.

Les granulations des poumons ne sont pas rares, mais elles sont beaucoup moins fréquentes que les tubercules. Sur neuf cents phthisiques qu'il a ouverts, Bayle a trouvé des tubercules chez six cent vingt-quatre sujets, et des granulations chez cent quatre-vingt-trois.

Les désordres produits dans la respiration par les granulations pulmonaires me paraissent être dûs à la gêne mécanique que cause leur présence. Si, comme je suis porté à le croire, elles ne sont pas susceptibles de se ramollir et de s'ulcérer, elles ne doivent avoir d'autre action que celle qu'exercerait tout autre corps étranger ; et cette action est subordonnée à leur volume et surtout à leur nombre. Lorsqu'elles sont peu nombreuses, rien ne peut faire soupçonner leur présence; il en est autrement lorsque leur quantité est si considérable que les poumons en sont, pour ainsi dire, *farcis*. Les symptômes qu'elles présentent alors, sont : une toux sèche et opiniâtre, une expectoration de crachats muqueux et transparens, mêlés à beaucoup d'air; une gêne obscure, quelquefois une anxiété inexprimable dans la poitrine, et dans tous les cas une oppression très-marquée. Ces symptômes, auxquels il faut ajouter des hémoptysies plus ou moins fréquentes, ont persisté chez quelques sujets pendant une, deux ou trois années sans entraîner ni amaigrissement sensible, ni mouvement fébrile; chez d'autres le dépérissement a eu lieu, mais avec beaucoup de lenteur. Le dévoiement et les sueurs nocturnes n'ont guère été observées que chez ceux qui avaient, en même temps que des granulations, des ulcères dans les intestins ou dans le larynx, ou quelques excavations purulentes dans les poumons. Ceux chez lesquels la maladie était exempte de toute complication ont succombé dans un état de suffocation ou avec une hémoptysie très-abondante, à une époque où ils avaient encore en grande partie leur embonpoint et même leur fraîcheur. Chez le plus grand nombre, la poitrine conserve jusqu'à la mort sa largeur naturelle et ne se rétrécit pas, comme cela a lieu chez les sujets affectés de phthisie tuberculeuse. A l'ouverture des cadavres, on trouve le plus souvent les poumons libres de ces adhérences qui accompagnent presque constamment les tubercules pulmonaires.

Le diagnostic des granulations pulmonaires est généralement fort difficile. Lorsque les granulations sont en petit nombre, ou lorsqu'étant très-nombreuses elles existent concurremment avec une autre lésion plus fréquente et plus grave des poumons, avec des tubercules, par exemple, il est impossible, et il paraît au reste de peu d'utilité, d'en constater la présence pendant la vie. Il en est autrement lorsque les poumons en contiennent un très-grand nombre, et qu'ils n'offrent d'ailleurs aucune autre lésion; dans la plupart des cas alors, il est possible de reconnaître ou tout au moins de soupçonner l'existence des granulations.

D'après les faits publiés par Bayle, et d'après ceux que j'ai eu occasion d'observer moi-même, je crois qu'on peut présenter comme un des signes les plus propres à établir le diagnostic de cette lésion organique, une disproportion remarquable entre l'intensité des symptômes locaux et généraux ; les premiers, tels que la toux, la dyspnée, l'expectoration de crachats écumeux, les hémoptysies, les douleurs, sont très-prononcés; tandis que les seconds sont à peine marqués, même après un temps très-considérable. Dans la phthisie tuberculeuse, au contraire, la diminution de l'embonpoint et des forces commence avec les premiers symptômes dont la poitrine est le siége, et quelquefois même les précède. Quelques-uns des sujets qui succombent à la maladie que Bayle avait improprement appelée *phthisie granuleuse*, meurent dans un état d'embonpoint qui contraste singulièrement avec la maigreur des phthisiques. Enfin, dans les cas où les poumons ne contiennent que des granulations, l'absence de pectoriloquie, de respiration trachéale, et de gargouillement fournira au médecin des signes négatifs d'une assez grande importance pour mériter d'être signalés.

Le traitement des granulations pulmonaires présente deux indications principales : celle de ralentir le développement de cette lésion organique, et celle de combattre les symptômes prédominans. On ne connaît que fort imparfaitement les moyens propres à remplir la première indication : Bayle a proposé dans ce but un régime doux, la diète blanche, le lait, les bouillons de veau, de poulet, de grenouilles; l'établissement d'un exutoire, d'un cautère ou d'un vésicatoire, sur quelque point éloigné de la poitrine; l'usage des narcotiques, tels que l'extrait de jusquiame, de ciguë, mais plus spécialement de belladone, et quelques préparations opiacées, pour modérer la toux, qui est un des symptômes les plus pénibles de cette maladie. Je conseillerais d'y joindre le repos le plus complet possible des organes de la respiration et de la voix, l'emploi de vêtemens de flanelle appliqués immédiatement sur la peau, dans le but de préserver les malades des affections catarrhales, dont l'influence funeste sur la marche des lésions organiques des poumons ne peut guère être mise en doute.

Quant aux symptômes qui peuvent réclamer quelques moyens particuliers de traitement, les principaux sont la *toux*, la dyspnée et les hémoptysies. La première doit être combattue par les narcotiques précédemment indiqués; l'acide prussique, dont quelques médecins ont fait une sorte de spécifique contre la toux, m'a paru avoir si peu d'effet, qu'après l'avoir essayé dans un assez grand nombre de cas, j'ai été conduit à y renoncer entièrement. La *dyspnée* doit être traitée par des moyens divers, selon que le sujet est fort ou faible, selon que l'expectoration se fait avec plus ou moins de difficulté : on a recours dans le premier cas à la saignée; dans le second à l'application d'un large vésicatoire sur le thorax; dans le troisième aux préparations scillitiques, au kermès, à la décoction de polygala. Dans le cas d'*hémoptysie*, on prescrit généralement la saignée et le concours des autres moyens indiqués à ce mot (*Voyez* HÉMOPTYSIE). Les balsamiques ont été quelquefois utiles pour modérer le *catarrhe symptomatique* qui accompagne ordinairement les granulations pulmonaires.

Quant aux granulations des autres organes, elles ont été trop rarement observées, et leurs symptômes sont trop obscurs pour qu'on puisse en présenter l'histoire : elles appartiennent à l'anatomie pathologique plutôt qu'à la pathologie. (CHOMEL.)

GRANULATION, s. f.; petit grain. On désigne particulièrement sous le nom de *granulations encéphaliques* ou *cérébrales*, des petits corps situés dans le voisinage des membranes du cerveau, et autrement nommés *glandes de Pacchioni*. *Voyez* MÉNINGE. (A. B.)

GRANULEUX, adj., qui appartient aux granulations : phthisie granuleuse.

GRAS (corps). Avant les travaux importans de M. Chevreul, on regardait les graisses, les huiles et le beurre comme des principes immédiats; on ignorait que l'on pût retirer de ces matières au moins deux substances particulières. Le chimiste que nous venons de citer ne s'est pas borné à démontrer que ces prétendus principes immédiats étaient constamment composés de stéarine, d'oléine, de phocénine, etc., il a encore fait voir que, par la réaction des matières grasses et des huiles sur les alcalis, il se produisait des *hydracides gras*, que l'on doit également ranger parmi les principes immédiats; ces hydracides sont les acides stéarique, margarique, oléique, butyrique, caprique, caproïque, phocénique et hircique. Voici du reste la distribution la plus méthodique des corps gras. On les divise en deux classes : la première comprend ceux qui sont des principes immédiats; la seconde renferme les matières composées au moins de deux de ces principes.

PREMIÈRE CLASSE. *Principes immédiats gras*. Première section. — On range dans cette section les corps gras acides; elle offre deux genres : *a* ceux qui ne se volatilisent pas quand on les met dans l'eau bouillante, tels sont les acides *stéarique*, *marga-*

*rique* et *oléique*; *b* ceux qui peuvent se distiller avec l'eau, comme les acides *phocénique*, *butyrique*, *caprique* et *hircique*. Deuxième section. — On trouve dans cette section les corps gras qui ne sont pas acides, et que l'on peut partager en quatre genres : *a* ceux qui ne sont ni altérables par les alcalis, ni susceptibles de se combiner avec eux, tels sont la *cholestérine* et l'*éthal*; *b* ceux qui peuvent être convertis par les alcalis en acides gras fixes et en une substance grasse non acide, comme, par exemple, la *cétine*; *c* ceux que les alcalis transforment en *glycérine* (*voyez* ce mot), et en acides gras fixes : tels sont la *stéarine de mouton* et d'*homme*, et l'*oléine* (*voyez* ÉLAÏNE); *d* ceux enfin que les alcalis convertissent en glycérine, en acides gras fixes et en acides gras volatils, comme la *phocénine*, la *butyrine* et l'*hircine* (Chevreul).

SECONDE CLASSE. *Substances grasses composées de plusieurs principes immédiats.* — Cette classe comprend les graisses, le beurre et les huiles. (ORFILA.)

GRAS DES CADAVRES. Les cadavres enfouis dans des terrains humides, surtout lorsqu'ils sont chargés de graisse, se décomposent de telle manière qu'ils ne présentent au bout d'un certain temps que des os, quelques débris de tissus membraneux altérés, et une matière désignée depuis long-temps sous le nom de *gras des cadavres*. Si, au lieu d'entourer les corps de terre humide, on les met dans l'eau, ou dans le liquide des fosses d'aisance, il se produit aussi du *gras*, mais en quantité beaucoup moins considérable. D'abord jaunâtre, mou, pulpeux et d'une odeur fétide, le *gras des cadavres* finit par se dessécher, et devient pulvérulent et d'un blanc mat. Nous devons à M. Chevreul une analyse intéressante de cette production, considérée à juste titre, par Fourcroy, comme une matière savonneuse, mais qu'il avait rapprochée à tort de la cétine et de la cholestérine. (*Voyez* ADIPOCIRE.) Le gras des cadavres retiré du cimetière des Innocens a fourni à M. Chevreul de l'acide margarique et de l'acide oléique, de l'ammoniaque, un peu de potasse et de chaux, une matière colorante jaune, une matière azotée, un acide libre qu'il croit être de l'acide lactique, et deux sels à base de potasse et de chaux qui semblent formés par l'acide lactique. La combinaison des acides margarique et oléique avec l'ammoniaque constitue un véritable savon, qui, d'après M. Chevreul, paraît être le résultat de l'action de la graisse du muscle sur l'ammoniaque provenant de la décomposition de la fibrine, de l'albumine, etc. Le gras des cadavres est employé à la fabrication des chandelles : on l'obtient en faisant macérer sous l'eau les cadavres des vieux chevaux. (ORFILA.)

GRASSEYEMENT, s. m., *balbuties*, *os balbum*; action de *grasséyer* ou de *parler gras*.

Le grasseyement constitue moins un vice réel de la prononciation qu'un mode d'articulation insolite ou particulier à certaines personnes, et dans lequel elles prononcent quelques consonnes avec difficulté, ou d'une manière qui n'est pas conforme à la destination de ces consonnes. C'est, en effet, ainsi que l'on grasseye, lorsqu'on prononce la lettre *R* de la gorge, en sorte qu'on la fait précéder d'un *C* ou d'un *G*, ou bien encore lorsqu'on substitue au *D* le son du *T*, et au double *LL* celui de l'*Y*. — Parmi les personnes qui grasseyent, on en rencontre qui non-seulement ne peuvent pas prononcer les *R*, mais qui ont encore la même difficulté au sujet des *L*. Au rapport de Zuinger, c'était le cas du célèbre botaniste Gaspard Bauhin (Brouzet, *Essai sur l'éducation médecinale des enfans*).

Le langage de ceux qui grasseyent est doux; et, si le grasseyement est peu marqué, et qu'il n'ait surtout rien d'affecté, il est même assez agréable. Les anciens et les modernes se réunissent pour trouver qu'il ne messied pas généralement aux femmes, et que souvent même il est gracieux dans leur bouche : *feminas verba balba decent — decet os balbum*, dit Horace.

Le grasseyement peut-il paraître naturel à certaines personnes chez lesquelles il tiendrait dès lors à quelques dispositions spéciales des agens de l'articulation? Nous ne le pensons pas, et nous nous fondons d'abord sur ce qu'on ne connaît aucune lésion ou configuration d'organes qui le puisse nécessairement déterminer, et ensuite sur ce que ce mode de prononciation trouve une explication facile dans l'habitude et l'imitation.

Le grasseyement dérive assez naturellement de la première difficulté de prononcer, qui est comme particulière à l'enfance; mais l'exemple concourt puissamment encore à l'établir et à le confirmer pour les autres âges. On sait, en effet, à ce sujet, qu'on l'observe le plus souvent chez les différentes personnes d'une même famille, parmi un grand nombre d'habitans d'une même ville, comme on le voit en particulier dans la classe du peuple de Paris, et même enfin dans certaines contrées, la *Provence*, par exemple.

Il est probable que, si ceux qui s'appliquent à former la prononciation des enfans prenaient de bonne heure le soin de les faire articuler avec exactitude, l'on préviendrait ou l'on détruirait le grasseyement; mais l'indifférence que l'on porte communément à l'égard d'une si légère imperfection dans le langage, qu'elle ne choque personne, et qu'elle peut même paraître un avantage, motive suffisamment sans doute et le défaut de soins des parens pour la prévenir, et le défaut d'efforts de ceux qui en sont atteints pour la détruire : de là le nombre assez grand des personnes qui grasseyent. (RULLIER.)

GRATELLE, s. f.; nom donné par quelques auteurs à la gale sèche ou petite gale. *Voyez* GALE.

GRATIOLE, s. f., *gratiola officinalis*, L. C'est une petite plante vivace qui croît dans les lieux humides, sur le bord des étangs et des ruisseaux, et que les botanistes ont rangée dans la famille des Scrophulariées et dans la Diandrie monogynie. Sa tige est couchée, rampante à sa base, redressée dans sa partie supérieure qui est glabre, marquée d'un sillon longitudinal, interrompue à chaque paire de feuilles. Celles-ci sont opposées, sessiles, demi-embrassantes, ovales, lancéolées, denticulées. Les fleurs sont portées sur des pédoncules axillaires, dressées, solitaires. Le calice, qui se compose de cinq sépales lancéolés, aigus, est accompagné de deux petites bractées étroites, plus longues que le calice. La corolle est irrégulièrement bilabiée; elle donne attache intérieurement à quatre étamines, dont deux sont rudimentaires stériles, sous la forme de filamens courts. Le fruit est une capsule ovoïde à deux loges polyspermes.

Toutes les parties de la gratiole ont une saveur amère et âcre. M. Vauquelin, à qui l'on doit l'analyse de cette plante, y a trouvé, outre de la gomme, quelques sels et un acide végétal, une matière résinoïde d'une extrême amertume, soluble dans l'alcohol, très-peu soluble dans l'eau quand elle est pure, mais s'y dissolvant facilement par son mélange avec les autres matériaux de cette plante. Cette matière résinoïde paraît être le principe actif de la gratiole.

La gratiole est un médicament énergique, mais dangereux. On fait usage de ses tiges fraîches et de ses feuilles; leur décoction, le suc qu'on en exprime, ou l'extrait qu'on en prépare, administrés à l'intérieur, irritent le canal alimentaire, et provoquent d'abondantes évacuations alvines. Aussi est-ce surtout comme médicament purgatif que les anciens faisaient très-souvent usage de la gratiole, principalement dans les hydropisies dites *passives*. Mais cette maladie n'est pas la seule contre laquelle on ait recommandé l'usage de la gratiole. Si l'on consulte les auteurs anciens, on les voit la vanter contre une foule d'autres maladies de nature fort différente, telles que les fièvres intermittentes, la goutte, le rhumatisme, les ulcères scorbutiques et vénériens, etc. ; c'est au praticien à juger si ce médicament, essentiellement irritant, peut convenir dans ces différens cas.

La gratiole et ses préparations, lorsqu'on les administre à une dose un peu élevée, déterminent l'inflammation des organes avec lesquels on les a mises en contact. Aussi M. le professeur Orfila les a-t-il rangées parmi les poisons irritans. D'après un grand nombre d'expériences, ce professeur pense que la mort occasionée par ces poisons peut être le résultat de leur injection dans l'estomac, dans l'intestin rectum, dans les veines, ou de leur application sur le tissu cellulaire de l'intérieur de la cuisse ; que cette substance n'agit pas par absorption, mais en déterminant l'inflammation des parties qu'elle touche. (*Voyez* POISONS.) On ne saurait donc être trop circonspect sur l'emploi d'un médicament aussi dangereux. Malheureusement la gratiole est une de ces plantes qui, à cause même de son énergie, est fréquemment employée par les charlatans. (A. RICHARD.)

GRAVATIF, adj., *gravativus*, de *gravis*, lourd, pesant. On caractérise ainsi la douleur qui est accompagnée d'un sentiment de pesanteur dans la partie qui en est le siége. *Voyez* DOULEUR.

GRAVELLE, s. f. Ce mot, qui est un diminutif de *gravier*, ne devrait désigner rien autre chose que des calculs fort petits; mais communément il est appliqué aussi à l'ensemble des symptômes qui précèdent, suivent ou accompagnent la présence de ces concrétions dans les urines. C'est dans ce sens abusif que l'on dit : La gravelle est une maladie.

Dans l'état sain, l'urine est composée d'eau en grande proportion, d'urée, d'acide urique, d'acide acétique, d'acide carbonique et d'acide lactique. Suivant Berzélius, c'est à ce dernier que l'urine doit son acidité. M. Thénard l'attribue à l'acide acétique, et quelques autres enfin à l'acide phosphorique. Il y a aussi une divergence d'opinions relativement à l'acide urique. Quelques médecins chimistes, et particulièrement Prout, auquel on doit un Traité fort estimé sur la gravelle et les calculs, le croient à l'état de combinaison; cet auteur remarque que l'acide urique est trop peu soluble dans l'eau pour que la moindre fraction puisse être dissoute même dans une excrétion d'urine très-copieuse. Berzélius ne reconnaît que $\frac{1}{1000}$ de cet acide à l'état libre dans l'urine. On voit que la dissidence des chimistes sur ce point tient à peu de chose. M. Baruel, auquel nous devons une grande partie des faits de chimie que contient cet article, nous a observé qu'il était impossible que l'acide urique, qui est le plus faible des acides de l'urine, fût combiné, tandis que l'acide acétique, le phosphorique, etc., resteraient libres. Nous devons dire qu'on trouve encore dans l'urine les sulfates de potasse et de soude, les phosphates de soude et d'ammoniaque, les hydrochlorates de potasse, de soude et d'ammoniaque, et enfin une petite quantité de matières animales qui proviennent du mucus fourni par la membrane interne de la vessie. Chez les individus affectés de la gravelle, les principes de l'urine présentent tantôt des différences de nature, tantôt des différences de proportions; mais il reste encore à savoir à quelle anomalie de la nutrition, ou seulement à quelle modification de la sensibilité des reins sont dus ces changemens du liquide excrété. Les phénomènes vitaux des organes sécréteurs sont-ils plus actifs, ou le sont-ils moins, ou bien enfin est-ce ici une perversion de la sensibilité, et sous ce rapport la gravelle ne devrait-elle pas être placée près du diabétès? L'examen de ces diverses hypothèses pourrait nous entraîner dans des considérations qui seraient déplacées dans cet ouvrage, nous les abandonnons donc pour passer de suite à l'histoire de la gravelle.

Les concrétions qui constituent cette maladie sont ou de l'acide urique pur, ou du phosphate de magnésie et d'ammoniaque, ou enfin de l'oxalate de chaux. L'ordre dans lequel nous venons d'indiquer les différentes espèces de graviers est celui de leur fréquence. Ainsi ceux qui sont formés *d'acide urique* sont les plus communs. Ces graviers sont d'une couleur rouge, tirant plus ou moins sur le jaune; en contact avec la potasse, en excès, ils se dissolvent en totalité, et il y a formation d'un urate décomposable par la plupart des acides. Avec l'acide nitrique, ils prennent une couleur rouge d'œillet;

il y a une double décomposition, et suivant quelques-uns, développement d'acide érythrique ou purpurique. Soumis à un feu vif, les graviers d'acide urique sont entièrement consumés. Cette absence de résidu est un signe qui suffit souvent aux praticiens exercés pour reconnaître l'espèce de gravelle dont il est question. Les cristaux qui résultent de l'union de l'acide phosphorique avec la magnésie et l'ammoniaque, sont d'un blanc assez pur quand, par le lavage, ils ont été débarrassés de toute matière animale. Jetés sur des charbons ardens, ils noircissent et répandent une odeur ammoniacale; mais ce dernier caractère appartient à toutes les espèces de graviers. La potasse et la soude qui ont plus d'affinité pour l'acide phosphorique que la magnésie et l'ammoniaque, opèrent aussi le dégagement de cette dernière, si on les triture avec ces graviers binaires.

Les sédimens urinaires cristallisés d'oxalate de chaux sont les plus rares; ils présentent une couleur sombre, brune ou noirâtre. Par la chaleur vive du chalumeau, on parvient à enlever l'acide oxalique, et il ne reste plus alors qu'une poudre blanchâtre, qui n'est que la chaux, base de l'oxalate détruit; on la reconnaît facilement à ses propriétés alcalines. Si le feu est moins vif il y a formation d'un carbonate insoluble.

Les graviers, de quelque nature qu'ils soient, se présentent dans l'urine sous toutes les formes, mais le plus ordinairement sous celle de petits cristaux anguleux qui se déposent au fond du vase où est contenu ce liquide. Quelquefois ils sont évacués avec l'urine; c'est-à-dire qu'alors ils se sont formés dans les reins ou la vessie; d'autrefois leur formation n'a lieu qu'après l'excrétion de l'urine, et leur précipitation devient de plus en plus abondante avec le refroidissement graduel de ce liquide. Dans ce dernier cas, la gravelle n'est réellement point du domaine de la pathologie; les individus qu'elle atteint éprouvent peu ou point de douleurs, et leur santé n'est nullement altérée; mais les malades chez lesquels les graviers sont rendus tout formés avec les urines offrent souvent, au contraire, une série de *symptômes* très-graves. Ils se plaignent de fatigue, de pesanteur dans la région des reins; quelquefois ces douleurs sont des plus pénibles et pourraient être comparées à celles d'un déchirement profond. Le ventre, dans ce cas, devient douloureux dans toute son étendue, et les seuls mouvemens du malade sont suivis d'une exacerbation des symptômes; enfin la fièvre ne tarde pas à se développer. Dans la gravelle, comme dans la plupart des autres maladies des voies urinaires, l'affection sympathique de l'estomac est presque constante; il y a flatulence, éructation, quelquefois même nausées et vomissemens. Cette série de symptômes intenses peut faire diagnostiquer, si elle se prolonge, la phlegmasie d'une des portions des voies urinaires, des uretères ou des reins; et cette affection est souvent liée, en effet, à la gravelle. *Voyez* NÉPHRITE CALCULEUSE.

La gravelle est une maladie qui, pour l'ordinaire, a une longue durée; cette ténacité doit être attribuée autant à l'impuissance de l'art qu'à la négligence que souvent les malades apportent dans l'usage des moyens thérapeutiques qui leur sont indiqués. Ils voudraient tout employer quand les douleurs se renouvellent, et renoncent aux soins les plus faciles dès qu'ils ont obtenu de l'allègement. Ces derniers mots font connaître un caractère de la gravelle, c'est une sorte d'intermittence. On dit, en effet, une attaque de gravelle, comme on dit une attaque de goutte. Ces attaques sont très-fréquemment déterminées par des écarts de régime, par une alimentation trop succulente ou trop excitante; elles ont d'ailleurs quelquefois lieu spontanément dans les premiers jours du printemps ou à la fin de l'automne. Mais nous verrons, en particulier, parmi les causes de la gravelle, celles qui amènent le retour des attaques.

*Causes.* — Les dispositions constitutionnelles qui favorisent le développement de la gravelle, dépendent de l'âge, du sexe, etc.

L'âge mûr et la vieillesse sont les époques de la vie durant lesquelles l'économie semble le plus disposée à cette maladie. L'activité moindre du corps et le goût plus décidé pour une alimentation succulente et pour les boissons alcoholiques, sont les seules données qui puissent motiver cette particularité. Peut-être faut-il y joindre l'excrétion moins fréquente des urines. Les hommes sont plus sujets à la gravelle que les femmes. La disposition anatomique si différente des voies excrétoires de l'urine chez les deux sexes, a souvent servi à expliquer la plus grande fréquence de toutes les maladies urinaires chez ceux-là. Cette disposition est ici moins importante; elle peut néanmoins faire paraître la gravelle plus fréquente en la rendant plus douloureuse; mais il faut surtout considérer la différence des habitudes, du régime, etc.

Les contrées humides et tempérées sont celles où la maladie

qui nous occupe se voit le plus communément. Le docteur Marcet, d'après le docteur Scott, affirme que, sous les tropiques, les affections calculeuses sont presque inconnues. Les pays d'élection de la gravelle sont, suivant la plupart des auteurs, la Hollande et la France, puis l'Angleterre et l'Allemagne. La gravelle est, dit-on, aussi plus fréquente parmi les habitans des ports de mer, et ceux de la rive des grands fleuves. Un auteur anglais ( Copland Hutchison ) a prouvé dernièrement, par des recherches attentives, que l'opinion établie que les navigateurs sont souvent atteints de cette maladie, avait été exagérée.

Il est à remarquer encore que la gravelle attaque plus particulièrement les individus dont les occupations demandent une grande sédentarité, ou ceux qu'un vice de conformation ou certaines maladies tiennent immobiles. On a souvent cherché à expliquer de quelle manière cette immobilité du corps favorisait le développement des calculs urinaires, et tout ce que l'on en a dit se rapporte aux lois de la physique. C'est toujours une sorte de précipitation. Le docteur Marcet, en remarquant avec justesse que la nature des alimens et des boissons ne peut, dans tous les cas, expliquer le développement des maladies calculeuses; et, en second lieu, « qu'elles attaquent particulièrement les personnes livrées à l'étude, ou qui ont pris l'habitude d'une vie sédentaire », ajoute qu'on est naturellement conduit à lier ces causes à l'état morbide de la peau qu'elles déterminent, quand on réfléchit aux grands changemens qui s'opèrent dans l'urine, suivant les différentes modifications du système dermoïde extérieur.

La liaison qui existe si évidemment entre les organes de la sécrétion urinaire et ceux de la digestion a fait mettre d'abord certaines substances alimentaires au premier rang des causes de la gravelle. Mais il était difficile de ne pas se laisser aller à regarder comme telles celles de ces substances qui paraissent avoir quelque analogie de nature avec les graviers des urines. C'est ainsi que beaucoup de malades, entraînés par la ressemblance qui existe entre le muriate de soude et les concrétions urinaires, se persuadent que leurs souffrances sont dues aux viandes, aux poissons salés, dont cependant ils disent avoir fait un usage très-modéré. La vérité est qu'aucun rapport ne doit être établi entre le sel marin et l'acide urique qui forme les cristaux urinaires que l'on rencontre le plus fréquemment, et que ceux de phosphate ou d'oxalate de chaux ne peuvent davantage en être rapprochés.

L'usage pour boisson des eaux séléniteuses, comme le sont plusieurs de celles qui proviennent de sources profondes, ou celles qui ont filtré à travers les fondations de vieux édifices, à travers des montagnes calcaires, semblerait, avec plus de motifs, pouvoir déterminer la gravelle, sans acide urique. Mais l'expérience est loin de s'accorder avec ces conjectures; on connaît un grand nombre de pays dont les habitans n'ont pour boisson que des eaux chargées de carbonate ou de sulfate de chaux, et chez lesquels la gravelle est une maladie fort rare, si ce n'est même tout-à-fait inconnue. Avant les progrès de la chimie on avait aussi comparé les sédimens cristallisés de l'urine, pour la nature et le mode de formation, au dépôt de tartrate de potasse que laissent certains vins sur les parois des tonneaux qui les contiennent. On trouvait tout naturel dès lors que les grands buveurs de vin fussent exposés à la gravelle, comme les individus qui font abus d'alimens très-assaisonnés.

La connaissance plus exacte des élémens de l'urine a complétement renversé ces hypothèses vulgaires, et a fait naître des théories auxquelles on ne peut, il nous semble, adresser qu'un reproche, celui d'être trop exclusives. L'acide urique, comme nous l'avons déjà dit, forme le plus fréquemment les graviers urinaires; or cet acide ne se rencontrant qu'en très-petites proportions et même très-rarement dans l'urine des animaux herbivores, bientôt l'usage trop abondant des substances alimentaires azotées a été regardé comme la cause la plus certaine de la gravelle; toutes les nourritures animales et même aussi quelques végétaux ont été enveloppés dans une même proscription. M. Magendie, dans quelques-unes de ses expériences les plus intéressantes, a fourni à la science des données relatives à ce point. Mais il en est de la gravelle comme de la plupart des autres maladies, elle est rarement due à une cause unique, c'est toujours une combinaison multiple d'agens dont l'action est réciproquement modifiée. Ainsi sur un nombre donné d'individus qui mangent habituellement beaucoup de viande, qui usent abondamment de vin et dont l'exercice est loin d'être en rapport avec ce régime, on n'en trouve certainement pas le quart qui soient affectés de la gravelle; tandis qu'à entendre quelques chimistes ils devraient l'être tous. Il y a donc là quelque cause que les théories chimiques ne peuvent expliquer. Pourrait-on mieux dire pourquoi avec le même régime et les mêmes actions un jour les urines d'un individu sont devenues ammoniacales, tandis que la veille elles étaient très-acides? tout ce que l'on dit en général des causes de la gravelle ne doit donc être rigoureusement considéré que comme de simples prédispositions.

L'hérédité de la gravelle, qui paraît constatée, doit augmenter le vague qui règne encore dans l'étiologie de cette maladie. L'hérédité, sans contredit, porte sur le rein, et c'est à l'organisation modifiée de celui-ci que sont certainement dues, dans ces cas, les propriétés de l'urine; or n'est-il pas présumable que les autres causes agissent aussi d'abord sur l'organe sécréteur; et que, si le liquide excrété contient des élémens nouveaux, ils ne sont pas seulement produits par des affinités chimiques.

Le *traitement* de la gravelle peut être curatif ou prophylactique; dans le premier cas on s'applique à empêcher la formation des graviers; dans le second on facilite leur issue et on combat les accidens que leur présence dans les voies urinaires a déterminés.

En augmentant la portion aqueuse de l'urine, de manière à ce que les molécules des élémens salins ou acides soient moins rapprochées, on s'oppose à leur agglomération qui constitue la gravelle. L'usage d'une boisson abondante et presque entièrement aqueuse est donc un des premiers moyens à conseiller pour la guérison de cette maladie. C'est ainsi, en rendant plus grande la proportion de l'eau que contiennent les urines, que sont utiles la plupart des tisanes apéritives les plus anciennement préconisées, celles de chiendent, de queues de cerises, etc. Plus elles sont légères et plus il y en a de consommé, plus le succès est certain. Les bains tièdes prolongés agissent de la même manière. Cette méthode simple est également applicable à la gravelle d'acide urique, à celle de phosphate de chaux ou de magnésie, et enfin à celle d'oxalate de chaux; mais en même temps que par son secours on diminue relativement les proportions des élémens de l'urine qui sont cristallisables, il faut aussi s'appliquer à les rendre moindres en effet. Long-temps avant la connaissance de l'acide urique et des sels qui se rencontrent dans l'urine, on avait bien reconnu que la nourriture animale trop substantielle rendait ce fluide excrémentitiel plus coloré et plus irritant, et par conséquent on avait déjà reconnu aussi les avantages de la diète végétale dans le traitement de la gravelle. Les expériences de M. Magendie sur les substances nutritives plus ou moins azotées laissent voir celles qui doivent être permises ou défendues dans le régime des graveleux ; mais c'est surtout relativement à la gravelle par l'acide urique que le médecin que nous citons a insisté sur ce point : « sa proportion, dit-il, varie avec celle des alimens azotés dont les animaux font usage ; s'ils se nourrissent exclusivement de matières animales, l'urine est abondamment chargée d'acide urique, et même peut en être entièrement formée comme cela résulte des expériences de MM. Vauquelin et Wollaston, sur les oiseaux. Si, au contraire, les animaux se nourrissent de végétaux, comme il arrive aux herbivores, l'urine ne présente aucune trace d'acide urique. » Nous avons vu guérir ou du moins soulager un grand nombre de graveleux par la seule abstinence des viandes et du vin, et probablement que chez tous on n'avait point également reconnu l'acide urique, ce qui nous fait affirmer que cette méthode de traitement convient dans tous les cas. Nous devons ajouter que chez quelques individus l'usage des végétaux acides ou préparés avec des acides développe des sels cristallisables dans l'urine. Je connais une dame, dit M. Magendie, qui rend environ deux gros de gravier rouge avec son urine le lendemain du jour où il lui est arrivé de manger de la *salade*. M. Béclard a recueilli l'histoire d'un individu qui expulse un ou deux petits calculs par l'urètre chaque fois qu'il fait usage de *fruits crus*. Dans ces cas la gravelle est-elle d'acide urique ; la couleur indiquée dans le premier le fait présumer ; mais il est probable que dans le plus grand nombre des circonstances analogues, les graviers sont d'une autre nature. M. Laugier, m'a-t-on dit, rapporte dans ses leçons de chimie, qu'un homme malade de la gravelle s'était adressé à lui pour obtenir quelque moyen qui empêchât la cristallisation de son urine. Après plusieurs renseignemens sur sa maladie, cet homme dit qu'il aimait et mangeait souvent de la soupe à l'*oseille*. L'acide oxalique si abondant dans cette plante éveilla l'idée qu'il pourrait bien être un des élémens des graviers rendus ; conséquemment M. Laugier donna le conseil de renoncer entièrement à l'aliment indiqué. Après quelques mois la guérison était parfaite. M. Magendie, questionnant sur son régime un malade qui rendait des graviers, apprit qu'ils n'avaient paru dans les urines que depuis l'usage récent de bouillon à l'oseille. Il fit suspendre cette boisson, et les graviers, qui étaient, comme on le prévoit, formés d'oxalate de chaux, disparurent.

Si, sous le rapport du régime, il importe beaucoup pour le médecin de connaître la composition des graviers, cette connaissance doit être encore d'un intérêt plus grand quand il s'agit de combattre la gravelle par des moyens thérapeutiques empruntés à la chimie. Si l'urine est avec excès d'acide urique, on pourra peut-être, en administrant des solutions alcalines légères, fournir une base qui le sature. L'empirisme avait obtenu, dans un grand nombre de cas de gravelle, des avantages du carbonate de chaux, avant que la science pût en expliquer le mode d'action. Ainsi, la poudre de coquilles d'huîtres, de limaçons, celle de l'enveloppe calcaire des œufs, jouissent, depuis un grand nombre d'années, d'une réputation méritée dans le traitement de la gravelle. On sait que le fameux remède anglais de la demoiselle Stéphens a pour base quelques-unes de ces substances.

Les carbonates de chaux, de potasse, de soude, de magnésie, sont les sels que l'on choisit pour obtenir la saturation de l'acide urique, à cause du peu d'affinité de l'acide carbonique pour ses bases. Les carbonates de soude et de potasse se donnent à la dose de 20 à 30 grains dans les vingt-quatre heures, en solution dans une ou deux pintes d'eau ; ils sont plus actifs que les carbonates de chaux et de magnésie; mais aussi ils sont d'un emploi plus dangereux ; ils peuvent déterminer l'inflammation de la membrane muqueuse gastro-intestinale. Ceux-là ne sont pas solubles, et c'est la cause de leur inefficacité et de leur innocuité. On les fait prendre, en poudre, enveloppés dans du pain azyme ou suspendus dans un liquide mucilagineux. On prévoit que les bases alcalines administrées libres de tout acide auraient une propriété neutralisante plus marquée qu'à l'état de combinaison ; mais l'action si vive de la potasse et de la soude (même dissoutes dans une grande quantité d'eau), sur les substances animales, doit rendre le médecin très-circonspect dans leur emploi. Ces bases alcalines devront être assez étendues d'eau pour ne produire qu'une très-légère astriction sur la langue. Il faudra aussi, dans ce traitement, laisser des jours de repos. La dose, dans les vingt-quatre heures, n'excèdera pas une livre de la solution. L'eau de chaux pure ou coupée avec moitié d'eau ordinaire s'emploie avec plus de sécurité ; il faut en dire autant de la magnésie, qu'on administre le plus souvent en poudre; mais certainement aussi ces deux substances ont moins d'action que la potasse et la soude.

Après quelques jours d'usage des carbonates ou des terres alcalines pures, l'urine prend les propriétés de ces substances. La présence de l'acide urique lui faisait rougir les couleurs bleues végétales ; maintenant elle les verdit. Cet excès d'alcalinité de l'urine est, suivant M. Magendie, une condition indispensable au succès du traitement. Mais, objectent quelques chimistes, ne doit-il pas entraîner la précipitation des phosphates de chaux et de magnésie que l'urine contient à l'état de sels acides?

En terminant ce qui est relatif au traitement de la gravelle par les alcalins, nous transcrirons cette remarque du docteur Marcet, que l'emploi des alcalis contre les affections calculeuses ne doit pas se rapporter seulement à leur action chimique, et que ces médicamens ont une autre propriété, lorsqu'ils sont pris à très-petites doses, celle de faciliter la sécrétion des urines en diminuant l'irritation des voies urinaires.

Est-ce en agissant de la même manière que les boissons qui contiennent de l'acide carbonique provoquent une sécrétion si abondante de l'urine? On sait au moins que l'on recommande avec succès, dans le traitement de la gravelle, l'usage des eaux minérales acidules et gazeuses : telles sont celles de Contrexeville, de Seltz, de Soda, etc. ; le vin de Champagne étendu d'eau, ou mieux encore une bière légère, sont conseillés journellement avec les mêmes avantages. On les doit probablement aussi au gaz acide carbonique qu'ils contiennent.

Les moyens empruntés à la chimie sont moins heureux quand les graviers qui constituent la gravelle sont autres que de l'acide urique. Quand ils sont de phosphate de chaux, on recommande communément l'emploi des acides; mais les phosphates ne sont décomposables que par l'acide sulfurique. Or comment employer celui-ci dans un état de concentration assez grand pour qu'il soit utile? Si on le donne affaibli, ce pourrait être, disent quelques auteurs, pour saturer un excès d'ammoniaque, auquel est due, suivant eux, la formation de ces graviers.

La formation des graviers d'oxalate de chaux ne peut non plus être prévenue par l'usage des acides, ils y sont insolubles. Le meilleur moyen dans ces deux espèces de gravelle consiste encore à boire beaucoup; il a le double avantage d'éloigner les grains du sédiment de l'urine, en augmentant la partie aqueuse de ce liquide, et de rendre moins denses les mucosités qu'il contient. Il est généralement reconnu que celles-ci contribuent beaucoup au développement des affections calculeuses en rapprochant, en agglutinant les sels de l'urine pendant son passage dans les voies excrétoires, et surtout durant son séjour dans la vessie. La seconde indication dans le traitement de la gravelle consiste à faciliter l'issue des graviers et à combattre les accidens que leur présence a déterminés. Les tisanes de pariétaire, d'*uva ursi*, de racine de fraisier, de genêt, etc., n'ont pas d'autres avantages que d'augmenter la quantité de l'urine dont le passage fréquent à travers les voies urinaires entraîne à la longue les graviers qui s'y sont formés. En agissant mécaniquement aussi, d'une manière plus éloignée, les vomitifs, par les secousses qu'ils occasionent, ont paru quelquefois déplacer un gravier arrêté dans les uretères. La marche, l'équitation ont eu encore le même résultat. On pense bien que ces moyens ne peuvent être d'aucune utilité quand les graviers sont fixés dans les reins (*voyez* CALCULS RÉNAUX, NÉPHROTOMIE); ils seraient de plus tout-à-fait nuisibles, si les symptômes inflammatoires se sont manifestement développés; alors les évacuations sanguines, les bains tièdes et toutes les médications de la néphrite aiguë doivent être promptement mis en usage. *Voyez* NÉPHRITE.

(G. FERRUS.)

GRAVIER, s. m. On désigne ainsi le sable ou les petits grains calculeux formés dans les voies urinaires. *Voyez* GRAVELLE, URINE.

GRÊLE, adj., *gracilis*. On donne ce nom, en anatomie, à diverses parties qui sont longues et minces; tels sont les muscles grêle antérieur, grêle interne de la cuisse, plantaire grêle (*Voyez* DROIT ANTÉRIEUR, DROIT INTERNE DE LA CUISSE et PLANTAIRE); l'intestin grêle, qui comprend le duodénum, le jéjunum et l'iléon. *Voyez* INTESTIN.

GRÊLE, s. f. On donne ce nom à une petite tumeur, dure, arrondie, indolente, blanchâtre, quelquefois demi-transparente, qui se développe sur le bord libre des paupières, plus souvent peut-être à la supérieure qu'à l'inférieure. Le volume de cette tumeur varie de celui d'un grain de mil à celui d'un pois. Elle est ordinairement formée par un petit kyste fibreux, dont les parois sont blanchâtres, épaisses, et plus ou moins adhérentes au muscle orbiculaire ou au cartilage tarse. On trouve à l'intérieur une substance blanche, plus ou moins épaisse, quelquefois d'apparence cartilagineuse ou même osseuse. Dans ce dernier cas, on a donné à la maladie le nom de *calcul* ou *gravelle des paupières*. La grêle ne cause point de douleurs ; si on se décide à l'enlever, c'est à cause de la légère difformité et de la gêne qu'elle occasione dans les mouvemens des paupières, quand elle a acquis un certain volume. Pour en faire l'extraction, on saisit la tumeur avec des pinces, et on la détache facilement avec le bistouri, après avoir incisé transversalement la peau. Quand la grêle est soutenue par un pédicule, comme j'en ai vu plusieurs cas, on l'enlève très-aisément avec des ciseaux courbes sur leur plat. (J. CLOQUET.)

GRENADE, s. f., *granatum*. On appelle ainsi le fruit du grenadier. *Voyez* ce mot. (A. R.)

GRENADIER, s m., *punica granatum*. L., famille des Myrtacées, Icosandrie monogynie. C'est un arbre de quinze à vingt pieds d'élévation, dont le tronc, couvert de petites épines ou rameaux avortés, se divise en un grand nombre de branches et porte des feuilles opposées courtement pétiolées, elliptiques, luisantes, glabres; des fleurs d'un beau rouge terminent les rameaux; leur calice est coloré, infundibuliforme, adhérent par sa base avec l'ovaire infère, à cinq divisions aiguës, épaisses, coriaces; la corolle est formée de cinq pétales arrondis, obtus, un peu plissés; les étamines sont fort nombreuses. Le fruit est une capsule pomiforme, de la grosseur du poing, couronnée par le tube et les dents du calice; son péricarpe, d'un jaune rougeâtre, est dur, coriace, partagé intérieurement en un grand nombre de loges par des cloisons membraneuses. Les graines sont nombreuses, irrégulièrement polyèdres; leur tégument propre est très-épais et charnu, d'une saveur aigrelette très-agréable.

Les côtes septentrionales de l'Afrique, baignées par la Méditerranée, paraissent avoir été la véritable patrie du grenadier. Les Romains l'introduisirent en Italie, à l'époque des guerres de Carthage, et de là il s'est répandu dans tout le midi de l'Europe, où on le cultive assez abondamment. Il craint le froid, et sous le climat de Paris il ne peut être cultivé en pleine terre ; il n'y forme qu'un arbrisseau rabougri dont les fruits ne mûrissent jamais, tandis qu'en Provence il constitue des arbres de moyenne grandeur, se couvrant chaque année de fruits qui parviennent à une maturité parfaite. Toutes les parties du grenadier sont inodores, mais d'une saveur astringente très-prononcée; dans les fleurs et le péricarpe cette saveur est due au tannin et à l'acide gallique, tandis que c'est l'acide malique qui donne à l'enveloppe pulpeuse des grains une saveur aigrelette très-agréable. Les parties du grenadier dont on fait usage sont, 1° les fleurs non épanouies; 2° le péricarpe et les graines; 3° l'écorce de la racine.

Les fleurs non épanouies portent le nom de *balaustes*; on les apporte desséchées du midi de la France. On doit les choisir d'un rouge vif, et rejeter celles qui sont noirâtres. Leur saveur est extrêmement astringente. Aussi s'accorde-t-on généralement à les considérer comme un médicament essentiellement tonique et astringent. On emploie la décoction de balaustes soit à l'intérieur, soit à l'extérieur. Convenablement édulcorée, elle forme une tisane dont on fait quelquefois usage dans la diarrhée chronique, lorsque les symptômes d'irritation ont tout-à-fait disparu, et que l'on juge nécessaire de recourir aux toniques. On l'administre aussi dans le même cas, sous la forme de lavemens. Quelques auteurs en ont recommandé l'usage dans la leucorrhée avec faiblesse générale ou locale. Elle sert aussi à préparer des lotions et des injections astringentes que l'on emploie dans les blennorrhées chroniques et sans douleurs.

Ce que nous venons de dire des fleurs s'applique également au péricarpe du grenadier, connu dans les pharmacies sous le nom de *malicorium*. Il est très-astringent et peut être employé comme les balaustes, mais surtout pour l'usage externe. Dans les pays où les grenadiers croissent en abondance, on se sert de cette partie du fruit pour le tannage des cuirs.

Les graines que contiennent les grenades sont la seule partie que l'on mange. Elles sont rougeâtres, pulpeuses extérieurement, d'une saveur acidule. On les mange dans les contrées méridionales, où elles sont fort utiles pour étancher la soif et rafraîchir la bouche pendant les grandes chaleurs de l'été. On peut aussi préparer, avec leur suc étendu dans l'eau, des boissons rafraîchissantes, utiles dans les irritations légères des organes digestifs, et en général dans tous les cas où l'usage des acidules est indiqué.

Quelques essais tentés dans l'Inde ont appelé de nouveau l'attention des praticiens sur l'écorce de la racine du grenadier. On lui a reconnu une propriété anthelmintique assez marquée, et quelques observateurs assurent avoir par ce moyen expulsé plusieurs fois le tœnia; mais en France on n'a encore fait que peu d'essais avec cette substance, qui mérite l'attention des praticiens. On peut l'administrer en poudre à la dose d'un à deux gros, que l'on répète deux à trois fois dans la journée; ou bien on prépare une décoction de demi-once de cette racine dans une livre d'eau, convenablement édulcorée avec le sirop d'armoise. (A. RICHARD.)

GRENOUILLE, s. f., *rana esculenta*, Linnæus. On donne ce nom à un reptile batracien de la famille des Anoures, que sa ressemblance avec le crapaud a souvent fait confondre dans la même disgrâce que ce hideux animal, et qui, bien plutôt utile que nuisible à l'homme, mérite de fixer l'attention du médecin et de seconder les efforts du thérapeutiste. Nous ne nous arrêterons point à décrire ici en détail la grenouille que chacun a vue et que l'on reconnaît, au premier coup d'œil, à ses pattes de derrière très-longues, très-fortes, et parfaitement palmées; à sa peau lisse, humide, froide, parsemée de petits tubercules sur le dos et les flancs, granulée simplement sous le ventre et les cuisses; à sa teinte générale d'un beau vert tacheté de noir; aux trois raies jaunes qui s'étendent le long de son dos; aux trois bandes noires qui règnent transversalement sur ses bras, ses cuisses, ses jambes et ses tarses; à sa tête triangulaire; à son nez un peu pointu; à sa bouche très-fendue; à ses yeux saillans; à la couleur d'un beau jaune doré que présente leur iris; à ses flancs comprimés; à sa taille qui ne s'étend pas au delà de trois ou quatre pouces. Tout le monde sait aussi que cet élégant animal égaie, durant l'été, de ses sauts vifs et légers les rives de nos ruisseaux, ou sillonne, en nageant, la surface des canaux tranquilles et celle des étangs, car ses pattes palmées et ses muscles puissans lui donnent la double faculté de s'élancer dans l'air à des distances considérables ou de se maintenir en équilibre à la surface du liquide élément. Il n'est personne qui n'ait vu les sauts énormes qu'il fait à l'approche d'un danger réel ou imaginaire, car il est très-timide. Personne n'ignore non plus, qu'à la suite des pluies chaudes de la belle saison, il se répand par légions dans les campagnes, et que pendant les froids rigoureux de l'hiver, il s'enfonce dans la vase des eaux profondes, dans les trous des fontaines, et même quelquefois dans la terre, pour y passer la période des frimas dans un état d'engourdissement et de torpeur comparable à la mort. Mais ce que nous devons noter spécialement ici, c'est que généralement la grenouille est pour nous un aliment aussi sain qu'agréable, et qu'elle fournit des mets à la table du riche même, au moins dans certains pays, car, dans quelques autres, comme en Angleterre, on a ce reptile en horreur.

En France, on fait une grande consommation de grenouilles, surtout en automne, époque à laquelle leur chair est plus délicate et plus grasse; on en trouve à peu près constamment dans nos marchés, et ceux des grandes villes d'Italie en sont couverts pendant la plus grande partie de l'année. Il ne semble pas, au reste, que les anciens aient fait quelque usage de ce genre d'aliment, car Galien n'en dit rien dans ses ouvrages de diététique, et les médecins du moyen âge, à l'exemple d'Aëtius et de Jean Rodriguez de Castellobranco, lui ont même attribué des propriétés délétères. Aujourd'hui, on ne craint point de le faire paraître sur des tables fort bien servies d'ailleurs, et les grenouilles font même la base d'un certain nombre de préparations culinaires estimées des gourmands, qui, chez nous, ne font cas que du train de derrière de l'animal, tandis qu'en Allemagne on en mange toutes les parties, la peau et les intestins exceptés. C'est ce dont on pourra s'instruire plus à fond en lisant les Traités de gastronomie, auxquels, dans la crainte où nous sommes de ne donner qu'une idée tronquée de mets aussi recherchés que savamment apprêtés, nous renvoyons le lecteur curieux de connaître toutes les finesses de l'art. Mais heureusement pour nous, car cela nous ramène dans notre domaine, les cuisiniers ne sont point les seuls qui aient su mettre à profit la chair des grenouilles pour le bien-être de l'homme. Les médecins ont depuis long-temps su tirer parti de ces reptiles dans le traitement des maladies. On prépare avec eux des bouillons rafraîchissans, humectans, analeptiques et antiscorbutiques, que l'on ordonne dans les phlegmasies aiguës de la poitrine, dans la phthisie pulmonaire, dans les entérites, dans les affections carcinomateuses, dans les maladies cutanées, et de l'usage desquels je puis affirmer m'être bien trouvé dans plus d'un cas. Mais si ces bouillons, et il n'y a point à en douter, sont réellement de quelque avantage, il faut convenir, d'un autre côté, que les grenouilles ont été, pour un grand nombre de médecins, l'occasion de débiter une foule de sottises, d'avancer les assertions les plus absurdes, de faire circuler les théories les plus ridicules. Comment, par exemple, voir sans rougir de honte un certain Timothée faire appliquer, soir et matin, des grenouilles fendues en deux sur les reins des hydropiques, pour attirer au-dehors la sérosité épanchée dans leur abdomen? Comment croire, d'après Dioscoride, que la chair de grenouille, cuite avec du sel et de l'huile, soit l'antidote du venin des serpens; ou, d'après Arnould, que le cœur de cet animal, pris chaque matin en guise de pillule, ait pu guérir une fistule de l'épigastre qui avait résisté à beaucoup d'autres remèdes? Qui ne serait pas étonné en apprenant encore qu'on a recommandé contre l'épilepsie le *foie de grenouille calciné au four sur une feuille de chou entre deux plats, et avalé dans de l'eau de pivoine!* mais, sans nous arrêter davantage à l'énumération de ces dégoûtans arcanes, nous n'oublierons point de rappeler, en finissant, que, comme émollient et adoucissant, le frai de grenouille peut être employé avec quelque chance de succès dans les inflammations extérieures, et qu'il s'est montré utile contre l'érythème et les ophthalmies aiguës, par exemple.

On trouvait aussi anciennement, dans les officines des pharmaciens, une *huile de grenouille* dont l'usage est totalement abandonné aujourd'hui. On connaît également, enfin, un *emplâtre de grenouille*, dont on doit la composition au chirurgien Jean de Vigo. (H. CLOQUET.)

GRENOUILLETTE, s. f. *Ranula.*—On donne ce nom à une tumeur située au-dessous de la langue, formée par l'un des conduits de Warthon, obstrué près de son orifice par un obstacle quelconque, et distendu dans le reste de son étendue par la salive qui s'y amasse. Il importe peu de savoir ce qui a valu à la maladie une telle dénomination, si c'est une ressemblance entre la forme de la tumeur et celle des goîtres aériens d'une grenouille, ou quelque anologie entre le coassement de ce batracien et la prononciation altérée du malade; mais il n'en est pas de même de sa nature, puisque le traitement le plus rationnel et le plus certain repose entièrement sur sa connaissance exacte, et ce n'est que depuis la découverte des conduits excréteurs des glandes sous-maxillaires qu'on a pu l'acquérir. Toutes les opinions émises avant ce temps sont plus ou moins erronées; depuis celle de Celse, qui regardait la grenouillette comme un abcès d'une espèce particulière, jusqu'à celle de Fabrice d'Aquapendente qui la rangeait au nombre des tumeurs enkystées, ajoutant qu'elle était de la nature du méliceris. Dionis croyait qu'elle tenait de la nature des loupes. Munnicks est le premier qui mit à profit la découverte de Warthon, pour rectifier les idées reçues sur la nature de la maladie qui nous occupe. Il dit qu'elle vient d'une salive trop âcre et trop épaisse, laquelle, ne pouvant sortir par les canaux salivaires inférieurs, s'amasse sous la langue et y produit une tumeur. Un texte aussi précis, dit M. Sabatier, n'a pas empêché Heister d'embrasser l'opinion de Fabrice d'Aquapendente, et ce n'est que dans ces derniers temps que celle de Munnicks a prévalu; encore Lafaye et Louis y ont-ils mis une sorte de restriction, en disant que la grenouillette a son siége dans le canal excréteur des glandes maxillaires, et dans celui des sublinguales, comme si ces glandes avaient un canal excréteur particulier.

La grenouillette est une maladie assez commune, mais ses causes sont peu connues : elle est plus fréquente dans l'enfance qu'aux autres âges. On l'a vue succéder à la lésion du conduit excréteur, lors de la section du frein de la langue; à la formation d'un calcul dans ce conduit, au développement d'une tumeur qui le comprimait. Il est probable qu'elle tient le plus souvent à un état d'inflammation chronique du canal excréteur. Louis a combattu l'opinion long-temps accréditée, qui la faisait dépendre de l'épaississement de la salive, se fondant sur ce que ce liquide ne s'épaissit que par son séjour. Il rejette encore, comme insuffisante pour produire la grenouillette, l'atonie du conduit excréteur, et la regarde comme l'effet d'une disposition viciée des solides, d'où résulte l'oblitération du conduit.

La grenouillette se présente sous la forme d'une tumeur aplatie, arrondie ou oblongue, molle, compressible, légèrement transparente, placée sous la partie antérieure de la langue, à côté de son frein, offrant, dans quelques cas, un sillon médian qui la partage en deux; d'autres fois, deux petits points semblables à des aphthes. La grenouillette est alors double; cette tumeur, peu volumineuse, et indolente au début, gêne peu les mouvemens de la langue; mais, avec le temps, elle s'accroît, rend plus difficiles les mouvemens de cet organe, et l'articulation des sons. Au bout de quelques mois, elle remplit quelquefois presque entièrement la cavité de la bouche, refoule et masque la langue; et enfin si le malade reste plus long-temps sans réclamer les secours de la chirurgie, cette affection, si légère lorsqu'elle est combattue à temps, peut être suivie de beaucoup de désordres. On a vu, en effet, de ces tumeurs pousser les dents devant elles et les chasser de leurs alvéoles, causer même la carie de la mâchoire inférieure, faire saillie sous le menton, où elles ont été prises quelquefois pour des abcès, anéantir entièrement la faculté de parler, et bien plus encore, menacer la vie du malade par la gêne que la respiration en éprouvait. Diemerbroeck cite même un cas de suffocation par la rupture d'une semblable tumeur du côté de l'arrière-bouche.

Le liquide contenu dans la tumeur, lorsqu'elle est récente, est visqueux, limpide, semblable à du blanc d'œuf; lorsqu'elle est plus ancienne, il devient trouble, et on y trouve des concrétions sablonneuses plus ou moins dures. Une de ces concrétions, analysée par Fourcroy, était composée de phosphate de chaux et de mucilage animal. Le fluide contenu dans la grenouillette est mêlé quelquefois à du pus, lorsque l'intérieur de la poche membraneuse a été enflammé. Sa quantité est en rapport avec le volume de la tumeur, et on l'a vu s'élever à plus d'une livre. Il est important de remarquer que les parois de la grenouillette augmentent d'épaisseur, de dureté, et qu'elles deviennent même cartilagineuses dans quelques portions de leur étendue, lorsque la maladie date de plusieurs années.

On rencontre quelquefois des grenouillettes de la grosseur d'une petite noix, qui acquièrent ce volume dans l'espace de quelques heures; elles sont tout-à-fait transparentes; on ne peut guère les attribuer qu'à l'inflammation de l'orifice du canal excréteur de la glande sous-maxillaire; ces grenouillettes, que l'on pourrait nommer aiguës, peuvent guérir spontanément. J'en ai vu un exemple. Louis donne une observation dont les détails se rapportent à cette variété.

*Traitement.* — Le but que l'on doit se proposer dans le traitement de la grenouillette doit être de rétablir le cours de la salive par ses couloirs naturels, ou de lui procurer une issue artificielle, permanente sur un des points de la surface de la tumeur et dans l'intérieur de la bouche.

Lorsque la grenouillette est récente, qu'elle s'est développée très-promptement, qu'elle paraît dépendre d'une inflammation de l'orifice du canal de Warthon, on doit essayer les gargarismes émolliens. Si l'orifice du conduit est rétréci, et qu'on puisse l'apercevoir, comme dans le cas rapporté par Louis, où cet orifice correspondait au centre d'une espèce d'aphthe, il conviendrait de suivre son exemple, c'est-à-dire d'introduire un stylet de plomb dans cet orifice, et d'achever de le dilater en y plaçant une petite bougie de même métal. Nous conviendrons qu'il est très-rare que l'on ait occasion d'employer ce mode de traitement, et que le plus souvent il faut avoir recours à d'autres méthodes. Ces méthodes peuvent se réduire aux suivantes : la ponction ou l'incision simple du kyste; — l'incision de ce kyste et la cautérisation de sa surface interne avec un caustique liquide; — l'introduction d'un séton dans la tumeur; — la destruction d'une portion de la surface sous-linguale de la tumeur avec le cautère actuel; — l'excision d'une portion du kyste; — enfin, l'introduction dans l'ouverture résultant d'une incision ou d'une excision faite à la tumeur, d'une espèce de canule terminée à chacune de ses extrémités par une petite plaque elliptique, et destinée à empêcher l'ouverture de se fermer. C'est à M. Dupuytren que l'on doit ce procédé.

La ponction ou une incision pratiquée à la grenouillette ne procure ordinairement qu'une disparition momentanée de la tumeur; la plaie ne tarde pas à se cicatriser, et la maladie récidive : cependant cette méthode compte quelques succès.

L'incision de la tumeur sur toute sa longueur et la cautérisation de la surface interne, soit avec un caustique liquide, tel que les acides sulfuriques, muriatique, le beurre d'antimoine, etc., soit avec un caustique solide, et notamment avec la pierre infernale, offre plus de chances de réussite. Ce mode de traitement, employé par Stalpart Vanderwiel, Dionis, Heister, Acrel, Camper, etc., a l'inconvénient d'être long, douloureux, et il expose les malades à une inflammation violente des parties voisines de la tumeur.

La cautérisation avec le feu rouge a moins d'inconvéniens; elle nous paraît particulièrement convenir dans les grenouillettes d'un volume médiocre, dont les parois n'ont pas une trop grande épaisseur. Il importe d'obtenir une perte de substance assez considérable; on porte le fer rouge sur la tumeur à travers une plaque de fer fenestrée, ou bien on se contente de protéger les parties voisines avec du carton mouillé. On compte parmi les partisans de cette méthode Hippocrate, Paré, Fabrice de Hilden, Tulpius, Petit, Louis, Desault, etc.

L'excision d'une portion de la surface supérieure du kyste mérite cependant la préférence quand la grenouillette est très-volumineuse. On peut la soulever, pour l'exciser plus facilement avec des pinces érignes, ou bien pratiquer une incision demi-circulaire, et réséquer le lambeau à sa base avec des ciseaux courbes sur le plat. Celse, Fabrice de Hilden, Petit, Desault, Lassus, Richter, Sabatier, ont donné de justes éloges à cette méthode.

L'ablation complète de la tumeur paraît avoir été pratiquée quelquefois; on la trouve recommandée par Mercuriali, Diemmerbroeck, Boisset, lorsque la tumeur est très-grosse, que ses parois sont endurcies, que l'os maxillaire a été altéré par son contact. Cette opération peut être longue, douloureuse; elle doit aussi exposer à blesser les artères ranines. L'excision partielle doit lui être préférée.

Marchettis ayant eu à traiter une grenouillette tellement volumineuse qu'elle comprenait les carotides, la trachée-artère, et qu'elle empêchait le malade d'avaler et de respirer, l'incisa et la vida plusieurs fois sans succès. Il se décida enfin à faire une incision au cou, à passer un séton jusque dans la bouche, et à couper les vaisseaux nutriciers de la tumeur. Cependant la guérison n'eut lieu que quand le kyste eut été consumé par le fer rouge. (MARJOLIN.)

GRIPPE, s. f. On a désigné sous cette dénomination vulgaire plusieurs maladies catarrhales qui ont régné épidémiquement, notamment l'angine et le catarrhe pulmonaire.

GRIPPÉ, adj., *retractus*, se dit de la face quand ses traits sont retirés et comme raccourcis. Voyez *Altération de la face*, à l'article HABITUDE DU CORPS.

GROS, s. m., *drachma*; mesure usitée dans les formules, qui équivaut à la huitième partie de l'once, ou à trois scrupules, et à soixante-douze grains. Le gros vaut à peu près quatre grammes des nouvelles mesures décimales.

GROSEILLE, s. f.; fruit du groseiller. *Voyez* ce mot.

GROSEILLER, s. m., *ribes*, genre de plante de la Pentandrie digynie, lequel est devenu le type d'une nouvelle famille des RIBÉSIÉES dans la série des ordres naturels. L'espèce la plus intéressante de ce genre est le groseiller rouge, *ribes rubrum*, L., petit arbuste de deux à trois pieds d'élévation, dépourvu d'épines. Ses feuilles sont alternes pétiolées, dilatées et comme ciliées à leur base. Pour la forme elles ressemblent beaucoup à celles de la vigne, mais sont beaucoup plus petites, c'est-à-dire qu'elles sont partagées en trois ou cinq lobes digités grossièrement, et irrégulièrement dentées sur leurs bords. Les fleurs sont d'un jaune verdâtre et pédicellées; elles forment de petites grappes pendantes. Les fruits sont des baies globuleuses pisiformes, ombiliquées à leur sommet, ordinairement rouges, mais quelquefois blanches. Cet arbuste, qui est originaire des Alpes, est aujourd'hui abondamment cultivé dans tous nos jardins.

Les groseilles, lorsqu'elles sont bien mûres, sont des fruits très-agréables à cause de leur saveur acidule et sucrée. Leur acidité est due à la présence des acides malique et citrique qu'elles contiennent. Elles sont, en outre, composées d'albumine végétale, de sucre, et, dans la variété à fruits rouges, d'un principe colorant violet qui ne doit sa couleur rouge qu'à son union avec les acides. On prépare avec le suc que l'on en exprime, étendu d'eau et convenablement édulcoré, une boisson très-agréable, rafraîchissante et tempérante, utile dans les phlegmasies aiguës du canal digestif, de la peau, etc. On prépare aussi avec le suc de groseilles un sirop et une gelée. Le sirop étendu d'eau forme aussi une boisson que l'on doit quelquefois préférer au suc exprimé des fruits, parce que la boisson faite avec ce dernier peut déterminer des coliques. Quant à la gelée, c'est une des préparations les plus agréables, mais dont on fait une bien plus grande consommation comme aliment que comme médicament. Son usage est très-souvent utile aux convalescens. (A. RICHARD.)

GROSSESSE, s. f., *graviditas;* état de la femme qui a conçu, et porte dans son sein le produit de la conception. La grossesse commence à l'instant de la conception, et se termine par l'accouchement. Sa durée totale est de deux cent soixante et dix jours, ou neuf mois solaires. Cependant des observations bien constatées montrent que sa durée peut naturellement être moindre de neuf mois, ou se prolonger au delà de ce terme; mais les limites précises de ces variations n'ont pas encore pu être déterminées. Ces variations ont donné naissance à des questions de médecine légale très-importantes. *Voyez* GROSSESSE (médecine légale).

On a distingué la grossesse en *vraie* et en *fausse.* La vraie grossesse est celle qui vient d'être définie; on a donné le nom de fausse grossesse aux affections qui, déterminant l'augmentation de volume de l'utérus ou seulement de l'abdomen, simulent la grossesse. Cette dénomination ne peut être conservée. La grossesse existe ou n'existe pas : dans ce dernier cas, il faut donner un nom propre à chacune des affections qui peuvent la simuler. Stein a admis une *grossesse mixte, dans laquelle le corps qui constitue la fausse grossesse se trouve situé ailleurs que dans la matrice, lorsque la grossesse est véritable.* La grossesse ou vraie grossesse a été divisée en *utérine* ou *ordinaire*, et *extra-utérine* ou *extraordinaire*, selon que le fœtus est placé dans la cavité de l'utérus ou hors de cette cavité. Cette dernière a été subdivisée en *tubaire*, *ovarienne* et *abdominale*, *ventrale* ou *péritonéale*, selon que le fœtus se développe dans la trompe utérine, la substance de l'ovaire ou la cavité du péritoine. D'après les nouvelles observations dont je parlerai plus loin, il conviendrait d'en établir une nouvelle espèce qui a lieu lorsque le fœtus s'est logé dans une cavité accidentelle formée dans l'épaisseur des parois de l'utérus. Enfin la grossesse est *simple* quand l'utérus ne renferme qu'un seul fœtus; *composée* (*double*, *triple*, etc.), quand il en contient plusieurs.

Il y a deux ordres de phénomènes à considérer dans l'étude de la grossesse : ceux qui ont lieu chez la femme, et ceux qui appartiennent au nouvel être qui se développe en elle. Ces derniers seront exposés avec l'histoire générale du produit de la conception au mot OEUF HUMAIN. Je dois seulement ici présenter l'histoire des phénomènes anatomiques et physiologiques qui se manifestent dans l'utérus et dans le reste de l'économie de la femme, et faire à la pratique l'application de ces connaissances théoriques, en examinant ces phénomènes comme signes de la grossesse, en traitant de leur influence sur la santé de la femme, selon qu'ils sont plus ou moins développés, de l'action des causes extérieures sur cette santé ainsi modifiée, et des moyens de soustraire la femme à ces influences. Pour compléter l'histoire de la grossesse, je parlerai de la grossesse extra-utérine, et des affections qui peuvent simuler la grossesse.

*Phénomènes anatomiques et physiologiques.* — Les plus remarquables de ces phénomènes sont les changemens que l'utérus éprouve dans le cours de la grossesse. Ces changemens sont relatifs au volume, à la forme, à la situation et à la direction, à la texture et aux propriétés de cet organe. A l'instant du coït, l'utérus entre en érection, comme les autres organes génitaux. Quand la conception a eu lieu, cette turgescence se soutient, et le volume de l'utérus s'accroît sensiblement, plus d'abord par l'augmentation d'épaisseur de ses parois que par la dilatation de sa cavité, mais bientôt par le développement des parois et de la cavité elle-même. Cet accroissement de volume suit une progression régulière, si ce n'est dans quelques cas de maladie; mais cette progression n'est pas uniforme; elle est plus lente dans les premiers mois, et beaucoup plus rapide dans les derniers. On se fera une idée assez exacte des divers degrés que cet accroissement parcourt, en comparant le volume de l'utérus dans l'état de vacuité avec celui que présente cet organe lorsqu'il est arrivé au plus haut point de distension, vers la fin de la grossesse. Alors son diamètre longitudinal est d'environ 12 pouces, le tranversal de 9 pouces, et l'antéro-postérieur de 8 pouces $\frac{1}{2}$. Suivant Levret (*Art des accouchemens*), la matrice, dans l'état de vacuité, a environ 16 pouces de superficie, et à la fin du neuvième mois, elle en a 339, en sorte que le rapport de ces superficies est comme 1 à 21 $\frac{3}{16}$. Le vide, dans le premier cas, peut être évalué à $\frac{11}{14}$ de pouce cube, et dans le second à 408 pouces cubes, leur rapport est de 1 à 1557. Enfin, le solide de la masse seule de la matrice vide est d'environ 4 $\frac{1}{3}$ pouces cubes; celui de la matrice dilatée est de 51 pouces; ce qui donne le rapport de 9 à 102, ou de 1 à 11 $\frac{1}{3}$. Mais ces rapports me semblent trop grands, et Levret, d'ailleurs si exact, me paraît avoir ici établi ses calculs plutôt d'après les deux figures qu'il a fait graver pour démontrer le mécanisme de la grossesse, que d'après la nature; car l'évaluation du contenu de la matrice à 408 pouces cubes, ou à 17 livres d'eau, se trouvera en général trop forte, l'ensemble du fœtus, du placenta, des membranes et de l'eau de l'amnios ne présentant pas un poids aussi considérable.

La matrice, en augmentant de volume, conserve d'abord sa forme pyriforme, qui est même plus marquée, parce que le développement est plus sensible dans les parois du corps et de la partie supérieure du col. Plus la matrice s'étend et s'élargit dans son fond, observe de la Motte, plus elle se resserre à son orifice. Aussi le museau de tanche devient plus serré et plus acuminé. L'orifice de l'utérus, au lieu d'être une fente linéaire et transversale, offre une ouverture arrondie, comme Stein l'a remarqué. Mais cette disposition n'est pas également marquée chez toutes les femmes, et ne l'est que dans les premières grossesses. Bientôt l'accroissement du corps de l'organe marchant avec plus de rapidité que celui du col, cette partie prend la forme d'un sphéroïde, à la partie inférieure duquel le col évasé à sa partie supérieure, et restant cylindroïde dans sa partie inférieure, forme une sorte d'appendice. Au sixième mois de la grossesse, le diamètre longitudinal est encore presque égal aux deux autres; mais ensuite le col s'évase de plus en plus, sa partie supérieure se confond avec le corps, et la totalité de l'utérus forme un ovoïde dont la grosse extrémité répond au fond de l'organe. A la petite extrémité, on remarque la portion cylindrique du col dont la longueur décroît graduellement jusqu'à la fin de la gestation, époque à laquelle le bourrelet de l'orifice seul fait saillie. Ses lèvres, dans les premières grossesses, ne présentent ordinairement pas de changement; quelquefois cependant elles sont fort amincies. Chez les femmes qui ont déjà eu plusieurs enfans, elles sont, au contraire, souvent fort tuméfiées et comme infiltrées; l'orifice présente une dilatation remarquable, mais le col se rétrécit plus haut, et présente une cavité conique, comme l'extrémité d'un doigt de gant. J'ai cependant quelquefois pu toucher à nu les membranes du fœtus dans une étendue de près d'un pouce dès la fin du septième mois de la grossesse. Chez ces femmes aussi, les bords de l'orifice sont quelquefois partagés en plusieurs tubercules séparés par des scissures plus ou moins profondes, résultat des déchirures qui se sont faites pendant les accouchemens précédens. Le fond et le corps sont les parties qui s'étendent le plus pour concourir à l'ampliation de l'organe, et cependant ce sont celles qui perdent le moins de leur épaisseur. L'extension du fond est telle que cette partie qui, dans l'état ordinaire, ne forme qu'un bord à peine saillant au-dessus de l'insertion des trompes, constitue alors le tiers environ de la hauteur totale de l'utérus, comme on en reste convaincu en remarquant que l'insertion de ces canaux à la fin de grossesse se trouve à la réunion du tiers supérieur et des deux tiers inférieurs de l'organe.

L'accroissement de volume et de poids que l'utérus reçoit dès le commencement de la grossesse le force à descendre dans l'excavation du bassin; mais il ne peut exécuter ce mouvement que suivant la direction de l'axe du détroit supérieur, car l'angle sacro-vertébral repousse en avant sa paroi postérieure qui est saillante et arrondie. Ainsi, à mesure que l'utérus descend, le museau de tanche se porte en arrière. Du troisième au quatrième mois, le corps de l'utérus devient trop volumineux pour pouvoir être contenu dans le cercle du détroit supérieur; il s'élève alors graduellement au-dessus de ce cercle, et la totalité de l'organe commence à remonter, de sorte que, vers la fin de la grossesse, son segment inférieur repose sur la partie supérieure des os pubis, il fait seulement une légère saillie à l'entrée de l'excavation, et le museau de tanche, fort élevé et porté en arrière, comme il va être dit, ne peut être atteint que difficilement avec le doigt. Pourtant, quand le détroit supérieur est très-vaste, l'utérus ne s'élève pas ainsi à mesure qu'il se dilate, et sa partie inférieure reste plongée dans l'excavation. L'utérus, en s'élevant au-dessus du détroit supérieur, est obligé de suivre la direction de l'axe de ce détroit, son fond étant repoussé en avant par la convexité de la portion lombaire du rachis que la nécessité où la femme est de porter ses épaules en arrière rend encore plus grande. L'orifice, qui est toujours au point opposé au fond, se trouve porté vers l'angle sacro-vertébral. En même temps l'utérus s'incline vers un des côtés de l'abdomen, et est reçu dans une des gouttières qui sont sur les parties latérales du corps des vertèbres. Il se porte plus souvent à droite qu'à gauche. La présence de la portion iliaque du colon, ordinairement remplie de matières fécales, empêche l'utérus de se porter à gauche, quand il commence à s'élever, et le rejette vers la fosse iliaque droite. La masse des intestins grêles est refoulée, par l'ascension de l'utérus, vers le côté gauche de l'abdomen où la direction du mésentère la ramène naturellement, et elle contribue à maintenir et à augmenter la tendance qui porte l'utérus à droite. Ce mouvement d'inclinaison latérale est accompagné d'une rotation de l'organe, telle qu'un de ses bords, le gauche dans l'inclinaison à droite, le droit dans l'inclinaison à gauche, est ramené vers la paroi antérieure de l'abdomen, et que ses faces antérieure et postérieure se dirigent jusqu'à un certain point vers les parties latérales: circonstance qui mérite une grande attention quand on pratique la section césarienne.

La texture de l'utérus subit en même temps des changemens très-remarquables. Sa couleur prend une teinte rouge décidée. L'épaisseur de ses parois ne diminue pas, comme leur énorme distension semblerait l'annoncer. Ce point n'a pas été admis sans contestation. Mauriceau, Stalpart Vander Wiel, Dionis, soutiennent que la substance de l'utérus devient plus mince chez les femmes; et ils s'appuient sur l'observation. Telle était aussi l'opinion de Galien. D'un autre côté Dulaurent, Harvey, Riolan, Bartholin, Degraaf, Bohn, Deventer, de Méry, de la Motte, Roëderer, Heister, Mursinna, ont trouvé l'utérus plus épais. De Haller pense que les premiers n'ont peut-être examiné que des matrices affaissées par une hémorrhagie. La même pensée m'était venue à l'esprit en remarquant cette dissidence des observateurs. Pour m'éclaircir sur ce point, j'examinai les observations rapportées par ces auteurs, et je trouvai que les uns avaient disséqué des femmes mortes d'hémorrhagie pendant la grossesse, et que les autres n'avaient ouvert que des femmes mortes pendant le travail de l'accouchement, ou après, lorsque l'utérus était déjà revenu sur lui-même. Les faits que Heister cite d'après sa propre observation semblent mettre la chose hors de doute. Mais laissons de côté ces dissidences nées de la rareté des occasions que l'on avait de disséquer des corps de femmes mortes pendant la grossesse, et voyons ce qui résulte des dissections nombreuses faites dans ces derniers temps par des anatomistes habiles. Ils ont trouvé que dans le commencement de la grossesse les parois utérines offrent plus d'épaisseur que dans l'état de vacuité, vers le troisième ou quatrième mois une épaisseur à peu près égale; que dans les derniers mois ces parois, comparées à ce qu'elles sont dans l'état ordinaire, sont un peu plus épaisses dans le lieu qui répond à l'insertion du placenta; que dans le reste de l'étendue du corps elles sont à peu près d'une même épaisseur, et que au col elles sont sensiblement amincies, mais jamais en raison de l'extension qu'il a éprouvée. Quelquefois cependant l'épaisseur des parois utérines est notablement diminuée; c'est ce qui a lieu surtout lorsque cet organe a subi une distension excessive, soit par l'effet de la présence de plusieurs fœtus, soit par l'accumulation d'une grande quantité de liquide. Dès l'instant de la conception, ces parois commencent à perdre cette densité, cette dureté comparable à celle des organes fibreux les plus fermes; elles continuent de se ramollir à mesure que la grossesse avance. Les tissus qui les forment se distinguent de plus en plus les uns des autres en revêtant les caractères qui leur sont propres. On reconnait alors que la presque totalité des parois utérines est formée de faisceaux de fibres parallèles, assez molles, dont la couleur rouge devient plus marquée par la macération dans une solution de nitre, et qui jouissent d'une contractilité très-énergique, car c'est à elles seules que l'on peut attribuer les contractions très-puissantes dont j'ai démontré que l'utérus est susceptible. (*Voy.* ACCOUCHEMENT). De ces fibres, les unes sont transversales et forment des arcs de cercle plutôt que des cercles entiers; elles sont plus apparentes à la face interne de l'organe; quelques-unes de ces fibres transversales s'écartent de leur direction et deviennent obliques. Les autres fibres plus nombreuses sont longitudinales et se portent du fond vers l'orifice. Toutes forment différens plans qui se croisent et dont la disposition est fort difficile à déterminer. Parmi les anatomistes qui ont cherché à démêler cette disposition, Roëderer et Loder étaient ceux qui avaient le mieux réussi; mais dans ces derniers temps madame Boivin en a tracé la description la plus exacte dans un mémoire envoyé à l'Académie de médecine avec des pièces anatomiques propres à démontrer ce qu'elle avance. Ruisch, qui avait aperçu mieux que ses devanciers la disposition des fibres transversales, mais qui n'avait vu que celles du fond, les décrit comme un muscle particulier, de forme orbiculaire, composé de fibres circulaires concentriques, et destiné à expulser le placenta. Heister est le premier qui se soit élevé contre Ruisch, et ait dit qu'on ne peut pas reconnaître dans la matrice un muscle particulier. Ruisch lui-même paraît avoir abandonné dans sa vieillesse ses idées par rapport à ce muscle. On n'a pas été plus d'accord sur la nature de ces fibres que sur leur arrangement. Les uns, avec Boerhaave, regardent le tissu de l'utérus comme celluleux et doué d'une force élastique; d'autres, comme Albinus et Blumenbach, font dépendre sa contractilité d'une force propre, d'une vie propre; Walther attribue ses contractions à l'irritabilité des vaisseaux et à l'élasticité du tissu celluleux; M. Lobstein a émis l'opinion que la fibre de la matrice est d'une nature particulière et tient le milieu entre la fibre musculaire et la celluleuse; que, pour qu'elle devienne susceptible de se contracter dans le moment de l'accouchement, il faut qu'elle subisse des modifications dans sa structure, et que ces modifications entraînent des changemens dans ses propriétés vitales ; enfin que ces modifications sont dues à la présence du sang menstruel, qui est retenu dans les vaisseaux utérins. Il compare l'utérus d'une femme grosse à un organe attaqué d'une inflammation lente et chronique. Mais M. Lobstein, dans la même dissertation, rapporte avoir disséqué une matrice dont le volume approchait de celui d'un utérus du septième ou du huitième mois de la grossesse. Cette matrice était distendue par une tumeur lipomateuse extrêmement considérable. Il était curieux d'observer la marche et la direction des fibres utérines devenues visibles par l'effet de la distension. On sait que dans ces cas, loin que le sang menstruel soit retenu dans les vaisseaux, il existe ordinairement des hémorrhagies abondantes. On sait aussi avec quelle énergie la matrice se débarrasse des corps étrangers qu'elle contient par un travail semblable à celui de l'accouchement. Il me semble qu'il est évident d'après cela que le développement et la faculté contractile des fibres utérines ne peuvent pas être attribués à l'afflux et à la présence du sang menstruel. Je ne m'attacherai pas à réfuter les raisons par lesquelles on a combattu la nature musculaire des fibres de l'utérus ; cette discussion m'entraînerait trop loin. Je me bornerai à faire remarquer que ces fibres présentent pendant la grossesse, la couleur, la solidité, la disposition parallèle des fibres musculaires, une contractilité très-développée, et qui suit les mêmes lois que la contractilité des muscles extérieurs ; que Schwilgué a trouvé dans le tissu de l'utérus une grande proportion de fibrine; et que là où l'on reconnaît même apparence et mêmes propriétés, on doit bien aussi reconnaître la même nature. Si l'on objecte l'extrême inertie de ces fibres pendant l'état de vacuité, et la faculté qu'elles ont de récupérer leur contractilité après être restées dans l'inaction pendant un grand nombre d'années, on peut répondre à la première objection, qu'étant arrivées à leur plus grand degré de raccourcissement, il est tout naturel qu'elles ne puissent plus se contracter, mais que dès qu'elles sortent de cet état, et subissent un certain degré d'élongation, elles deviennent susceptibles de contraction, comme une foule de faits le démontrent journellement. Quant à la seconde objection, on peut bien admettre dans ces fibres une condition particulière sans leur refuser la nature musculaire. Le tissu cellulaire qui entre dans la texture de l'utérus, éprouve aussi un développement très-remarquable; ses fibres s'allongent, ses aréoles augmentent de capacité. Le péritoine, qui forme la membrane externe de l'utérus, s'étend en tous sens; mais cette extension ne peut suffire à l'ampliation que cette membrane doit subir. Les replis qu'il forme au voisinage de l'utérus, tels que les ligamens larges, les ligamens antérieurs et postérieurs se dédoublent; les portions voisines de cette membrane sont même attirées pour concourir à former la membrane externe de l'utérus distendu. Cet effet est si marqué que quelques anatomistes ont cru qu'il suffisait seul pour rendre raison de l'ampliation de cette membrane extérieure, qu'ils regardent comme n'étant pas susceptible d'extension. Pour apprécier cette opinion sans avoir recours aux autres faits tirés de l'anatomie pathologique, que l'on examine la portion de membrane qui recouvre le corps et le fond de l'organe et est comprise entre l'insertion des trompes, et l'on sera convaincu qu'elle ne peut pas être fournie par l'accession des parties voisines du péritoine, car l'insertion de la trompe et du ligament de l'ovaire forme de chaque côté un obstacle qui empêche le glissement de la membrane adjacente, et d'ailleurs la densité du tissu qui unit cette membrane à la substance musculeuse s'oppose à ce glissement. M. Ristelhueber remarque avec raison que les ligamens larges ne disparaissent jamais entièrement pendant la gestation; que la vessie et le rectum ne se dépouillent pas de leur péritoine, et que la membrane péritonéale de l'utérus ne s'amincit pas. Or il serait très-difficile, dit-il, on pourrait même dire impossible, de concevoir qu'une portion des ligamens larges pût suffire à une extension aussi considérable. Il faut donc admettre que le tissu séreux de l'utérus s'étend, et qu'une nutrition plus active prévient son amincissement. La membrane muqueuse est plus rouge; elle s'étend, et les rides qu'elle formait dans la cavité du col sont effacées; les follicules muqueux éprouvent un développement analogue, leurs orifices sont beaucoup plus apparens, leur sécrétion est augmentée, ce qui est surtout remarquable dans ceux qui sont placés à la partie inférieure du col. Cette membrane se trouve en rapport avec le placenta et avec l'épichorion dont la surface lui adhère fortement. La sécrétion menstruelle dont elle est le siége, se trouve interrompue moins par l'effet de la présence du corps qui est contenu dans la cavité utérine, que par suite des changemens survenus dans la constitution de l'utérus, car lorsque la conception a lieu pendant l'écoulement des règles, cet écoulement cesse immédiatement. Cependant il est à remarquer que l'effort hémorrhagique, qui, dans l'état ordinaire, produit l'éruption du sang à chaque période menstruelle, continue d'être marqué, comme on peut le reconnaître aux modifications qu'éprouvent le pouls, aux symptômes qui annoncent une congestion sanguine dans les vaisseaux utérins, à l'exacerbation des incommodités dont la femme se trouve affectée. Aussi est-ce aux époques menstruelles que l'on voit survenir le plus souvent les hémorrhagies utérines et l'avortement. Les artères qui se distribuent à l'utérus forment, dans l'état de vacuité, des flexuosités très-multipliées. Pendant la grossesse, ces flexuosités, ces zig-zags, se déployent en grande partie, mais ne disparaissent pas totalement. Leur calibre augmente d'une manière très-sensible, et cette dilatation se fait remarquer même dans les troncs de ces vaisseaux. Ces changemens sont portés encore plus loin pour les veines naturellement moins flexueuses et plus nombreuses que les artères. Leur dilatation a de quoi surprendre les anatomistes qui observent ce phénomène pour la première fois. C'est surtout dans l'endroit qui répond au placenta que les vaisseaux sont dilatés. Là, on voit, principalement près de la surface interne, un réseau de veines de la grosseur d'une plume d'oie en général, qui se croisent et s'anastomosent fréquemment. Les veines qui forment ce réseau, d'un côté présentent des orifices qui s'abouchent avec les orifices des sinus du placenta, et restent béans quand celui-ci est détaché; orifices dont la grandeur varie, mais qui, en général, peuvent recevoir une sonde de femme, et même l'extrémité du petit doigt. De l'autre côté, ces veines se continuent avec les troncs qui rapportent le sang dans les veines utérines et dans les veines de l'ovaire. Quelques anatomistes ont pris les orifices de ces veines pour des cavités particulières creusées dans les parois de l'utérus. De Haller combat ces erreurs, décrit très-exactement le réseau dont je parle, et donne aux veines qui le forment le nom de *sinus veineux*. Hunter, ne trouvant pas qu'on doive donner un nom particulier à des veines dilatées, a rejeté avec raison la dénomination de sinus. Les vaisseaux lymphatiques très-nombreux de l'utérus acquièrent un calibre très-considérable. Dans la grossesse, dit Cruikshank, les troncs des absorbans hypogastriques sont aussi volumineux qu'une plume d'oie, et les vaisseaux sont eux-mêmes si nombreux, que quand on les a seulement injectés de mercure, on serait presque tenté de croire que la matrice n'est qu'un amas de vaisseaux absorbans. Il paraît que dans certains cas ces vaisseaux sont remplis d'un liquide épais, blanchâtre, d'apparence laiteuse, peut-être de nature puriforme, et que c'est ce qui en a imposé à quelques personnes qui ont cru découvrir dans la matrice des organes destinés à la sécrétion du lait et des vaisseaux qui portaient ce liquide jusque dans les mamelles. Hunter croit avoir observé que les nerfs qui se distribuent à l'utérus deviennent plus gros pendant la grossesse.

Le sang alors afflue vers l'utérus en plus grande quantité; la circulation y est plus rapide. Aussi la chaleur y est augmentée, comme on le reconnaît par le toucher. La nutrition de l'organe s'opère avec plus d'activité. Alors elle ne suffit plus seulement à entretenir son volume et sa consistance; elle doit fournir à l'accroissement de la substance de ses parois. On ne peut guère, en effet, admettre avec Jenty que l'augmentation de volume des parois utérines dépend seulement de la présence du sang, quoiqu'il prétende que l'on ne trouvera pas le poids de l'utérus dans l'état de grossesse beaucoup augmenté, si on a fait sortir le sang qu'il contenait. La sensibilité, ordinairement fort obtuse, se développe à tel point que la femme perçoit les plus légers mouvemens du fœtus, et qu'à la fin de la grossesse les mouvemens violens qu'il exécute, excitent parfois des douleurs fort vives. Je ne reviendrai pas sur ce qui a été dit de la contractilité des parois utérines; je rappelerai seulement qu'elle paraît en général être en rapport avec celle de tout le système musculaire de l'individu, et qu'une extension trop considérable des fibres utérines l'affaiblit d'une manière notable, comme on en a la preuve en considérant les phénomènes de l'accouchement en différens cas.

La recherche des causes qui opèrent la dilatation de l'utérus a beaucoup occupé quelques physiologistes. Un grand nombre ont attribué cette dilatation à la présence de l'œuf et à l'accumulation successive de l'eau de l'amnios, qui agissent mécaniquement sur les parois utérines, et les distendent en les amincissant, comme l'eau ou l'air que l'on introduit dans une vessie, l'air que l'on souffle dans l'intérieur d'une boule de cire ramollie par la chaleur. Telle était la théorie de Galien et de Mauriceau. Puzos a essayé de la fortifier par des raisonnemens tirés de la force d'impulsion du liquide qui afflue dans la cavité utérine, et de la puissance active de chacun des points de l'œuf contre les points correspondans de l'utérus. D'autres ont voulu mesurer la hauteur de la colonne de liquide, qui, à partir de la tête, presse contre les parois utérines à travers les vaisseaux. Ils n'ont pas fait attention que l'étendue de la base de la colonne, qui doit entrer comme élément dans la détermination de la force du liquide qui presserait contre les parois utérines, très-petite au commencement de la grossesse, quand les parois sont très-résistantes, irait en croissant à mesure que la résistance decroîtrait, et qu'il n'y aurait bientôt plus de proportion entre l'action et la réaction. Malpighi attribue le principe de la dilatation de l'utérus à la fermentation produite par le mélange des deux semences. Van Helmont, le premier, l'attribua à une action vitale. Il suppose que, dans un songe qui lui représenta les commencemens de notre génération, il vit l'utérus, resserré et plissé par un artifice inimitable, se développer après la conception, proportionnellement à l'accroissement de la géniture, par l'action de son propre *blas* magnétique. Levret ensuite reconnut que la matrice est entièrement active dans les premiers momens de la conception, et qu'elle devient en partie passive aussitôt que son produit a acquis autant de volume que sa cavité, lors de sa vacuité parfaite, avait d'espace en tous sens. Il s'appuie sur ce que, dans la grossesse extra-utérine, la matrice augmente de volume, et sa cavité devient plus spacieuse, quoique vide, mais seulement lorsque l'enfant s'est accru dans la trompe ou dans l'ovaire, ou lorsque le placenta est attaché sur le fond de la matrice. Le même fait anatomique a été observé par Bertrandi, Santorini, Meckel père, M. Chaussier, et d'autres anatomistes; et l'opinion de Levret est actuellement généralement adoptée. Mais est-il nécessaire d'admettre, avec Blumenbach, une action vitale particulière? Je ne le pense pas. On peut très-bien sans cette supposition rendre raison de la dilatation de l'utérus. La turgescence des parois utérines à l'époque de la conception, déterminant leur accroissement en tous sens, en largeur et en épaisseur, et proportionnellement à l'étendue de ces dimensions, produit l'ampliation de la cavité utérine, et l'afflux dans cette cavité d'une lymphe plastique destinée à former l'épichorion, avant l'arrivée de l'œuf dans l'utérus, comme Bertrandi et Hunter l'ont observé. Cette dilatation active se continue, tandis que l'œuf, croissant simultanément, agit en soutenant et en distendant les parois utérines, et en y entretenant l'excitation qui y appelle les liquides et les ramollit. Ces phénomènes commencent d'abord dans le fond et le corps de l'organe. Ils se propagent ensuite de haut en bas dans toute la longueur du col, jusqu'à ce qu'il soit totalement dilaté, et que sa cavité soit entièrement confondue avec celle du corps. Deux causes agissent donc de concert, la turgescence des parois utérines et l'action dilatante de l'œuf; mais la première est plus efficace dans le commencement de la grossesse, tandis que vers la fin c'est l'autre qui prédomine. Si, par une cause quelconque, l'accroissement de l'œuf a lieu suivant une progression plus rapide que dans l'état naturel, alors la dilatation de l'utérus est purement passive et accompagnée de l'amincissement de ses parois.

Les changemens qui ont lieu dans la constitution de l'utérus en produisent nécessairement dans les parties voisines. Cet organe, en s'abaissant, entraîne avec lui la partie supérieure du vagin. Il l'entraîne également lorsqu'il s'élève, et ce conduit s'allonge et se rétrécit; mais, dans les derniers mois, sa partie supérieure s'évase et s'élargit à mesure que la portion adjacente du col de l'utérus se dilate et se confond dans l'ovoïde utérin. La vessie est peu à peu refoulée au-dessus du détroit supérieur. Le méat urinaire, tiraillé, allongé, présente à sa partie supérieure une courbure plus considérable que dans l'état ordinaire; son orifice, tiré en haut, s'enfonce derrière le bord de la symphyse des pubis. Les ligamens larges sont en grande partie décomposés par l'écartement des deux feuillets qui les forment; leur bord supérieur, ainsi que les trompes utérines et les ovaires qu'il renferme, se rapproche des parties latérales de l'utérus, et se place dans une situation presque verticale, de sorte que l'extrémité interne devient supérieure, et l'externe inférieure. Les ligamens ronds ou cordons sus-pubiens subissent un déplacement analogue; et leur direction, après être devenue perpendiculaire à mi-terme, devient de plus en plus inclinée de devant en arrière. Ils deviennent plus volumineux; les fibres musculaires qui entrent dans leur composition se prononcent davantage; leurs vaisseaux se dilatent. Levret remarque que, lorsque le placenta s'attache vers une des parties latérales de la matrice, le ligament rond du même côté devient en même temps plus gros et plus court que celui du côté opposé. Levret, entraîné par ses idées sur la cause de l'obliquité de l'utérus, a pu se tromper sur cette dernière circonstance. La matrice, en s'élevant, refoule la masse des intestins grêles qui se place partie vers la région latérale de l'abdomen, le plus souvent à gauche, partie en arrière et au-dessus de son fond. La face antérieure de cet organe appuie contre la paroi antérieure de l'abdomen, au-dessus du lieu occupé par la vessie. Parfois cependant quelque anse d'intestin se glisse entre la matrice et la paroi abdominale. La masse des intestins grêles pousse au-devant d'elle le colon transverse, l'estomac, le foie; la concavité du diaphragme est augmentée, la cavité du thorax diminuée de haut en bas, mais un peu augmentée dans le sens horizontal par l'évasement du bord inférieur de cette cavité qui suit en partie le mouvement de la paroi molle de l'abdomen. Cependant le vide total du thorax est moindre que dans l'état ordinaire, et le développement des poumons est gêné. La paroi antérieure de l'abdomen, fortement distendue par l'augmentation de volume des parties contenues dans cette cavité, devient très-proéminente. Les parties qui les forment sont élargies dans tous les sens; les muscles s'amincissent, leurs fibres s'écartent. La même chose arrive aux aponévroses, dont le tissu offre des éraillemens, si je puis m'exprimer ainsi. Les muscles droits, singulièrement élargis, sont éloignés l'un de l'autre; et l'espace aponévrotique qui les sépare présente alors, au lieu d'une bandelette assez étroite, une aire elliptique dont la partie la plus large, qui est au niveau de l'ombilic, a au moins quatre pouces de diamètre. Comme cette partie aponévrotique ne reprend pas après l'accouchement toute sa tonicité première, on la voit souvent, chez les femmes qui ont eu plusieurs enfans, rester affaiblie, et former une saillie longitudinale pendant la grossesse et l'état de vacuité. On l'a même vue dans quelques cas former une sorte de sac assez vaste pour recevoir l'utérus chargé du produit de la conception et une partie de la masse intestinale. Cette sorte d'éventration paraît en avoir imposé à Ruisch, qui l'aurait prise pour une hernie de l'utérus. Les fibres qui forment le contour de l'anneau ombilical sont distendues, et cette ouverture agrandie donne passage à quelque portion d'intestin et d'épiploon qui commence à faire saillir l'ombilic dès le troisième ou quatrième mois de la grossesse. Les vaisseaux se dilatent. La peau présente, surtout vers la partie inférieure, des vergetures d'une couleur brune ou bleuâtre, qui forment des lignes courbes parallèles dont la convexité regarde les aines et le pénil. Après l'accouchement, ces vergetures diminuent d'étendue; mais elles ne disparaissent pas complétement. Seulement elles perdent leur couleur, et deviennent d'un blanc luisant comme des cicatrices, et leur surface est réticulée. Il semble que le tissu de la peau ait été éraillé, comme celui d'une étoffe. Chez les femmes d'une petite stature, on remarque quelquefois de semblables vergetures sur les fesses et la partie supérieure des cuisses dont la peau a été fortement tiraillée pendant la grossesse.

Outre ces phénomènes locaux, il en est encore d'autres qui se manifestent dans le reste de l'économie, et qui sont dus, soit à l'action mécanique que l'utérus exerce sur les parties voisines, soit à son influence sympathique sur les autres organes; mais ceux-ci sont en général moins constans que les premiers, et présentent beaucoup de variations dans leur développement; ce qui tient à la différence de l'énergie avec laquelle s'exécutent les fonctions, et à la vivacité des sympathies chez les divers individus. Je vais examiner ces phénomènes successivement dans les diverses fonctions. L'estomac, lié avec l'utérus par d'étroites sympathies, est aussi un des organes qui reçoivent le plus promptement et le plus profondément l'influence de la grossesse. On a vu des femmes être prises des vomissemens dès l'instant même de la conception. Qu'il me soit permis de citer une observation rapportée par M. Lorentz, père. C'est celle d'un mari qui, chaque fois que sa femme devenait enceinte, éprouvait des nausées et des vomissemens. Je ne sais pas nier un fait, tout incroyable qu'il soit, quand il est rapporté par un homme grave et instruit; mais je crois qu'ici on doit moins admirer la singularité du fait que la crédulité de l'historien. La plupart des femmes sont, dans le commencement de leur grossesse, affectées d'inappétence, de dégoût, surtout pour la nourriture animale; quelques-unes de ptyalisme, de nausées, de vomissemens. Ces phénomènes cessent ordinairement vers le troisième ou le quatrième mois, et sont le plus souvent remplacés par un grand appétit et des digestions promptes et faciles. Quelquefois, vers la fin de la grossesse, les digestions deviennent pénibles et lentes, les vomissemens reparaissent; ce qui paraît tenir à la compression que l'estomac éprouve, car souvent il suffit de prendre de la nourriture en petite quantité, et plusieurs fois dans la journée, pour éviter cet inconvénient. Quelques anatomistes ont cru remarquer que le foie devenait plus volumineux. La sécrétion de la bile semble diminuer. On serait porté à attribuer à cette cause la constipation qui a lieu si fréquemment chez les femmes grosses, dans quelques cas, la lenteur et la difficulté des digestions, et les taches brunâtres qui paraissent quelquefois sur la peau. Le volume et le poids de l'utérus, en comprimant les vaisseaux, gênent la circulation dans les viscères abdominaux et les membres inférieurs, entravent surtout la circulation veineuse et le cours de la lymphe, d'où résultent souvent des varices et des œdèmes de ces membranes et des parties sexuelles. Le sang se porte avec plus d'abondance vers les parties supérieures. Suivant Galien, le pouls des femmes enceintes est plus grand, plus fréquent, plus vif. Bordeu dit qu'il est ordinairement fréquent, assez égal, fort et comme fiévreux. Il ajoute que, dans les deux ou trois premiers mois, il est embarrassé, variable; qu'il se développe à proportion que la grossesse avance, et devient plus ou moins rebondissant ou nasal; qu'il devient ensuite irrégulier, dur, brusque, et de temps en temps avec des rebondissemens; que celui qui précède de peu de temps l'accouchement est, comme dans toute autre évacuation forcée, plus ou moins convulsif, serré, fréquent, intermittent. Les seuls caractères constans que j'aie observés dans le pouls sont la fréquence et la vivacité, souvent avec de la plénitude et de la dureté. Le sang que l'on tire des veines présente le plus souvent une couenne semblable à celle qu'on observe dans les maladies inflammatoires. Le caillot qu'il forme est volumineux et consistant. Il en est de même de celui que forme le sang que la femme perd pendant l'accouchement. Le sang contient quelquefois cependant beaucoup de sérosité; la couenne inflammatoire ne recouvre pas moins le caillot. Dans les derniers mois la respiration est gênée et accélérée; ce qui augmente encore la stase du sang dans les parties supérieures. Quant aux modifications qu'éprouvent chez la femme enceinte les sécrétions et les excrétions, j'ai déjà fait remarquer ce qui a lieu par rapport à la menstruation, à la sécrétion salivaire et à l'excrétion des matières fécales. Il arrive souvent que, dans les derniers mois de la grossesse, la femme éprouve un besoin fréquent de rendre l'urine, à cause de la pression que l'utérus exerce sur la vessie. On a pensé que la sécrétion urinaire devait être plus abondante; mais aucune observation directe ne le prouve. Les mamelles, dont les connexions sympathiques avec l'utérus sont si intimes, commencent souvent à entrer en action dès l'instant de la conception; les femmes y éprouvent dès lors de la tension, des picotemens, des élancemens. Souvent aussi cela ne commence qu'à l'époque où la période menstruelle aurait dû avoir lieu, et quelquefois plus tard. Bientôt les mamelles augmentent progressivement de volume; la glande mammaire se développe, s'arrondit, et en même temps devient plus mobile; le mamelon forme une saillie de plus en plus marquée; sa couleur et celle de l'auréole qui l'entoure prend une teinte plus foncée, et souvent brunâtre; les inégalités que l'on remarque sur cette portion de la peau sont plus saillantes; les veines qui rampent sur la peau de la mamelle deviennent plus apparentes, et quelquefois cette peau offre des éraillemens semblables à ceux que l'on voit sur l'abdomen. La glande mammaire sécrète, et le mamelon laisse échapper d'abord une lymphe visqueuse et transparente, mais ensuite de véritable lait. La transpiration cutanée ne paraît pas éprouver de modifications remarquables dans sa quantité; on a cependant prétendu qu'elle était moindre. On a aussi avancé qu'elle subissait des changemens dans sa nature, et on s'est appuyé sur l'odeur aigre particulière qu'exhalent les femmes grosses. Je suis porté à regarder cette opinion comme peu fondée, car je n'ai jamais reconnu cette odeur particulière dont on parle. La nutrition paraît en général moins active dans les premiers mois; mais ensuite elle le devient davantage, et il n'est pas rare de voir les femmes engraisser d'une manière remarquable pendant la grossesse. Quelquefois cependant on les voit pendant ce temps perdre leur embonpoint et leur fraîcheur. La recherche des causes de cette différence nous entraînerait trop loin, et ne nous donnerait sûrement que des hypothèses pour résultat. La calorification est augmentée, ce qui est manifesté par le sentiment de chaleur que ressentent continuellement les femmes enceintes, par la facilité avec laquelle elles supportent le froid, et l'aversion qu'elles ont pour tout ce qui peut favoriser en elles la production de la chaleur ou empêcher sa dissipation.

L'influence que reçoivent les organes de la locomotion se réduit au relâchement des symphyses du bassin, qui rend la station et la marche pénibles, et à la fatigue des muscles produite par l'augmentation du poids du corps et la répartition désavantageuse de ce poids, qui force la femme à rejeter fortement les épaules en arrière pour conserver l'équilibre, et exige une contraction forte et soutenue des muscles postérieurs du rachis pour maintenir cette attitude. Encore faut-il remarquer que les effets du relâchement des symphyses ne sont sensibles que sur un petit nombre de femmes, et que la fatigue des muscles est à peine remarquable chez les femmes douées d'une grande énergie musculaire. Je ne parlerai pas de l'influence que l'on a attribuée à la grossesse sur la consolidation des fractures. Il est actuellement généralement reconnu que cette influence est nulle; et, dans quelques cas d'exception, on doit l'attribuer ou à des circonstances étrangères à l'état physiologique de la femme enceinte, ou à une disposition individuelle qui, rendant les sympathies plus énergiques et les actions vitales moins actives, fait que le travail organique dont l'utérus est le siége ralentit ou suspend toute action semblable dans les autres organes; nous en verrons d'autres exemples plus loin, lorsqu'il sera question des maladies de la grossesse.

On a beaucoup exagéré les modifications que la grossesse imprime aux facultés intellectuelles et sensoriales, parce qu'ici, comme dans presque tout ce qui a été dit sur l'état physiologique de la grossesse, on a confondu ce qui tenait à une disposition maladive avec ce qui appartient à l'état naturel. Autant les sens internes ont perdu pendant la grossesse, dit Goubelly, autant les sens externes gagnent. Cet auteur cite une dame qui n'avait le jugement sain que pendant la grossesse, où elle perdait la mémoire. Après ses couches, elle recouvrait la mémoire au détriment du jugement. Il rapporte aussi avoir vu des femmes recouvrer l'usage de l'ouïe pendant leur grossesse. Ces observations et beaucoup d'autres qu'on pourrait leur joindre ne sont que des exceptions, et ne peuvent servir à établir une loi générale. Tout ce qu'on remarque en examinant un grand nombre de femmes prises dans toutes les conditions de la vie, c'est que la grossesse exalte la sensibilité, la susceptibilité nerveuse, et dispose au développement des affections nerveuses.

De ce qui vient d'être exposé, il résulte que l'influence générale de la grossesse sur l'organisme consiste dans une excitation plus favorable que nuisible à l'exécution des fonctions. S'il est vrai pour un certain nombre de femmes que la grossesse soit une maladie de neuf mois, il n'en est pas ainsi pour le plus grand nombre, et pour beaucoup elle est l'époque de la vie où elles jouissent de la plus brillante santé.

*Signes de la grossesse.* — Ces signes ont été distingués en signes de la conception et signes de la grossesse. Les signes de la conception portent sur des phénomènes ou particuliers à certaines femmes, ou tellement fugaces que la plupart d'entre elles ne les remarquent pas. Ces phénomènes sont un sentiment de volupté plus grand éprouvé par les deux sexes pendant le coït, la rétention de la liqueur séminale qui ne s'écoule pas au dehors après cet acte, la sécheresse du pénis, un sentiment de douleur, comme d'une colique dans la région ombilicale, un certain mouvement vermiculaire dans le même lieu, les mêmes sensations dans la région hypogastrique ou dans une des régions iliaques ou ischiatiques; une pesanteur dans l'utérus, ou un mouvement comme s'il se gonflait et était le siége de borborygmes; un spasme général caractérisé par des frissonnemens, quelquefois des nausées et des vomissemens; deux jours après la conception, une tuméfaction spasmodique de l'abdomen, accompagnée d'une grande sensibilité de cette partie; de l'anxiété, de la tristesse, de l'abattement, de la pâleur avec la diminution de l'éclat des yeux, de la fermeté et de la fraîcheur des paupières et des traits de la face, et l'apparition d'un cercle bleuâtre autour des yeux. Est-il nécessaire de parler de cet orgasme que l'on dit produire le gonflement de tout le corps d'une femme nouvellement enceinte, et de cette épreuve déjà citée par Catulle, laquelle consiste à mesurer avec un fil le col d'une nouvelle mariée la veille et le lendemain de ses noces, pour constater s'il a augmenté de volume; épreuve que, dans des temps plus rapprochés de nous, on a proposé de faire d'une autre manière? Il n'est pas plus utile de citer l'expérience de l'hydromel, qui, suivant un aphorisme d'Hippocrate, administré à une femme lorsqu'elle va se livrer au sommeil, lui donnera des coliques si elle est enceinte. On a encore regardé, dit M. Maugars (*Dissert. sur les signes de la conception*, etc.), comme un signe de fécondité et de conception, lorsque l'odeur séminale se propageait jusqu'à l'organe du goût.

La plupart de ces signes ont été observés isolément, ou réunis en plus ou moins grand nombre chez quelques femmes ; mais il s'en faut de beaucoup qu'ils soient constans ; et, comme on n'est pas sûr de les voir se reproduire, que d'ailleurs ils peuvent tenir à d'autres affections, et que le plus souvent les femmes n'éprouvent à l'instant de la conception ou peu après rien de remarquable, on ne peut que les considérer comme des signes particuliers à quelques individus. D'autres de ces signes sont fondés sur des observations incomplètes et mal faites, ou sur des idées purement hypothétiques ; de sorte que nous n'avons réellement pas de signes qui puissent faire reconnaître avec certitude que la conception a eu lieu, que dans un grand nombre de cas nous n'avons pas même de quoi baser un soupçon, et que dans quelques-uns seulement nous pouvons acquérir des présomptions plus ou moins fortes.

Les *signes de la grossesse* sont divisés en *signes rationnels* et *signes sensibles*, en *signes communs* et *particuliers*. Les signes communs se rencontrent chez toutes les femmes, les signes particuliers seulement chez quelques-unes.

On donne comme *signes rationnels* de la grossesse, 1° la suppression des règles ; 2° l'augmentation du volume de l'abdomen et la saillie du nombril ; 3° la tuméfaction des mamelles, la tension douloureuse de ces parties, le développement du mamelon, son changement de couleur, et l'excrétion d'une certaine quantité de lymphe laiteuse ; 4° l'anorexie, les dégoûts, le ptyalisme, les nausées, les vomissemens ; 5° l'état du pouls ; 6° divers changemens dans l'habitude du corps et les facultés intellectuelles et morales. J'ai déjà parlé de ces phénomènes ; je n'y reviendrai ici que pour apprécier leur valeur dans le diagnostic.

1° La suppression des règles. Lorsqu'elle a lieu sans cause appréciable chez une femme bien portante, et qu'elle n'est suivie d'aucun symptôme morbide, on doit la regarder comme un signe presque certain de grossesse. Hippocrate en avait déjà fait la remarque dans ses Aphorismes. Mais, d'une part, une femme peut devenir enceinte avant que la menstruation se soit établie : les observations en sont fréquentes dans les auteurs. Une femme qui n'a jamais été réglée, ou dont les règles sont supprimées, soit par les progrès de l'âge, soit accidentellement, devient quelquefois enceinte. Des cas de cette espèce, que j'ai eu occasion de rencontrer, m'ont fait voir que c'est dans cette classe qu'il faut ranger une partie des observations de grossesse prolongée. Deventer cite une femme qui l'a assuré qu'elle n'avait jamais été réglée que pendant le cours de ses grossesses. Baudeloque dit en avoir rencontré plusieurs qui n'avaient été réglées périodiquement que pendant leurs grossesses également. Souvent aussi le commencement de la grossesse coïncide avec quelque circonstance qui pourrait être la cause de la suppression des règles, et qui en impose et au médecin et à la femme elle-même, et d'autant plus facilement qu'elle désire ou craint de devenir mère, sans compter qu'il y a beaucoup de femmes qui ont intérêt à donner le change sur leur état. Enfin, certaines constitutions épidémiques, telles que l'épidémie bilieuse qui a été observée par Finke, dérangent le flux menstruel, et l'absence d'une cause évidente et individuelle pourrait induire en erreur le médecin peu attentif. D'une autre part, il n'est pas rare de voir des femmes dont la menstruation est régulière, continuer d'éprouver cette évacuation pendant les premiers mois de la grossesse. Cependant il faut remarquer qu'en général elle subit alors quelque modification remarquable, soit pour le retour des périodes, soit pour la quantité de sang excrété. J'ai vu quelques cas dans lesquels l'apparition des règles en petite quantité, et dans un temps insolite, était un signe presque assuré de la conception. Théoph. de Meza rapporte qu'une femme, reçue dans l'hôpital de Copenhague, eut régulièrement et périodiquement ses menstrues jusqu'au cinquième mois de sa grossesse, et qu'ensuite le sang continua de paraître tous les jours en quantité assez considérable. On pourrait croire que cet écoulement était dû, non à la sécrétion menstruelle, mais à l'implantation du placenta sur le col de l'utérus. On voit aussi quelquefois les règles reparaître vers les derniers temps de la grossesse, après avoir été supprimées depuis l'instant de la conception, ou après avoir continué de couler pendant les premiers mois. Mais on doit faire sur ces cas la même remarque que sur le précédent. Il arrive aussi que, chez la même femme, les règles, habituellement supprimées pendant la grossesse, se montrent cependant dans d'autres grossesses, et souvent sans cause apparente. J'ai remarqué que cela était fort fréquent dans certaines années, et jetait beaucoup d'incertitude sur le diagnostic des premiers temps de la grossesse. Je ne pouvais attribuer un effet aussi général qu'à une cause également générale, telle que l'influence de la constitution atmosphérique.

2°. L'augmentation de volume de l'abdomen peut-être produite par tant de causes différentes étrangères à la grossesse, que l'on a dû chercher avec soin à quels caractères on pourrait reconnaître celle qui dépend de cet état. Quand une femme est enceinte, le ventre s'aplatit d'abord dans sa région hypogastrique; vers le deuxième mois on sent de la tension, une certaine rénitence au-dessus des pubis; bientôt cette partie commence à proéminer; le volume du ventre augmente progressivement, et cette augmentation se fait de la partie inférieure à la supérieure. La saillie de l'abdomen est très-prononcée en avant, les côtés de cette partie sont aplatis; chez quelques femmes cependant l'abdomen est uniformément distendu dans sa périphérie. Il s'en faut de beaucoup que ces caractères soient toujours tranchés, on ne peut pas toujours en suivre le développement; d'autres causes peuvent les produire en partie. Assez souvent il existe pendant les premiers mois un gonflement spasmodique de l'abdomen qui marche avec rapidité et peut faire illusion. Je reviendrai sur cette affection en parlant de la fausse grossesse. On est généralement d'accord que ces caractères méritent peu de confiance. Quelques médecins en accordent beaucoup plus, et avec raison, aux changemens qu'éprouve l'ombilic. Dès que l'abdomen commence à se développer, la cicatrice ombilicale devient moins enfoncée, bientôt elle est de niveau avec la surface de la peau, du troisième au quatrième mois elle commence à faire une saillie qui acquiert quelquefois deux et trois doigts de longueur. Morgagni remarque que cette saillie a lieu aussi dans quelques cas d'ascite; cette remarque est très-exacte, mais dans ces cas les signes de l'ascite sont très-prononcés, et il ne peut guère y avoir de doute que sur la complication de la grossesse avec l'hydropisie. Quoique je pense que ce signe est de quelque valeur, je suis loin de le croire infaillible.

3° et 4° Les phénomènes qui ont leur siége dans la mamelle et le mamelon ont souvent lieu également après la suppression des règles, quelle que soit la cause de cette suppression. Ceux qui tiennent aux voies digestives dépendent souvent d'une affection primitive ou sympathique de ces organes; ils s'observent dans presque toutes les maladies de l'utérus. Ces deux ordres de signes, soit qu'ils soient isolés ou qu'ils se trouvent réunis, méritent peu d'attention, quoiqu'ils ne soient pas entièrement à négliger.

5°. Lorsque vers le milieu du dernier siècle la séméiologie sphygmique prit tout à coup une si grande extension, quelques médecins trouvèrent dans les modifications du pouls un moyen infaillible de reconnaître non-seulement l'existence de la grossesse, mais encore ses diverses périodes et la nature du sexe de l'enfant. Les journaux de médecine du temps sont remplis d'observations qui ne laisseraient aucun doute, si l'on partageait l'enthousiasme de leurs auteurs. J'ai vu encore des médecins de grand mérite annoncer sur la foi de ce seul signe et la grossesse et l'approche de l'accouchement. En supposant que les modifications du pouls, que j'ai décrites plus bas, fussent constantes pendant la grossesse, et qu'elles ne pussent pas être produites par quelques affections de l'utérus ou d'autres états de l'économie, je pense que la plupart des médecins ne pourront saisir toutes ces nuances, ainsi que cela m'est arrivé, et que l'exploration du pouls pendant la grossesse doit, jusqu'à présent du moins, être réservée pour juger de l'état pathologique.

6°. On a avancé que chez les femmes enceintes la peau prend une teinte d'un blanc plus mat; que leurs paupières deviennent molles, livides, et s'entourent d'un cercle jaunâtre; que les yeux s'enfoncent dans l'orbite, la couleur blanche de la conjonctive se ternit, l'éclat des yeux est moins brillant, le regard languissant; qu'un état de langueur s'empare de l'économie; qu'il y a de l'aversion pour le mouvement, pour le coït, une disposition marquée à l'assoupissement; que l'humeur devient chagrine, acariâtre, qu'il se développe des envies, quelquefois irrésistibles, souvent pour des choses insolites, bizarres; que la mémoire et les autres facultés intellectuelles s'affaiblissent ou se pervertissent. On cite des femmes qui ont été folles pendant toutes leurs grossesses. Ces phénomènes se remarquent certainement chez quelques femmes d'une constitution faible, que fatigue le travail de la nouvelle fonction qui s'exécute en elles, chez des femmes nerveuses, chez des femmes dont l'utérus jouit d'une sensibilité plus vive, exerce une action sympathique plus énergique; mais on doit les regarder comme des phénomènes particuliers à quelques individus, et plutôt comme des symptômes d'un état morbide que comme des signes véritables de la grossesse.

*Les signes sensibles de la grossesse* tirent leur source du développement de l'utérus et de la présence du fœtus. La manière dont se présente le museau de tanche a fourni des signes que l'on a donné comme certains. chez les femmes enceintes, dit Hippocrate, l'orifice de la matrice est fermé. Galien, Mauriceau et Morgagni ajoutent qu'il doit en même temps être sans aucune dureté et dans une bonne situation, pour que ce signe ait quelque valeur; car la clôture de l'orifice avec dureté de ses bords dénote un état de maladie. D'ailleurs chez les femmes qui ont eu plusieurs enfans, fréquemment l'orifice externe reste béant. La figure circulaire que prend cet orifice, et que Stein regarde comme le signe le moins équivoque de la grossesse, ne se présente pas toujours chez des femmes qui ont eu plusieurs enfans, comme cet auteur le remarque lui-même. D'ailleurs Morgagni rapporte l'observation d'une vierge de cinquante ans, Loder celle d'une petite fille de trois ans, chez lesquelles cet orifice était de figure circulaire. Suivant M. Chambon, l'orifice de l'utérus est occupé par du mucus plus épais, plus blanc que le mucus ordinaire de l'utérus, qui ne file pas, mais a une consistance pâteuse. Cette observation avait déjà été faite long-temps avant lui, et a été répétée depuis. Il est probable que cette substance, qu'on a vue dès les premiers jours qui suivent la conception, est une portion de cette lymphe plastique qui forme l'épichorion. M. Chambon veut que l'on constate l'existence de cette humeur au moyen d'une tige de huit pouces de long dont l'extrémité en forme de cure-oreille servirait à en amener au dehors quelque portion. Soit qu'on ait regardé ce moyen comme n'étant pas sans inconvéniens, soit que l'on n'ait pas eu confiance à ce signe donné pour infaillible, la proposition de ce médecin n'a pas été adoptée par les praticiens. Les autres signes tirés de la forme, de la situation, de la chaleur du museau de tanche sont trop difficiles à saisir, faute de points de comparaison chez la même femme, et peuvent en outre se rapporter à des états autres que la grossesse. La dilatation du corps de l'utérus est dans les premiers mois plus remarquable à la partie postérieure qu'à l'antérieure. On peut la reconnaître en portant le doigt dans le vagin, surtout si, portant le museau de tanche en avant, on renverse l'organe en arrière. On peut alors parcourir la paroi postérieure, et en constater la proéminence et le développement. On peut aussi, suivant le conseil de Smellie, explorer cette paroi postérieure en introduisant le doigt dans le rectum. Puzos et Baudelocque recommandent de saisir l'utérus entre un doigt porté dans le vagin jusque sur le museau de tanche et une main placée sur la région hypogastrique. On peut en effet, de cette manière, avec un peu d'habitude mesurer assez facilement l'étendue du diamètre longitudinal de l'utérus. Cependant chez les femmes très-grasses et chez celles dont les parois abdominales sont fort tendues, ce mode d'exploration n'est pas toujours possible. Enfin en soulevant l'utérus avec l'extrémité du doigt, lorsque la femme que l'on examine est debout, et le laissant retomber, on juge de sa pesanteur, et on estime si elle est plus grande que dans l'état ordinaire. Par ces divers procédés on reconnaît que l'utérus est augmenté de volume, mais on ne peut reconnaître si cette augmentation est due à la grossesse ou à toute autre cause; cependant le degré de dilatation comparé avec l'époque présumée de la grossesse, la marche régulière qui procède du corps envahissant successivement le col de haut en bas, l'égalité de la surface de l'organe, sa consistance particulière, une certaine fixité du col qui paraît dépendre de l'orgasme de toutes les parties voisines, et existe sans qu'aucune tumeur située au voisinage puisse influer sur la mobilité de l'utérus, caractérisent la dilatation qui dépend de la grossesse, mais non pas d'une manière assez distincte pour que l'on puisse s'y fier dans les cas difficiles ou dans les circonstances les plus importantes.

Les seuls signes certains de la grossesse sont ceux qui dénotent la présence du produit de la conception, tels que les mouvemens du fœtus et la perception des pulsations au moyen du stéthoscope. Les mouvemens du fœtus ont été distingués en *actifs* et *passifs* : les premiers sont ceux qu'il exécute de lui-même par l'action de ses muscles; les seconds sont ceux qu'on lui imprime comme à un corps inerte : ils sont aussi désignés sous le nom de *ballottement*. Les mouvemens spontanés du fœtus commencent à se faire sentir à la femme vers l'époque de quatre mois ou quatre mois et demi. Ce dernier terme, qui forme le milieu de la grossesse, est même regardé comme le plus ordinaire. Il n'est pas rare cependant de voir des femmes qui commencent à sentir *remuer* leur enfant, comme elles disent, dès l'époque de trois mois et demi. On cite même des femmes qui ont senti ces mouvemens dès la fin du troisième mois. D'autres, au contraire, n'ont eu connaissance des mouvemens de l'enfant qu'à cinq mois et même plus tard. De la Motte, Burton, Baudelocque et d'autres observateurs rapportent que des femmes sont accouchées d'enfans bien portans, quoiqu'ils n'aient fait sentir aucuns mouvemens pendant tout le cours de la grossesse. J'ai soigné une dame chez laquelle les mouvemens de l'enfant commencèrent au terme ordinaire et continuèrent avec un degré de force remarquable pendant environ trois semaines. Ils cessèrent ensuite complétement pendant près d'un mois, quelques moyens que l'on ait employés pour les exciter. Cette dame accoucha cependant d'un enfant bien portant. La cause de ces variations paraît tenir au développement plus ou moins avancé du fœtus, à sa vivacité, à l'énergie de ses forces musculaires, ainsi qu'à la sensibilité plus ou moins vive de la femme. L'état de la santé influe aussi sur ces mouvemens qu'on peut en général regarder comme donnant la mesure de la santé de l'enfant. Ainsi la pléthore sanguine les affaiblit, les rend plus lourds, plus obscurs, les fait cesser. Dans ce cas la saignée les ranime, souvent instantanément. Une émotion vive les rend plus marqués. Ces mouvemens sont d'abord très-légers; les femmes comparent l'impression qu'elles en ressentent à celle que produiraient des *pattes d'araignées*. Ils deviennent ensuite successivement plus forts, quoique avec beaucoup d'irrégularités dans cette progression. La main, appliquée sur la région de la surface abdominale qui répond à l'utérus, perçoit la sensation d'un corps plus ou moins volumineux qui vient la frapper et soulève quelquefois très-visiblement les parois abdominales et les vêtemens. La présence de ces mouvemens, dit Morgagni, est un signe certain de la grossesse; mais leur absence ne prouve pas que la femme n'est pas grosse. Pour constater qu'ils existent, on ne peut s'en rapporter aux assertions des femmes, car elles peuvent facilement s'en laisser imposer par d'autres sensations. C'est ce qui arrive très-souvent même à celles qui, ayant déjà eu plusieurs enfans, devraient être à l'abri de semblables erreurs, comme nous le verrons dans l'histoire de la fausse grossesse. Le médecin ne doit donc se fier qu'à ses propres sensations. Le fœtus, il est vrai, ne se meut pas toujours, mais il faut répéter plusieurs fois l'expérience, et employer divers moyens pour l'exciter à faire des mouvemens. Morgagni recommande de refroidir la main, soit en la plongeant dans l'eau, soit en la posant sur un corps froid et compact, avant de l'appliquer sur l'abdomen. L'impression du froid, produite ainsi, réussit souvent. On peut encore parvenir au même but en imprimant à l'utérus quelques secousses au moyen d'un doigt introduit dans le vagin, ou bien en percutant la surface de l'abdomen avec le plat de la main, comme lorsqu'on veut sentir le flot du liquide, dans l'ascite. Quand l'utérus contient une grande quantité d'eau, on peut par ce procédé distinguer facilement le flot du liquide et même le déplacement du fœtus dont quelque partie vient frapper la main, et on acquiert ainsi un signe certain de la grossesse, qui n'est pas à négliger dans quelque cas; c'est un déplacement semblable, mais opéré dans un autre sens, que l'on appelle *ballottement*. Pour le déterminer, on porte un doigt dans le vagin jusqu'à ce que son extrémité soit appliquée sur la partie inférieure et postérieure du globe utérin; l'autre main est appuyée sur la paroi antérieure de l'abdomen à l'autre extrémité du grand diamètre de l'utérus. Avec le doigt on imprime à cet organe un mouvement brusque d'élévation auquel on répond immédiatement par une légère percussion exercée avec la main. Le fœtus est mû par cette impulsion dans la direction du diamètre longitudinal de l'utérus ou de l'axe du bassin; il s'élève d'abord, mais bientôt il retombe et vient frapper l'extrémité du doigt placé dans le vagin. On a donné une idée très-nette de ce qui arrive dans ce cas, en comparant le fœtus à une de ces petites figures d'émail soutenues dans un liquide au moyen d'une bulle de verre, et que l'on fait mouvoir dans un tube au moyen d'une légère secousse. Le ballottement est un signe certain de la grossesse, car lorsque l'utérus est distendu de manière à pouvoir faire illusion, il ne l'est que par un liquide, ou par un corps solide; mais on ne connaît aucun cas où il contienne en même temps un liquide et un corps solide. Le ballottement est perceptible à une époque plus ou moins avancée, selon le développement plus ou moins rapide du fœtus, et aussi selon l'habileté de celui qui cherche à le reconnaître. Il n'est guère possible de le sentir avant le quatrième mois, le volume et le poids du fœtus sont trop peu considérables.

M. de Kergaradec a eu l'heureuse idée d'appliquer au diagnostic de la grossesse l'emploi de l'auscultation que l'on pratique, soit en posant l'oreille sur la paroi de l'abdomen, soit au moyen du stéthoscope. L'auscultation fait reconnaître deux sortes de pulsations : les unes sont doubles, plus fréquentes que celles des artères de la mère, et sont évidemment produites par les contractions du cœur du fœtus ; les autres existent avec souffle, et sont isochrônes au pouls de la mère. Ces deux sortes de pulsations se font entendre dans des lieux différens et souvent fort éloignés l'un de l'autre. Leur siége n'a rien de fixe, et il faut explorer tous les points de la surface abdominale pour les rencontrer. Les pulsations avec souffle ne changent pas de position ; le lieu où les autres se sont fait entendre peut varier, et varie en effet selon que le fœtus change de situation. Lorsqu'on reconnaît les pulsations doubles, on est assuré de l'existence de la grossesse. Leur affaiblissement ou leur cessation peuvent faire juger de l'affaiblissement ou de la mort du fœtus. Il faut cependant remarquer qu'elles peuvent cesser d'être perceptibles dans quelques situations du fœtus. A cause de cette dernière circonstance, on ne peut pas regarder l'absence de ces pulsations comme un signe négatif de la grossesse. M. de Kergaradec pense que les pulsations avec souffle ont lieu au point d'insertion du placenta à la matrice, et sont produites, soit par la circulation placentaire, soit par le passage du sang de l'utérus au placenta, et les a appelées *placentaires*. Quelques observations, en effet, ont montré qu'elles correspondaient au lieu où l'on a reconnu, après l'accouchement, que le placenta était inséré. Mais d'autres observations ont donné un résultat différent ; de sorte que ce point de théorie, d'où dépend en partie le degré de confiance que l'on doit accorder à ce signe, n'est pas encore suffisamment éclairci. Je ne connais pas non plus d'observations précises qui établissent que ces pulsations n'existent pas dans les cas où la matrice est distendue par une cause étrangère à la grossesse.

De ce qui précède il résulte que, dans les cas difficiles, dans ceux surtout où la grossesse est compliquée avec une maladie qui pourrait aussi la simuler, dans les cas où il faut prononcer affirmativement devant les tribunaux, on ne peut compter que sur les signes tirés des mouvemens du fœtus et de l'auscultation ; mais que, dans les cas que l'on rencontre journellement dans la pratique, où l'on n'a pas besoin d'une certitude aussi positive, et où l'on a moins à redouter de causes d'erreurs, on peut baser son diagnostic sur un certain nombre de signes rationnels et sur les signes sensibles fournis par les changemens survenus dans l'utérus; que ce diagnostic sera d'autant plus certain, que ces signes seront réunis en plus grand nombre, se corroborant les uns par les autres.

Dans beaucoup de cas, il ne suffit pas d'établir le diagnostic de la grossesse d'une manière générale, il faut encore prononcer sur l'époque où elle est arrivée. Si les phénomènes qui la caractérisent se développaient d'une manière constante et régulière, la chose serait facile : il suffirait de faire attention au temps où les règles ont cessé de couler, et plus tard à celui où les mouvemens de l'enfant ont commencé à être perceptibles; mais nous avons vu qu'il n'y a rien de fixe à cet égard. Ce sont cependant les deux points sur lesquels on base ordinairement son jugement, quand on n'a pas besoin d'une grande exactitude; et sans donner à ces deux circonstances plus de confiance qu'elles n'en méritent, on ne doit jamais négliger d'en tenir compte. Il faut, à cette occasion, remarquer qu'il ne faut pas compter le commencement de la grossesse précisément de l'époque où les règles auraient dû paraître, mais bien d'une quinzaine de jours plus tôt. En effet, on a observé de tout temps que la conception a le plus souvent lieu dans les jours qui suivent la fin de la période menstruelle. Un relevé exact, fait par Osiander à l'hôpital de Goettingue, confirme pleinement cette observation. Le développement graduel et ordinairement régulier de l'utérus a semblé aux praticiens devoir fournir les signes les plus certains des époques de la grossesse que l'on peut déterminer d'après le degré d'élévation du fond de l'organe au-dessus du pubis. Le raccourcissement progressif du col de l'utérus peut aussi donner des indications de quelque valeur. D'après de la Motte, cette partie ne paraît que peu ou point, suivant le temps de la grossesse plus ou moins avancé; car plus la femme approche de son terme, plus le col de la matrice souffre de dilatation, et il disparaît entièrement dans le dernier mois. Smellie se prononce d'une manière aussi positive. Depuis le cinquième mois, dit-il, jusqu'au neuvième, le col de la matrice se raccourcit de plus en plus. Mon père, pendant un long exercice et un long enseignement clinique de l'art des accouchemens, avait constaté avec soin tout le parti que l'on peut tirer dans ce cas de l'exploration du col de l'utérus. J'ai eu de nombreuses occasions de vérifier ce qu'il enseignait à cet égard. Ce moyen cependant est peu adopté par les praticiens, et on lui a fait des objections qui semblent décisives; mais je crois qu'elles viennent en grande partie de ce que l'on a confondu le col de l'utérus, proprement dit et anatomiquement parlant, dont il s'agit ici, avec la portion de ce col qui fait saillie dans le vagin. Les personnes qui étudieront avec soin les changemens que subit cette partie pendant la grossesse, en l'explorant par ses régions postérieures et latérales, et ne confondant pas avec elle le cercle du museau de tanche, dont les lèvres peuvent être plus ou moins épaisses et tuméfiées, circonstance tout-à-fait indifférente; ces personnes, dis-je, reconnaîtront qu'à mesure que la grossesse avance, la partie supérieure du col utérin s'évase de plus en plus, et se confond avec l'ovoïde formé par le corps et le fond, mais que la partie inférieure reste cylindrique, quoiqu'elle puisse subir une dilatation notable, et se raccourcit suivant une progression régulière. L'accouchement ne se fait que lorsque cette portion cylindrique a totalement disparu, et que la *couronne* du museau de tanche, si je puis emprunter cette expression à la langue latine, est immédiatement appliquée sur l'ovoïde utérin. De Haller, qui cite l'opinion de Smellie, rapporte quelques observations qui semblent infirmer la valeur de ce signe. Je sais que d'autres observateurs ont aussi fait des remarques semblables; mais l'élévation du fond de l'utérus ne présente-t-elle pas aussi ses incertitudes? Ne varie-t-elle pas suivant que la femme a eu plus ou moins d'enfans, et que les parois abdominales sont plus ou moins relâchées, suivant que l'utérus est plus ou moins distendu, suivant que sa plus grande distension a lieu dans son diamètre transversal ou longitudinal, suivant que le détroit supérieur du bassin large ou resserré permet à l'utérus de descendre dans l'excavation ou le soutient relevé? Chez une femme de petite stature, l'utérus n'a-t-il pas plus tôt franchi l'espace qui sépare le bord supérieur des pubis de l'appendice xiphoïde que chez une femme dont la stature est plus élevée? Cette variation, dit Smellie, rend quelquefois l'examen du ventre plus certain que l'attouchement du vagin, *et vice versâ*. D'autres fois, il est à propos de consulter l'un et l'autre. Pour moi, je pense qu'il ne faut jamais s'en dispenser ; et, ne fût-ce que pour engager les praticiens à expérimenter ce mode d'exploration, je vais tracer simultanément les signes que l'on obtient par ces deux voies, bien persuadé qu'avec de l'habitude on apprendra à apprécier exactement la longueur de la portion du col restée cylindrique ; et que, réunissant ces signes, on pourra prononcer, à une quinzaine de jours près, sur l'époque de la grossesse. Avant la fin du troisième mois, on n'a que des signes assez peu certains de la grossesse, et le développement de l'utérus, dont la progression nous fournit seule des signes sensibles, peut dépendre d'autres causes. Dans le cours du quatrième mois, le fond de la matrice s'élève, et se fait sentir au-dessus des pubis, qu'il dépasse de plusieurs travers de doigts à la fin de cette époque. Le col de l'utérus alors a perdu le tiers de sa longueur. A cinq mois, le fond monte jusqu'à un ou deux pouces de l'ombilic ; le col ne conserve que la moitié de sa longueur. A six mois, le fond de la matrice s'élève au-dessus de l'ombilic ; il ne reste que le tiers de la longueur du col. A sept, le fond de la matrice occupe la partie inférieure de la région épigastrique, et le col n'offre plus que trois lignes de longueur. A huit, le fond de la matrice a acquis sa plus grande élévation, et se rapproche de l'appendice xiphoïde ; le col a seulement deux lignes. Enfin, à huit mois et demi, une simple dépression circulaire sépare l'ovoïde utérin de la saillie du museau de tanche.

Un autre point de diagnostic qui mérite d'être examiné est celui qui est relatif au nombre de fœtus contenus dans l'utérus. Tout ce que l'on a dit à cet égard se rapporte à la grossesse double, qui est le cas que l'on rencontre le plus souvent, et peut facilement s'appliquer aux autres cas de *grossesse composée*. On a regardé comme signes de ces sortes de grossesses l'existence de varices, l'œdématie des membres inférieurs et des grandes lèvres, la dyspnée, la dyspepsie, la dysurie, la difficulté de marcher, et pendant le travail de l'accouchement, la forme aplatie de la poche des eaux, la lenteur des contractions utérines, qui sont faibles et souvent suivies de syncopes. Ces symptômes s'observent fréquemment lorsque la matrice est fortement distendue, quelle que soit la cause de sa distension, mais il arrive aussi que même dans ces cas ils manquent, tandis qu'on les observe chez des femmes qui ne portent qu'un enfant, et dont l'utérus n'offre qu'un degré ordinaire d'extension. Les signes tirés de la forme du ventre qui est plus volumineux, plus arrondi, moins saillant en devant, qui présente dans son milieu une dépression longitudinale, et des mouvemens fréquens presque continuels qui se font sentir des deux côtés de l'abdomen dans des points éloignés, ne méritent guère plus de confiance; car il n'est guère de praticiens qui ne les ait observés isolés ou réunis chez des femmes enceintes d'un seul enfant, et qui n'ait vu des grossesses doubles dans lesquelles il n'en existait aucun. Cependant je conviendrai, avec Baudelocque, que leur réunion donne dans certains cas de fortes présomptions de l'existence des jumeaux. Le même auteur avance que le toucher peut dissiper les doutes, mais seulement dans les derniers mois de la grossesse. Quand le développement de la matrice, dit-il, est assez grand pour faire soupçonner la présence de deux enfans, s'il n'en existe qu'un, il est toujours très-mobile, parce qu'il se trouve alors au milieu d'une grande quantité d'eau; on l'agite facilement au moyen du doigt introduit dans le vagin, et son ballottement n'est jamais plus manifeste que dans cette occasion. Lorsqu'il y en a deux, ce mouvement, au contraire, est à peine sensible; on distingue aisément que celui de ces enfans que l'on agite par le toucher, n'est environné que d'un peu de fluide, et qu'il est embarrassé par un autre corps solide. Si on applique une main sur le ventre de la femme dans un de ces instans où les parois de la matrice sont souples, et comme détendues, on peut reconnaître ces enfans aussi clairement qu'on distingue en d'autres cas les pieds, les genoux ou les bras de celui qui est seul. Quant au ballottement plus ou moins facile de l'enfant, une observation que j'ai eu occasion de faire, il y a quelques mois, m'a donné lieu de douter qu'il fût un signe assuré, et m'a prouvé du moins qu'il existe des exceptions. En effet, dans ce cas il existait une grossesse double compliquée d'hydropisie dans chaque amnios. En percutant le ventre dans certaines directions, je sentais non-seulement le flot du liquide, mais encore le ballottement d'un fœtus qui venait frapper ma main. Je ne pouvais distinguer qu'un des fœtus; ce qui montrerait aussi qu'il n'est pas toujours possible de distinguer les deux fœtus à travers la paroi abdominale, si on ne savait déjà que quelquefois les fœtus sont placés l'un devant l'autre, et que le palper de l'abdomen n'en peut alors faire sentir qu'un seul. L'auscultation peut aussi fournir des données positives. Lorsqu'on entend les pulsations du cœur des fœtus dans deux points sensiblement distans, on peut être assuré qu'il existe deux fœtus; mais dans le dernier cas que je viens de poser, l'auscultation se trouvera aussi en défaut, car on ne pourra entendre battre le cœur que de celui des fœtus qui sera en avant. Ce que j'ai dit des pulsations avec souffle, dites placentaires, doit montrer que, jusqu'à ce qu'on en ait éclairci la théorie, on ne peut en attendre aucune lumière pour le diagnostic des grossesses composées. Ainsi les signes dont je viens de parler font reconnaître la grossesse double, quand ils existent; mais leur absence ne prouve pas que cette grossesse n'existe pas. Il est donc des cas dans lesquels il est absolument impossible de sortir d'incertitude pendant le cours de la grossesse, ce qui heureusement est de peu d'importance. Pendant l'accouchement, au contraire, il est extrêmement important de s'assurer de la présence de deux ou de plusieurs enfans; mais en même temps la chose est très-facile. Après la sortie du premier ou des premiers enfans, le ventre reste encore fort gros, la matrice est fort volumineuse, la femme ressent encore des mouvemens, elle éprouve de nouvelles douleurs; le toucher fait reconnaître les membranes du nouvel enfant, le liquide qui l'environne ou ses membres, si déjà les membranes sont rompues.

Avant de terminer ce qui a rapport au diagnostic de la grossesse, il est nécessaire de dire quelque chose des *moyens de reconnaître* le sexe du fœtus contenu dans la matrice. De tout temps cette inquiétude active qui porte les hommes à pénétrer l'avenir a fait naître en eux le désir de connaître le sexe d'un enfant long-temps avant sa naissance. Souvent un intérêt puissant ajoute une nouvelle force à cette curiosité. Livie, consultant de vains présages pour savoir si elle accouchera d'un garçon ou d'une fille, retire un des œufs que couvait une poule et achève de le couver au moyen de la chaleur de ses mains et de celles de ses femmes. Deux aphorismes, attribués à Hippocrate, forment le fondement de presque tout ce qu'on a dit à cet égard. Suivant un de ces aphorismes, lorsqu'une femme est grosse d'un garçon, son visage est bien coloré; et il l'est mal, si elle est grosse d'une fille. Depuis, on a semblé commenter et étendre cet aphorisme, en disant que la femme qui est enceinte d'un fils est plus vive et plus gaie; qu'elle se porte beaucoup mieux, qu'elle a moins de dégoûts, qu'elle sent plutôt les mouvemens de son enfant; que le bout des mamelles est relevé, et que le lait qui s'en écoule est plus épais. Ranchin combat par de fort bonnes raisons cet aphorisme et les conséquences qu'on en tire, et avance que la plupart des femmes se portent mieux quand elles portent des filles que quand elles sont enceintes de garçons. Osiander a mis ce fait hors de doute par un relevé exact d'observations. Le second des aphorismes dont j'ai parlé porte que les fœtus mâles sont le plus souvent placés à droite, et les fœtus femelles à gauche. On a prétendu depuis que, lorsqu'une femme est enceinte d'un enfant mâle, les parties droites de son corps sont plus robustes et plus promptes au mouvement; que de ce côté le pouls est plus fort et plus fréquent, la chaleur plus grande; les veines du cou sont plus gonflées; la mamelle se développe plus tôt, et laisse écouler un lait plus épais; l'œil est plus brillant et plus vif; que la femme, en se levant, s'incline de ce côté, et que, lorsqu'elle marche, elle part du pied droit. La simple connaissance de la disposition de l'utérus exclut la possibilité du principe, et détruit tout cet échafaudage de signes. S'il fallait combattre sérieusement ce principe, il suffirait de citer l'observation de cette femme, morte à la Maison d'accouchement, à Paris, chez laquelle on trouva un utérus incomplet. La moitié gauche de l'organe, l'ovaire et la trompe de ce côté manquaient. Cette femme avait eu douze ou treize enfans des deux sexes. Chez les femelles des animaux, on trouve indifféremment des fœtus mâles et femelles dans les cornes droite ou gauche de l'utérus. Je crois avoir suffisamment montré la vanité d'une sorte de divination qui n'est pas sans inconvéniens, en faisant voir la nullité de ses principaux appuis; est-il besoin de combattre le préjugé qui dit que le changement de lunaison, pendant les trois jours qui suivent l'accouchement, indique que la première grossesse amènera un enfant d'un sexe différent? Si quelqu'un voulait connaître les expériences indiquées pour arriver à cette connaissance du sexe du fœtus, il les trouverait détaillées et appréciées dans le traité de Ranchin, *de morbis ante partum*. J'ai cru qu'un médecin ne devait pas ignorer des opinions sur lesquelles il sera infailliblement consulté : quelque futiles que soient ces opinions, il serait peut-être bon de faire, à l'exemple d'Osiander, des séries d'expériences au moins sur les points que quelques médecins n'ont pas regardés comme absolument dénués de fondement. Il est à remarquer que des femmes qui ont eu des enfans des deux sexes ont observé une différence notable entre les phénomènes qui se sont manifestés chez elles, et peuvent prédire avec quelque certitude le sexe de l'enfant dont elles accoucheront, mais on n'observe pas de différence entre les différentes grossesses chez toutes les femmes ; ces différences, quand elles existent, ne portent pas sur les mêmes phénomènes, et ne sont pas dans le même sens. Ainsi l'une se porte mieux quand elle est enceinte d'un enfant mâle, tandis que le contraire a lieu chez une autre. Ces pronostications sont purement individuelles.

*De l'influence de la grossesse sur les maladies, et de l'influence des maladies sur la grossesse.* Cette influence doit être considérée de deux manières : ou bien la grossesse agit comme cause spéciale de maladies qui ne se manifesteraient pas si elle n'existait point, ou bien elle augmente ou diminue seulement la disposition de l'économie à contracter des maladies indépendantes de son existence; elle modifie leur marche, leurs symptômes, elle influe sur leur terminaison, demande des soins particuliers dans leur traitement, et est elle-même influencée d'une manière plus ou moins fâcheuse par ces maladies.

Les *maladies propres* de la grossesse, celles dont elle est la *cause spéciale*, ne sont autre chose que les phénomènes physiologiques dont j'ai donné plus bas l'exposition, portés à un grand degré d'exaltation, soit par l'effet de la prédisposition de la femme, soit par l'influence d'une cause extérieure. La prédisposition inhérente à la femme résulte ou de son tempérament particulier, ou d'une condition particulière des organes qui reçoivent l'influence sympathique de l'utérus, ou de celle de l'utérus lui-même. Parmi les causes extérieures qui influent sur le développement des phénomènes de la grossesse de manière à les transformer en un véritable état morbide, on doit ranger la constitution atmosphérique, l'action des alimens, celle des corps appliqués sur la peau, le repos et les divers exercices ou professions, les passions, etc. Ces maladies ont été classées par quelques auteurs selon l'époque de la grossesse, dans laquelle elles se manifestent, et par d'autres selon les causes générales auxquelles ils les attribuaient. Ainsi Raulin distingue les maladies du premier, du second et du troisième temps de la grossesse; d'autres ne distinguent que deux époques. Mais, quoique en général ces divisions cadrent assez avec l'observation, il s'en faut cependant de beaucoup qu'elles soient exactes, et il est bien des maladies qui se montrent indifféremment dans toutes les périodes de la grossesse. Boerhaave admet que les maladies des femmes enceintes dépendent les unes de la suppression du flux menstruel et de la pléthore qui en résulte, les autres du volume du produit de la conception et de son action sur les parties voisines. Bien avant Boerhaave, les médecins qui se sont occupés des maladies des femmes grosses avaient aussi attribué la plupart de ces maladies à la rétention du flux menstruel dont ils expliquaient diversement la manière d'agir. On a reconnu que ces deux causes ne pouvaient suffire à rendre raison du développement de toutes ces maladies. Van Swieten remarque avec raison que plusieurs se développent avant que la pléthore puisse exister, et surtout avant que le volume de l'utérus puisse agir sur les parties voisines. O. Schacht les partage en quatre classes selon qu'elles sont produites par la pléthore temporaire, par le trouble survenu dans la circulation, par le volume extraordinaire du fœtus et de ses annexes, enfin par le changement du centre de gravité. D'autres, comme Mauriceau et la plupart des modernes, ont admis l'influence de l'action sympathique de l'utérus sur les autres organes et sur le système nerveux. Quelques médecins de ces derniers temps ont cru ne pouvoir expliquer la formation des œdèmes que l'on observe souvent dans les derniers temps de la grossesse que par la supposition d'une prédominance de la pléthore lymphatique, que les uns attribuaient à l'atonie du système, et que d'autres regardaient comme étant active. Ce que j'ai dit de la physiologie de la grossesse doit me dispenser d'entrer dans la discussion de ces diverses opinions, et je passe immédiatement à l'histoire de ces maladies, me réservant d'examiner pour chacune d'elles les causes qui influent sur leur production. Je suivrai, comme je l'ai fait dans la partie physiologique, l'ordre des fonctions.

1° *Lésions de la digestion. Ptyalisme, nausées, vomissemens.* — Nous avons vu que ces trois symptômes, qui sont trois degrés progressifs de la même affection, sont des phénomènes très-ordinaires de la grossesse. Il n'est pas rare de les voir devenir très-fatigans et constituer une véritable maladie. Ils cessent ordinairement après le troisième ou le quatrième mois de la grossesse. Quelquefois les vomissemens se renouvellent pendant toute la durée de cet état, et ne cessent qu'à l'instant de l'accouchement. J'ai même vu une dame chez qui ils n'ont cessé à chaque grossesse qu'après l'expulsion du fœtus. Dans quelques cas les vomissemens cessent à l'époque ordinaire, mais ils reparaissent dans les derniers mois, ce que l'on attribue alors à la pression que l'utérus, en s'élevant dans la région épigastrique, exerce sur l'estomac. Cependant Van Swieten dit avoir vu les nausées et les vomissemens revenir lorsque déjà le fond de l'utérus commençait à s'abaisser. J'ai eu occasion d'observer la même chose. C'est ordinairement le matin que le vomissement a lieu, et alors les malades rejettent seulement un fluide visqueux. D'autres fois ils ont lieu indifféremment dans tout le cours de la journée, et surtout après les repas. Souvent les alimens sont rejetés; et j'ai vu des femmes vomir toute espèce de substance liquide ou solide ingérée dans l'estomac, et conserver à peine de loin en loin quelque cuillerée d'eau sucrée, de bouillon ou de café au lait. Quelquefois ils ne le sont pas, et les malades ne rendent que des glaires transparentes; quelquefois même les alimens calment et font cesser les vomissemens.

On ne peut attribuer, avec Boerhaave, ces symptômes à la pléthore; car nous avons vu qu'assez souvent ils se manifestent dès l'instant même de la conception. Ils paraissent évidemment dus à l'action sympathique de l'utérus sur l'estomac, action qui est plus marquée chez certaines femmes, en raison de leur sensibilité, qui rend chez elles toutes les sympathies plus énergiques. Chez d'autres, c'est l'état de l'estomac qui le rend plus disposé à recevoir cette sympathie; chez la plupart la cause première est dans l'utérus, qui se laisse distendre avec beaucoup de peine par le produit de la conception, et souffre de cette distension jusqu'à ce que son tissu, ramolli par l'afflux des liquides et affaibli par un commencement d'extension, cède ensuite avec plus de facilité. J'ai vu chez une dame ces symptômes portés au plus haut point. Elle accoucha de deux enfans. A ses autres grossesses, qui furent simples, les accidens furent beaucoup moindres. Cette observation me semble prouver que la plus grande distension de l'utérus dans la première grossesse a été la cause de cette différence. Cette influence de l'utérus est démontrée par les dérangemens des fonctions digestives qui ont lieu dans tous les cas où l'utérus est malade. D'autres causes accessoires, dont il faut aussi tenir compte pour le traitement, viennent se joindre à cette cause première, et accroître l'intensité des accidens. Ainsi l'influence de la constitution épidémique est ici très-marquée, et imprime à ces vomissemens son caractère particulier.

Le diagnostic est en général facile. Il n'y a pas de doute à avoir sur la cause des vomissemens, quand on est assuré de l'existence de la grossesse; mais ce point est souvent fort difficile à éclaircir. Aussi est-il arrivé qu'on a quelquefois attribué à une maladie organique de l'estomac des vomissemens dépendans de la grossesse? Depuis un certain nombre d'années que les maladies inflammatoires, et surtout celles du canal alimentaire, sont devenues si fréquentes, et que l'influence d'une nouvelle doctrine les fait souvent voir où elles ne sont pas, j'ai vu bien des fois attribuer à une gastrite essentielle ce qui appartenait à la grossesse, et les applications les plus réitérées de sangsues rester sans effet contre des symptômes qui se dissipaient ensuite d'eux-mêmes. L'erreur ici ne portait pas, il faut le dire, sur la nature elle-même de l'affection, car la constitution épidémique lui avait imprimé tout son caractère; elle portait seulement sur la cause spéciale. Le ptyalisme est fort incommode aux femmes. Le vomissement leur est extrêmement pénible, les prive de nourriture, les réduit quelquefois à un degré effrayant de faiblesse et de maigreur; mais il est extrêmement rare qu'il ait des suites funestes. Aussi le *pronostic* est-il en général peu fâcheux. Je pourrais citer des exemples de vomissemens accompagnés de douleurs atroces dans la région de l'estomac et de spasmes généraux très-violens, qui n'ont point empêché la grossesse d'arriver heureusement à son terme. Van Swieten et d'autres observateurs citent des cas analogues.

On a proposé et employé avec succès, dans les vomissemens des femmes enceintes, les médications les plus opposées. Ce qui a été dit précédemment des causes qui influent sur leur développement peut, jusqu'à un certain point, rendre raison de ces contradictions; cependant on rencontre souvent dans la pratique des cas qui déroutent tout raisonnement. Les indications qui se présentent se tirent de la nature des causes. Ainsi on doit d'abord se proposer de diminuer la gêne que l'utérus éprouve de l'afflux du sang dans ses vaisseaux et de l'accroissement du produit de la conception, puis d'affaiblir la sensibilité de l'estomac et son irritation sympathique; mais il faut faire aussi une grande attention aux causes accessoires. Un régime doux, humectant, composé de substances de facile digestion et principalement d'alimens liquides, semble, au premier coup d'œil, celui qui conviendra le mieux, et souvent on le met en usage avec un avantage marqué ; mais combien ne rencontre-t-on pas d'exceptions ! Chez beaucoup de femmes les liquides excitent le vomissement ; les alimens solides seuls sont conservés. Chez un grand nombre, les alimens qui semblent les plus difficiles à digérer et les moins convenables sont les seuls que l'estomac supporte ; et il vaut mieux encore laisser prendre une mauvaise nourriture que pas du tout. La saignée, les bains entiers, les demi-bains, sont les moyens les plus propres à remplir la première des indications que j'ai posées. La saignée convient surtout chez les femmes pléthoriques ; chez celles dont la menstruation était abondante, et lorsqu'il existe des signes de congestion locale. Quelques auteurs l'ont recommandée dans la vue de combattre la pléthore qu'ils regardaient comme cause des vomissemens. Sans admettre cette cause, on ne peut nier que ce ne soit quelquefois une complication qui les augmente, et sous ce rapport la saignée générale convient aussi. Pour remplir la seconde indication, on applique des sangsues sur la région épigastrique. Lorenz père dit y avoir eu recours avec un succès presque constant, et dans ces derniers temps on en a fait une pratique banale. J'ai souvent vu cette saignée locale diminuer les vomissemens, quelquefois les faire cesser momentanément, ainsi que les douleurs de l'épigastre ; et je la crois surtout utile quand il y a des signes d'inflammation de l'estomac. Hors ces cas, je pense qu'on peut l'employer empiriquement, mais sans trop insister sur son usage. Jamais je n'ai vu les applications de sangsues faire cesser complétement les vomissemens. Mauriceau rapporte que quelques personnes veulent que dans les vomissemens opiniâtres on applique à la suite du repas une grande ventouse sur la région de l'estomac. Th. de Meza dit que son père se servait avec succès de ce moyen. L'application d'un emplâtre de thériaque ou d'un cataplasme arrosés de laudanum liquide de Sydenham convient aussi. Dans d'autres cas, on réussit à atteindre le même but par des moyens opposés. Mauriceau recommande l'usage d'une petite quantité de vin d'Espagne, et même d'eau-de-vie. Van Swieten a souvent calmé des nausées perpétuelles et à peine supportables, en donnant quelques gouttes de laudanum liquide. Il n'est pas de praticien qui n'ait vu souvent ces moyens suivis de succès. L'éther, l'eau distillée de menthe poivrée, produisent souvent aussi un effet salutaire, de même que l'eau de Seltz, la potion de Rivière, la racine de colombo. Il m'est même arrivé de donner avec succès quelques grains d'extrait sec de quinquina dans des cas où il semblait contre-indiqué par la rougeur de la langue et la douleur de l'épigastre. J'y étais engagé par quelque régularité dans le retour des douleurs et d'un léger mouvement fébrile, et par l'ennui d'avoir vu échouer tous les moyens rationnels. Souvent en effet, dans ces cas, on finit par être réduit à faire une médecine toute empirique; et souvent aussi l'affection résiste à tout, et ne cesse que par le progrès de la grossesse. On doit encore se trouver heureux quand on est parvenu à la modérer et à la rendre tolérable. Je pense même que c'est là tout ce qu'on doit se proposer le plus souvent; car j'ai vu la suppression des vomissemens être suivie d'un état de pléthore et d'une disposition inflammatoire plus redoutable qu'eux. Mauriceau remarque, avec raison, que ces vomissemens ne sont pas dus à l'accumulation de la sabure dans les premières voies; mais il ajoute que, s'ils continuent malgré le régime et un traitement convenable, cela annonce la présence d'humeurs corrompues attachées aux parois de l'estomac; et il recommande l'usage d'un léger purgatif. Cette pratique est approuvée par Van Swieten qui la fortifie de l'autorité d'Hippocrate. Pour moi, je la crois bonne, mais seulement quand il y a des signes de saburre, ou qu'on y est porté par la considération des maladies régnantes. Il me reste à ajouter qu'on parvient souvent à rendre le ptyalisme moins fréquent et moins fatiguant en faisant tenir habituellement dans la bouche du sucre candi ou de la gomme arabique.

*Anorexie* et *appétits dépravés*.—L'anorexie, si fréquente pendant les premiers mois de la grossesse, cesse ensuite spontanément et est souvent remplacée par un appétit plus grand et des digestions plus faciles que dans tout autre temps. Elle doit être considérée le plus souvent comme une indication de la nature qu'il faut respecter, et non comme un symptôme qu'il faut combattre. En effet la diminution d'alimentation qui en résulte prévient le développement de la pléthore. Elle dépend de la même cause que les nausées et les vomissemens, reçoit les mêmes influences des causes accessoires, et les mêmes règles de traitement lui sont applicables. Les appétits déréglés ou le *pica* et le *malacia* n'offrent dans la grossesse aucune particularité qu'on n'observe chez les femmes hystériques, et ne doivent pas nous occuper spécialement. (*Voyez* PICA, MALACIA.)

La *constipation* est très-familière aux femmes enceintes, surtout vers la fin de la grossesse. Van Swieten rapporte une observation qui montre jusqu'où elle peut être portée. Une dame anglaise, après un accouchement facile et heureux, éprouva, le neuvième jour, une douleur obtuse et une pesanteur vers l'anus avec des tenesmes. Après bien des efforts, elle rendit une masse dure et grosse au moins comme la tête d'un enfant à terme. Lorsque la constipation est portée très-loin, elle entretient l'anorexie, rend la digestion pénible, cause de l'agitation et de l'insomnie. Les efforts qu'exigent l'expulsion des matières fécales endurcies et volumineuses, peuvent devenir une cause d'hémorrhagie utérine et d'avortement. Ces efforts et la pression habituelle des matières fécales irritent l'extrémité de l'intestin et développent des tumeurs hémorrhoïdales. Les parois de l'intestin se dilatent outre mesure, et après l'accouchement souvent elles font saillie et comme hernie dans l'intérieur du vagin. J'en ai dans ce moment un exemple sous les yeux. Sous tous ces rapports, la constipation mérite la plus grande attention de la part du médecin. Il serait superflu de revenir sur ce qui a été dit ailleurs de ses causes, et de parler de ses signes. Il faut la combattre par tous les moyens, excepté par les purgatifs drastiques qui n'offrent qu'un secours momentané et dont l'usage peut entraîner de graves accidens. C'est surtout un régime doux et humectant, composé en grande partie d'herbages cuits, de fruits bien mûrs ou cuits que l'on doit regarder comme le principal moyen de la prévenir et de la faire cesser. Les clystères émolliens, oléagineux, laxatifs; les suppositoires, quand l'intestin a été lubrifié et les fèces ramollies par les clystères; parfois un léger purgatif, surtout un purgatif salin, tel que l'eau de Sedlitz, sont les seules ressources que nous puissions employer, et répondent le plus souvent à notre attente. Dans quelques cas graves, on peut être obligé d'extraire une grande partie de la masse par le moyen des doigts ou d'une curette.

2° *Lésions de la circulation. Pléthore.* — Quelques médecins ont regardé la pléthore comme la principale et presque comme l'unique cause des maladies des femmes enceintes. Cette opinion, devenue vulgaire, a introduit la pratique banale de la saignée pour toutes les femmes, sans distinction, comme si la nature, dit Quesnay, avait confié à la lancette du chirurgien le soin de la conservation de l'enfant. Quoique ce préjugé en faveur de la saignée ait été combattu par les bons praticiens de toutes les époques, il ne s'est pas moins propagé jusqu'à ces derniers temps, et il n'est pas encore complètement déraciné. Sans accorder tant d'importance à la pléthore, on ne peut se refuser de reconnaître que cet état est un phénomène constant de la grossesse; que, lorsqu'il est porté à un point considérable, la femme est menacée d'accidens graves, et qu'il est nécessaire d'y apporter remède, ou au moins de la ramener à de justes bornes. La pléthore dépend peut-être moins de la rétention du sang menstruel que de l'activité augmentée de la nutrition. En effet Lobb fait le calcul suivant : en supposant que la femme perde sept onces de sang à chaque période menstruelle, le sang retenu ferait une masse de soixante-dix onces; or le fœtus et ses dépendances en absorbent une plus grande quantité. Les causes qui concourent à augmenter la pléthore sont le défaut d'exercice et un régime trop succulent. Chez certaines femmes il existe une activité d'hématose qui agit indépendamment de ces causes. Les signes de la pléthore sont la plénitude, la dureté du pouls, la pesanteur de tête avec disposition au sommeil et des vertiges quand le corps est penché, un sentiment de plénitude, de gonflement des membres, qui gêne les mouvemens, souvent une légère épistaxis habituelle, des signes de congestion dans les vaisseaux de la région pelvienne, quelquefois des douleurs dans les gencives. C'est vers l'époque du sixième ou du septième mois que les symptômes de la pléthore se manifestent le plus ordinairement et prennent plus d'intensité. Cependant on les observe quelquefois à toutes les époques. Quoique ces symptômes soient incommodes et souvent insupportables, cet état peut durer long-temps sans déranger autrement la santé tant qu'il n'existe pas de cause qui le localise, si je puis parler ainsi. Mais alors il survient des congestions, des hémorrhagies, dont les plus redoutables sont l'hémorrhagie cérébrale et la métrorrhagie. Le traitement à lui opposer consiste dans un exercice régulier qui souvent suffit seul, un régime peu nourrissant, des boissons rafraîchissantes et surtout l'emploi de la saignée. La saignée du bras est celle qui mérite la préférence, de l'avis de tous les auteurs. Il serait superflu d'en déduire les raisons. Cependant les autres espèces de saignées peuvent être indiquées par quelque maladie locale, et on ne doit pas hésiter à les mettre en usage; car, ainsi que le remarque Levret, si la saignée du pied était aussi nuisible qu'on l'a cru, on ne verrait pas tant de femmes conserver des enfans dont elles ont intérêt de se débarrasser dans les premiers temps de leur grossesse. Le temps de la grossesse où il importe de tirer du sang ne peut être déterminé. On doit saigner la femme à quelque époque que ce soit, quand il y a nécessité de le faire, mais seulement alors. La quantité du sang doit être suffisante pour faire cesser la pléthore, pas assez grande pour affaiblir. En général, on est d'accord que les saignées trop copieuses sont nuisibles dans la grossesse. C'est à elles qu'on doit appliquer cet aphorisme d'Hippocrate qui dit que, si on saigne une femme enceinte, elle avorte. Même dans les maladies inflammatoires, il vaut mieux ne faire que des saignées médiocres, et y revenir à plusieurs fois. Après la saignée, il convient que la femme observe une légère diète et garde le repos pendant deux ou trois jours; ce précepte, donné par Levret, est très-sage, et j'ai vu son omission entraîner de graves inconvéniens.

*Hémorrhagies.*—L'épistaxis a lieu très-fréquemment chez les femmes enceintes; mais ordinairement le sang coule en petite quantité, et cette hémorrhagie, dont souvent la saignée n'interrompt pas les retours, doit être considérée plutôt comme une évacuation utile que comme une véritable maladie. Rarement elle est portée au point d'être inquiétante. Cette hémorrhagie est due à la pléthore et à la gêne apportée dans la circulation des parties sous-diaphragmatiques et dans la circulation pulmonaire par le développement de l'utérus. Les mêmes causes produisent aussi quelquefois l'hémoptysie et l'hématémèse, ou leur donnent une gravité plus grande, quand elles sont dues à d'autres causes. La complication de grossesse rend le traitement de ces hémorrhagies plus difficile et moins efficace. Quelquefois même son influence, surtout dans les derniers temps de la grossesse, est telle, qu'elle s'oppose au succès de toute espèce de traitement, et que l'on ne peut espérer de sauver les malades qu'en la faisant cesser en déterminant l'accouchement prématuré. C'est ce qui a surtout lieu à l'égard de l'hémorrhagie utérine; mais ce qui a rapport à cette hémorrhagie sera traité avec son histoire complète dans un article spécial. *Voyez* MÉTRORRHAGIE.

*Varices.* — Les femmes enceintes sont souvent affectées de varices qui non-seulement occupent les jambes, mais s'étendent quelquefois jusqu'à la partie supérieure des cuisses et aux parties de la génération. Il est ordinaire qu'un des côtés soit seul affecté ou le soit plus que l'autre; et c'est le côté vers lequel porte l'utérus. Ces varices cessent après l'accouchement; mais lorsqu'elles se sont renouvelées pendant plusieurs grossesses successives et rapprochées, elles persistent. Elles nuisent par la douleur qu'elles causent et par la gêne qu'elles apportent aux mouvemens. On les a vues aussi se rompre, et leur rupture donner lieu à des hémorrhagies graves. On rapporte même l'exemple de la rupture de la veine iliaque interne chez une dame arrivée à la fin de sa grossesse. L'épanchement qui en fut le résultat produisit la mort en moins de trois heures. Il est facile de déduire les causes des varices, de ce qui a été dit précédemment. La saignée chez les femmes pléthoriques, le repos dans une situation horizontale gardé le plus long-temps et le plus souvent possible, et une compression uniforme au moyen d'un bandage circulaire ou de bas lacés, sont les seuls moyens que l'art puisse leur opposer.

*OEdème.* — La gêne qu'éprouve à une certaine époque de la grossesse le cours du sang et de la lymphe dans les vaisseaux qui ramènent les fluides des parties inférieures doit être regardée comme la cause de l'œdème qui occupe les membres inférieurs et les lèvres de la vulve. Mais comme cette gêne est à peu près la même chez presque toutes les femmes, et qu'un petit nombre cependant est affecté d'œdème, il faut admettre le concours de quelque autre cause, telle que la constitution particulière de la femme, le peu d'énergie du système vasculaire, la conformation du bassin qui facilite les effets de la pression exercée par l'utérus sur les vaisseaux. De la Motte prétend que les femmes à qui cet accident arrive n'ont pas ordinairement de vomissemens. Cet œdème est quelquefois porté à un degré extrême, s'étend jusqu'à la partie inférieure de l'abdomen, et donne aux membres inférieurs un volume monstrueux. Rarement il envahit toute l'habitude du corps. Quand il est peu développé, il disparaît pendant le repos de la nuit; quand il est plus volumineux, il diminue seulement alors. Après l'accouchement, il s'évanouit spontanément. De la Motte assure n'avoir jamais vu périr de femmes par ces enflures, quelque considérables qu'elles aient été. Lorsque l'œdème est porté assez loin pour nuire à l'exécution des mouvemens ou gêner la respiration, il exige les soins du médecin. S'il est accompagné de signes de pléthore, la saignée est le meilleur remède à mettre en usage. De doux purgatifs, des diurétiques conviennent aussi; ils conviennent seuls dans les cas où il n'existe pas de pléthore. Ces moyens doivent être aidés du repos, pris dans une situation horizontale. Cependant s'il y avait menace de suffocation, il faudrait au contraire que la malade se tînt plutôt levée que couchée. On peut parvenir à diminuer cette œdématie; mais on ne doit pas espérer de la voir disparaître entièrement avant l'accouchement. L'œdématie extrême des grandes lèvres peut être un obstacle à l'accouchement, et on doit craindre de voir ces parties ainsi tuméfiées se rompre au lieu de s'affaisser et de se laisser distendre. On peut pratiquer quelques mouchetures pour évacuer une partie de la sérosité; mais ces mouchetures doivent être très-légères; car il serait à craindre qu'en intéressant le tissu des parties, elles ne facilitassent sa déchirure lors du passage de la tête. Levret préfère à toute autre méthode curative l'application des vésicatoires entre la cuisse et la grande lèvre, c'est-à-dire, en partie sur l'une et en partie sur l'autre, secondée de très-légères mouchetures sur les pieds.

*Hémorrhoïdes.* — On a généralement attribué le développement des hémorrhoïdes chez les femmes enceintes aux causes qui produisent les varices. Je crois qu'il faut plutôt en accuser l'état de constipation qui est si familier chez ces femmes. Je n'entends pas parler de quelques causes spéciales qui agissent chez elles comme chez les autres individus. Ainsi, dans ce moment même, je donne des soins à une jeune dame, nouvellement enceinte, qui a des hémorrhoïdes excessivement douloureuses évidemment provoquées par l'usage de pilules aloétiques. Les hémorrhoïdes sont ordinairement irritées par la pression que la tête du fœtus et les matières fécales exercent pendant l'accouchement; elles s'enflamment davantage, deviennent plus volumineuses et plus douloureuses. Ce serait en vain, le plus souvent, que l'on tenterait de guérir complétement les hémorrhoïdes pendant la grossesse. Il ne serait même pas toujours prudent de le faire. Levret dit avoir rencontré plusieurs exemples funestes de la guérison subite d'hémorrhoïdes, habituelles même avant la grossesse, par l'application inconsidérée des répercussifs sur ces tumeurs. On doit seulement dissiper les douleurs et l'inflammation dont elles sont le siége. La première chose à faire est de combattre la constipation. Ensuite on s'attache à calmer les douleurs par des embrocations, des bains, des cataplasmes émolliens et anodyns. Lorsque la turgescence et l'inflammation sont considérables, la saignée du bras est souvent utile. L'application des sangsues au voisinage des tumeurs hémorrhoïdales calme souvent instantanément les douleurs ; mais il faut être très-circonspect sur l'emploi de ce moyen, qui peut être chez certaines femmes une cause d'avortement. Je n'ai jamais vu l'application des sangsues sur les tumeurs elles-mêmes ou l'incision de ces tumeurs procurer un soulagement durable.

3° *Lésions de la respiration. Dyspnée.* — Le refoulement du diaphragme, dans les derniers mois de la grossesse, diminue la capacité du thorax, gêne le développement des poumons, et rend la respiration difficile, surtout chez les femmes de petite stature, et chez celles dont l'utérus a acquis un développement extraordinaire. Si à ces causes il s'en joint quelque autre, telle que la mauvaise conformation du thorax, un état morbide du poumon ou du cœur, ou la pléthore sanguine qui détermine une distension excessive des vaisseaux pulmonaires, la dyspnée peut être portée à un point considérable, et menacer de suffocation. J'ai assisté à l'accouchement d'une jeune dame dont la taille était contrefaite. La respiration était tellement difficile, que, pendant les deux derniers mois de sa grossesse, elle fut obligée de garder constamment une situation verticale; elle se reposait et dormait en se mettant à genoux sur des coussins, et s'appuyant les coudes sur d'autres coussins très-élevés. La moindre inclination du corps en arrière produisait une menace de suffocation. La respiration était fort incomplète, la face tuméfiée, les lèvres bleuâtres. Cette dame fut obligée de rester debout pendant tout le travail de l'enfantement qui fut long, pénible, et ne put être terminé qu'après l'excérébration de l'enfant. Elle mourut trois jours après l'accouchement, sans douleurs et sans fièvre; elle sembla s'éteindre par une asphyxie lente. A l'ouverture du cadavre, on trouva les poumons refoulés à la partie supérieure du thorax, compactes, d'un rouge brunâtre, et ne crépitant que dans une très-petite portion. D'après ce qui vient d'être dit, on voit que la saignée est indiquée et pour dissiper la pléthore générale, et pour dégorger les vaisseaux pulmonaires. C'est en effet le seul remède dont on obtienne quelque succès. On doit en outre conseiller de suivre un régime doux et humectant, d'éviter une quantité d'alimens qui, en distendant l'estomac, augmenterait la dyspnée, ou les alimens flatueux qui produisent le même effet; de faciliter le jeu des organes respiratoires par une position convenable, et proscrire les vêtemens qui comprimeraient le moins du monde le thorax et l'abdomen.

*Toux.* — Elle dépend rarement de la grossesse, si ce n'est chez quelques femmes chez qui la grossesse fait naître un état nerveux et une petite toux sèche et fréquente qui en est le symptôme, et chez les femmes qui portent un engorgement inflammatoire ou hémoptoïque peu étendu, dont la gêne de la circulation pulmonaire développe les symptômes et les rend sensibles. Dans ces deux cas, on peut modérer la violence de la toux; mais on ne peut en obtenir la cessation complète qu'après l'accouchement. C'est probablement ce qui a accrédité l'opinion populaire que la toux ne se guérit pas tant que dure la grossesse. Il est beaucoup plus fréquent que la toux soit le symptôme d'une affection catarrhale ou d'une autre maladie des organes respiratoires. Elle doit fixer l'attention du médecin, parce que les phénomènes de la grossesse peuvent augmenter son intensité, et parce que les secousses violentes qu'elle imprime aux viscères abdominaux, et surtout à l'utérus, peuvent être une cause de métrorrhagie et d'avortement. La toux est souvent fort incommode aux femmes, en déterminant l'expulsion brusque et involontaire de l'urine. On ne peut tracer le traitement qu'il convient d'opposer à ce symptôme; il doit varier selon l'affection principale dont il dépend. Je rappellerai seulement ce qui a été dit aux paragraphes *pléthore* et *dyspnée*.

4° *Lésions des sécrétions et excrétions. Dysurie, ischurie, strangurie, incontinence d'urine.* — J'ai parlé ailleurs des dérangemens que d'autres sécrétions et excrétions éprouvent pendant la grossesse; il me reste à traiter de ce qui a rapport à l'excrétion des urines. L'utérus, en augmentant de volume, presse sur la vessie, gêne sa dilatation, et produit la nécessité de rendre souvent l'urine, nécessité qu'on a mal à propos appelée incontinence d'urine, comme le remarque De la Motte. Si, à raison de la disposition du bassin ou de la direction de l'utérus, la pression porte, non sur le corps, mais sur le col de la vessie et le méat urinaire, il y aura dysurie ou ischurie. Cette pression, irritant la membrane muqueuse de ces parties, en déterminera l'inflammation chez certaines femmes; et il y aura ardeur d'urine, strangurie, que les auteurs ont en général attribuées à l'acrimonie que l'urine contracte en séjournant dans la vessie. Ces effets de la grossesse ont lieu à deux époques différentes : à quatre ou cinq mois, chez les femmes dont le bassin est vaste et permet à l'utérus de séjourner jusqu'à cette époque dans l'excavation; et dans les trois derniers mois, lorsque l'utérus s'est élevé au-dessus du détroit supérieur, et qu'il comprime le corps de la vessie contre la paroi de l'abdomen, ou le col de cet organe contre le bord supérieur des pubis, comme cela a principalement lieu chez les femmes dont l'utérus est dans un état marqué d'obliquité antérieure. Alors la vessie est entraînée par l'utérus, et son col se recourbe sur le bord des pubis, comme le col d'une cornue; ce qui rend le cathétérisme impossible, si ce n'est avec une algalie courbe, presque semblable à celles dont on se sert pour les hommes. Dans le premier cas, l'affection cesse lorsque l'utérus s'élève au-dessus du détroit; dans le second, elle continue jusqu'à l'accouchement. La dysurie et la strangurie peuvent encore dépendre d'un déplacement de l'utérus, et surtout de sa rétroversion; de la présence d'un calcul, de l'inflammation causée par des hémorrhoïdes. De la Motte rapporte deux exemples remarquables de ce dernier cas. Ces maladies, dont la rétention d'urine est le symptôme, ont des signes propres; elles exigent un traitement particulier; je ne dois pas m'en occuper ici. Lorsque les affections dont il est ici question sont dues au volume de l'utérus, elles se développent graduellement. Cependant l'usage d'alimens âcres, de boissons échauffantes, ou d'autres causes irritantes peuvent leur imprimer promptement une grande intensité. Il est facile de reconnaître ces affections et leur cause d'après les symptômes et les circonstances dans lesquelles elles se développent. S'il restait quelque doute, le toucher et le cathétérisme le lèveraient bientôt. La nécessité de rendre fréquemment l'urine est plutôt une incommodité qu'une maladie, même quand elle est portée au point d'être une véritable incontinence, et que l'urine s'échappe involontairement. Elle dure jusqu'à l'accouchement; mais alors elle se guérit d'elle-même. L'art offre peu de ressources contre cette affection. On peut seulement employer avec succès les boissons adoucissantes et les demi-bains émolliens, pour dissiper l'irritation du méat urinaire, une sorte de ténesme vésical qui s'y joint quelquefois, mais qui souvent existe seul, et qu'il ne faut pas confondre avec la nécessité de rendre l'urine qui résulte de la pression de l'utérus. La femme diminuera les effets de cette pression, dans ce cas et dans celui d'ischurie, en gardant souvent le repos dans une situation horizontale, et en faisant usage d'un bandage qui soutienne l'abdomen relevé, comme le conseille Mauriceau. La rétention d'urine peut être portée très-loin, et produire de graves accidens. La vessie distendue s'élève quelquefois jusqu'à l'ombilic, et même plus haut; elle forme une tumeur oblongue, qui soulève la paroi de l'abdomen, et est aussi volumineuse que la matrice. D'autres fois elle se dilate aussi transversalement, et vient former hernie aux aines ou au périnée. Les mémoires de l'Académie de Chirurgie en rapportent des exemples. Quand la distension est arrivée au dernier point, l'urine sort par regorgement; mais cela n'est pas toujours possible, et l'accumulation de l'urine a de très-graves conséquences. De la Motte rapporte l'observation d'une femme qui, par cette seule cause, était affectée de douleurs continuelles dans le bas-ventre, et de convulsions assez violentes pour faire craindre un accouchement prématuré. On pourrait craindre aussi la rupture de la vessie, que Vandoëveren et d'autres observateurs ont vue survenir. Il est vrai que plusieurs de ces cas appartiennent à la rétention d'urine produite par la rétroversion de l'utérus. Les femmes parviennent souvent à rendre l'urine en soulevant l'utérus avec les mains appliquées sur la surface de l'abdomen, ou en inclinant fortement le corps en avant, ce qui permet à l'utérus de s'éloigner du détroit supérieur. Lorsque ces moyens ne réussissent pas, on parvient à faciliter l'issue de l'urine en soulevant l'utérus avec un ou deux doigts portés dans le vagin. On peut enseigner aux femmes à se soulager elles-mêmes de cette manière. Le cathétérisme, indiqué dans ces cas, éprouve souvent de grandes difficultés, et la sonde ne pourrait être introduite qu'avec des efforts capables de contondre et déchirer les parties. Les algalies plates, que l'on a recommandées pour ce cas, sont peu utiles. Le moyen simple que j'ai prescrit d'après De la Motte et Levret a réussi dans des cas où le cathétérisme semblait impossible. Les émolliens et adoucissans, employés sous toutes les formes, conviennent dans les cas de strangurie.

5° *Lésion de la locomotion.* — Les douleurs que les femmes éprouvent vers les symphyses du bassin ne sont que le premier degré du relâchement de ces symphyses. *Voyez* SYMPHYSES DU BASSIN (relâchement des.)

*Disposition aux chutes.* — La proéminence de l'abdomen qui empêche les femmes de voir les obstacles que leurs pieds peuvent rencontrer, la répartition défavorable du poids du corps, l'augmentation rapide de ce poids, et la posture que les femmes sont obligées de prendre pour conserver l'équilibre, paraissent les causes qui rendent les chutes sur les genoux et les fesses si faciles et si fréquentes chez quelques-unes. On a aussi pensé que la pression exercée par l'utérus sur les nerfs cruraux et ischiatiques déterminait une faiblesse, une paralysie incomplète des muscles des membres inférieurs. Ces chutes, fort dangereuses pour leurs résultats, sont bien moins fréquentes depuis que les femmes ont abandonné la mode ridicule des souliers à talons hauts et étroits. On ne peut que recommander à celles qui ont une semblable disposition de se faire soutenir dans leur marche ou de s'appuyer sur un bâton, et de redoubler d'attention dans tous leurs mouvemens.

6° *Lésions des fonctions sensoriales et intellectuelles.* — J'ai déjà parlé des maladies convulsives pendant la grossesse. (*Voyez* ÉCLAMPSIE.) Par rapport à quelques symptômes nerveux, qui se manifestent à cette époque de la vie, aux altérations des facultés intellectuelles, et aux perversions des penchans et affections morales, je n'ai rien à ajouter à ce qui a été dit dans la partie physiologique et à ce qui sera dit plus loin en parlant de l'hygiène ; pour le reste, je dois renvoyer à l'article *hystérie*, et aux autres articles spéciaux. Il me reste à parler d'un petit nombre d'affections qui ne trouveraient pas place ailleurs.

*Douleurs dans diverses parties.* — Il n'est pas rare de voir des femmes éprouver, pendant leur grossesse, des douleurs dans diverses parties du corps. Quoique ces douleurs dépendent de causes variées, j'ai cru cependant devoir les réunir en un seul article, ayant peu de choses à dire de chacune d'elles. Dans les premiers mois de la grossesse, les *mamelles* sont souvent douloureuses, à cause du développement rapide de la glande mammaire, de l'afflux trop abondant des fluides vers cette glande, et de la tension qui en résulte. Vers les derniers temps, les femmes éprouvent quelquefois aussi, dans cette partie, des douleurs qui sont dues le plus ordinairement à la distension excessive et à l'éraillement de la peau. La saignée dans le premier cas, chez les femmes pléthoriques, et dans les deux cas, des onctions huileuses, des applications émollientes et légèrement anodines, sont les seuls moyens à mettre en usage. La distension extrême des parois abdominales cause aussi, et de la même manière, des douleurs à la peau de la région hypogastrique, surtout vers les aines. Le tiraillement des fibres des muscles obliques en détermine également vers les points d'attache supérieurs de ces fibres. Du moins c'est à cette cause qu'il m'a semblé qu'on devait attribuer des douleurs que certaines femmes éprouvent à la partie inférieure du thorax; douleurs bornées à un siége très-peu étendu, que la pression et certaines positions du corps rendent plus aiguës, qui existent sans lésion de la respiration, ne sont le plus souvent soulagées par aucune médication, cessent après l'accouchement, et seulement alors. Les bains et les applications émollientes et adoucissantes sont encore indiquées dans ces cas, de même que dans ceux où les douleurs des aines dépendent de l'engorgement et du tiraillement des ligamens ronds; cas qui se reconnaissent au siége précis de la douleur, et à une tuméfaction sensible vers l'anneau inguinal. Les douleurs qui se font sentir dans les régions lombaire et sacrée, que les femmes désignent sous le nom de *douleurs de reins*, peuvent dépendre de différentes causes, telles que le tiraillement des ligamens larges, la compression des nerfs lombaires, l'engorgement des vaisseaux pelviens ou des vaisseaux utérins, la distension excessive de l'utérus. L'effet des deux premières de ces causes est plus marqué quand la station ou la marche sont prolongées, et devient moins sensible quand la femme reste couchée. On ne peut soulager la femme dans ce cas, qu'en lui faisant garder cette situation. La pléthore locale des vaisseaux pelviens et utérins est caractérisée par un sentiment de plénitude à l'hypogastre, de pesanteur dans le bassin, de chaleur dans ces parties, quelquefois accompagné de pulsations et de symptômes de pléthore générale. La saignée du bras est le meilleur remède à lui opposer. C'est aussi celui qui convient dans les douleurs causées par la distension de l'utérus. Celles-ci se distinguent par le volume, la tension, la dureté et la sensibilité de l'ovoïde utérin. Les douleurs de reins sont aussi quelquefois produites par la fatigue des muscles du rachis. Les circonstances qui les font naître ou cesser, leur siége précis, leur exacerbation par la pression que l'on exerce sur ces muscles, mettent en évidence cette cause, que l'on prévient par le repos. Les frictions alcoholiques et aromatiques sur la partie postérieure du rachis réussissent fort bien dans ces douleurs. Des douleurs dans l'abdomen et la région des lombes peuvent être le symptôme d'une entérite, d'une péritonite, d'une néphrite, d'un rhumatisme ou d'une autre affection. Le médecin attentif saura bien distinguer ces cas de ceux dont il vient d'être question.

*Des maladies en général pendant la grossesse.*—L'influence réciproque des maladies sur la grossesse, et de celle-ci sur les maladies, varie selon qu'elles sont aiguës ou chroniques. Aussi, dans les considérations générales que j'ai à exposer, je suivrai cette grande division, en parcourant le cercle que je me suis tracé. L'influence de la grossesse sur la production des maladies aiguës n'a pas été étudiée avec le soin que ce sujet mériterait. Il est à désirer que les médecins qui s'occupent de recherches de statistique médicale portent leur attention sur ce point de pathologie, et sur les autres questions relatives à l'influence de la grossesse. Les résultats tirés de la comparaison d'une grande masse d'observations recueillies en des lieux différens et pendant une période de temps assez longue, pourraient seuls établir une doctrine solide. On trouve bien dans quelques observateurs que telle épidémie a semblé épargner les femmes enceintes, que telle autre au contraire les a principalement attaquées, et qu'elles y ont succombé dans une proportion plus grande que les autres individus. Mais ces observations sont trop peu nombreuses, pour qu'on puisse en tirer des inductions générales. Quelques médecins ont dit que la nature, attentive à veiller sur la conservation du nouvel être, prémunit la femme contre l'action des causes de maladies. Cette assertion trop générale est tous les jours démentie par les faits. Il est vrai que l'excitation générale produite par la grossesse, ou l'action de l'utérus qui est devenu un centre de fluxion, préservent les femmes d'un grand nombre de maladies; mais aussi nous avons vu que les phénomènes de la grossesse en sont, dans quelques cas, une cause. On doit pourtant convenir que la condition des femmes pendant la grossesse est, sous ce rapport, meilleure qu'aux autres époques de la vie. On a reconnu de tout temps que la grossesse modifie la marche et les symptômes des maladies aiguës. Un aphorisme d'Hippocrate dit que ces maladies sont mortelles chez les femmes enceintes. L'expérience a bientôt montré que cette sentence est beaucoup trop absolue, et que ces maladies sont alors seulement plus dangereuses, soit parce que leurs symptômes sont exaspérés par les phénomènes de la grossesse, soit parce que la concentration des mouvemens vitaux vers l'utérus nuit au travail nécessaire pour débarrasser l'organe malade, soit parce que la crainte de compromettre la vie du fœtus empêche d'employer une diète assez sévère, un traitement assez actif, soit enfin parce que le fœtus périt victime de la violence des symptômes ou du traitement lui-même, et que l'avortement, qui est la suite de sa mort, forme une complication très-fâcheuse. Mauriceau remarque dans ses aphorismes, que les femmes qui avortent ayant la petite vérole, meurent presque toujours quelque temps après. Levret ajoute qu'il en est de même pour la rougeole. Suivant un autre aphorisme d'Hippocrate, l'érysipèle de l'utérus est mortel. Heurnius, en commentant cet aphorisme, cite une observation qui le confirme pleinement. Si par érysipèle de l'utérus on entend l'inflammation de sa membrane péritonéale, comme je crois qu'on doit le faire, je puis citer l'observation d'une dame qui, au septième ou huitième mois de sa grossesse, fut affectée d'une péritonite qui occupait tout le côté droit de l'utérus : on lui fit deux saignées du bras, et on la soumit à un traitement antiphlogistique sévère. Elle guérit, mais elle avorta quelques jours après. Mauriceau prononce que le flux dysentérique qui fait avorter une femme, et qui continue plus de quatre jours après son avortement, est ordinairement mortel. L'avortement, qui est un effet trop ordinaire des maladies aiguës, est surtout une complication funeste, lorsque ces maladies sont accompagnées d'une grande faiblesse; mais dans les affections inflammatoires il amène souvent une solution favorable.

Les maladies chroniques ont en général peu d'influence sur la grossesse. On voit souvent des femmes arrivées au dernier degré de la phthisie pulmonaire parcourir régulièrement toutes les périodes de leur grossesse. Je viens de voir une dame atteinte d'une phthisie laryngée très-avancée, chez qui les phénomènes d'une grossesse parvenue au cinquième mois se développent comme dans l'état de santé. Une autre dame, pour qui j'ai été consulté, il y a quelques années, était au sixième mois de sa grossesse et avait un anévrysme énorme du cœur; tout annonçait qu'elle arriverait heureusement à l'époque de son accouchement. Mauriceau rapporte l'observation de la femme d'un de ses confrères qui devint hydropique à la suite d'une couche, et qui pendant les neuf années que dura cette hydropisie, donna le jour à quatre enfans bien portans. Il serait facile de multiplier les citations analogues. Les exemples de tumeurs de diverse nature développées dans l'abdomen, d'affections nerveuses, d'aliénations mentales, existant simultanément avec la grossesse et qui n'ont eu aucune influence sur elle, se présentent en foule. La syphilis, en général, ne nuit pas au développement de la grossesse; cependant quelquefois elle détermine la mort et l'expulsion prématurée du fœtus. La grossesse, de son côté, influe peu sur les maladies chroniques. Il en est pourtant quelques-unes dont elle ralentit la marche, dont elle suspend et semble arrêter les symptômes. La phthisie pulmonaire est dans ces cas; mais il s'en faut de beaucoup qu'il en soit toujours de même; quelquefois au contraire les progrès de cette maladie sont alors plus rapides. J'ai donné des soins à une dame qui portait dans la fosse iliaque gauche une tumeur du volume de la tête d'un enfant à terme, tumeur très-douloureuse, qui paraissait formée par l'ovaire. Cette dame devint grosse : après l'accouchement, on ne trouva plus de traces de la tumeur. La manie, et surtout la démence éprouvent souvent une influence favorable de la grossesse; mais on ne peut guère espérer une amélioration durable ou une guérison complète, dans ces cas et dans les autres maladies chroniques, que lorsqu'elles tiennent à une lésion de la menstruation, ou à certaines affections de l'utérus. Hors cette circonstance, je pense que la grossesse est plutôt nuisible qu'utile, non par elle-même, mais par l'affaiblissement qui suit l'accouchement.

*Hygiène des femmes enceintes.* — Pour traiter ce sujet d'une manière convenable, il ne suffit pas de tracer des règles banales de régime, qui sont applicables à tous les individus, dans toutes les circonstances de la vie, et qui pourraient presque se réduire à ceci : *usez, mais n'abusez pas.* Il faut rechercher quelle est l'influence des divers agens hygiéniques sur la santé de la femme pendant la grossesse, et comment on peut modifier ces agens ou soustraire la femme à leur action. L'observation est le fil qui doit nous diriger dans cette recherche; et la connaissance de l'état physiologique de la femme grosse doit nous servir à expliquer, jusqu'à un certain point, l'action de ces causes, et à apprécier les moyens qu'on leur oppose. J'ai déjà traité divers points en parlant des maladies de la grossesse; dans ce qui me reste à dire, j'éviterai de revenir sur ce qui aura déjà été dit. La classification des agens hygiéniques, tracée par Boerhaave, adoptée et étendue par M. Hallé, me semble préférable à toute autre pour ce que j'ai à dire, et c'est elle que je suivrai.

1° Nous avons peu d'observations précises sur l'action de l'air et des constitutions atmosphériques chez les femmes enceintes. Je vais cependant en rapporter quelques-unes qui, si elles ne sont pas suffisantes pour éclaircir ce point de doctrine, montreront du moins de quel intérêt il serait de multiplier des observations exactes. Hippocrate, dans ses *Aphorismes*, s'exprime ainsi : Si l'hiver est austral et pluvieux, et le printemps sec et boréal, les femmes qui doivent accoucher au printemps avortent par la moindre cause; et celles qui accouchent à terme mettent au monde des enfans faibles et maladifs qui meurent bientôt, ou restent toute leur vie grêles et maladifs. Baillou rapporte que, pendant l'année 1570, qui fut excessivement nébuleuse et pluvieuse, avec une chaleur humide et étouffante, les femmes enceintes furent tourmentées de tranchées et de douleurs néphrétiques. Suivant Bartholin, la constitution de l'année 1672 fut froide et humide; la plupart des femmes de Copenhague avortèrent ou eurent des accouchemens très-difficiles; plusieurs ont rendu leurs enfans morts, et plusieurs ont succombé elles-mêmes à la petite vérole ou à la fièvre qui prédominait. On peut voir, dans Lépecq de la Cloture, Stoll et d'autres observateurs, quels furent les effets de diverses constitutions épidémiques sur les femmes grosses. J'ai observé plusieurs fois à Paris que certaines années étaient remarquables par les symptômes qu'éprouvaient les femmes, par l'irrégularité des phénomènes de la grossesse, par le grand nombre des avortemens, la lenteur et la difficulté du travail de l'enfantement chez la plupart des femmes. Les médecins qui ont rendu compte des maladies régnantes à Paris pendant les mois de floréal et prairial an 6, remarquent que les accouchemens prématurés, et même les avortemens ont alors été plus communs que jamais. (*Rec. périod. de la Société de Médecine.*) Des voyageurs assurent que les crétins sont moins nombreux dans le Valais depuis que les femmes ont pris la coutume de passer le temps de leur grossesse dans des lieux élevés, où elles sont à l'abri de l'humidité qui règne dans le fond des vallées. Il est facile de voir, d'après cela, que la femme doit respirer, pendant sa grossesse, et même pendant le temps qui précède, un air pur, exempt de tout excès de froid ou de chaleur, d'humidité et de sécheresse; mais il est presque toujours très-difficile, souvent même impossible de corriger ces excès, ou de soustraire la femme à leur action. L'hygiène possède cependant quelques moyens qui ne sont pas à négliger, mais dont l'exposition serait une répétition de ce qui est dit dans les articles d'hygiène générale auxquels je dois renvoyer.

2° L'état des fonctions digestives, la pléthore sanguine qui doit survenir, indiquent assez que la femme enceinte ne doit, dans les premiers mois, faire usage que d'alimens légers, peu nourrissans, de facile digestion, pris surtout parmi les végétaux. Vers la fin de la grossesse, la compression qu'éprouve l'estomac exige aussi qu'elle ne prenne que peu d'alimens à la fois, mais qu'elle en prenne souvent. En général, les goûts de la femme la dirigent assez sûrement dans le choix de son régime, et le médecin doit y avoir égard, ainsi qu'à l'habitude, toutes les fois que ces goûts ne portent pas sur des choses évidemment nuisibles. Je ne veux pas dire qu'il faille céder à tous les caprices de certaines femmes, mais seulement qu'il ne faut pas résister à des appétences qui persévèrent souvent même contre le gré des malades. D'ailleurs la santé de la plupart des femmes ne s'éloigne pas sensiblement, pendant leur grossesse, de ce qu'elle est dans tout autre temps; et leur régime ne doit pas subir de modifications notables. Les préceptes d'hygiène doivent moins avoir pour but de le prescrire rigoureusement que d'indiquer et de défendre ce qui peut nuire. Ceci est également applicable aux boissons. Je dois cependant faire remarquer que l'abus des boissons chaudes peut être nuisible en débilitant et relâchant, que l'abus des boissons fermentées, trop spiritueuses, des liqueurs alcoholiques, des condimens âcres et irritans, est également nuisible, en augmentant l'excitation vive qui est si familière aux femmes enceintes. Il ne manque pas d'observations de convulsions, d'hémorrhagies utérines et d'avortemens produits par ces causes. Mauriceau et d'autres observateurs présentent aussi des exemples d'avortemens déterminés par l'usage de boissons à la glace. Chez d'autres femmes, au contraire, ces boissons et la glace elle-même sont le meilleur moyen de calmer la gastralgie et les vomissemens.

3° Il est évident que des vêtemens étroits, qui étreindraient la poitrine et l'abdomen, nuiraient à l'accroissement des mamelles; augmenteraient la gêne de la respiration; l'embarras de la circulation et la compression de l'estomac s'opposeraient au libre développement de l'utérus et à son ascension dans l'abdomen, et pourraient être une cause de déplacement de cet organe, comme le remarquent White et Doëring. C'est à tort que des femmes s'imaginent, ou feignent de s'imaginer qu'un busc est utile, en empêchant le fœtus de se porter trop haut : cette machine est, au contraire, extrêmement désavantageuse; car la pression qu'elle exerce, agissant de haut en bas, retient l'utérus, et le force de se développer dans une situation déclive, ce qui est pour la suite une cause puissante de descente de cet organe. Des vêtemens ou des liens qui comprimeraient circulairement les membres auraient aussi de grands inconvéniens, en gênant le cours des liquides. Il serait dangereux que les mamelles, qui commencent à entrer en action, fussent, ainsi que les parties voisines et les membres supérieurs, exposées à l'action du froid. J'ai vu une femme qui, pour une semblable cause, eut une inflammation très-étendue de ces deux organes, suivie d'abcès, et qui ne se guérit qu'après l'accouchement. Les règles à tracer aux femmes enceintes, par rapport à leurs habillemens, découlent tout naturellement de ce qui vient d'être dit. Il suffit d'avoir signalé les dangers pour qu'on voie comment on peut les éviter. J'ajouterai seulement une remarque qui, pour être minutieuse, n'est pas sans utilité. La saillie de l'abdomen repousse en avant les jupes dont les femmes font usage, les éloigne de la partie inférieure de l'abdomen et du devant des cuisses, et laisse ces parties exposées à l'action du froid, si les femmes n'ont pas soin de porter un caleçon de flanelle dans les saisons froides. Il est, je pense, inutile de parler des coutumes des anciens sur ce point d'hygiène : il vaut mieux renvoyer les curieux de ces sortes de choses au traité de Th. Bartholin, *de Puerperio veterum*.

4° L'exercice, pris dans un sens général, est éminemment utile pendant la grossesse, surtout celui que l'on prend à pied, en plein air, et qui ne va pas jusqu'à la fatigue. Il prévient le développement de beaucoup de maladies des femmes enceintes, et est souvent un moyen de les guérir. Si nous examinons les divers genres particuliers d'exercice, nous verrons qu'ils ne conviennent pas également; que quelques-uns même peuvent avoir de graves inconvéniens. L'exercice en voiture, l'équitation, la danse, impriment au corps des secousses qui sont très-souvent causes d'hémorrhagie utérine et d'avortement. Mais leur effet est proportionné à la rudesse de la voiture, à l'allure et à la souplesse du cheval; aux efforts que la danse exige. L'empire de l'habitude est ici extrêmement marqué; car l'on voit des femmes qui font de longs voyages dans des voitures très-dures, des actrices qui dansent pendant tout le temps de leur grossesse, sans en éprouver d'autre mal que la fatigue. White recommande l'exercice du cheval comme un moyen très-propre à entretenir la santé des femmes enceintes. L'action de ces divers genres d'exercice est aussi plus ou moins fâcheuse, selon l'idiosyncrasie; ce dont on ne peut juger que d'après l'expérience. Aussi, lorsque le médecin est consulté, il doit non-seulement faire attention aux remarques qui viennent d'être faites, mais examiner s'il s'agit d'une première grossesse; car alors il n'aura aucun moyen empirique d'apprécier l'influence de l'exercice que la femme se propose de faire. Il doit encore songer aux accidens dont ces modes d'exercice peuvent être cause : on lui imputerait à mal de ne les avoir pas prévus. La veille est nuisible aux femmes enceintes; le sommeil, un peu plus prolongé qu'à l'ordinaire, leur est avantageux. Il serait superflu d'en déduire les raisons. Quelques femmes sont tourmentées, dans les derniers temps de leur grossesse, d'une insomnie opiniâtre qui s'accompagne quelquefois de beaucoup de chaleur à la peau et d'agitation. L'exercice, les bains et la saignée sont les meilleurs moyens à employer. Les narcotiques réussissent mal. Les doux calmans, comme l'eau distillée de laitue, les émulsions avec quelques gouttes d'éther sulfurique, sont plus utiles.

5° J'ai traité précédemment des sécrétions et des excrétions, des dérangemens dont elles sont susceptibles et des moyens d'obvier à ces dérangemens. J'ai déjà eu occasion de parler de quelques remèdes qui ont été recommandés d'une manière générale dans la grossesse, et je crois en avoir dit tout ce qui est nécessaire. Il me reste à parler de l'usage des bains. Les bains tièdes sont utiles pour nettoyer la peau et favoriser la transpiration. Ils conviennent spécialement aux femmes dont la texture est dense et résistante, à celles dont les parois de l'utérus et les parois abdominales se laissent difficilement distendre. On les a prescrits dans la vue de relâcher les symphyses du bassin, d'assouplir les parties externes de la génération, et de faciliter l'accouchement. Quelques accoucheurs persuadent aux femmes, et se persuadent peut-être à eux-mêmes, qu'ils sont toujours indispensables. Il s'en faut de beaucoup que cela soit. Chez la plupart des femmes, l'usage des bains est indifférent; il est nuisible chez quelques-unes, chez celles qui sont faibles, d'un tempérament lymphatique, disposées aux œdèmes et aux hémorrhagies utérines. Lorsqu'on prescrit ou permet le bain à une femme pléthorique, il est essentiel de lui tirer du sang quelques jours avant qu'elle en commence l'usage. Le bain froid peut être permis aux femmes chez qui il est indiqué; mais son usage demande des ménagemens qui seront facilement apperçus par les médecins qui connaissent les effets de ces bains. Si la femme doit les prendre dans une rivière dont le courant soit rapide, elle évitera d'exposer la paroi antérieure de l'abdomen au courant, qui agirait à la manière d'une douche. Les bains de pieds ont été en général interdits aux femmes grosses. On doit cependant leur permettre les bains de propreté, mais leur recommander de n'y laisser les pieds que le temps absolument nécessaire pour les nettoyer. Quant aux bains de pieds sous le point de vue thérapeutique, on peut leur appliquer ce qui a été dit de la saignée du pied.

6° L'exaltation de la sensibilité, qui a lieu chez les femmes enceintes et qui est d'autant plus marquée que cette propriété est naturellement plus développée, rend chez elles les perceptions plus vives, les passions plus énergiques, et leurs effets plus redoutables. Les ouvrages des médecins et des philosophes fourmillent d'observations de maladies graves, d'affections convulsives, d'hémorrhagies, d'avortemens produits par l'impression d'une odeur bonne ou mauvaise, la vue d'un objet repoussant, une frayeur souvent fort légère, un accès de colère, un mouvement de joie, une douleur peu vive. Il n'est pas de praticien qui ne puisse grossir le nombre de ces histoires. On a beaucoup redouté aussi les effets des désirs, des volitions, des envies des femmes, qui portent quelquefois sur des objets bizarres. On a observé chez quelques femmes des déterminations irrésistibles qui les portaient à des actions barbares, horribles; mais ces cas sont de véritables aliénations mentales dont la grossesse était seulement une des causes, et ne lui appartiennent pas exclusivement. L'intensité de ces désirs, de ces volitions, a été en général fort exagérée. Les femmes peuvent fort bien y résister et les oublier; et depuis qu'elles reçoivent dans leur jeunesse une meilleure éducation, les exemples de ces caprices deviennent de plus en plus rares. On commence aussi à ne plus croire, même dans le vulgaire, à l'action des affections de la mère sur le fœtus, action que l'on supposait imprimer sur son corps l'image de la chose désirée, ou de l'objet qui avait fait une impression vive sur les sens de la mère. Cette image devait se marquer sur le lieu correspondant à celui du corps de la mère où elle avait appuyé les doigts à l'instant de la sensation; mais suivant Lemnius Lævinus, on prévenait de si fâcheuses conséquences en essuyant de suite la partie avec un linge. Il est inutile de raconter ces histoires que l'on trouve partout. Je me contenterai d'en citer une qui est rapportée dans la dissertation de Doëring, sous l'autorité d'un homme dont le nom est cependant avantageusement connu dans l'histoire de la médecine. Une femme grosse vit tomber sur la glace un homme qui portait une hernie scrotale (probablement cette hernie était exposée à la vue du public); elle rentre chez elle, est prise des douleurs, et met au monde un embryon qui portait une même hernie. S'il fallait réfuter sérieusement l'opinion qui attribue aux *regards* et aux envies de la mère les maladies et les vices de conformation que les enfans apportent en naissant, sans puiser mes argumens dans la physiologie, je citerais que j'ai vu souvent des enfans venir au monde avec des taches, tandis que la mère n'avait jamais songé pendant sa grossesse à rien de semblable. Plusieurs, il est vrai, se laissaient ensuite persuader par des commères qu'elles avaient eu tel regard ou telle envie. D'un autre côté, il m'est souvent arrivé que des femmes, que leur imagination exaltée et la nature de leur éducation rendaient susceptibles d'impressions vives, me demandaient avec anxiété si l'enfant dont elles venaient d'accoucher n'apportait pas quelque difformité, tandis que la conformation de ces enfans était parfaitement régulière. Il s'en faut pourtant que je nie qu'une impression forte reçue par la mère, ou une passion violente, puisse avoir de fâcheux effets sur la santé du fœtus. Il n'est que trop fréquent d'avoir des preuves du contraire. Je nie seulement qu'il y ait sur lui une impression d'une nature déterminée et analogue aux formes des objets extérieurs. Pour prévenir les effets des perceptions et des passions, on ne peut qu'employer les conseils de la raison et tâcher d'écarter les causes qui les font naître. On demande souvent quelle règle il faut suivre par rapport à l'usage du coït pendant la grossesse. Le coït est une cause fréquente d'avortement pendant les premiers mois de la grossesse, surtout chez les jeunes mariées. Sous ce point de vue, il convient de l'interdire, principalement lorsque la femme a déjà avorté, ou qu'on a lieu de craindre qu'elle ne soit disposée à le faire. Dans le reste de la grossesse, on n'a pas remarqué que le coït ait des effets fâcheux; on a même avancé que dans les derniers temps de la grossesse il préparait à la femme un accouchement plus facile.

*De la grossesse extra-utérine.* — La grossesse extra-utérine, appelée aussi grossesse par erreur de lieu, grossesse extra-ordinaire, grossesse externe, a lieu toutes les fois que le produit de la conception s'est développé hors de la cavité de l'utérus. Un grand nombre de cas de cette espèce ont été recueillis par les observateurs, et plusieurs ont été décrits avec beaucoup de soin, dans ces derniers temps surtout; de sorte que nous avons les élémens nécessaires pour tracer l'histoire générale de cette grossesse. Plusieurs médecins s'en sont occupés d'une manière satisfaisante. Il est cependant à regretter que le professeur Baudelocque n'ait pas achevé et publié le traité qu'il préparait sur cette matière. On peut établir quatre espèces de grossesses extra-utérines: *tubaire*, *ovarienne* ou *ovarique*, *ventrale*, et celle qui a été observée dans ces derniers temps, qui a lieu lorsque le fœtus se développe dans une cavité formée dans l'épaisseur du tissu de l'utérus. L'histoire des trois premières offre beaucoup de traits communs, je ne les séparerai pas; mais l'histoire de la dernière a été traitée à part. M. Bry (Diss. sur la gross. extra-utér.) distingue la grossesse ventrale en primitive et secondaire, selon que l'œuf passe immédiatement de l'ovaire dans la cavité du péritoine, ou que le fœtus y tombe à une époque plus ou moins avancée de la grossesse, par la rupture de l'utérus, de la trompe ou de l'ovaire. De ces cas, les uns seront examinés en traitant de la rupture de l'utérus (*voyez* ce mot); les autres le seront dans le cours de cet article.

Depuis que l'on a reconnu l'existence des grossesses extra-utérines, on n'a point douté que le fœtus ne puisse se développer dans la cavité de la trompe utérine, et dans une cavité formée aux dépens de la substance de l'ovaire; mais des hommes de mérite, même dans ces derniers temps, ont douté de l'existence de la grossesse *ventrale* ou *abdominale*. Depuis quelques années on en a eu des exemples si évidens dans l'espèce humaine et chez les animaux, que le doute n'est plus permis, et qu'on doit même la regarder comme se rencontrant plus fréquemment que la grossesse de l'ovaire. Mais la plus fréquente de ces trois grossesses, est celle de la trompe. Ces grossesses semblent démontrer d'une manière irréfragable que le siége constant de la conception est dans l'ovaire. En admettant ce fait comme prouvé, il est facile de concevoir que l'ovule peut, par une cause quelconque, être retenu dans l'ovaire ou dans la trompe, ou tomber dans la cavité du péritoine. Bianchi avance, en s'appuyant sur des raisonnemens assez plausibles, qu'un très-grand nombre d'œufs doivent échapper de la trompe et tomber dans la cavité du péritoine; mais que, ne prenant adhérence nulle part, ils se flétrissent et disparaissent; et, dit-il, si tous ou la plupart se fixaient dans quelque endroit de l'abdomen, il me semble que les conceptions vicieuses seraient plus fréquentes que les naturelles. La connaissance des causes qui peuvent empêcher l'œuf de suivre la direction qui lui est tracée par la nature est encore enveloppée de beaucoup d'obscurité. Il en est cependant quelques-unes que l'observation a signalées; d'autres sont soupçonnées d'après des probabilités plus ou moins fondées. On admet que la membrane externe de l'ovaire trop dense peut retenir l'ovule après la fécondation. Bianchi pense que cela a surtout lieu quand l'œuf fécondé est placé près de l'union de l'ovaire avec son ligament, lieu où la membrane est naturellement plus dense et plus épaisse. La mauvaise conformation des trompes, leur brièveté, leur direction vicieuse par rapport à l'ovaire, l'excès de raideur ou de laxité de leur orifice externe, leur distorsion, la dureté de leurs membranes devenues comme calleuses à la suite d'accouchemens laborieux, les replis trop marqués de ces membranes, le boursoufflement de leur membrane muqueuse, après le coït, vers l'orifice interne de ces conduits, la présence de mucosités épaissies, le spasme de ces tubes, causé lors du coït par la violence de la sensation voluptueuse, par la frayeur ou toute autre cause, ont été regardées comme des causes capables d'empêcher l'œuf de pénétrer dans l'utérus, ou même dans la cavité de la trompe, et de produire les grossesses tubaires et ventrales. Baudelocque rapporte qu'une femme, morte à la Maison d'accouchemens, à la suite d'une grossesse extra-utérine pour laquelle on lui pratiqua la gastrotomie, racontait que la crainte d'être surprise entre les bras de son amant lui fit éprouver la plus vive émotion à l'instant même où elle a dû concevoir; et il semble attribuer à cette cause la perversion de cette grossesse. A cette occasion il cite l'opinion d'Astruc, qui dit que ces sortes de grossesses sont plus ordinaires chez les filles et chez les veuves, surtout chez celles qui ont passé pour sages; parce que la crainte, la honte, le saisissement dont ces femmes sont affectées dans un embrassement illicite, y ont beaucoup de part. Cela paraît assez vraisemblable; cependant ce n'est pas à l'instant du coït que l'ovule se détache de l'ovaire et passe dans la trompe. C'est avec plus de raison que Bianchi suppose que le spasme et l'ébranlement occasionés par un nouveau coït à l'instant où le produit de la conception déjà mûr se sépare de l'ovaire, est une cause fréquente de grossesse extra-utérine. Quelques physiologistes croient que l'œuf peut être poussé dans la cavité du péritoine par une contraction antipéristaltique de la trompe, dont la cause ne pourrait, ce me semble, être autre que celle qui vient d'être indiquée.

L'œuf, qui se développe hors de l'utérus, a, comme celui qui est contenu dans cet organe, ses deux membranes; le fœtus a son placenta et son cordon ombilical. Il paraît seulement que le placenta est moins épais et d'un tissu plus dense, surtout dans les grossesses ventrales. Dans un cas rapporté par W. Tumbull, il était si mince qu'on l'aurait pris pour une membrane, et les vaisseaux si petits qu'on pouvait à peine en suivre la trace avec le scalpel. Le cordon ombilical était de la grosseur naturelle, jusqu'à peu près deux pouces du placenta, où il décroissait tout à coup, ayant à peine le diamètre d'une plume de corbeau. L'œuf contracte des adhérences avec les parties avec lesquelles il se trouve en rapport; c'est une partie vivante qui se joint à une autre par une action analogue à une inflammation adhésive. Il s'établit, par l'intermédiaire du placenta, une communication entre ses vaisseaux et ceux des parties voisines ; ceux-ci se dilatent d'une manière très-sensible; enfin, il se passe là quelque chose de semblable à ce qui a lieu dans l'utérus. Dans la trompe, l'œuf se trouve en rapport avec une membrane muqueuse; dans la cavité accidentelle qui le reçoit dans l'ovaire, il paraît qu'il s'organise une membrane muqueuse accidentelle. On n'a pas recherché s'il se forme une membrane analogue à l'épichorion. La cavité de la trompe s'accroît à mesure que l'œuf augmente de volume; ses parois s'amincissent, ou au moins n'acquièrent pas plus d'épaisseur dans une portion de leur étendue; dans le reste de cette étendue, on les a trouvées manifestement épaissies, et cet endroit répond probablement à l'insertion du placenta. Dans un cas décrit avec soin par Baudelocque, et qui paraît bien évidemment appartenir à la grossesse tubaire, le kyste était placé transversalement sur la colonne lombaire; celle de ses extrémités qui s'appuyait sur la fosse iliaque gauche était plus volumineuse que l'autre; ses parois n'avaient pas la même épaisseur partout; elles n'offraient en plusieurs endroits que celle d'une très-forte membrane, et en d'autres elles étaient formées de deux lames très-distinctes, entre lesquelles semblait être un tissu caverneux ou diploïque d'une teinte un peu brune. Cette structure avait lieu surtout dans toute l'étendue qu'occupait le placenta. On découvrait, dans l'épaisseur de ces parois, quelques plans de fibres rougeâtres, assez prononcées en quelques endroits, et beaucoup de vaisseaux. Ce kyste était évidemment formé par le péritoine extérieurement. La face interne offrait beaucoup d'ouvertures très-remarquables à la vue, qui étaient contiguës à d'autres semblables que l'on voyait sur la face correspondante du placenta. Les kystes formés par la trompe communiquent toujours avec la cavité de l'utérus par une ouverture, tantôt fort étroite et à peine visible, tantôt notablement dilatée. Dans aucun cas, il n'est pas possible que le fœtus puisse passer de la trompe dans l'utérus, et encore bien moins qu'on puisse aller le chercher avec la main, comme je l'ai entendu avancer. J'ai déjà eu occasion de faire connaître que, dans le cas de grossesse tubaire, le volume de l'utérus est augmenté, ainsi que sa capacité; mais cette augmentation est peu considérable. Dans le cas que je viens de citer, elle avait, à la fin du neuvième mois, cinq pouces de long sur trois de large, et au plus douze à quinze lignes d'épaisseur. Meckel père et M. Chaussier ont trouvé sa cavité tapissée d'une concrétion couenneuse, semblable à l'épichorion. Lorsque l'ovaire renferme le produit de la conception, son tissu s'étend et s'amincit, mais non d'une manière régulière. Le kyste qui contient l'enfant paraît formé surtout par la membrane péritonéale; toujours ou presque toujours il contracte des adhérences intimes avec les parties voisines; les rapports de ces parties sont altérés, ainsi que leur texture, et il est très-difficile ordinairement de bien distinguer, même par la dissection, le siége précis de la grossesse. J'emprunte encore à Baudelocque la description d'un cas très-propre à donner une idée exacte de la disposition des parties. Le kyste était encore assez vaste (il s'était fait près d'un mois auparavant une ouverture de communication avec le rectum, par laquelle l'eau de l'amnios et une portion du fœtus s'étaient échappées); il était placé sur la fosse iliaque droite et dans la partie moyenne de l'hypogastre; il était plus large supérieurement qu'en en bas, et avait à peu près la figure de la matrice dans les divers temps de la grossesse. Il était évidemment formé par le péritoine qui enveloppe la trompe, l'ovaire, et le repli qu'on appelle *ligament large*, du côté droit, ainsi que par la portion de cette membrane qui couvre la face postérieure de la matrice, dont celle-ci était dépouillée presque jusqu'à la hauteur de son fond, de sorte qu'elle semblait en faire une partie intégrante en cet endroit. La trompe droite n'était bien dessinée qu'auprès de la matrice, et dans cette portion le canal s'en était conservé. Elle s'allongeait du reste, en forme de cordon solide, dans l'épaisseur de la paroi supérieure, moyenne et antérieure du kyste, sans qu'on pût reconnaitre où elle se perdait. L'ovaire droit, situé à plus d'un pouce au-dessous de cette trompe oblitérée, était aplati, plus large qu'un écu de six livres, et ayant seulement un peu plus d'épaisseur que ce dernier. Il formait évidemment partie des parois du kyste; on eût dit, en le voyant, qu'il s'était ouvert et partagé en deux lames, dont l'une faisait partie de la paroi postérieure, et l'autre de la paroi antérieure du kyste. L'épaisseur des parois de ce kyste a paru d'une ligne ou environ presque partout, excepté dans les endroits où les intestins et l'épiploon étaient adhérens. Sa face interne était brune, livide, comme tapissée d'une membrane mince, que le doigt en détachait aisément par lambeaux. On voit bien que cette couleur était le produit de l'inflammation, de la suppuration et de la décomposition qui s'étaient emparées de la surface interne du kyste depuis son ouverture. A l'endroit où avait été attaché le placenta, cette surface était d'une teinte brune plus foncée, un peu inégale et comme hérissée superficiellement de tubercules variqueux. Les parois étaient aussi plus épaisses là que partout ailleurs, et paraissaient tissues de fibres et d'un grand nombre de vaisseaux. On y remarquait des ouvertures semblables à celles qu'on remarque dans l'intérieur de la matrice, et qui forment l'ouverture des sinus utérins. Les vaisseaux spermatiques du côté droit étaient plus gros, plus développés que dans l'état naturel. Dans quelques cas de grossesse ventrale, on décrit un kyste de l'épaisseur d'un intestin grêle, uni fortement aux parties environnantes, mais par des adhérences qui paraissaient accidentelles, et n'être que la suite de l'inflammation. M. de Bouillon a observé, en 1819, à la Guadeloupe, un cas de grossesse ventrale qui est consigné dans les bulletins de la Faculté de Médecine. La jeune négresse, qui fait le sujet de cette observation, mourut dix-huit jours après l'opération de la gastrotomie. L'abdomen offrait, sur tous les organes de sa cavité, les traces des ramifications du placenta, qui s'étendaient sur le péritoine, l'épiploon, les intestins et le mésentère. Le morceau frangé de Fallope, du côté droit, y était adhérent, et son canal dilaté. Il existait à l'utérus une ulcération du même côté, ainsi qu'au colon transverse; les parois de l'utérus étaient dans leur état naturel; la cavité de cet organe avait augmenté d'étendue; elle était tapissée d'une couche couenneuse semblable à l'épichorion. Le col était très-haut et très-long. On peut conclure de cette observation, dit l'auteur, que le fœtus peut se développer dans l'abdomen sans kyste, et que le placenta peut y puiser de quoi subvenir à sa nutrition. L'observation de W. Tumbull, que j'ai déjà citée, établit la même chose. Peut-être Galli et les autres, qui ont vu un kyste dans ces grossesses, ont-ils pris pour un kyste les membranes elles-mêmes du fœtus? Cependant il est à remarquer qu'on a quelquefois trouvé des kystes osseux adhérens à l'épiploon ou à d'autres parties, et renfermant des fœtus desséchés. M. J. Cloquet en a montré un exemple à la Société de Médecine. Dans ces grossesses ventrales, l'œuf ne trouve pas un appareil vasculaire particulier, comme dans les grossesses tubaire et ovarique; mais les vaisseaux des parties sur lesquelles le placenta se greffe, se dilatent et fournissent à la nourriture du fœtus.

Les phénomènes des grossesses extra-utérines ne présentent rien de constant. Chez certaines femmes la menstruation a continué d'avoir lieu; chez d'autres, au contraire, elle a été suspendue comme dans la grossesse utérine. Peut-être pourrait-on se rendre raison de cette différence par l'état différent de la matrice, qu'on a trouvée tantôt dans l'état naturel, tantôt dilatée, épaissie et tapissée par une fausse membrane? Levret pensait que l'utérus n'était plus volumineux que dans les cas où le fœtus est contenu dans la trompe, et dans les cas de grossesse ventrale où le placenta est implanté sur la face externe de cet organe; mais nous avons vu le contraire dans la grossesse ventrale que M. de Bouillon a observée. Les mêmes variations ont lieu par rapport à la sécrétion du lait dans les mamelles, aux vomissemens et aux autres phénomènes qui signalent ordinairement la grossesse. Toutefois les grossesses extra-utérines sont plus souvent que les autres accompagnées de douleurs vives dans l'abdomen et d'autres symptômes fâcheux. Cependant la femme qui fait le sujet de l'observation de grossesse tubaire que j'ai citée d'après Baudelocque, était arrivée à la fin du neuvième mois de sa grossesse sans offrir d'autres phénomènes que ceux d'une grossesse ordinaire, et n'avait pas discontinué un seul instant ses occupations habituelles de blanchisseuse. La forme du ventre présente quelquefois des particularités; il est plus élevé vers une des fosses iliaques ou vers l'ombilic; sa distension est inégale. D'autres fois il se présente comme dans la grossesse utérine. N'arrive-t-il pas aussi que dans celle-ci le volume du ventre et les autres phénomènes offrent des différences très-grandes? si, à raison de ces variations, ces phénomènes ne peuvent alors nous servir à baser un jugement, ils peuvent encore bien moins servir à caractériser l'existence de la grossesse extra-utérine, même dans sa dernière période. Cependant quand la grossesse a son siége dans l'une des trompes ou dans l'un des ovaires, la tumeur circonscrite qu'elle présente occupe d'abord une des fosses iliaques; mais, dit Baudelocque, ce n'est pas seulement en palpant le ventre qu'on peut juger de cette circonstance. « Nous avons observé, ajoute-t-il, dans un cas de cette espèce, deux jours avant la mort de la femme, que cette tumeur semblait n'être formée que par un amas de vaisseaux, tant les pulsations artérielles étaient fortes et remarquables. L'état de développement où nous avons trouvé le système vasculaire du kyste chez plusieurs autres femmes victimes également dès les premiers mois d'une grossesse extra-utérine, nous fait penser qu'on aurait remarqué les mêmes pulsations dans la tumeur avant la mort de ces femmes. » Ce qui a été dit précédemment fait voir qu'il doit en être ainsi dans les grossesses tubaire et ovarique, mais non dans la grossesse ventrale. Les vaisseaux qui s'abouchent avec les sinus du placenta sont, dans la plupart de ces cas, trop éloignés de la surface de l'abdomen pour qu'on puisse en distinguer les pulsations. On ne peut acquérir de signes certains de la grossesse que dans le quatrième ou le cinquième mois, lorsque les mouvemens du fœtus commencent à se faire sentir; et alors le toucher seul peut faire reconnaître le lieu précis qu'occupe le produit de la conception. Par cela j'entends parler seulement de la distinction à établir entre la grossesse utérine et la grossesse extra-utérine, car je ne crois pas qu'il soit possible de distinguer si le fœtus est dans la trompe, l'ovaire ou la cavité du péritoine. Une observation fort curieuse, rapportée par M. Bry, prouve même qu'il est souvent fort difficile de s'assurer si le fœtus est ou n'est pas contenu dans l'utérus. Quand on examine par une dissection attentive le cadavre de femmes mortes à la suite de grossesses extra-utérines, on a souvent bien de la peine à déterminer le siége précis de ces grossesses. C'est au moins ce que j'ai vu; et quand je lis les observations publiées par les hommes les plus habiles, je remarque qu'ils n'ont pas été dans un moindre embarras. Aura-t-on la prétention de faire plus facilement cette distinction sur la femme vivante? En pesant bien tous les phénomènes, on peut acquérir de fortes présomptions, mais jamais une certitude complète. Pour établir son diagnostic, on fait coucher la femme sur le dos, de manière que les muscles abdominaux soient relâchés, puis on commence par s'assurer de l'existence de l'enfant, soit par ses mouvemens, soit en touchant ses membres, ce qui est d'autant plus facile que les parois du kyste, plus minces que celles de la matrice, permettent ordinairement de reconnaître avec facilité les uns et les autres. On introduit ensuite le doigt dans le vagin, pour juger de l'état du col de la matrice et de la longueur de son corps, comparativement à la grosseur du corps de l'enfant. Le corps et le col doivent être à peu près dans l'état naturel : le corps de la matrice du moins doit être beaucoup plus petit, moins développé, qu'à pareil terme d'une grossesse ordinaire. La matrice est ordinairement déplacée vers un des points du bassin par le kyste qui renferme le fœtus. Son orifice a été parfois trouvé entr'ouvert, et les lèvres qui l'entourent étaient épaissies et ramollies. Le doigt introduit dans le vagin sert aussi à reconnaître la portion du kyste et du fœtus qui plonge dans le bassin, à faire juger de leurs rapports avec l'utérus. Dans quelques cas on a même pu distinguer les sutures et les fontanelles à travers les parois du kyste et du vagin, et assigner la position de la tête par rapport au bassin. Le diagnostic devient bien plus difficile, quand la grossesse extra-utérine existe en même temps qu'une grossesse utérine.

La grossesse extra-utérine parvient rarement au terme de la grossesse utérine. Le plus souvent elle est interrompue dans son cours, soit par la mort du fœtus, qui ne reçoit pas des parties avec lesquelles son placenta est en rapport une nourriture suffisante, soit par la rupture du kyste qui le renferme. La mort du fœtus arrive ordinairement du deuxième au quatrième mois, quelquefois cependant à une époque plus avancée. Alors, ou il se dessèche, ou il se putréfie. Dans ce cas, le fœtus est quelquefois converti en une substance analogue au gras des cadavres, au milieu de laquelle on trouve le squelette du fœtus, ou seulement une partie de ses os, souvent fort confuse; ou il se dessèche, se durcit par l'absorption de ses parties les plus fluides. Le liquide amniotique est en partie absorbé également. Les parois du kyste s'épaississent, deviennent fibreuses, cartilagineuses, osseuses. La tumeur peut être portée long-temps par la femme sans altérer sa santé, abréger sa vie, ni s'opposer à une nouvelle grossesse. Ces changemens ne se font pas ordinairement sans trouble. La femme éprouve des accidens plus ou moins graves pendant les premières années; mais ensuite la santé se rétablit. C'est à cet ordre de faits qu'il faut rapporter ces histoires de grossesses qui se sont prolongées pendant vingt, trente, quarante et même quarante-six ans; une partie des observations de tumeurs enkystées et stéatomateuses, renfermant des dents et des os de fœtus, y appartient aussi, tandis qu'une autre partie de ces observations se rapporte aux cas de pénétration de germes ou de formations abnormales. Quand le fœtus se putréfie, la surface interne du kyste s'enflamme, ou, pour mieux dire, l'inflammation du kyste précède le plus souvent et cause la putréfaction du fœtus. L'inflammation s'étend, gagne les parties voisines avec lesquelles le kyste contracte des adhérences. La mort de la femme est quelquefois la suite de la violence de l'inflammation. Souvent celle-ci est bornée dans son étendue; les parois du kyste se ramollissent, s'ulcèrent, et il s'établit une ouverture de communication avec la surface de l'intérieur du vagin ou du canal digestif. Le pus, altéré par la sanie qui résulte de la décomposition des chairs du fœtus, s'écoule par cette voie, et entraîne les os dont les liens ont été dissous. Mais cette excrétion se prolonge pendant un temps très-long, et est accompagnée de fièvre hectique et d'autres accidens graves auxquels la femme succombe souvent. Quand elle échappe à travers tant de hasards, le kyste se vide complétement, se resserre peu à peu, s'oblitère; les ouvertures fistuleuses se rétrécissent, et finissent par se fermer. Le kyste s'ouvre aussi quelquefois dans la cavité du péritoine. Une mort prompte et douloureuse en est la suite inévitable. On a vu le kyste s'ouvrir d'abord dans une cavité communiquant au dehors, et ensuite dans le péritoine. On a vu aussi l'inflammation donner lieu à une accumulation énorme de liquide, et être l'origine d'une hydropisie enkystée, au milieu de laquelle nageaient les restes du fœtus : tel est le cas rapporté par Vassal. La trompe contenait environ cent cinquante livres de liquide. La rupture du kyste est due à l'amincissement de ses parois, causé par leur excessive extension, et souvent à quelque effort ou à quelque violence extérieure. Le fœtus passe alors dans la cavité du péritoine avec l'eau de l'amnios et une quantité de sang proportionnée au nombre et au calibre des vaisseaux déchirés. On voit alors survenir, quoique dans un degré moindre, tous les accidens qui succèdent à la rupture de l'utérus, et la femme court les mêmes chances de mort et de salut. (*Voyez* RUPTURE DE L'UTÉRUS.) Dans les cas où la grossesse extra-utérine est parvenue à une époque voisine du terme ordinaire de la grossesse ou à ce terme, on a vu se développer des douleurs semblables à celles de l'accouchement, un simulacre de travail. Quelques observateurs, entre autres W. Tumbull, M. Arnault (*Thèses de la Faculté de Paris*), ont même remarqué un commencement de dilatation, l'écoulement d'un fluide aqueux, de quelques mucosités, d'un peu de sang. Baudelocque assure avoir distingué le resserrement, la contraction du kyste. Les cas dont il parle appartenaient, il est vrai, aux grossesses tubaire et ovarique. Ces phénomènes jettent bien du doute sur les systèmes imaginés pour expliquer la cause déterminante de l'accouchement, comme le remarque judicieusement M. Bry. Je noterai en passant que, dans plusieurs cas de fausse grossesse, on a aussi observé des douleurs et une apparence de travail assez marquée pour en imposer à quelques personnes. La grossesse extra-utérine a, dans ces cas, encore la même issue; car le fœtus ne peut trouver une voie pour sortir du kyste; mais comme le produit de la conception est plus volumineux que dans les premiers mois, les accidens auxquels la mère est livrée, et le danger qu'elle court, sont encore plus terribles.

Les indications que présentent ces cas malheureux varient suivant la nature des accidens. Quand on est appelé auprès d'une femme qui est au commencement d'une grossesse extra-utérine, l'obscurité du diagnostic et l'incertitude de l'événement ne permettent qu'une médecine expectante qui combat simplement les symptômes menaçans. Si déjà le kyste s'est ouvert, et que le pus et les débris du fœtus se fassent jour au dehors, il faut en faciliter la sortie par tous les moyens que la chirurgie enseigne, et combattre l'inflammation ou soutenir les forces selon le besoin. On est assez généralement d'accord que si on est présent à la rupture du kyste, à quelque époque que ce soit, il faut pratiquer la gastrotomie. Ce point pourtant a été controversé; il sera examiné plus en détail en traitant de la rupture de l'utérus. Lorsque la grossesse extra-utérine est parvenue à son terme, que les apparences d'un travail se manifestent, et que la nature cherche évidemment à se débarrasser du fardeau qui l'opprime, la gastrotomie se présente aussitôt à l'esprit comme la seule ressource. Quelques chirurgiens, parmi lesquels on remarque Levret et Sabatier, dont l'autorité est d'un grand poids, ont proscrit cette opération : ils ont craint surtout l'hémorrhagie qui doit résulter du décollement du placenta et du défaut de contractilité du kyste, qui ne permettra pas aux vaisseaux de revenir sur eux-mêmes. Certains cas de grossesse extra-utérine, dans lesquels les femmes sont parvenues à échapper aux dangers qui les menaçaient, leur faisaient préférer de les abandonner aux efforts salutaires de la nature, plutôt que de les soumettre aux chances d'une opération qui ne compte pas un seul exemple de succès. Les faits qui se sont présentés depuis sembleraient confirmer leur manière de voir; mais, dans tous ces cas, la gastrotomie n'a été pratiquée que lorsque déjà les femmes étaient épuisées par les douleurs ou en proie à une inflammation violente des viscères abdominaux : encore a-t-on vu plusieurs fois l'opération diminuer les souffrances des malades, au lieu de les aggraver, promettre un heureux succès, et sembler éloigner le terme fatal. C'est ce qui est surtout remarquable dans l'observation de M. de Bouillon. N'aurait-on pas pu se promettre un succès complet, si on eût pu opérer dans un temps plus favorable? L'expérience, tout imparfaite qu'elle est, paraît donc avoir prononcé en faveur de la gastrotomie, que l'on regarde comme moins dangereuse que l'opération césarienne, puisqu'elle n'intéresse pas un organe aussi sensible et aussi disposé à l'inflammation que l'est la matrice à la fin de la gestation. Un de nos plus célèbres chirurgiens, également distingué par son savoir et son expérience dans l'art des accouchemens, professe même l'opinion que, lorsqu'on a des succès en pratiquant la section césarienne, c'est parce que le fœtus était hors de la matrice, ou par suite d'une rupture de cet organe, ou dans une grossesse extra-utérine, que l'on s'en est laissé imposer, et que l'on n'a réellement fait que la gastrotomie. Baudelocque réfute très-bien l'opinion de Levret. « La crainte de l'hémorrhagie après la délivrance, dit-il, ou celle de déchirer les parties auxquelles le placenta est attaché, telles, par exemple, que l'épiploon ou le mésentère, en faisant effort pour l'en séparer, n'est pas, selon nous, une raison suffisante pour faire rejeter l'opération. Quel mal y aurait-il à laisser le placenta jusqu'à ce qu'il se soit détaché de lui-même, et qu'il vienne se présenter à la plaie, dans laquelle on aura eu soin de retenir le cordon? la putréfaction de cette masse spongieuse serait-elle plus à craindre que si l'on n'avait pas fait l'opération? » Alors, en effet, aux accidens qui peuvent résulter de cette putréfaction se joignent ceux qui résultent de la présence de l'enfant et de sa décomposition : les fluides putrides n'ayant pas d'issue pour s'écouler au dehors, séjournent dans la cavité du kyste, et on ne peut faire des injections convenables pour les entraîner. Les préceptes relatifs à l'exécution de l'opération, et au traitement qu'il convient d'employer après qu'elle a été pratiquée, sont exposés dans d'autres articles. *Voyez* GASTROTOMIE, OPÉRATIONS.

Dans la quatrième espèce de grossesse extra-utérine, la cavité qui renferme le fœtus s'est formée accidentellement dans l'épaisseur des parois de l'utérus. En lisant l'ouvrage de M. Carus, j'avais été frappé de la description d'un fait semblable, le premier qui fût venu à ma connaissance. Bientôt j'eus occasion d'en voir un sur la nature. M. G. Breschet eut la bonté de me montrer une pièce qu'il disséquait et qu'il faisait dessiner, pièce qui lui avait été transmise par MM. Bellemain et Lartet. Cette observation, qu'il a tracée avec grand soin, a été la base d'un fort beau mémoire qu'il a lu à l'Académie de Médecine, et qu'il se propose de publier. Il serait indiscret d'abuser de la complaisance qu'il a eue de me confier son travail. Il suffit d'ailleurs au plan que j'ai adopté de faire connaître que dans les cas connus jusqu'à présent, la cavité s'est formée au voisinage de la trompe, dans l'épaisseur même du tissu de l'utérus, et non sous la membrane péritonéale; que la rupture de sa paroi externe et le passage du fœtus dans l'abdomen a eu lieu dès les premiers mois de la gestation, que les femmes sont mortes en peu de temps par suite des accidens que cette rupture a fait naître, que l'on ignore comment l'ovule, au lieu de suivre le canal de la trompe, a pénétré à travers son tissu dans celui de l'utérus. M. Cliet, chirurgien en chef de l'hôpital de la Charité de Lyon, a publié, il y a quelque temps, un compte médico-chirurgical des observations recueillies dans la salle des filles-mères de cet hôpital. Parmi beaucoup d'observations curieuses et de réflexions judicieuses, ce compte contient l'observation d'une grossesse parvenue au terme de huit mois, et terminé par une rupture. Ce cas me paraît appartenir à l'espèce de grossesse extra-utérine dont je parle; mais quelque opinion qu'on adopte à cet égard, il n'est pas moins un fait unique dans les fastes de l'art, et qui mérite d'être étudié dans tous ses détails. Cette dernière considération m'empêche d'en donner ici une analyse nécessairement incomplète.

*Des maladies qui simulent la grossesse.* — Ces affections ont été désignées collectivement sous le nom de *fausse grossesse* (*falsa, spuria graviditas*), de grossesse apparente. M. Capuron (*Diss. de spuria graviditate*) établit trois genres de fausses grossesses : le premier comprend celles qui reconnaissent pour cause l'augmentation de volume de l'utérus, laquelle dépend de la conception ou lui est étrangère. A la première section se rapporte la fausse grossesse produite par une môle; à la seconde, celles qui sont produites par l'hydropisie, la tympanite, les hydatides de l'utérus, le sang accumulé dans la cavité de cet organe, les polypes utérins, l'hystérie, le squirrhe de l'utérus, ce qui constitue autant d'espèces. Le second genre renferme celles qui dépendent des changemens survenus dans les appendices de l'utérus, et est partagé en deux espèces qui reconnaissent pour cause le squirrhe et l'hydropisie de l'ovaire. Dans le troisième genre sont comprises les fausses grossesses dont la cause est le changement de l'abdomen. Une foule d'affections sont rassemblées sous ce chef, telles que l'ascite, la tympanite, les collections de pus, de sang, les tumeurs du mésentère, de l'épiploon, des parois de l'abdomen. Ce tableau nous présente l'énumération assez complète des affections qui peuvent simuler la grossesse. L'histoire de chacune de ces affections devant être tracée dans des articles spéciaux, je me contenterai d'exposer les considérations communes qu'elles offrent dans leurs rapports de ressemblance avec la grossesse. Leur nomenclature seule montre combien elles diffèrent par leur siége et leur nature; elles n'ont réellement de commun entre elles et avec la grossesse que l'intumescence de l'abdomen. Le plus souvent la progression, la forme de cette intumescence, et le lieu où elle commence à se faire remarquer, ne ressemblent pas à ce qui a lieu dans la grossesse; mais quelquefois aussi ces circonstances s'en rapprochent. D'un autre côté, nous avons vu que les phénomènes de la grossesse présentent des variations, des aberrations qui répandent beaucoup d'incertitude sur leur nature. Les affections dont il est ici question, coïncident souvent avec la suppression des menstrues, soit qu'elles en soient la cause ou l'effet, soit qu'il y ait une simple coexistence; et cette suppression donne lieu à des symptômes ordinairement produits par la grossesse, tels que le gonflement des mamelles, l'excrétion de lymphe laiteuse, les lésions de la digestion, etc. L'erreur est encore plus facile en pareil cas. Il n'est presque pas de livre de médecine qui ne contienne des exemples remarquables de méprises à ce sujet; il n'est pas de médecin qui n'en ait été témoin, et très-peu en ont été exempts eux-mêmes. Une femme du faubourg St-Marceau était enceinte; d'effrontés charlatans prononcent qu'elle est atteinte d'ascite, lui plongent un trois quarts dans l'utérus, et causent sa mort. Je fus appelé, il y a quelques années, pour décider s'il fallait faire l'opération césarienne à une femme que l'on croyait en travail depuis plusieurs jours. Elle était affectée d'une péritonite fort intense, dont elle guérit, et d'un squirrhe de l'ovaire, dont elle mourut quelques mois après dans la maison royale de santé. Une dissertation sur la fausse grossesse soutenue à Paris par M. Lefèvre, contient plusieurs observations remarquables de maladies qui ont simulé la gestation, non-seulement chez des femmes, mais encore chez des femelles d'animaux. C'est cette espèce de fausse grossesse que l'on appelle *nerveuse*, ou *hystérique*, qui le plus souvent en effet tient à un état spasmodique des organes contenus dans l'abdomen, et est un symptôme d'hystérie, mais qui quelquefois aussi dépend d'une inflammation lente de ces organes, que l'on rencontre le plus fréquemment, et qui donne le plus souvent lieu aux erreurs. Elle a souvent lieu à l'époque de la cessation naturelle des règles, et chez les femmes qui éprouvent une suppression accidentelle de cette évacuation, ce qui rend le diagnostic plus difficile. L'histoire de ce symptôme appartient à celle de l'hystérie. ( *Voyez* ce mot. ) La fausse grossesse ne peut avoir de signes qui lui soient propres. L'appréciation exacte des signes positifs de la grossesse et des signes particuliers à chacune des maladies qui peuvent la simuler peut seule éclairer le médecin, et le mettre à même de décider à quel ordre appartient le cas particulier qui lui est soumis. Le diagnostic est encore plus difficile, et demande encore plus d'attention et de sagacité quand la grossesse est compliquée avec quelqu'une de ces maladies. (DESORMEAUX.)

GROSSESSE ( médecine légale et police médicale. ) Principal phénomène de la génération, de cette fonction si importante dans l'ordre social comme dans l'ordre de la nature, la grossesse a été dans tous les temps l'objet d'un grand nombre de dispositions législatives. Soit qu'on envisage cet état de la femme dans ses rapports avec l'intérêt général de la population, soit qu'il s'agisse des relations et des droits des individus qui ont concouru à l'œuvre de la conception ou du nouvel être qui doit en provenir, le médecin peut être également consulté par les gouvernemens, les tribunaux et les parties intéressées. Ma tâche se bornera à présenter ici sommairement les applications que l'expert doit faire des connaissances exposées dans l'article précédent pour résoudre les questions qui lui sont soumises au sujet de la grossesse. Ces questions, dans l'état actuel de notre législation, peuvent se réduire aux textes suivans :

§ I. *Constater l'existence actuelle de la grossesse.* — Il est plusieurs cas où le médecin est appelé pour décider si une femme se trouve réellement dans l'état de grossesse qu'elle accuse ou qu'on présume. Ainsi une fille pour obtenir une dispense d'âge pourra se dire enceinte, circonstance qui constitue certainement un des motifs graves par lesquels il est loisible au souverain d'accorder ces dispenses (Code civil, § 145.) On ne peut attaquer le mariage d'une femme qui n'avait pas en le contractant l'âge fixé par la loi lorsqu'elle a conçu avant l'échéance de six mois après cet âge. (Code civil, art. 185.) La femme sera donc intéressée à faire constater sa grossesse ou à supposer cet état; elle pourrait aussi avoir des motifs pour la dissimuler. De même, le ravisseur qui aurait épousé la fille qu'il a enlevée aura intérêt de faire reconnaître la grossesse de son épouse, afin d'éviter la dissolution de son mariage, et les poursuites dont il peut être l'objet ultérieurement à cet acte. (Code pénal, art. 357.) Dans quelques cas, une femme qui vient de perdre son mari peut simuler la grossesse pour garder les biens qu'il a laissés et qui doivent retourner à la famille du défunt. D'autres fois la grossesse est simulée par une femme qui se propose d'obtenir les alimens accordés par la loi aux enfans adultérins et incestueux. (Code civil, art. 762.) Enfin, dans le cas où une femme est condamnée à mort, le Code pénal (art. 27) déclare qu'elle ne subira la peine qu'après sa délivrance. On s'accorde assez généralement à regretter que notre Code actuel n'ait pas reproduit une loi antérieure qui défendait de mettre en jugement une femme enceinte: le législateur présumait avec raison que l'appareil de la justice, l'attente d'un arrêt qui doit absoudre ou condamner, déterminaient chez une femme une continuelle anxiété qui pouvait être funeste à l'enfant renfermé dans son sein, et que, d'un autre côté, l'état de la grossesse devait entraver ses moyens et nuire à la liberté de sa défense.

Les signes dont on peut se contenter dans les circonstances ordinaires de la vie pour émettre une opinion sur l'existence ou l'absence de la grossesse ne suffisent plus dès qu'il s'agit de prononcer une décision qui doit avoir des conséquences légales. Quel que soit le nombre de probabilités, elles ne peuvent remplacer l'évidence nécessaire en matière semblable. On ne saurait sans imprudence s'exposer à commettre une erreur dans un seul cas, lors même que dans mille autres la décision se trouverait exacte. La plupart des médecins-légistes ont prescrit de suivre, à l'égard des femmes présumées enceintes, la maxime de pencher en cas de doute vers la décision la plus favorable pour elles. Mais il me semble que l'application de ce précepte ne serait pas juste dans un grand nombre de cas, et qu'il devient inutile dans tous les autres. Il tend en outre à donner des notions fausses sur les devoirs du médecin-légiste. L'expert ne doit jamais entrer dans la considération des motifs qui font recourir à son ministère. S'il est nécessaire qu'il les connaisse, c'est pour qu'il se pénètre mieux de l'importance de ses fonctions, et qu'il soit porté à mettre dans ses recherches et sa décision l'exactitude la plus rigoureuse. Il n'est point enfin appelé à réparer ce que les lois ont de vicieux ou de trop sévère. Ainsi, en matière civile, le médecin serait exposé à léser les intérêts d'un tiers s'il consultait exclusivement ceux de la femme. D'un autre côté, en matière criminelle, l'existence du plus léger doute lui prescrit la loi d'exprimer l'incertitude où il se trouve, et de demander un délai nécessaire pour se prononcer plus positivement. Le médecin suit donc alors les règles ordinaires de la prudence, et n'est influencé en aucune manière par les intérêts de la femme, auxquels il est censé rester entièrement étranger. Peut-être le précepte dont je viens de parler, et qui du reste fait honneur à l'humanité de ceux qui l'ont admis, était-il susceptible de recevoir d'utiles applications dans un temps où les lois rédigées d'après de fausses idées compromettaient la liberté civile dans plusieurs de leurs dispositions. Dans quelque cas, à la vérité, il serait permis d'atténuer la sévérité du jugement sur la réalité de la grossesse, comme dans celui où un époux fait constater l'état de sa femme qui lui a inspiré des soupçons jaloux. Mais cette circonstance, ainsi que toute autre analogue, sort du domaine de la médecine-légale, et se range parmi celles où le médecin ne doit prendre conseil que de son devoir d'assurer la paix des familles, et où, dans cette louable intention, il est autorisé à dissimuler un mal irréparable, lors même qu'il a la conviction de son existence.

C'est d'après ces principes que je vais chercher à apprécier les règles de la décision médico-légale dans les diverses circonstances où elle est requise au sujet de la grossesse présumée.

La femme sujet de l'expertise médicale peut se trouver à une époque de la grossesse où ses principaux signes sont difficiles ou impossibles à obtenir, ou bien à une époque plus avancée où il est possible de la reconnaître; la grossesse peut être utérine, simple ou composée, ou extra-utérine; enfin, la femme peut n'être nullement enceinte, sans maladie qui simule la grossesse (ce qui suppose qu'on accuse une grossesse peu avancée), ou avec des maladies qui donnent les apparences de cet état, maladies que l'on a comprises sous la dénomination impropre de *fausse grossesse*.

Dans l'article précédent, chacun des signes dits *rationnels* et *sensibles* de la grossesse ont été appréciés à leur juste valeur; et il a été établi que les mouvemens actifs ou passifs du fœtus, perçus par le médecin au moyen du toucher et de l'auscultation, sont les seules preuves irrécusables de l'existence de la grossesse. Or, jusqu'à son terme moyen, c'est-à-dire jusqu'à quatre mois et demi, un peu plus tôt ou un peu plus tard, ces signes ne peuvent être obtenus. Jusqu'à cette époque, on ne pourra donc pas généralement affirmer que la grossesse a lieu.

L'existence ou l'absence de divers autres signes tirés du développement de l'utérus et de l'abdomen, de l'état de la menstruation, de celui des mamelles, du dérangement de quelques fonctions, pourra fournir des probabilités pour ou contre l'existence de la grossesse. Mais ces signes ne présentent rien de fixe; on ne les observe pas chez toutes les femmes; ils ne se manifestent même pas, dans toutes les grossesses, chez la même femme; ils peuvent être produits par d'autres états; enfin, l'existence d'une grossesse composée, compliquée et extra-utérine, peut modifier certains d'entre eux. Les deux opinions opposées peuvent donc presque toujours se présumer également, malgré l'âge avancé de la femme, et quel que soit l'état de maladie où elle ait dû se trouver au moment de la conception, puisque, comme nous le verrons plus bas, aucune de ces circonstances ne suppose une inaptitude absolue à la grossesse : le médecin dès lors doit rester dans le doute. Il s'ensuit que, pendant un période de temps assez long, jusqu'au troisième mois à peu près d'une grossesse supposée, il n'est pas possible d'en nier l'existence d'une manière absolue chez une femme qui ne présente même aucun des signes rationnels, puisqu'à cette époque le développement de l'utérus et du ventre, le changement de forme ou de position du col utérin, sont ou peu marqués, ou extrêmement difficiles à appréciser, et que, pour ce qui regarde l'utérus lui-même, cet organe peut n'offrir presque aucune modification de volume et de forme dans le cas de grossesse extra-utérine. A plus forte raison le même jugement négatif ne pourra-t-il pas être porté, s'il existe quelqu'une de ces maladies de l'utérus ou de l'abdomen, dont les symptômes présentent quelque analogie avec ceux de la grossesse.

Passé le milieu à peu près de la durée de la gestation, cet état se manifeste communément par des signes plus apparens et plus faciles à constater, tels que l'augmentation du volume de l'abdomen et le développement de l'utérus. Ce n'est aussi qu'après cette époque que l'on peut saisir les signes qui seuls donnent la certitude de la grossesse : le mouvement passif du fœtus, ou ballottement, ses mouvemens actifs ou spontanés, et la sensation des bruits particuliers que déterminent la contraction du cœur, et probablement le passage du sang de l'utérus dans le placenta. L'augmentation du volume de l'abdomen et de l'utérus, dans les cas les plus ordinaires, ne saurait que faire présumer la grossesse, puisqu'elle peut dépendre de toute autre cause. Je fais à peine mention de l'artifice qu'ont employé quelquefois des femmes intéressées à paraître enceintes, et qui consiste à surcharger le ventre de coussins et de vêtemens pour augmenter son volume apparent. L'examen le plus superficiel suffit pour le faire découvrir. Il ne faudrait cependant pas conclure d'une semblable tentative de déception que la femme n'est pas enceinte, car elle peut y avoir recours pour paraître plus avancée dans sa grossesse qu'elle ne l'est réellement.

Lorsque, par les moyens décrits précédemment, on est parvenu à s'assurer de la présence d'un fœtus, il n'y a pas de doute sur la nature du jugement à prononcer. Mais diverses causes peuvent s'opposer, dans les grossesses les plus simples et les plus naturelles, à la perception distincte du ballottement, des mouvemens spontanés du fœtus, des bruissemens de la circulation fœtale et de la circulation placentaire. Ces obstacles sont encore plus grands dans les grossesses composée, compliquée et extra-utérine. Il serait donc imprudent d'inférer de l'absence des signes fournis par cette perception, que la grossesse n'existe pas. Il faut recommencer les recherches à plusieurs reprises, à des heures différentes; et, si l'on n'obtient aucun résultat, attendre encore une époque plus avancée pour porter un jugement positif. Une visite ultérieure pourra fournir des documens plus certains, par la comparaison établie entre l'état présent de la femme et celui qu'on a constaté antérieurement. Quelquefois l'accouchement est le seul signe irrécusable auquel il est nécessaire d'en référer. Diverses circonstances peuvent bien donner des probabilités; mais elles n'établissent qu'une présomption plus ou moins forte. Ainsi, depuis un premier examen, ou d'après la date présumée de la conception, l'utérus présente le développement qu'il suit ordinairement dans la grossesse; le museau de tanche a pris les formes qui lui sont habituelles; on a observé la plupart et les plus importans des signes rationnels de la grossesse, tels que la suppression des menstrues, la tuméfaction et la tension douloureuse des mamelles, le développement et le changement de couleur du mamelon, l'excrétion d'un fluide laiteux, etc. D'un autre côté, des maladies antérieures à la conception ou coïncidant avec la gestation, telles que l'ascite, la tympanite intestinale, l'hydropisie de l'utérus, la formation de diverses tumeurs dans cet organe, etc., déterminent dans l'abdomen et l'utérus un développement qui, d'après l'époque présumée de la grossesse, n'aurait pas dû avoir lieu ou être aussi considérable. On conçoit dès lors que, dans les cas qui se présentent sous cet aspect, on ne peut pas rejeter absolument l'idée de la grossesse, en supposant même qu'on n'ait pu saisir aucun de ces signes pathognomoniques. On ne peut que présumer fortement son absence, puisqu'elle existe bien rarement accompagnée des circonstances que je viens d'indiquer. Enfin, l'état de grossesse extra-utérine donne lieu à des symptômes qui peuvent en imposer aisément. On a vu combien son diagnostic était difficile à établir : le plus souvent, il est même impossible d'en soupçonner l'existence. Il résulte de là que, dans les cas nombreux où il existe une de ces maladies qui simulent jusqu'à un certain point la grossesse, soit que l'utérus soit développé, soit que l'abdomen seul ait augmenté de volume, on ne peut affirmer qu'une femme n'est point enceinte actuellement. Dans l'une et l'autre condition, il n'est point impossible qu'il y ait grossesse utérine ou extra-utérine. Quelque nombreuses que soient les probabilités en faveur de l'opinion contraire, et qui sont tirées des symptômes existans et des circonstances commémoratives, le temps seul peut les changer en certitude. On cite l'exemple d'une double méprise à ce sujet. Une princesse allemande, d'un

âge avancé, était parvenue à l'époque de la cessation des menstrues; l'utérus et les mamelles se développaient de jour en jour. Elle consulta son médecin ordinaire et un accoucheur; on la crut enceinte, et on fit tous les préparatifs de l'accouchement. Elle rendit par la vulve une énorme quantité d'eau, et la matrice ne tarda pas à s'affaisser. Un peu après, les mêmes symptômes se renouvelèrent; on s'attendait à un flux de même nature que la première fois : elle accoucha d'un enfant viable, au préjudice de la réputation des accoucheurs les plus expérimentés (Frank, *Epitom. de Hydrometrâ*). On connaît beaucoup d'exemples analogues à la première circonstance que présente cette observation, c'est-à-dire des exemples de femmes qui offraient les signes les plus apparens de la grossesse, et qui étaient atteintes d'une hydropisie de l'utérus.

En résumé, dans les cas où l'on ne peut obtenir les signes vraiment caractéristiques de la grossesse, en raison ou de son peu d'avancement ou de quelques circonstances particulières, ou enfin parce qu'elle n'existe pas, le médecin expert agira de la manière suivante.

Après avoir pris la déclaration faite par la femme relativement à son âge, à sa condition de primipare, à la date présumée de la conception, et aux phénomènes qui se sont succédés depuis (suppression de la menstruation, augmentation du volume de l'abdomen, gonflement des mamelles, troubles variés des fonctions), ou bien relativement aux symptômes des maladies qui peuvent constituer une fausse grossesse, on passe à l'examen attentif de l'état que présente actuellement cette femme. Le médecin s'assure particulièrement de l'augmentation de volume et de la forme du ventre, du développement, de la situation et de la forme de l'utérus. Si l'âge très-avancé de la femme et les circonstances antérieures n'éloignent pas l'idée de grossesse, si les phénomènes observés s'accordent avec ceux qui sont propres à cet état, on en conclura qu'il existe les plus grandes probabilités en faveur de son existence, sans pouvoir toutefois l'affirmer d'une manière absolue. Dans le cas opposé, on déclare l'impossibilité de se prononcer, la grossesse pouvant exister, mais n'étant marquée par aucun des signes qui rendent son existence plus ou moins probable. L'expert montre la nécessité de faire de nouvelles recherches à des époques diverses, surtout si la grossesse est peu avancée, afin d'observer son développement. Si la gestation est présumée près de son terme, il faudra souvent attendre cette époque, qui seule pourra résoudre la question. Dans toutes les circonstances, le médecin ne donnera donc à l'autorité qu'un avis conditionnel, d'après lequel celle-ci prend les mesures provisoires qu'elle juge à propos. La nature de la décision médicale doit surtout avoir la forme du doute, lorsque ses bases ne consistent que dans les allégations de la femme ou de personnes intéressées, auxquelles on ne peut avoir une confiance absolue, et dans les cas où le médecin, par défaut de consentement de la femme, n'aura pu se livrer aux recherches nécessaires. Ce dernier obstacle ne peut survenir que rarement, même en matière civile, puisque la femme est presque toujours intéressée à faire reconnaître sa grossesse. Quant aux moyens par lesquels les femmes peuvent simuler ou cacher la continuation de la menstruation, comme lorsqu'elles teignent leur linge de sang étranger, ou qu'elles soustraient soigneusement les traces de leur écoulement périodique, je crois qu'il sera souvent difficile de les découvrir, et qu'on a trop attaché d'importance à la connaissance de ce subterfuge. La surveillance que l'on voudra établir à ce sujet pourra être facilement éludée. D'ailleurs, quand on parviendrait au but que l'on se propose, on n'ajouterait que quelques probabilités au nombre de celles que l'on possède, sans rien décider sur le fond de la question, puisque la menstruation, comme on le sait, peut continuer dans quelques cas de grossesse, et qu'elle est souvent suspendue, malgré l'absence de toute conception.

§ II. *Déterminer l'époque de la grossesse ou la date de la conception.*—Il serait assez important, dans diverses circonstances, de connaître à quelle époque précise on doit rapporter la conception ou le commencement de la grossesse. Mais il faut l'avouer, la médecine ne peut fournir à ce sujet que des documens extrêmement incertains. Lors même que les signes particuliers de la conception, que la date de la suppression des menstrues, le développement graduel de l'utérus et le raccourcissement progressif du col de cet organe, indiqueraient exactement, dans le plus grand nombre de cas, le moment où la grossesse a commencé, il y aurait toujours trop d'exceptions à cette règle pour pouvoir en faire la base d'une décision médico-légale. Aussi les magistrats ont-ils alors presque toujours recours à la présomption légale qui établit la légitimité des enfans nés entre le sixième et le dixième mois du mariage, et par conséquent après l'époque d'une cohabitation présumée. ( Code civil, art. 312.) Ce n'est que de cette manière que la solution de diverses questions peut échapper à l'arbitraire; comme lorsque la grossesse est alléguée en signe de réconciliation par l'un des deux époux qui sont en instance de divorce ou de séparation de corps, et qu'il faut décider si la conception date de l'époque qui a précédé la demande en séparation ou les faits qui l'autorisent, ou bien d'une époque postérieure à ces circonstances ( Cod. civ., art. 272 ); lorsqu'il s'agit de statuer si l'époque de la conception se rapporte à celle de l'enlèvement, auquel cas le ravisseur peut être déclaré père de l'enfant ( Cod. civ., § 340 ); lorsqu'on conteste à un enfant la faculté de recevoir par donation entre-vifs ou par testament, attendu qu'il faut être conçu au moment de la donation ou à l'époque du décès du testateur. ( Cod. civ. § 906. ) Le ministère du médecin, s'il était consulté, se bornerait, dans ces diverses circonstances, à constater la viabilité du nouveau-né. Mais il est un cas que la loi n'a pas prévu, et dont plusieurs médecins légistes ont fait mention, quoiqu'on puisse douter, d'après la sévérité des formalités relatives aux mariages, qu'il se présente jamais dans les provinces soumises aux lois françaises. Une veuve contracte un nouveau mariage avant le terme de dix mois révolus, fixé par le législateur : elle accouche dans l'intervalle des dix mois qui ont suivi la dissolution du premier mariage, et passé le cent quatre-vingtième jour du second. Quel est le père de l'enfant? est-ce le mari décédé, est-ce celui qui lui a succédé prématurément? D'après le texte de la loi, la paternité peut être également rapportée à tous les deux. On pourrait certainement, dans quelques cas, se décider en faveur de l'un ou de l'autre sur une somme de probabilités qui équivaudrait presqu'à la certitude, en considérant la viabilité, la maturité de l'enfant, l'impuissance absolue ou relative de l'un des maris; mais dans d'autres cas il pourrait y avoir une telle incertitude, qu'on ne saurait se prononcer plutôt d'un côté que de l'autre; comme dans l'exemple que rapporte Zacchias ( *Quæst med. legal.*, *consilium* 70 ), et au sujet duquel cet illustre médecin a porté un jugement susceptible de contestation. Dans la plupart de ces circonstances on ne pourrait baser une décision que sur un degré plus ou moins fort de vraisemblance. Or, l'esprit de la législation actuelle étant contraire à ce mode de jugement, l'on doit attendre pour statuer sur les fonctions du médecin-légiste, qu'à l'occasion d'une cause de cette nature, les tribunaux aient fixé la jurisprudence sur ce sujet.

§ III. *Fixer la durée de la grossesse.* — Le Code qui nous régit actuellement, en admettant la légitimité des enfans nés le cent quatre-vingtième jour après le mariage, et le trois centième après la dissolution de cet acte ou après la possibilité de cohabitation entre les époux, a mis fin à toutes les contestations qui pourraient s'élever relativement à la durée de la grossesse. Par cette disposition, les jugemens des tribunaux au sujet des naissances tardives et précoces sont soustraits à l'arbitraire auquel ils étaient jadis soumis. Dès lors le ministère du médecin devient inutile pour la solution des questions de cette nature, puisqu'il s'agit uniquement de constater l'époque de la naissance et celle où la cohabitation des époux a pu avoir lieu. Toutefois, comme des débats très-animés se sont élevés sur la durée de la grossesse, que les opinions les plus opposées ont été soutenues par des médecins également célèbres, je crois devoir reproduire aussi brièvement que possible une discussion qui pourrait sembler n'avoir pas été convenablement terminée par la disposition législative dont je viens de parler.

L'intervalle qui sépare le moment de la conception de celui de l'accouchement est ordinairement de deux cent soixante-dix jours, à quelques jours près de plus ou de moins; variation qu'il est permis d'admettre, quoique sa réalité ne soit basée que sur des calculs un peu incertains. Cette durée de la grossesse s'observe communément dans les climats les plus opposés, chez les femmes qui diffèrent le plus par la constitution, le tempérament, qui sont soumises aux genres de vie les plus contraires, aux circonstances accidentelles les plus variées, et chez celles qui deviennent enceintes dès l'âge le plus tendre aussi-bien que dans un âge avancé. Cependant dès les temps les plus reculés, divers faits avaient porté à croire que le terme de la grossesse n'était pas toujours aussi limité; que l'accouchement pouvait avoir lieu naturellement bien avant ou après le neuvième mois; qu'il y avait enfin des naissances précoces et des naissances tardives. C'est sur l'opinion d'Hippocrate que sont fondées les dispositions du droit romain, reproduites dans notre législation actuelle. Néanmoins il est à remarquer que ce qu'avait dit Hippocrate des naissances précoces ne s'applique qu'à la viabilité du fœtus sorti du sein de sa mère avant le terme ordinaire, et qu'on a presque toujours confondu les accouchemens *prématurés* (avortemens après six mois) avec les accouchemens *précoces*, c'est-à-dire ceux qui ont lieu avant neuf mois, parce que toutes les phases de la grossesse ont été parcourues, que la maturité du fœtus s'est opérée dans un espace de temps moindre que celui qui est ordinairement nécessaire; genres d'accouchemens sur lesquels il est permis d'élever des doutes, les faits qu'on cite pour en démontrer la réalité ne me semblant pas atteindre parfaitement ce but. L'exemple des animaux mammifères et ovipares, chez lesquels des expériences de M. Teissier ont démontré que l'époque de la naissance peut être avancée ou retardée, peuvent bien faire croire à la possibilité des naissances précoces dans l'espèce humaine, sans prouver qu'elles ont eu effectivement lieu. On a dit que quelques circonstances pouvaient avancer le terme de la maturité du fœtus, de même que l'on observe, dans certains climats et dans certaines années, la naissance et la maturité précoces des fleurs et des fruits. Mais l'analogie n'est pas exacte, parce qu'on connaît généralement les causes qui influent sur le développement des végétaux, tandis qu'on ignore celles d'où dépend la maturité du fœtus; d'ailleurs c'était cette maturité qu'il fallait constater dans les naissances prétendues précoces, et c'est ce qu'on n'a pas fait d'une manière évidente. De la Motte rapporte qu'une jeune femme accoucha sept mois après son mariage, ce qui fit concevoir à son mari des soupçons injustes; et que sept mois après cette couche, elle donna encore le jour à un enfant mâle qui vécut ainsi que celui qui était né précédemment au même terme. Suivant cet auteur, les filles de la même femme accouchèrent aussi à sept mois. Il semble que ce privilége était héréditaire dans la famille. M. Fodéré cite la femme d'un juge dans le duché d'Aoste, qui accouchait naturellement à sept mois, et qui avait deux de ses enfans vivans. On rapporte un grand nombre de faits semblables, mais sans les accompagner des détails qui pourraient prouver qu'on ne s'était pas trompé sur l'époque de la grossesse; que les enfans présentaient tous les signes de la maturité; qu'enfin l'accouchement qu'on prétend avoir été précoce n'était pas simplement un accouchement prématuré ou un avortement. En effet, un enfant qui naît prématurément entre le sixième et le neuvième mois peut vivre sans présenter tous les caractères de maturité. La chance est d'autant plus favorable que l'avortement a lieu plus près du terme ordinaire de la grossesse. Alors l'avortement ne diffère en rien de l'accouchement à terme. Souvent on ne peut apprécier ses causes; et l'on voit beaucoup de femmes qui ne portent jamais au delà d'un certain temps leurs enfans, dont l'immaturité ne peut être révoquée en doute. M. le docteur Capuron, après avoir judicieusement observé que la plupart des auteurs ont cherché à établir la possibilité et la réalité de l'accouchement naturel avant terme, qui était en contestation, par la possibilité et la réalité de l'avortement, dont personne ne doute, me paraît tomber dans l'erreur qu'il signale. Ce professeur distingué cite en preuve des naissances précoces l'exemple d'une jeune dame qui était accouchée très-naturellement d'une petite fille à six mois et demi de grossesse. Cet enfant, lorsque l'observation était rapportée, avait deux ans et demi et jouissait d'une très-bonne santé. Cette petite fille, dit M. Capuron, était, lorsqu'elle naquit, si faible, si petite et si peu formée que ses parens désespéraient de la conserver; elle tomba plusieurs fois en syncope durant les premières six semaines; ensuite elle se fortifia peu à peu. Peut-on voir dans ce cas un exemple d'accouchement naturel avant terme? Ainsi, sans rejeter la possibilité des naissances précoces dans l'acception qu'on doit donner à ce mot, il me semble qu'on ne peut pas avancer que la durée naturelle de la grossesse a été évidemment, dans certains cas, moindre de neuf mois. Cette possibilité, jointe à des motifs politiques qu'il ne convient pas d'apprécier ici, suffit pour justifier la disposition du Code qui établit la légitimité des enfans nés après le sixième mois. On en concevra surtout la sagesse, si l'on considère combien il est souvent difficile de constater, d'après la seule habitude extérieure du corps, la maturité d'un enfant, et que quelquefois des enfans à terme n'en présentent pas les caractères à un degré aussi marqué que des fœtus nés à sept ou huit mois, et produits d'un accouchement réellement prématuré, déterminé par des causes accidentelles connues.

Les naissances tardives ont été le sujet de discussions plus vives que les naissances précoces, et ont été rejetées avec plus de véhémence encore que celles-ci. Les principaux antagonistes des naissances tardives sont Bohn, Hebeinstreit, Bouvard, Mahon, et surtout Louis, dont les débats à ce sujet avec Ant. Petit et Lebas ont acquis une sorte de célébrité par la violence avec laquelle les opinions opposées ont été soutenues. Zacchias, Alberti, Haller, Lieutaud, Bertin, Roussel, Vicq-d'Azyr, sont, avec A. Petit et Lebas, les auteurs les plus recommandables qui ont été favorables à la possibilité de l'accouchement retardé. La plupart des auteurs modernes paraissent partager cette dernière opinion. Les deux partis se sont appuyés sur des argumens qu'il est également facile de réfuter. Les principaux sont tirés, d'un côté, de l'immutabilité des lois de la nature, de l'indépendance du fœtus dans le sein de sa mère, sous le rapport de son développement; l'autre parti a basé son sentiment sur des assertions contraires. Les causes prochaines et déterminantes de l'accouchement ont été également mises à contribution pour défendre l'une et l'autre thèse. Mais la question ne pouvait être décidée que par des observations exactes, et nullement par le raisonnement, qui ne manque jamais aux partis les plus opposés. Les raisons puisées dans les nombreuses observations de maturité retardée des végétaux ne prouvaient rien, puisque l'analogie était forcée, comme je l'ai déjà remarqué. Celle qu'on peut établir entre les animaux et l'espèce humaine est plus fondée. Elle est favorable à l'opinion de ceux qui pensent que la grossesse peut se prolonger au delà de neuf mois. Les expériences de M. Teissier ont démontré qu'il y avait une variation assez grande dans la durée de la portée des animaux. Un résultat opposé n'aurait rien prouvé contre les naissances tardives; car on pouvait croire les animaux, même domestiques, soumis à des lois plus constantes que l'espèce humaine, sur laquelle agissent tant d'influences accidentelles. On a supposé que le terme de la gestation pouvait être retardé par les maladies, la débilité du fœtus, par sa petitesse et le défaut d'extension suffisante de l'utérus, par la mauvaise conformation de la femme, par ses maladies, son épuisement, par les causes débilitantes qui ont agi pendant la grossesse, telles que les affections morales, etc. Mais ces circonstances ne s'observent-elles pas dans beaucoup de grossesses dont la durée ne dépasse pas le neuvième mois? la plupart d'entre elles même ne sont-elles pas une cause d'avortement et d'accouchement prématuré? Quant au défaut de synergie utérine, à la permanence de l'équilibre entre le corps de l'utérus et son col, équilibre dont la rupture est censée déterminer l'accouchement, ces expressions désignent un phénomène dont la cause est encore à trouver. Il reste à savoir pourquoi il se manifeste ordinairement au neuvième mois, et s'il peut survenir après cette époque. Il faut donc recourir aux faits seuls pour démontrer la réalité des naissances tardives. La partie du mémoire de Louis où ce célèbre chirurgien discute la validité des observations citées de naissances tardives, me paraît être restée sans réponse satisfaisante de la part de ses adversaires ; et l'on n'a pas encore complètement réfuté cette assertion du même auteur, trop tranchante, il faut l'avouer, qu'une naissance tardive est toujours l'effet ou de la supercherie d'une femme qui veut donner un héritier à son mari mort sans enfans, ou d'une erreur de supputation de la part des femmes qui n'ont aucun intérêt à déguiser l'époque à laquelle elles croient avoir conçu. Aucun des faits rapportés ne me semble, en effet, devoir entraîner une conviction complète, nécessaire dans les sciences physiques pour admettre la réalité d'un phénomène. On n'allègue le plus souvent que l'opinion, la persuasion particulière de quelques individus. Que prétend-on prouver, par exemple, en disant que le préteur Papirius et l'empereur Adrien ont reconnu la possibilité de grossesses prolongées jusqu'au onzième et treizième mois, en citant des arrêts de parlemens, des décisions d'universités et de facultés de médecine? La plupart de ces décisions sont basées sur la moralité des femmes qui ont paru présenter ces exemples de grossesse prolongée. Je suis loin de récuser ce motif respectable de conviction particulière, et sans aller aussi loin que Louis, qui prétendait injustement que la vertu des femmes n'est qu'un faible préjugé qui tombe aisément devant l'intérêt, je dirai avec cet auteur que cette règle est fautive en ce qu'elle fait dépendre une question de fait, dans l'ordre naturel, d'une simple considération morale. Pour les autres faits où l'on dit avoir bien vérifié la grossesse, ils ne sont guère plus concluans. On sait combien il est difficile de préciser le moment de la conception, combien de circonstances peuvent faire illusion sur les signes de la gestation, et sur l'appréciation de ses diverses époques. La plupart de ces observations ne sont pas rapportées avec assez de détails pour qu'on puisse juger si elles sont péremptoires, ou si l'on s'est laissé abuser par quelque circonstance. Pour me borner à un fait récent, qu'on serait peut-être tenté d'admettre comme jugeant définitivement la question, celui que cite M. Fodéré, et qu'il a observé chez son épouse elle-même, je crois pouvoir en tirer la même conclusion. Cet auteur justement estimé s'exprime ainsi : « A la première fille dont mon épouse accoucha, elle eut des douleurs d'enfantement à l'époque du neuvième mois, suivant son calcul et le mien ; je l'examinai et je sentis distinctement une vessie pleine d'eau. Mais tout se termina par une abondante évacuation de sérosités ; mon épouse se rétablit et n'accoucha que quarante jours après. Deux ans plus tard, nourrissant son enfant, elle éprouva de nouveaux symptômes de grossesse, et fut obligée de sevrer. Elle n'accoucha également qu'à dix mois et demi d'une grossesse bien avérée à ses diverses époques, et elle eut aussi au terme de neuf mois les mêmes fausses douleurs que précédemment, avec écoulement de beaucoup de sérosités. » Il arrive souvent qu'une femme, à une époque plus ou moins rapprochée du terme de sa grossesse, éprouve quelques symptômes d'un accouchement prochain, qui, s'il arrivait, ne serait qu'une sorte d'avortement, et que tout se rétablit jusqu'à l'époque ordinaire de l'accouchement. Tel peut être le cas rapporté par M. Fodéré. On sait aussi que les femmes qui ont été exposées une fois à un accouchement prématuré, sont quelquefois sujètes au même accident dans le cours d'autres grossesses et aux mêmes époques. M. Fodéré dit avoir constaté les diverses époques de la seconde grossesse. Mais quelque confiance que mérite certainement ce praticien, il était nécessaire que son observation fût accompagnée des détails qui pourraient faire partager sa conviction aux personnes qui n'ont pas été témoins des faits : le signe qui a paru suffisant à quelques-uns pour constater la grossesse peut ne l'être réellement pas. Quelque différence qui existe entre les mouvemens spasmodiques dans l'abdomen et les mouvemens du fœtus, ne peut-on pas quelquefois les confondre, et surtout si, déjà persuadé de l'existence de la grossesse par quelqu'autre signe, on n'apporte pas à l'examen toute l'attention nécessaire. Des praticiens recommandables avouent être tombés dans cette erreur. Le seul fait qui me paraisse présenter en faveur des naissances tardives les élémens d'une démonstration complète, est le suivant qui m'a été communiqué par M. Desormeaux ; ce professeur accoucha la personne qui fait le sujet de l'observation. Une dame, mère de trois enfans, était restée dans un état de démence à la suite d'une fièvre grave. Un médecin pensa qu'une grossesse pourrait avoir une heureuse influence sur l'aliénation mentale. D'après cette indication le mari cohabita avec sa femme, mais il eut la précaution de laisser un intervalle de trois mois entre chaque cohabitation, pour ne pas s'exposer à détruire le résultat d'une conception commencée; et il tint une note exacte par écrit des jours où la cohabitation eut lieu. Dès qu'il y eut des signes de grossesse, il s'abstint de toute relation sexuelle avec sa femme. Celle-ci, douée de principes très-sévères de morale, était d'ailleurs soigneusement veillée par des femmes à cause de sa maladie. Elle accoucha d'un enfant mâle neuf mois et demi après l'instant de la conception. Dans ce cas le retard de l'accouchement n'a été que de quinze jours, et l'on ne peut pas en tirer rigoureusement de conclusion relativement à la réalité des naissances que l'on dit avoir eu lieu plus long-temps après le terme ordinaire de la grossesse? D'après ces diverses considérations, je ne crois pas pouvoir adopter l'opinion exclusive de A. Petit, qui prétend que non-seulement il est très-possible que le terme de l'accouchement soit retardé jusqu'au onzième et douzième mois, et même au delà, mais encore qu'il est invinciblement démontré que la chose est plusieurs fois arrivée ainsi. Il me semble plus prudent de rester avec de la Motte, Mauriceau, Rœderer, Baudelocque, indécis sur la réalité des naissances tardives, sans nier tout-à-fait leur possibilité. Tel est probablement l'esprit qui a dicté la disposition du Code relative à ce sujet. Le retard d'un mois qu'il admet prévient quelques injustices, si la variation de la durée de la grossesse est plus considérable qu'on ne le croit communément. Si, au contraire, la grossesse peut réellement se prolonger au delà du dixième mois, il ne peut y avoir qu'un très-petit nombre d'individus victimes de la rigueur de la loi; tandis qu'une extension plus grande pourrait être cause de désordres infinis, compromettrait la morale publique et les intérêts des familles dans lesquelles l'ordre naturel des successions pourrait être journellement interverti.

§ IV. *Constater l'existence antérieure de la grossesse, et la possibilité de cet état ou de la conception.* La solution de cette question peut se présenter dans plusieurs circonstances importantes, soit en matière civile, soit en matière criminelle. Une femme réclame un enfant dont elle se prétend mère, et on lui conteste cette qualité en disant qu'elle n'a jamais été enceinte, ou qu'elle n'était point apte à le devenir (supposition de part).

Dans un cas contraire (suppression de part, infanticide), une femme renie l'enfant dont elle est accouchée, et prétend qu'elle n'a jamais été enceinte et qu'elle n'a pu le devenir. On doit rattacher aux questions précédentes le cas où un individu cherche à démontrer ses droits de filiation maternelle, lorsque, par une cause quelconque, la plupart de ses titres ont été perdus, et qu'on lui oppose l'impossibilité dans laquelle se trouvait sa prétendue mère de devenir enceinte, soit à cause de son âge, soit à cause de quelque autre circonstance.

Il est évident que, si l'on pouvait constater l'existence d'un accouchement antérieur, les questions posées ci-dessus seraient aussitôt résolues; mais, après un certain temps, les traces de l'accouchement se sont dissipées, ou il n'en existe plus que des signes très-équivoques. Il pourrait donc arriver qu'on eût à décider, sur le rapport de médecins ou de témoins étrangers à la médecine, si une femme a été réellement enceinte. On conçoit, d'après ce qui a été dit précédemment au sujet des signes de la grossesse, qu'on ne saurait répondre positivement à cette question que dans le cas où des experts auraient constaté d'une manière exacte l'état de la femme, et qu'un simple rapport fait par des témoins inexpérimentés sur les signes les plus apparens de la grossesse, tels que le volume du ventre, la suppression des menstrues, le trouble de diverses fonctions, ne peut conduire qu'à des probabilités dont il appartient aux magistrats seuls d'apprécier la valeur en les rapprochant d'autres circonstances. Quant aux conditions de la femme qui peuvent faire présumer ou rejeter la possibilité de la conception et de la grossesse, elles se rapportent à l'âge ou à quelque état morbide temporaire ou permanent.

Si l'on excepte certains vices de conformation des organes génitaux et les maladies aiguës très-graves, il est peu d'affections morbides qui doivent faire supposer, pendant leur cours, une inaptitude absolue de la femme à la fécondation. On connaît un assez grand nombre de femmes qui sont devenues enceintes, les unes arrivées à peine aux premiers jours de convalescence d'une maladie aiguë, d'autres affectées de phthisie pulmonaire très-avancée, et même de squirrhe et d'ulcération de l'utérus, avec les symptômes prononcés de cachexie. Je ne fais qu'indiquer ici ce point de doctrine, qui sera traité avec plus de développement aux articles relatifs à l'impuissance et à la stérilité.

On regarde communément et avec raison l'âge où la première éruption des menstrues a lieu et celui où cet écoulement cesse, comme les époques où existe et disparaît pour les femmes la faculté de la fécondation, c'est-à-dire quatorze et quarante-cinq ans à peu près, dans nos climats; mais cette règle souffre de nombreuses exceptions. Plusieurs faits démontrent que la conception s'est opérée quoique la menstruation eût été suspendue depuis long-temps, ou qu'elle n'ait jamais eu lieu; par conséquent que ce flux périodique n'est pas rigoureusement nécessaire à la génération. De plus, l'écoulement menstruel, qui est une condition favorable à l'accomplissement de cette fonction, peut se montrer plus tôt et disparaître plus tard qu'à l'ordinaire. On cite quelques exemples de jeunes filles de onze et douze ans, et de femmes de soixante ans et au-delà, qui, dans nos climats tempérés, sont devenues enceintes avant que la menstruation se fût établie et après qu'elle avait cessé. Dans plusieurs cas, la menstruation a semblé reparaître plus ou moins de temps après s'être terminée à l'âge ordinaire, et les femmes qui ont présenté ce phénomène ont pu devenir mères. On ne peut donc pas limiter l'âge où la fécondation peut s'opérer.

§ V. *Déterminer si une femme enceinte peut ignorer son état.* — Il arrive quelquefois qu'une femme accusée d'infanticide allègue l'ignorance où elle était de sa grossesse, pour faire excuser les accidens survenus à son enfant par l'omission des soins nécessaires. Une épouse convaincue d'adultère par la circonstance seule de sa grossesse, dont son mari ne peut être l'auteur, pourrait aussi prétendre avoir conçu sans connaître qu'elle avait été exposée à concevoir. Des faits authentiques démontrent qu'il n'est pas indispensable, pour devenir enceinte, que la femme participe à l'acte par lequel s'opère la fécondation. La conception a eu lieu dans plusieurs cas où les femmes étaient privées de la conscience de ce qui se passait autour d'elles, comme dans l'ivresse déterminée par les narcotiques ou les liqueurs spiritueuses, et même dans l'état de mort apparente. On cite partout l'histoire peu authentique, il est vrai, de cette jeune fille qui, réputée pour morte, alluma les désirs du religieux qui la veillait. Rendue à la vie le lendemain, elle accoucha neuf mois après cet événement, au grand étonnement de ses parens et d'elle-même. Il ne serait pas étonnant dès lors que, quelque évidens que fussent les signes de la grossesse, la femme qui serait devenue enceinte dans l'une des conditions précédentes méconnût son état. On fait aussi mention d'exemples bien avérés de femmes qui, connaissant parfaitement les rapports sexuels qu'elles avaient eus, mais qui, simples ou trompées par leur âge, leurs maladies, ou par quelques circonstances particulières, rejetèrent constamment l'idée de grossesse au milieu même des douleurs de l'accouchement, et ne furent désabusées que par la vue de l'enfant qu'elles avaient mis au monde. Ces femmes, cependant, n'avaient aucun intérêt à cacher leurs grossesse, puisqu'elles étaient mariées, ou bien elles avaient été trahies par cette ignorance même de leur état, qui les avait empêchées de soustraire leur honte à la connaissance du public. Ces exemples sont rapportés dans les traités de médecine légale de MM. Fodéré et Orfila. Toutefois des cas semblables sont rares, et l'on conçoit la difficulté qui doit exister pour faire des applications particulières. Les circonstances antécédentes, la moralité, la position de la femme, etc., doivent être prises en considération dans la solution de semblables questions. La plupart de ces données sortent des attributions du médecin légiste; il lui suffit d'avoir établi la possibilité du fait. Il serait difficile, et surtout inconvenant, de prévoir toutes les circonstances qui peuvent être soumises à son jugement dans ces causes scandaleuses.

§§ VI et VII. Le médecin légiste pourrait encore être appelé à décider si une femme qui a conçu peut être fécondée de nouveau avant d'avoir expulsé le fruit de la première conception; en d'autres termes, si la superfétation est possible, et dans ce cas, à quelle conception on doit rapporter chaque produit de l'accouchement. Cette question sera traitée au mot SUPERFÉTATION.

Enfin des exemples assez nombreux prouvent que l'état de grossesse peut apporter dans la volonté une perversion qui semble entraîner irrésistiblement les femmes à commettre les actes les plus bizarres, et même les plus contraires à l'ordre social, tels que le vol, le meurtre. Peut-on regarder, dans ce cas, la grossesse comme un motif légitime d'excuse, attendu que les actions n'ont pas ce caractère de moralité que la loi exige pour les déclarer coupables? Nous croyons devoir remettre la solution de cette question à l'article où nous traiterons des divers états physiologiques et morbides sous le rapport de l'influence qu'ils exercent sur la moralité de certaines actions, et sur la capacité à certains actes civils. *Voy.* LIBERTÉ MORALE.

§ VIII. *De la grossesse considérée sous le rapport de l'hygiène publique.* — L'entretien et l'accroissement de la population forment un des principaux élémens de la prospérité des états, et en sont, à leur tour, le signe le moins équivoque. Cette considération seule prescrirait les égards que l'on doit aux femmes enceintes, lors même que la faiblesse de leur sexe, augmentée encore par la situation où elles se trouvent, ne commanderait pas l'intérêt et la protection générale. Aussi jouissaient-elles, chez beaucoup de peuples anciens, d'honneurs et de priviléges singuliers. D'un autre côté, un zèle mal entendu pour la morale et pour la population fit adopter, dans le cas de grossesse illicite, beaucoup de mesures absurdes et cruelles, qui se perpétuèrent en partie jusqu'aux siècles peu éloignés du nôtre. Les progrès de la civilisation et l'appréciation plus juste des droits naturels ont fait disparaître également et les prérogatives et les rigueurs dont les femmes enceintes furent l'objet. Il pouvait y avoir de l'avantage, dans les sociétés naissantes et dans les anciennes républiques, à les entourer d'honneurs, à leur prescrire certaines règles diététiques comme autant de préceptes sacrés. C'est à d'autres moyens généraux que les gouvernemens doivent avoir recours aujourd'hui pour favoriser la population. Nous ne pouvons ici qu'indiquer les lumières que fournissent, à ce sujet, l'hygiène ou d'autres branches de la médecine. Il ne nous appartient pas de développer d'une autre manière ce point d'économie politique. Plusieurs réglemens furent établis dans la vue de prévenir les grossesses illicites, et surtout de protéger l'existence de l'enfant qui devait en provenir. C'est ainsi que furent instituées la déclaration de grossesse, exigée de la part des femmes enceintes par l'édit de Henri II, et la visite de toute femme suspecte de célation de grossesse ; mais ces mesures étaient abolies long-temps avant que l'on eût proclamé les lois sous l'empire desquelles nous vivons actuellement, tant leur exécution présentait de difficultés et d'inconvéniens; d'ailleurs elles n'atteignaient nullement le but proposé. Il était absurde de croire que des femmes que la séduction d'un moment avait seules rendues coupables, ou qui n'avaient pas abjuré tout sentiment de pudeur, viendraient déclarer publiquement leur honte, dans la crainte éventuelle d'être un jour compromises. N'était-ce pas, au contraire, un motif de chercher à se délivrer, par l'avortement, des dangers de tous genres qui accompagnaient leur grossesse ?

Dans l'état présent de la civilisation, l'action des gouvernemens ne peut être qu'indirecte pour favoriser les mariages et les grossesses, et pour prévenir les avortemens et les infanticides. Quelle que soit l'origine de la grossesse, qu'elle soit la suite d'une union légitime, ou le résultat d'un rapprochement improuvé par les lois, elle a, comme l'observe M. Marc, également des droits à l'intérêt de la société. Dans l'une et l'autre circonstances, l'administration générale doit employer son influence pour que le cours de la grossesse soit parcouru avec régularité, et que le sort de la femme et celui de son enfant soient assurés. Diverses mesures conduisent à ce double but. Dans l'impossibilité d'assujettir les femmes enceintes à suivre les préceptes hygiéniques que réclame leur état, il est utile d'autoriser la publication d'écrits où toutes les classes du peuple puissent trouver les notions les plus saines sur le régime convenable pendant la grossesse, où l'on combatte, par les argumens les plus simples et les plus convaincans, les préjugés que l'ignorance a propagés sur la gestation, l'accouchement et ses suites, où l'on signale tous les dangers de l'avortement, surtout de celui que des manœuvres criminelles ont provoqué. Il serait en même temps utile de réprimer, et encore plus de ne pas autoriser l'audace de cette foule de charlatans qui exploitent la crédulité si communicative des femmes enceintes. Sans prétendre que l'administration doive prendre toutes les mesures propres à éloigner des femmes grosses tous les genres d'inconvéniens, ce qui serait souvent impraticable, il en est qu'il serait facile d'adopter, et dont on réclame vainement l'exécution depuis long-temps. Ne pourrait-on pas ainsi soustraire à la vue ces dégoûtans spectacles d'infirmités réelles ou simulées sur lesquelles spéculent un grand nombre de mendians; spectacles qui peuvent être surtout funestes aux femmes dont la sensibilité naturelle est momentanément augmentée par l'état de grossesse ?

Si les femmes enceintes ne doivent pas jouir, dans les sociétés actuelles, de prérogatives qui seraient la source d'une infinité d'abus, il est du moins nécessaire de chercher à fortifier par l'autorité de l'exemple le penchant naturel de tous les hommes à leur montrer des égards, à leur prêter les secours dont elles auraient besoin. Les lois doivent réprimer avec sévérité les offenses qui leur seraient faites. La latitude laissée aux magistrats dans l'application des peines leur donne les moyens de punir avec rigueur les actes de violence commis envers les femmes enceintes. Bien plus, dans les cas où l'avortement s'en est suivi, la peine de la réclusion est prononcée, comme dans celui où des intentions criminelles auraient porté à provoquer l'avortement par des moyens quelconques. C'est ce que confirment divers arrêts de la Cour de cassation, qui, dans la première espèce, appliqua l'article 317 du Code pénal (arrêts du 8 octobre 1812, etc.) Cependant, quelque coupable que soit la lâcheté de celui qui a déterminé l'avortement d'une femme enceinte par des actes de violence, peut-être devrait-on établir une gradation pénale entre cette action et la provocation préméditée de l'avortement, qui présente certainement un caractère plus grave de criminalité. Dans le silence de la loi sur cet objet, les magistrats suprêmes ont cru devoir lui appliquer une disposition plus sévère dans laquelle le législateur n'a probablement pas prétendu le comprendre. Cette rigueur même est un hommage aux principes généralement répandus sur les égards que l'on doit aux femmes enceintes.

Mais les mesures dont je viens de parler ne suffisent pas encore. La société doit une protection plus immédiate, des secours plus directs aux femmes enceintes. La grossesse est si souvent accompagnée d'incommodités, que les femmes qui attendent de leur travail le soutien de leur existence sont livrées sans défense à la misère et aux maladies. C'est donc dans les établissemens de charité, dans les hôpitaux, les dispensaires, qu'elles doivent trouver des ressources qui les mettent en état de conduire heureusement leur grossesse à terme, et qui assurent à leurs enfans des soins et des alimens qu'elles ne pourraient pas leur procurer. Il serait difficile et d'ailleurs inutile d'indiquer la manière de disposer de ces secours, puisqu'ils doivent varier suivant les circonstances et les localités. On ne saurait les dispenser avec trop de libéralité. L'expérience et le raisonnement s'accordent à démontrer que c'est en secourant activement les femmes et les filles enceintes, en épargnant à ces dernières les mépris et la négligence qu'on est trop disposé à leur manifester, qu'on préviendra ces avortemens accidentels ou provoqués et ces infanticides qui sont pour la société des maux beaucoup plus grands que les grossesses illicites. L'on n'a que trop souvent à déplorer le zèle peu éclairé de quelques personnes charitables et religieuses que leur respect pour la morale entraîne à méconnaître les droits de l'humanité.

Il me resterait, pour compléter l'hygiène publique de la grossesse, à parler des mesures que l'on doit prescrire dans les cas où une femme enceinte meurt à une époque plus ou moins avancée, pour chercher à conserver l'enfant qu'elle porte dans son sein. Ce sujet ayant été traité dans un autre article, je dois renvoyer aux développemens qui lui sont donnés. *Voyez* CÉSARIENNE (opération). (RAIGE DELORME.)

GRUAU, s. m., *grutum*. On donne ce nom aux graines d'avoine que l'on a depouillées de leur enveloppe extérieure ou balle floréale, par une espèce de mouture. *Voyez* AVOINE.

GUÊPE, s. f., *vespa*. On appelle *guêpes* des insectes à quatre ailes transparentes et non écailleuses, lesquels constituent un genre distinct dans l'ordre des Hyménoptères et dans la famille des diploptères. Toutes les espèces de ce genre, de même que les abeilles, dont nous avons déjà parlé, font des piqûres douloureuses et envenimées; mais parmi elles, on distingue surtout sous ce rapport, la *guêpe commune* (*vespa vulgaris*), la *guêpe des arbustes* (*vespa gallica*), et le *frelon* (*vespa crabro*.) Ces trois insectes, qui sont indigènes d'ailleurs, ont un aiguillon construit d'après les mêmes principes que celui des abeilles, et sur la description duquel, par conséquent, nous ne reviendrons point ici. Le second est plus petit que les deux autres; le dernier est souvent long de plus d'un pouce, et a les anneaux de l'abdomen d'un brun noirâtre, avec une bande jaune, marquée de deux ou trois points noirs au bord postérieur. L'aiguillon des guêpes, et surtout celui du frelon, est constamment plus fort et plus crénelé que celui des abeilles : il ressemble à une scie, et la vésicule à venin, dont il est le conduit excréteur, est plus grande et munie de muscles plus puissans et capables, ainsi que l'a observé l'exact Réaumur, de chasser le liquide empoisonné à la distance de plusieurs pouces. La piqûre faite par cet appareil vulnérant est donc proportionnément et plus douloureuse et plus dangereuse. On est généralement d'accord sur ce point de fait, basé sur une foule d'observations authentiques. C'est ainsi qu'en 1816, les journaux ont rapporté l'histoire d'un cultivateur et de son fils qui moururent dans la campagne, piqués l'un et l'autre par des guêpes, près de la demeure desquelles ils travaillaient; que Fabrice de Hilden a vu une piqûre de guêpe sur le carpe être suivie d'une lipothymie et de desquamation générale; qu'en 1776, les médecins de Nancy ont vu un jardinier qui, pour avoir porté à sa bouche une pomme dans laquelle une guêpe s'était logée, en fut piqué près du voile du palais, et mourut de suffocation dans l'espace de quelques heures — Une femme s'étant assise au pied d'un arbre dont le tronc recélait un nid de frelons, fut piquée sur le sein droit, ce qui, selon le docteur Champneuf, occasiona un gonflement érysipélateux considérable, de fréquentes lipothymies, avec froid des extrémités, gêne de la respiration, petitesse du pouls, et même développement d'un point gangréneux. Il est probable aussi que les insectes dont il est parlé dans les *Éphémérides des curieux de la nature*, et qui, en 1679, affligèrent la Pologne, étaient des guêpes ou des abeilles-bourdons. Leur piqûre occasionait aux hommes et aux animaux une tumeur inflammatoire qui faisait des progrès rapides, et qui causait la mort si l'on ne pratiquait point sur-le-champ des scarifications.

Dans les pays chauds, entre les tropiques, les guêpes sont évidemment plus à craindre que sous le ciel tempéré de l'Europe. A l'Ile de France, il en est une espèce qui se fait redouter de tous les autres insectes, et dont la piqûre est des plus fâcheuses, au rapport de Charpentier de Cossigny. A la Guadeloupe, selon le P. Labat, il en existe une autre qui, pendant que le soleil est dans toute son ardeur, fait des piqûres dont la douleur est horrible, et que suivent de vives démangeaisons et un grand gonflement.

Le traitement de ces divers accidens étant absolument le même que celui qui convient dans les cas de piqûres d'abeilles et d'autres insectes hyménoptères, nous renvoyons ce que nous avons à en dire aux articles INSECTES VENIMEUX et PIQURES D'INSECTES, et nous terminerons ce qui concerne la guêpe par l'exposé des préjugés médicaux auxquels elle a donné naissance. On dirait, en effet, que, par une suite de la tendance qu'a la superstition à venir s'emparer de la place de la médecine, on ait voulu, pendant un certain temps, attribuer à tous les insectes les vertus diurétiques et lithontriptiques dont on reconnaissait l'existence au plus haut degré dans les cantharides. C'est sans doute pour cette raison qu'on a prétendu que les guêpes pouvaient dissiper les *obstructions des reins*, et *briser la pierre dans la vessie;* et les charlatans qui avançaient ces absurdités ont trouvé des sots assez crédules pour faire l'essai des médicamens frivoles ou dangereux dont avec une impudente audace ils vantaient l'infaillible efficacité. (HIPP. CLOQUET.)

GUÉRISON, s. f., *sanatio*, *valetudinis restitutio;* rétablissement de la santé; terminaison de la maladie par la réintégration des organes lésés, dans leur état naturel. La guérison est le but principal de la médecine. C'est pour l'atteindre, que sont recommandés l'étude de l'organisme humain, l'observation des lésions auxquelles cet organisme est exposé et la recherche des moyens qui peuvent les faire cesser. *Voyez* MALADIE, MÉDECINE.

GUI, *viscum album*. L. Famille naturelle des Loranthées; Diœcie tétrandrie. Ce singulier végétal, qui vit en parasite sur le tronc des autres arbres, est beaucoup plus remarquable par les phénomènes de son développement et les idées superstitieuses que les anciens y attachaient, que par ses propriétés médicales. On sait que les druides allaient tous les ans recueillir avec des serpes d'or le gui qui se développait sur les chênes, et que cette cérémonie était accompagnée d'hymnes en l'honneur de la divinité. Plus tard, les médecins ont cherché un remède dans une plante qui avait été pendant si long-temps l'objet d'une aussi grande vénération.

Le gui se développe très-rarement sur le chêne : quelques auteurs ont même prétendu qu'il n'y vient jamais, et que le gui de chêne des anciens était une espèce de *Loranthus*. Mais nous ferons remarquer, 1° que, s'il est vrai que le gui soit très-rare sur le chêne, tandis qu'il est si commun sur les pommiers, les poiriers, les peupliers, etc., il s'y développe cependant quelquefois, puisqu'il en existe un très-bel individu sur un tronc de chêne dans les collections du Muséum de Paris; 2° que le *Loranthus europæus*, la seule espèce de ce genre qui croisse en Europe ne vient pas en France, et que par conséquent les druides de la Gaule allant cueillir le gui dans les forêts de leur pays, ce nom doit s'appliquer au *viscum album*, qui y croît naturellement, et non au *Loranthus*, qui y est étranger. Le gui a une odeur faible, une saveur amère, mucilagineuse et un peu âcre. Aujourd'hui on ne l'emploie plus. En effet, que dire d'une substance que l'on a regardée comme un spécifique contre l'épilepsie, et en général contre toutes les affections convulsives; que l'on a employée tour à tour contre l'asthme convulsif, la dysenterie, la ménorrhagie, la goutte, l'apoplexie, etc., etc. (A. RICHARD.)

GUIMAUVE, s. f., *althæa officinalis*, L. Rich. *Bot. med.* 2, p. 728. Plante vivace de la famille des Malvacées et de la Monadelphie polyandric, dont la racine est fusiforme, blanche, charnue, branchue, donnant naissance à une tige simple, tomenteuse, d'un à deux pieds d'élévation. Ses feuilles sont alternes, pétiolées, molles, cordiformes, à trois ou cinq lobes aigus et crénelés. Les fleurs sont d'un rose très-pâle, formant une sorte de panicule. Le genre guimauve (*althæa*) est très-rapproché du genre mauve (*malva*), dont il diffère seulement par son calice extérieur à cinq ou neuf lobes, tandis qu'il n'en offre que trois dans les mauves.

Toutes les parties de la guimauve peuvent être et sont en effet employées en médecine. La racine, les feuilles et les fleurs contiennent un mucilage abondant qu'elles cèdent très-facilement à l'eau bouillante. Aussi cette plante est-elle éminemment émolliente, et par conséquent son usage est avantageux toutes les fois que l'on veut combattre l'inflammation; mais assez généralement on n'emploie la décoction de la racine ou des feuilles de guimauve que comme médicament externe. On en fait des lotions, des bains, des injections, etc. On prépare avec la racine de guimauve un sirop, une pâte et des tablettes, qui sont très-fréquemment usités et fort agréables.

La racine de guimauve, lorsqu'elle a été bien desséchée, est quelquefois employée par les chirurgiens comme un moyen mécanique propre à dilater certains canaux fistuleux. On en taille des petits cylindres que l'on introduit dans les ouvertures fistuleuses. L'humidité ne tarde pas à les pénétrer et à les gonfler rapidement, et à dilater ainsi les sinus dans lesquels ils ont été introduits. A. RICHARD.

GUSTATION, s. f., *gustatio*. C'est l'action de *goûter*, la sensation du *goût*. Nous en avons traité à ce dernier mot, qui est plus communément employé, et auquel l'on devra dès lors recourir. *Voyez* GOUT. (RULLIER.)

GUTTE (GOMME) *gummi-gutta*. Gomme-résine, que l'on

retire par incision de l'écorce d'un arbre de la famille des *Guttifères*, nommé *Garcinia Cambogia* (Rich., *bot. méd.* 2, p. 687.) Cet arbre croît à Ceylan et dans d'autres parties des Indes orientales. Le suc laiteux qu'il renferme est jaunâtre ; il s'écoule des incisions que l'on pratique au tronc et aux branches : d'abord liquide, il finit par se solidifier. Il se présente alors sous l'aspect de masses plus ou moins volumineuses, cylindracées, pesantes, sèches, d'un jaune rougeâtre, friables, à cassure nette et brillante, sans odeur. Sa saveur est d'abord fade, mais elle devient bientôt âcre. Sa poudre, et surtout sa dissolution dans l'eau, est d'une belle teinte jaune claire, aussi l'emploie-t-on très-fréquemment dans la peinture à l'aquarelle. L'alcohol en dissout les quatre cinquièmes qui se composent de résine ; l'autre cinquième est formé d'une substance gommeuse insoluble dans ce menstrue. L'eau la dissout en totalité.

La gomme gutte exerce une action spéciale sur le canal alimentaire. C'est un purgatif violent que tous les auteurs s'accordent à placer parmi les drastiques ; aussi ne l'administre-t-on qu'à des doses très-faibles, telles que six, huit ou dix grains, dont on fait des pilules en l'incorporant dans une substance aromatique. Les médecins emploient assez rarement ce médicament, et on ne doit jamais le prescrire que chez les individus lymphatiques ou peu irritables, dans certaines hydropisies passives, dans la leucophlegmatie, et surtout pour détruire les vers intestinaux. C'est généralement sous la forme de pilules qu'on le prescrit. La dose, qui doit toujours être très-faible, doit néanmoins varier suivant l'âge, la force et l'idiosyncrasie des individus.

Cette matière entre dans quelques préparations officinales. Nous citerons ici particulièrement les *Pilules hydragogues de Bontius*. A. RICHARD.

GUTTIFÈRES, *guttiferæ*, s. f. Famille de plantes dicotylédones polypétales, à étamines hypogynes, composée exclusivement de végétaux exotiques, qui croissent dans les contrées voisines des Tropiques. Ainsi que l'indique leur nom, ces végétaux contiennent tous un suc gommo-résineux, d'un jaune rougeâtre, qui jouit de propriétés âcres et purgatives. La gomme gutte, qui est produite par le *garçinia cambogia*, est, ainsi que nous l'avons dit précédemment, un violent purgatif drastique. Ces propriétés existent également dans les autres guttifères douées de ce suc gommo-résineux. Néanmoins, les fruits qui, dans cette famille, sont charnus et succulens, ont une saveur acidule agréable, et sont employés comme rafraîchissemens dans les contrées brûlantes où croissent ces végétaux. Une pareille anomalie est facile à expliquer et ne détruit en rien l'uniformité de propriétés que nous avons signalée dans la famille des Guttifères. En effet, le suc gommo-résineux qui donne à un grand nombre de guttifères une propriété purgative si intense, n'existe pas dans les fruits de cette famille. Aussi dans l'Inde et en Amérique mange-t-on fréquemment les fruits du *mammea americana*, connus sous le nom d'abricots des Antilles, ceux du *garcinia mangostana* ou pommes de Mangostan, et même ceux du *garcinia cambogia* qui fournit la gomme gutte. (A. RICHARD.)

GUTTURAL, adj., *gutturalis*, de *guttur*, gosier; qui appartient au gosier ou au pharynx et à ses dépendances. (A. B.)

GYMNASTIQUE, s. f., de γυμνάζειν, faire de l'exercice, R. γυμνός, nu. Partie de l'hygiène qui traite des effets des différens exercices sur l'économie animale. Boerhaave et Hallé l'ont désignée sous le nom latin de *gesta* ou d'*acta*. Par *exercice* on doit entendre l'action, le travail de nos divers organes, mais plus spécialement de ceux de la locomotion, parmi lesquels je comprends la partie de l'encéphale qui préside à cette fonction.

La gymnastique est un des plus puissans modificateurs du corps humain. Son immense influence avait été sentie par les anciens, qui en firent une étude et une application particulières. Cette branche de l'hygiène fut portée chez eux à un très-haut point de perfection et de gloire. Tout le monde connaît les jeux olympiques; et l'on sait que les honneurs de l'apothéose même étaient réservés aux athlètes victorieux. Les anciens législateurs, en faisant fleurir ces coutumes, avaient pour objet de développer les forces, d'entretenir la santé, et de former des défenseurs à la patrie. Par la suite des temps, la gymnastique dégénéra de sa noble destination; elle ne fut plus chez les Romains que l'objet d'une curiosité barbare; elle finit par tomber dans une désuétude complète. Les avantages sans nombre qu'elle procure auraient dû la préserver de cette disgrâce. Dans ces derniers temps, quelques bons esprits se sont efforcés de la remettre en vigueur, et tout ami de l'humanité doit faire des vœux pour leurs succès.

§ I. *Des effets généraux de l'exercice.* — Avant d'entrer dans aucun détail sur les effets de l'exercice, ils est quelque phénomènes généraux, qui accompagnent le mouvement et le repos, qu'il est nécessaire d'exposer. A la vérité, ces effets varient suivant que l'exercice est plus ou moins violent, plus ou moins prolongé, qu'il exige de fortes contractions musculaires, ou qu'il est communiqué par un agent extérieur, suivant les parties qui l'exécutent, etc. Mais à ces différences près, que nous exposerons plus tard, les modifications produites peuvent être décrites d'une manière générale. Ainsi, un des premiers résultats de l'exercice est d'appeler dans les organes, siège du mouvement, les fluides destinés à entretenir la vie, et cela par l'excitation qu'il fait naître. La contraction musculaire a lieu par la volonté; l'innervation est donc d'abord en travail dans le muscle qui se meut. Tout le monde sait en effet que, si une cause quelconque, telle que la section des nerfs ou toute autre, vient à intercepter la communication de l'agent nerveux, quel qu'il soit, avec le muscle, celui-ci cesse de se mouvoir. Tout le monde sait aussi que, si une cause semblable vient à empêcher le cours du sang dans le membre, celui-ci s'engourdit, tombe dans la stupeur, et devient incapable d'agir. L'innervation, la circulation et les organes qui les exécutent, reçoivent donc la première influence de l'exercice. Ces organes de vie et de réparation augmentant directement d'activité dans l'organe en exercice, y développent un surcroît de chaleur et de nutrition, lorsque l'exercice est souvent répété. En effet, un organe exercé devient plus volumineux, plus agile, plus fort; il finit par exécuter avec une merveilleuse perfection les actes qui d'abord paraissaient d'une insurmontable difficulté. Mais, ainsi que les autres organes de l'économie animale, les muscles ne peuvent pas toujours être en exercice. Au bout d'un certain temps ils se fatiguent et ressentent le besoin de repos, ils éprouvent l'impossibilité d'agir, un sentiment de faiblesse insurmontable. On a remarqué que l'intermittence d'action était nécessaire à tous nos organes, mais surtout au cerveau; or les actes locomoteurs, étant sous l'influence directe de ce viscère, doivent nécessairement rentrer dans la loi commune : tels sont les premiers effets du mouvement.

Mais les mouvemens ne bornent pas leur influence à ces premières modifications. Par les nombreuses corrélations qui unissent tous les systèmes de l'économie, et dont l'innervation et la circulation sont, sinon les causes, au moins les agens principaux, tous les organes, toutes les fonctions participent plus ou moins aux mutations que l'exercice fait naître. Toute perte exige une réparation; sans cette réparation, l'individu cesserait bientôt de vivre. Aussi rien n'est plus funeste à l'économie et rien n'abrége plus l'existence que les pertes qui font tomber les organes dans une telle faiblesse, que la réparation se fait avec une grande difficulté. Tel n'est pas l'exercice, à moins qu'il ne soit porté à un point excessif, comme cela pouvait avoir lieu pour les athlètes et les gladiateurs; alors il entraînait une vieillesse prématurée. Mais l'exercice modéré favorise l'appétit, active la digestion, et facilite la conversion des matières alimentaires en notre propre substance. D'après une loi de l'organisme qu'on ne saurait s'empêcher de reconnaître, tout organe ou toute portion d'organe qui s'exerce fortement exige le repos des autres organes ou trouble leur action. Lorsque la portion de l'encéphale qui préside à l'intelligence est en exercice, celle qui tient les affections sous sa dépendance cesse d'agir. Ces mêmes actions troublent ou suspendent le travail des autres viscères. De même, si l'encéphale est en exercice pour produire des actes locomoteurs, pendant que l'estomac est rempli d'alimens, celui-ci suspend son action, la digestion est manifestement troublée, ce que prouvent des expériences directes. Ce n'est pas que l'exercice, pendant la digestion, s'oppose au passage des alimens de l'estomac dans les intestins, ce passage se fait au contraire avec plus de rapidité, et pour cela les alimens ne subissent pas dans le ventricule une élaboration convenable. Il est cependant des fonctions que l'action du cerveau accélère inévitablement; je veux parler de la circulation. Mais cela se conçoit aisément: car, si le cerveau est en action, pour que cette action se soutienne, il faut qu'il soit convenablement excité; or le sang étant l'excitant naturel de tous les viscères, et par conséquent du cerveau, il est nécessaire qu'il afflue plus souvent et en plus grande abondance vers lui, et qu'il lui fournisse ainsi l'excitation convenable. Cette accélération de la circulation a lieu dans les travaux intellectuels et dans la plupart des passions; elle arrive plus nécessairement encore dans la locomotion. Ainsi s'explique de la manière la plus satisfaisante la connexion intime qui unit ces deux grands systèmes de l'organisme. Si les pertes qu'entraîne l'exercice doivent être promptement réparées, ce sera une conséquence naturelle que l'absorption intestinale se fait avec activité; par la même raison, l'absorption interstitielle sera aussi très-active, d'où résultera une maigreur sensible, si la réparation n'est pas en rapport avec les pertes éprouvées. Si la digestion, si l'absorption, si la circulation sont actives, les autres mouvemens organiques qui en sont la suite ne peuvent pas tarder à se mettre en harmonie : ainsi les mouvemens respiratoires doublent de fréquence et d'étendue; les poumons reçoivent une plus grande quantité d'air, et absorbent ainsi une plus grande proportion d'oxygène. La nutrition jouit en effet d'une énergie remarquable; non qu'il faille en juger par l'embonpoint des individus qui prennent beaucoup d'exercice, car ces individus sont ordinairement maigres, mais bien par la rapidité des mouvemens de composition et de décomposition. Le système locomoteur acquiert néanmoins un volume plus ou moins considérable. La chaleur animale dont on ignore la source, mais qu'on a placée récemment et non sans quelque vraisemblance dans l'innervation, ce qui paraît être aussi le résultat d'autres opérations de l'organisme, la chaleur animale augmente beaucoup par l'exercice actif : la circulation capillaire, l'exhalation cutanée partagent l'activité générale; et peut-être est-ce à l'augmentation de cette dernière que sont dues les pertes éprouvées pendant l'exercice. Quant aux sécrétions, la plupart, dérobées à nos moyens d'investigation, ne peuvent être appréciées avec une justesse bien rigoureuse dans les derniers changemens qu'elles subissent. Ce qui est incontestable, c'est que la sécrétion synoviale est augmentée. La plupart des autres sont vraisemblablement diminuées.

Mais jusqu'à quel point la locomotion agit-elle sur les sens, sur l'encéphale? D'après ce que nous avons dit, cette influence ne saurait être difficile à apprécier. La locomotion exerçant pour ainsi dire d'une manière exclusive la portion du cerveau à laquelle elle est confiée, laissant par conséquent dans l'inaction les portions mentale et affective, la première devra acquérir un grand développement au détriment des deux autres. Cette observation, que nous croyons parfaitement juste et fondée sur des observations irrécusables, nous fournit des conséquences bien précieuses pour l'hygiène : c'est que le meilleur moyen de détruire les effets fâcheux que produisent souvent les excès intellectuels et moraux, c'est de faire faire au malade un exercice convenable. Combien d'hystériques, de mélancoliques, d'érotomanes, etc., n'ont-ils pas dû leur guérison à un genre de vie très-actif qu'on les obligeait de suivre, ou que la fortune les forçait d'adopter ? Les facultés intellectuelles et morales seront peu développées chez celui qui se livrera d'une manière exclusive à des exercices forcés. Les athlètes, comme nous savons, ne brillent pas par l'éclat de ces qualités.

Parmi les exercices, ceux qui exigent les secours des sens augmentent leur énergie, leur finesse; comme les autres parties du système nerveux, ils resteraient dans un développement médiocre, si pendant les mouvemens, ils ne se trouvaient eux-mêmes en activité. Les diverses puissances de l'hygiène agissent sur les organes locomoteurs, elles activent ou ralentissent leur action. Après une abondante réparation, lorsque la digestion est opérée, l'exercice est facile, les forces sont augmentées; cet effet a lieu principalement lorsque l'alimentation est tonique et fortement réparatrice, que des viandes succulentes et des vins généreux font la base du régime. Les substances douées d'un principe amer, les aromates, les huiles essentielles, les liqueurs alcooliques, le café, pris modérément, multiplient les forces locomotrices. A ces causes excitantes et toniques viennent se joindre la respiration d'un air pur, sec et froid; l'hiver, le printemps, le matin, la lumière accompagnée de peu de chaleur, et l'électricité; les climats froids ou tempérés; les lieux élevés, les bains frais ou froids de rivière ou de mer; des évacuations peu abondantes, et la continence spécialement.

Une abstinence prolongée ou une alimentation rafraîchissante ou relâchante; l'usage habituel des boissons aqueuses non-fermentées; les climats débilitans des tropiques; l'ardeur de l'été, du soleil en son midi; l'habitation dans un lieu bas et humide; la respiration d'un air humide et chaud; l'absence de la lumière et de l'électricité; l'abus des bains chauds ou tièdes; des évacuations excessives, etc., telles sont les causes qui diminuent l'énergie des mouvemens. On doit y ajouter les travaux intellectuels, une foule d'affections morales, le sommeil trop prolongé et l'inaction. La contractilité musculaire est plus ou moins énergique dans l'enfance et dans la femme; mais c'est dans la jeunesse, l'âge adulte et chez l'homme, que la locomotion s'exécute avec la plus grande plénitude. Chez les vieillards la diminution de l'agent nerveux entraîne l'anéantissement de la locomotion qui en dérive.

Les exercices ont été divisés par Galien et par ceux qu'il l'ont suivi, en exercices actifs et en exercices passifs; quelques auteurs ont fait, avec raison, une troisième classe d'exercices qu'ils ont nommés *mixtes*, c'est-à-dire, participant aux uns et aux autres. Nous suivrons ces divisions.

§ II. *Effets particuliers des exercices.*—ARTICLE PREMIER.—*Exercices actifs.*

A. *De la Marche.* — Les effets de la marche diffèrent, selon qu'elle est plus ou moins rapide, que les pas sont plus ou moins grands, que le sol sur lequel on l'exécute est ascendant, descendant ou horizontal, qu'il est mobile ou résistant; selon qu'on se dirige en avant ou qu'on recule; enfin, selon qu'elle dure plus ou moins long-temps. Le premier effet de la marche est d'augmenter la contractilité musculaire, consécutivement la circulation, d'accélérer la respiration, d'imprimer à tous les viscères de légères secousses favorables à leur action. Elle exerce surtout les extrémités inférieures. Si l'on monte, les muscles antérieurs du tronc, et surtout des cuisses, se trouvent principalement en action; si l'on descend, ce sont les muscles des régions postérieures. Dans tous les cas, les extrémités supérieures restent dans l'inaction. La marche ne produit donc pas une nutrition parfaitement égale. Elle ne convient guère qu'aux convalescens et aux personnes qui n'ont pas un besoin immédiat d'exercer les membres thoraciques. Pour remédier à l'inaction des bras pendant la progression simple, il faudrait leur faire exécuter quelques mouvemens réguliers, ou les surcharger de poids convenables.

B. *Du Saut.*—Le saut peut s'exécuter de plusieurs manières: en haut, en avant, en arrière, ou latéralement. Le saut a lieu par la flexion des membres inférieurs et leur extension violente et subite. Ce sont encore ici les extrémités inférieures dont l'action est la plus énergique. Les bras sont presque inactifs, du moins comparativement. Les anciens suppléaient, à leur défaut d'exercice, par des poids qu'ils nommaient *haltères*. Les membres supérieurs peuvent devenir actifs, si l'on prend un point d'appui soit sur l'objet qu'on veut franchir, soit sur le sol, au moyen d'une perche. Le saut produit des résultats bien plus puissans que ceux de la marche, et ces résultats sont en rapport avec les efforts employés dans cet exercice.

C. *De la Course.* — Dans la course, bien que ce soient encore les muscles des extrémités inférieures qui exécutent les plus grands efforts, cependant les bras et les avant-bras, maintenus dans une contraction permanente, participent à l'efficacité de cet exercice. De toutes les fonctions organiques, aucune n'est influencée à un plus haut point que la respiration. Pendant une course rapide, le thorax prend son plus grand développement, pour recevoir la plus grande quantité d'air possible. Après une course violente, la respiration est anhéleuse, le cœur bat avec violence; enfin, toutes les fonctions se trouvent singulièrement activée. L'exercice qu'on prend en patinant est aussi l'un des plus salutaires.

D. *De la Danse.* — Si l'on se livrait à la danse dans des circonstances convenables, nul doute qu'elle ne produisit de bons effets; il faudrait qu'on s'y livrât dans le jour, en plein air, avant le repas du soir. Nos bals qui ont lieu pendant la nuit, moment du repos, dans des appartemens fermés, où circule peu d'air, où se dégagent une multitude d'exhalaisons méphitiques, etc., sont loin d'être salutaires. Les modifications organiques qui résultent de la danse varient, selon qu'elle exige plus ou moins d'efforts, et qu'elle est plus ou moins fréquemment répétée. Les danseurs de profession ont les muscles des jambes, des cuisses, et de la partie inférieure du tronc, fortement développés; ceux des extrémités supérieures le sont beaucoup moins; leur poitrine, leurs épaules paraissent étroites, resserrées.

E. *De la Natation.*—La natation est, sans comparaison, l'exercice le plus utile et le plus agréable auquel on puisse se livrer: tout est profit dans ce salutaire exercice. Il faut joindre aux modifications profondes qu'impriment à l'économie animale les actes locomoteurs qu'exigent les divers modes de natation, les effets non moins remarquables du bain frais. (*Voyez* BAIN.) Tout exercice occasione des pertes abondantes, surtout par la perspiration cutanée; ici cette perte n'a pas lieu, la température du fluide, la pression qu'il exerce par sa densité, s'opposent à cette perte. Aussi, son effet tonique se fait-il sentir promptement. L'homme qui sort de nager est agile, fort, dispos, pourvu toutefois qu'il ne se soit pas fatigué par la durée ou la violence de ses mouvemens; et, dans ce cas-là même, après quelque temps de repos, il en éprouve tous les bons résultats. Dans la natation ordinaire, tous les muscles sont en mouvement; mais ce sont surtout ceux de la région cervicale postérieure, ceux des lombes et du dos qui fatiguent le plus, car ils sont dans une contraction permanente; ce sont donc ceux qui doivent se fortifier le plus. On conçoit que ce genre d'exercice doit principalement convenir à ces enfans grêles et débiles, chez lesquels la station est pénible et difficile par la faiblesse de ces muscles, et chez lesquels un rachitisme imminent fait craindre la déviation de la colonne vertébrale. Il est une manière de nager, dans laquelle les bras sortent tour à tour hors de l'eau. Les muscles pectoraux, le grand dorsal et le deltoïde sont spécialement en action; la poitrine se développe, et les organes qu'elle renferme acquièrent plus de volume et plus de force. Les muscles du tronc et des extrémités inférieures exécutent d'ailleurs les mêmes mouvemens que dans la manière précédente. Il faut un concours d'efforts bien autrement considérables pour nager ainsi, que pour le mode ordinaire. Aussi, ne peut-on long-temps soutenir un exercice aussi violent. Il est certainement celui de tous qui doit renforcer le plus efficacement la constitution.

Les muscles de la partie antérieure sont surtout en contraction lorsqu'on nage sur le dos; mais cet exercice est peu fatigant, et n'exige presque pas d'efforts. Il est inutile d'énumérer toutes les manières de nager; comme on les pratique à peu près toutes successivement, le système locomoteur tout en entier se trouve exercé.

La natation, à laquelle on se livre ordinairement pendant les chaleurs de l'été, milite avantageusement contre l'influence débilitante de la saison. Elle empêche les pertes de la transpiration, et permet un exercice très-actif qu'on ne pourrait pas prendre sans elle. C'est donc une des ressources les plus précieuses que nous possédions pour résister à l'action destructive de la chaleur.

On ne doit pas se livrer à cet exercice dans toutes les saisons, dans tous les temps et dans tous les lieux. Après les orages, l'eau contenant une multitude de substances organiques en décomposition, contracte les qualités malfaisantes des marais. Aussi, des observateurs recommandables ont-ils remarqué que le bain pris dans ces circonstances occasionait fréquemment des fièvres intermittentes. Bien que nous n'ajoutions aucune foi aux vertus délétères spécifiques de la canicule, nous croyons qu'il est prudent de s'abstenir de la natation lorsque le soleil, dans toute sa force, darde ses rayons presque perpendiculairement sur l'horizon. Il peut en résulter des érysipèles, des inflammations du cerveau et des méninges, des congestions, etc. Les climats paraissent avoir une influence particulière sur l'effet du bain. On rapporte que plusieurs voyageurs, qui supportaient très-bien le bain froid dans leur pays natal, ont succombé à la suite de ces bains dans les pays éloignés. Le milieu du jour n'est pas un moment favorable pour l'exercice dont nous parlons; il faudra s'y livrer le matin avant le premier repas ou le soir avant le dernier.

F. *De la Chasse.* — La chasse a été regardée par tous les peuples comme un des exercices les plus utiles, les plus propres à développer les sens et l'organisme entier. Le chasseur s'habituant à braver les feux d'un soleil ardent et les glaces d'un hiver rigoureux, continuellement exposé à la pluie, aux vents, enfin à toutes les intempéries des saisons, acquiert la faculté précieuse d'être insensible à leurs atteintes. Obligé de franchir les obstacles nombreux qui s'opposent à son passage, il devient agile, adroit; suspendu sur des rocs escarpés, il s'habitue à mesurer sans effroi le précipice ouvert sous ses pas; il suit à la course un cerf agile, il fuit un sanglier furieux. Son œil accompagne au loin l'oiseau qui traverse les airs; son oreille perçoit le moindre bruit. Forcé d'imaginer mille embûches, il devient industrieux, rusé; mais cet exercice violent, occasionant des pertes considérables, fait naître le besoin de les réparer. L'appétit du chasseur est toujours vif, sa digestion toujours active et complète; l'absorption, la circulation, la respiration suivent nécessairement cette augmentation d'énergie. Il est ordinairement peu chargé d'embonpoint; il perd trop pour cela, et répare trop peu. Son sommeil est ordinairement réparateur; à peine a-t-il la tête sur sa couche, qu'il dort profondément. S'il rêve, ce sont les images de la chasse qui se retracent dans son cerveau. L'homme qui se livre habituellement à cet exercice est presque réduit aux passions de l'homme isolé : il méconnaît l'ambition, l'envie, l'avarice. Les tourmens de l'amour ne déchirent point son cœur. L'habitude de vivre dans les bois donne au chasseur un caractère âpre, fier, inflexible aux raffinemens de la politesse; et le peu de culture de son esprit le rend insensible aux plaisirs des beaux-arts et des sciences, pour lesquels il affecte un mépris souverain.

Les organes locomoteurs surtout sont influencés de la manière la plus heureuse par l'exercice qui nous occupe. La chasse à pied réunissant la course, le saut, la marche, jouit de tous leurs avantages; elle a de plus celui d'exercer les extrémités supérieures pour le maniement de l'arme dont on fait usage; cependant la chasse n'est pas sans inconvéniens. Tous les individus ne sont pas propres à réagir contre les intempéries de l'air, et un grand nombre contractent des maladies chroniques. Quelques manières de chasser exercent plus particulièrement une influence fâcheuse. C'est ainsi que le chasseur, étant obligé quelquefois de traverser des lieux marécageux, et même d'y séjourner, est ordinairement frappé de rhumatismes, d'inflammations catarrhales chroniques. Celui qui reste immobile, osant à peine respirer, pour attendre sa proie, reçoit toute l'action d'un air souvent humide, brumeux et froid, sans qu'il lui soit possible de se soustraire à ses effets.

G. *De l'Escrime.* — Cet exercice exige un tel concours d'efforts, qu'il n'est pas suprenant qu'il introduise dans l'organisme de profondes mutations. Les anciens le considéraient comme un des plus fatigans et des plus propres à dissiper un embonpoint excessif. La nutrition qu'il développe dans les organes locomoteurs n'est pas départie d'une manière uniforme, bien que les membres semblent être également en action. On a observé dans les extrémités droites un développement supérieur à celles du côté opposé, chez les individus qui font des armes de ce côté, et réciproquement. L'escrime serait donc très-avantageuse, si l'on avait à combattre une faiblesse relative dans une des deux moitiés du corps; mais il est bon de faire remarquer ici que cet exercice serait plus funeste qu'utile, si la faiblesse dépendait d'une affection locale de la partie de l'encéphale qui préside aux mouvemens, surtout si cette affection n'est pas très-ancienne; car, dans ce cas, l'exercice devant être commandé par la partie malade, ce travail pourrait faire naître quelque changement fatal.

Une multitude de jeux jouissent des mêmes avantages que les exercices actifs dont nous venons de parler. Le mail, le palet, les boules, les quilles, la paume, le ballon, la balle, le volant, le billard, le jeu de corde, le cerceau, etc., sont de ce nombre. Dans presque tous, les extrémités supérieures sont plus exercées que les inférieures, ce qui les rend très-propres à développer le thorax et les organes qu'il renferme. Quelques-uns ont l'avantage de pouvoir être pratiqués par les femmes, tels que le volant et le billard. Ce sont presque les seuls que nos mœurs trop délicates leur permettent. Ils donnent au corps de la rectitude et de la grâce, au jugement de la justesse, à la vue de la précision. On ne saurait trop en recommander l'usage. Le médecin judicieux déterminera les cas où chacun de ces exercices sera plus spécialement utile. La connaissance des mouvemens et des organes qui les exécutent, et conséquemment qui se développent plus particulièrement par telle ou telle espèce d'exercice, et celle des organes à développer, le conduiront nécessairement au choix de l'exercice le plus convenable, dans le cas où l'on réclamera ses conseils. Dans la très-grande majorité des circonstances, il ne s'agit pas de fortifier un organe en particulier, mais bien une constitution faible dans tous ses points. C'est alors un exercice qui mette en action toute l'économie que l'on doit conseiller. Il est presque inutile de dire que la durée et la force de l'exercice doivent être proportionnées aux forces de l'individu; qu'il faut procéder graduellement, avec précaution; qu'il faut éviter une fatigue excessive.

Dans ces derniers temps, quelques philanthropes, frappés de l'utilité des exercices du corps, ont établi des gymnases où l'on fait exécuter aux jeunes gens un grand nombre d'exercices. Ils font d'abord faire à leurs jeunes disciples des marches dans différens sens, accompagnées de chant, et même de musique; on leur fait exécuter des mouvemens partiels des membres. Ces exercices élémentaires consistent dans l'élèvement, l'abaissement, la pronation, la supination, et la rotation des membres thoraciques, rendus plus ou moins difficiles par la promptitude avec laquelle ils doivent être exécutés. Les membres abdominaux sont exercés à des mouvemens analogues et fort multipliés. Lorsque les jeunes élèves sont suffisamment habiles dans ces mouvemens préliminaires, on leur fait faire des exercices plus compliquées. La course en rond, en long, en avant, en arrière, les épaules et les bras libres d'abord de tout fardeau, chargés ensuite de poids plus ou moins considérables, est l'un des premiers auxquels ils se livrent. Viennent ensuite diverses espèces de lutte que n'accompagne aucun danger Le saut et ses diverses variétés succèdent à la lutte. Ils apprennent aussi à grimper par les bras derrière une échelle sans appuyer les pieds; ils s'élèvent à l'aide d'une corde à nœuds ou unie, en s'appuyant entre deux mâts qui n'offrent aucune aspérité; ils traversent d'un lieu dans un autre au moyen d'une corde horizontale. Le lecteur appréciera sans doute les effets qui doivent résulter de tous ces exercices.

§ III. *Exercices passifs.* — Ici ce n'est plus la contraction d'un ou de plusieurs muscles qui met en jeu les autres organes; ce sont des secousses imprimées par une force étrangère, extérieure, qui déterminent les mouvemens de tous les viscères. Ces secousses mécaniques excitent beaucoup moins le cœur et le cerveau que l'action des organes locomoteurs, aussi sont-elles beaucoup moins propres qu'elle à développer ces systèmes et opérer des révulsions salutaires; mais d'un autre côté, occasionant une moindre déperdition de substances, ces exercices favorisent à un haut degré les exhalations cellulaires et la nutrition générale. La digestion, que troublent les exercices actifs, se fait au contraire avec la plus grande facilité pendant les exercices passifs; cependant il est des personnes qui ne peuvent aller en voiture après avoir mangé, sans être incommodées; et un plus grand nombre ne pourraient pas impunément être voiturées après le repas. L'absorption intestinale est manifestement activée dans ce genre d'exercice; mais on a vainement prétendu que la circulation et la calorification étaient alors sensiblement diminuées. Si on compare ces fonctions à ce qu'elles sont pendant un exercice violent, nul doute qu'elles ne soient moindres; mais si on les compare à ce qu'elles sont pendant le repos, l'assertion de MM. Barbier, Currie, etc., est dénuée de fondement. Il faut tenir compte de la saison où cet exercice est pris. Certainement, si c'est pendant l'hiver, le froid ne tardera pas à saisir l'individu presque immobile, et la circulation paraîtra ralentie; mais il n'en sera pas de même des autres saisons de l'année. Ces auteurs ont attribué le même effet à l'équitation; mais elle produit des résultats bien différens, selon la vitesse et l'allure du cheval, et surtout selon l'habitude plus ou moins grande du cavalier. Il en est pour qui l'équitation est un exercice actif des plus violens. La respiration est peu influencée par les exercices passifs; mais si la circulation était véritablement ralentie, cette fonction partagerait cette diminution d'activité. Quelques exercices passifs semblent augmenter les sécrétions glandulaires; mais les exhatations synoviale et cutanée sont loin d'avoir la même activité que durant les exercices actifs énergiques. De toutes les fonctions organiques, celle qui ressent le plus évidemment l'influence des exercices passifs, c'est l'exhalation graisseuse du tissu cellulaire, et généralement la nutrition de tous les viscères. Aussi, sans vouloir expliquer par quel mécanisme la nature opère cette mutation de l'organisme, observons-nous que les personnes qui sont habituellement en voiture sont pourvues d'un embonpoint remarquable. Si les fonctions assimilatrices, ou plutôt les organes qui les exécutent, acquièrent une haute prédominance par les exercices dont nous parlons, il en résulte nécessairement que les fonctions encéphaliques doivent être influencées dans un rapport inverse. Aussi a-t-on observé de tout temps que les affections mentales disparaissaient souvent sous l'heureuse influence des voyages; mais n'oublions pas de tenir compte des diverses circonstances où se trouve le malade : changement d'air, d'habitudes, de régime, aspect d'une nature nouvelle, éloignement des causes qui ont déterminé l'affection, tout ne concourt-il pas puissamment à des cures souvent inespérées?

A. *De la progression en voiture.* — L'effet de cette espèce d'exercice sera d'autant plus prononcé que la voiture sera plus mal suspendue. Les ressorts élastiques, sur lesquels sont portées les caisses des carrosses, amortissent le choc, en décomposant le mouvement communiqué; l'ébranlement qui en résulte est donc beaucoup moindre que dans les voitures mal suspendues; ce n'est plus alors qu'un doux balancement presque sans résultat sur l'organisme. Le sol sur lequel le mouvement a lieu est loin de produire les mêmes secousses; la rapidité plus ou moins grande de la course fera aussi varier ses effets. L'exercice en voiture est tonique et peu excitant, ainsi que la plupart des exercices passifs dont il doit être regardé comme le prototype. Il conviendra donc aux personnes faibles qui ne pourront soutenir un exercice actif; aux convalescens, aux femmes, aux vieillards, aux enfans, aux personnes chez lesquelles la constitution est caractérisée par l'atonie des divers appareils; mais il sera utile qu'elles se livrent aux exercices actifs dès que leurs forces pourront le leur permettre.

B. *De la litière et de la chaise à porteur.* — Je crois à peu près nuls les effets de la litière ou de la chaise à porteur.

C. Il n'en est pas de même de la *navigation*. Si l'on réfléchit aux causes nombreuses qui dans cet exercice peuvent modifier l'organisme, on se convaincra facilement qu'il pourra dans beaucoup de circonstances être d'une haute utilité. L'exercice qu'on prend en bateau sur une rivière peut être fort salutaire, et par les impressions morales qui peuvent en résulter, et par les circonstances diverses qui l'accompagnent; mais les voyages sur mer sont bien autrement puissans. Les émotions de l'âme, excitées par la vue de l'immensité, par les abîmes, par les tempêtes et les orages; l'espoir de la guérison, impriment à l'organisme des modifications qui ne peuvent pas être légères. La respiration d'un air pur, continuellement rafraîchi par l'évaporation, la température diverse des régions qu'on parcourt, le changement de régime alimentaire, le roulis du vaisseau, occasionant le mal de mer, l'exercice qu'on peut prendre en partageant les manœuvres des matelots, ne font-ils pas de la navigation un des agens les plus énergiques de l'hygiène? Sans cesse exposés aux rayons solaires, aux vicissitudes de l'air, les gens de mer sont basanés et insensibles aux intempéries atmosphériques. Leurs muscles, développés par des travaux pénibles et continuels, sont forts et robustes, leur poitrine est large et bombée; l'habitude des cris leur renforce la voix; la natation à laquelle ils se livrent augmente encore leur énergie musculaire. La plupart du temps, privés des plaisirs de l'amour, lorsqu'ils débarquent, ils s'y abandonnent avec une espèce de fureur; ils sont aventureux, avides de dangers; ils se plaisent dans les hasards et les fatigues. Les personnes qui par régime prendront des habitudes maritimes, pourront acquérir une constitution plus ou moins rapprochée de celle que nous venons de décrire. L'intelligence et la plupart des affections morales se trouvent alors dans un repos absolu.

Il est maintenant facile de conclure dans quelles circonstances les voyages maritimes pourront être utiles. Dans les maladies chroniques, surtout dans les maladies du système nerveux, des organes des mouvemens ou de l'intelligence, dans les affections morales, ces voyages pourront produire d'heureux résultats.

On peut ranger parmi les exercices passifs celui qu'on prend dans un lit suspendu, dans un lit mal équilibré, dans un berceau, etc. Ces secousses légères ne peuvent convenir qu'à des individus extrêmement affaiblis.

§ IV. *Exercices mixtes.* — Ces exercices participent des deux précédens. Ils se composent de secousses imprimées par une force extérieure et d'efforts spontanés. Ils doivent par cette raison jouir des propriétés des uns et des autres, et, selon que l'un ou l'autre domine, être plus ou moins tonique, plus ou moins excitant, favoriser plus ou moins la nutrition des puissances locomotrices, ou celle des organes de la vie individuelle. Ces exercices pourraient être combinés avec les précédens, de manière à servir de transition des uns aux autres. Tandis que l'individu sera très-faible encore, on devra se borner aux gestations; à mesure que les forces reviendront, lui faire prendre un exercice mixte, d'où il passerait à un exercice actif, d'abord peu violent, enfin à celui qui exige le plus grand développement d'efforts musculaires.

A. *De l'Équitation.* — C'est le premier des exercices mixtes. En effet des secousses plus ou moins fortes sont imprimées par le mouvement de progression du cheval, et des efforts plus ou moins considérables sont faits par le cavalier, soit pour se maintenir sur cet animal ou le diriger dans sa marche. Le premier communique de légers ébranlemens ou de violentes secousses, suivant sa vitesse ou son allure, suivant son organisation et la nature du terrain sur lequel il marche. Les efforts du cavalier sont d'autant plus considérables qu'il est moins habitué à monter à cheval, ou qu'il monte un cheval plus fougueux ou plus rétif. L'utilité de cet exercice n'a pas été méconnue par les médecins de l'antiquité; mais les modernes l'ont beaucoup préconisé, et Sydenham en a fait le plus pompeux éloge. Hippocrate pensait que l'équitation atrophiait les organes de la génération. Cette observation est, de nos jours, tout-à-fait dénuée de fondement. L'exercice du cheval sera utile dans une multitude de circonstances; les cas où il conviendra, sa durée, l'allure qu'il faudra prendre, etc., ne peuvent pas être exposés dans un article de cette nature.

B. *La Balançoire.* — Cet exercice communique aux viscères des secousses qui excitent nécessairement leur action. La personne qui s'y livre, en voulant augmenter les mouvemens qu'on lui imprime, fait des efforts plus ou moins considérables; ce qui fait varier les effets organiques qui résultent de cet exercice. Comme tous les autres moyens gymnastiques mixtes, celui-ci accroît l'énergie de tous les viscères de la vie assimilatrice, sans laisser languir les organes de la locomotion. Il ne faut pas prendre l'exercice de l'escarpolette après le repas, il peut troubler la digestion et occasioner le vomissement : pour beaucoup de personnes il produit des phénomènes analogues au mal de mer.

C. *Du jeu de Bague.* — Cet amusement ne jouit pas d'une grande influence, il ne peut guère convenir qu'aux femmes et aux enfans. Le mouvement de rotation qu'on y reçoit peut déterminer des congestions cérébrales. Il en résulte ordinairement des éblouissemens, des vertiges, des nausées, et même des vomissemens.

Nous ne saurions terminer cet article sans parler des effets que produit le défaut d'exercice. Ces effets sont généraux ou locaux, primitifs ou consécutifs. Une partie reste-t-elle dans l'inaction, elle diminue de volume ; les saillies musculaires s'affaissent ; la peau qui la recouvre pâlit, la chaleur s'y éteint ; elle devient inhabile à se mouvoir. L'inaction ralentit d'abord, dans la partie immobile, la circulation et l'innervation, par suite la nutrition. Voilà l'effet local d'un repos prolongé. Si l'inaction est générale, l'action du cœur et du cerveau se ralentit manifestement ; la chaleur animale diminue, et les mouvemens organiques des autres viscères qui sont sous leur dépendance tombent dans une funeste inertie ; le système entier s'affaiblit d'autant plus profondément que la cause est plus absolue et plus durable.

Le repos passager des organes est nécessaire à une action nouvelle. Il donne aux parties le temps de réparer leurs pertes. Les fonctions assimilatrices se remplissent alors avec d'autant plus de perfection qu'elles ne sont distraites par aucune action étrangère, et qu'aucune perte nouvelle ne détourne les sucs réparateurs de leur véritable destination.

Un repos durable porte sur l'estomac son influence débilitante. La digestion est alors lente, tardive et pénible ; les substances alimentaires font sentir leur séjour dans le ventricule par le poids qu'elles occasionent à l'épigastre, par les éructations qu'elles provoquent, et l'inappétence qu'elles procurent. Les matières alvines sont plus abondantes et plus liquides, et la défécation plus rare, à cause du peu de contractilité du canal alimentaire. L'absorption intestinale est bien évidemment moins énergique que de coutume ; l'exhalation graisseuse est augmentée ; les contractions du cœur sont affaiblies, et par conséquent le cours du sang ralenti; les mouvemens respiratoires sont moins fréquens, et l'action chimique de la respiration s'opère imparfaitement. La même diminution d'activité se fait sentir dans les organes exhalans et secréteurs ; la perspiration cutanée est surtout infiniment diminuée. C'est principalement sur les organes des mouvemens que l'inaction fait sentir sa funeste influence. Les muscles deviennent mous, pâles et lâches ; ils entrent péniblement en action, et se lassent par le moindre exercice; ils finissent par s'atrophier. Le repos est essentiellement débilitant ; aussi est-il infiniment utile dans le traitement des maladies aiguës, et concourt-il efficacement à leur résolution. Indépendamment des considérations auxquelles nous venons de nous livrer, il en est encore de très-importantes. En effet, les résultats des diverses espèces d'exercices varient selon les constitutions, les âges, les sexes, les idiosyncrasies, les habitudes, etc. ; ces détails superflus en ce lieu se trouvent dans les traités spéciaux d'hygiène. (ROSTAN.)

---

# H.

HABITATION, s. f., *habitatio*, *habitaculum*; lieu où l'on a fixé sa demeure. Appelés à habiter tous les endroits de la terre, les hommes éprouvent les avantages et les inconvéniens naturels attachés à chacun des séjours qu'ils ont choisis, ou que la nécessité les a forcés d'adopter. Leur constitution physique et morale reçoit les empreintes des climats dans lesquels ils vivent. Mais, outre l'action de ces grandes causes, ils ont encore à subir l'influence des habitations isolées ou réunies qu'ils se sont construites dans le but de se garantir des intempéries de l'atmosphère et pour satisfaire à des intérêts politiques créés par l'état de civilisation. S'ils sont parvenus par leur industrie à diminuer quelques effets funestes des climats et des localités, à accroître leur bien-être par leur rapprochement et par le concours de leurs forces, ils ont trouvé dans ces moyens mêmes, résultats inévitables de leur organisation, une source de maux qui, malgré les déclamations de certains philosophes en faveur de la vie sauvage, sont loin de balancer les avantages de l'état social. C'est ainsi que les hommes se sont accumulés dans des enceintes circonscrites, exposés aux émanations de tous genres qui naissent de leur réunion, des animaux qu'ils entretiennent pour leur nourriture ou leur service, des ateliers où se forment les divers produits des arts, se privant mutuellement de l'influence bienfaisante des vents nécessaires pour renouveler une atmosphère corrompue, et de l'action non moins utile de la lumière solaire qui fait disparaître l'humidité, et constitue un des stimulus indispensables à l'entretien de la vie. Suivant que, par la disposition des villes et par l'étendue de leur population, ces conditions défavorables se trouvent portées à un degré considérable ou réunies en grand nombre, il en résulte pour les habitans des maladies graves de diverse nature, ou des prédispositions constitutionnelles plus ou moins fâcheuses, dont le médecin doit connaître les causes et jusqu'à un certain point le remède. La médecine ne donne pas les moyens d'échapper à tous les inconvéniens qui naissent des rassemblemens d'un grand nombre d'hommes, mais elle peut détruire quelques-uns et diminuer beaucoup de ces inconvéniens, en prescrivant certaines règles hygiéniques relatives à l'emplacement des villes, à la disposition des habitations particulières, à la situation des divers établissemens d'où s'échappent des émanations délétères, enfin à la construction des maisons dont la salubrité particulière influe sur la salubrité publique. Je ne pourrai qu'indiquer ici les points sommaires d'un sujet qui se prête à tant de détails, et qui a été traité dans presque toutes ses particularités par Frank dans sa *Police médicale*, et par M. Marc, dans ses divers écrits sur l'hygiène publique. Les seules considérations générales que j'exposerai seront en partie extraites de ce deux auteurs. D'ailleurs plusieurs articles de cet ouvrage rentrent dans celui-ci, dont ils offrent les développemens nécessaires. Je ne parlerai pas des habitations isolées; leur salubrité dépend en grande partie des localités, et les règles de construction leur sont presque toutes communes avec celles que l'on doit suivre dans les villes. De plus l'administration ne peut influer qu'indirectement sur leur disposition.

La plupart des villes sont loin d'être construites d'après les règles de salubrité qu'il serait si avantageux d'observer. Élevées dans des temps où des considérations de cette nature étaient généralement négligées et où des motifs particuliers exigeaient souvent des dispositions qui leur étaient contraires, formées par des augmentations successives, elles offrent presque toutes des travaux d'assainissemens à exécuter; ce qui ne peut être que l'œuvre du temps. Mais du moins les préceptes de l'hygiène doivent présider aux projets d'amélioration dans les villes anciennes, et à la construction de celles qu'il s'agirait de fonder ou de rebâtir.

L'emplacement des villes est rarement déterminé d'après des considérations de salubrité; le choix en est presque toujours commandé par des intérêts commerciaux et politiques. Il est cependant utile de connaître les positions les plus convenables à ces groupes d'habitations. On peut regarder comme généralement très-salubres les villes construites sur des lieux élevés, c'est-à-dire dominant tous ceux d'alentour, plutôt que surpassant de beaucoup le niveau de la mer; l'air y est plus vif et plus sec; l'accès facile des vents y renouvelle l'atmosphère; les effluves marécageux n'y parviennent que difficilement, et les émanations nuisibles qui s'y forment se dissipent avec promptitude. On observe le contraire dans les villes même très-élevées, mais qui sont dominées de tous côtés par des collines, de même que dans celles qui sont situées dans des vallées et des gorges. L'air y est stagnant, humide, et altéré par des miasmes de diverse nature. Les chaleurs de l'été y deviennent insupportables, à cause de la réverbération des rayons solaires. On peut remarquer quelquefois une différence bien tranchée de salubrité dans la même ville, lorsqu'elle a une partie haute et une partie basse. Dans celle-ci règnent les affections scrofuleuses, scorbutiques, les fièvres intermittentes, maladies qui sont étrangères à la partie haute. Il est difficile d'établir d'une manière générale le degré de salubrité des villes situées dans les plaines; il dépend d'une foule de conditions qui peuvent s'y rencontrer, comme ne pas exister, telles que l'étendue plus ou moins considérable de la plaine, la qualité du terrain qui est sec ou humide, les vents dominans, la nature des pays qu'ils ont traversés. Le voisinage des marais est toujours insalubre, le danger s'accroît par la chaleur du climat, et surtout par la situation de la ville dont le vent dominant passe, avant d'y arriver, sur les lieux marécageux. Le centre des forêts épaisses est communément défavorable; l'air y circule difficilement; le sol, qui n'est point réchauffé par les rayons du soleil, reste constamment humide. Leurs bords ne présentent pas les mêmes inconvéniens. Les rayons du soleil peuvent pénétrer sur les habitations qui y sont placées; le voisinage de ces grandes masses d'arbres les protège contre la violence des vents, et modère les chaleurs de l'été. Quelquefois l'abri de forêts épaisses et profondes est indispensable à la salubrité de certains pays qui, sans cette condition, seraient exposés aux émanations des marais, apportées par les vents qui les auraient traversés.

Quant aux villes situées sur les bords de la mer, elles ne trouvent, dans cette circonstance, aucune cause spéciale d'insalubrité, si elles ne sont pas exposées à d'autres causes particulières. L'air, dit-on, y est moins froid pendant l'hiver, et moins chaud pendant l'été. Les fleuves qui traversent les villes y sont à la fois la source d'inconvéniens et d'avantages nombreux : si les eaux qu'ils fournissent en abondance contribuent à la propreté et à la salubrité, ils forment une atmosphère humide, qui se charge facilement de toutes sortes d'exhalaisons ; et leurs bords, laissés à nu durant certaines saisons, deviennent quelquefois des foyers d'infection.

Plus les villes sont étendues, plus elles présentent de conditions contraires à la pureté de l'air si propice à la santé de leurs habitans. Indépendamment de cette première cause d'insalubrité (le rassemblement d'un grand nombre d'individus dans un lieu resserré), il s'en trouve quelquefois d'autres, en quelque sorte, extérieures, accidentelles. Ainsi, des villes sont entourées de murailles élevées ou de fortifications qui s'opposent d'autant plus à la libre circulation de l'air, qu'il existe déjà des circonstances défavorables; ou bien elles sont environnées de fossés remplis de vase ou d'eaux stagnantes, de jardins potagers qui forment autant de marais infects, à cause des arrosemens continuels qu'ils exigent, et du fumier dont on les couvre en abondance.

La manière dont sont disposées entre elles les habitations particulières qui composent les cités, en d'autres termes, la disposition des rues, des places publiques influe beaucoup sur la salubrité; cette disposition doit être calculée de manière à faciliter la circulation de l'air et l'accès des rayons du soleil dans les parties les plus basses des maisons. Il faut donc que les rues aient une largeur proportionnée à la hauteur des édifices qui les bordent: trop étroites et formées de bâtimens très-élevés, elles conservent un air corrompu, où la chaleur et la lumière du soleil ne pénètrent qu'imparfaitement: trop larges, elles ne seraient pas parcourues par un courant d'air assez rapide, et leur atmosphère s'altérerait facilement dans les temps de calme et de chaleur. C'est sur de telles considérations qu'est basée la déclaration de 1783, confirmée par la loi de 1792, qui fixe les mesures relatives à la largeur des rues et à la hauteur des maisons dans Paris; mesures auxquelles on doit se conformer lors des démolitions et reconstructions. Toutefois lorsque la ville est dans un climat ardent et par conséquent exposée aux rayons brûlans du soleil, on diminue une partie des inconvéniens qui résultent de cette exposition, en construisant des rues étroites, tortueuses et formées de maisons très-élevées. Lorsque les villes sont très-étendues, il n'est pas possible que la direction de toutes les rues soit également favorable; toutefois il est avantageux que les principales s'étendent du nord au midi, si cette direction ne les expose pas à des vents insalubres particuliers à la contrée, et qu'elles prennent naissance et se terminent à des endroits spacieux où l'air du dehors puisse avoir un libre accès. Les places publiques sont très-utiles en ce qu'elles contribuent à la circulation de l'air dans l'intérieur des villes, et de plus elles augmentent l'étendue relative de l'espace consacré à un nombre déterminé d'habitations ; la source d'inconvéniens qui résulte de leur réunion se trouve par conséquent diminuée. On a beaucoup discuté sur la question de savoir si les arbres qui bordent certaines rues ou dont sont couvertes plusieurs places, sont utiles ou nuisibles. On a également exagéré les avantages et les mauvais effets de ces plantations. On peut les regarder comme utiles, lorsqu'elles sont situées dans des rues larges et des grandes places, dont le sol n'est point humide, lorsqu'elles peuvent recevoir les rayons du soleil et que les arbres ne sont pas trop près des maisons, ou trop serrés les uns contre les autres. On doit appliquer aux jardins publics et particuliers ce que je viens de dire des places et des plantations d'arbres.

Les dispositions indiquées précédemment seraient insuffisantes pour entretenir la salubrité de l'air dans les villes, si l'on ne cherchait encore à détruire ou à diminuer les causes nombreuses qui tendent à en altérer la pureté. La propreté des rues exige qu'elles soient pavées avec soin, autrement leur surface est un marais presque permanent d'où s'exhalent des émanations délétères, comme on l'observe dans beaucoup de villages et de petites villes dont les conditions les plus heureuses sont détruites par cette seule circonstance. Le pavé doit être construit de manière à offrir une pente favorable à l'écoulement des eaux. Il faut que toutes les matières susceptibles de se putréfier soient enlevées chaque jour. Des fontaines doivent fournir l'eau nécessaire pour arroser et laver fréquemment les rues. Des égouts vastes et nombreux recevront les eaux bourbeuses de chaque quartier. Ils seront lavés fréquemment afin de ne pas devenir eux-mêmes des foyers d'infection qu'ils sont destinés à prévenir. Ceux dont les eaux se perdent par infiltration seront supprimés. Les autres qui aboutissent aux fleuves devront être submergés à leur sortie même de la voûte qui les recouvre. Il importe que les rivières qui traversent les villes ou en baignent les murs, que les fossés qui les entourent soient curés à diverses époques, mais jamais pendant les saisons où règne la chaleur. Les cimetières et les voiries doivent être situés à une certaine distance des habitations, et de manière que le vent qui soufle le plus ordinairement n'en apporte pas les exhalaisons. Enfin on éloignera tous les ateliers ou manufactures qui peuvent fournir des émanations dangereuses. Je m'abstiens de donner plus de développement à ces derniers objets qui seront spécialement traités aux articles HÔPITAL, INFECTION, INHUMATION, MANUFACTURE, etc.

La salubrité des maisons influe puissamment sur la santé de leurs habitans, et n'est pas non plus, comme je l'ai dit, sans influence sur la salubrité générale; malheureusement l'administration publique ne peut avoir qu'une action très-indirecte sur la plupart de leurs dispositions. Le mode de construction et le choix des matériaux sont les premiers objets à considérer. Pour que la partie la plus basse des maisons soit saine, il faut qu'elle repose sur des voûtes de caves, au lieu d'être en contact immédiat avec le sol, comme on le remarque dans les habitations de campagne qui même souvent sont enfoncées dans un terrain toujours humide à cause des mares et des fumiers dont elles sont entourées. Les salles ou chambres, surtout celles qui servent de retraite pendant la nuit, doivent être d'autant plus spacieuses, qu'elles sont destinées à contenir habituellement plus d'individus. Les portes et les croisées seront proportionnées pour la grandeur à l'étendue des appartemens, et disposées de manière à favoriser la circulation de l'air et l'accès de la lumière. L'exposition des croisées à l'est et au midi est communément la plus convenable. Mais la nature du climat, l'insalubrité des vents dominans de la contrée peuvent faire donner la préférence à toute autre exposition. Quant aux moyens de chauffer les appartemens, c'est-à-dire les cheminées et les poêles, leur construction doit être telle qu'ils élèvent avec le moins de combustible possible la température de l'air intérieur, en même temps qu'ils en opèrent le renouvellement. Il en a été fait mention au mot calorique; je ne répèterai point les détails donnés à ce sujet. J'ai déjà parlé de la hauteur des maisons relativement à la largeur des rues. Il ne serait guère possible d'établir une différence dans le degré de salubrité dont jouissent les divers étages des maisons, qu'autant que les édifices voisins empêchent l'accès des rayons solaires dans les étages inférieurs. Cependant on peut avancer que généralement les appartemens les plus élevés sont moins exposés aux exhalaisons qui se développent sur le sol. Mais un des objets qui méritent le plus de fixer l'attention sous le rapport hygiénique, dans les habitations particulières, c'est sans contredit le mode de construction des latrines; aussi est-il soumis à la surveillance de la police; un article spécial sera consacré à ce sujet. *Voyez* LATRINE.

L'humidité étant une des causes les plus puissantes de maladies, le choix des matériaux qui entrent dans la composition des habitations doit être pris en considération. Il est certaines espèces de pierres qui par leur nature ont la propriété plus ou moins marquée de conserver l'humidité et d'attirer celle de l'air. Lorsqu'on ne peut pas se dispenser d'employer de semblables matériaux, il faut du moins faire servir à la construction de la partie la plus basse de l'édifice, qui est le moins exposée aux rayons du soleil, les pierres qui ont cette propriété à un moindre degré. Aucune espèce de pierre n'est moins susceptible que la brique d'entretenir l'humidité. C'est particulièrement cette humidité qui rend nuisible l'habitation des maisons récemment construites. Il est difficile d'indiquer l'époque où cette cause d'insalubrité n'existe plus; elle varie suivant la nature des matériaux employés, le degré d'épaisseur des murs, l'exposition du bâtiment, la saison et le climat. (RAIGE DELORME.)

HABITUDE, s. f. *Consuetudo, mos, usus*, Ἔθος, etc. On appelle ainsi la modification qu'impriment aux êtres vivans la répétition des mêmes actes, la continuité des mêmes impressions; modification par suite de laquelle ces êtres sont devenus, d'un côté, plus enclins et plus propres aux actes qui ont été répétés; de l'autre, ou plus ou moins sensibles aux impressions qui ont été reçues; enfin, ont acquis quelques dispositions différentes de celles qu'ils avaient primitivement.

Tout être vivant doit à son organisation primitive, à ce qu'on appelle *sa nature*, une certaine somme de besoins, de dispositions, de facultés. Mais cette organisation n'est pas nécessairement ni absolument immuable; elle est au contraire susceptible d'être modifiée jusqu'à un certain point et dans de certaines limites; et par conséquent aussi les aptitudes originelles sont susceptibles de changer un peu. Deux causes principales peuvent être assignées à ces modifications, l'exercice même des organes, leur emploi, et l'impression des corps extérieurs. D'un côté, il suffit que les organes agissent, pourvu que ce ne soit pas avec excès, pour qu'ils deviennent de plus en plus disposés à agir, pour que l'acte qui leur est propre leur devienne plus facile.

D'un autre côté, les êtres vivans ont des rapports nécessaires et inévitables avec les corps extérieurs ; et bien que dans ces rapports ils s'en montrent les maîtres, ils se les subordonnent ; cependant les corps extérieurs les modifient jusqu'à un certain point, les obligent à se mouler, à se proportionner, à se coordonner à eux. A la vérité, si le degré dans lequel les organes sont exercés ne dépasse pas la mesure d'activité à laquelle les invite naturellement leur force intrinsèque, les organes ne manifesteront pas une aptitude et une habileté supérieures à celles qu'ils avaient accusées d'abord d'après leur organisation primitive. De même, si l'impression des corps extérieurs n'est que celle qui est la plus naturellement conforme à la nature des êtres vivans, ou si, quoique différente, elle n'a pas été assez prolongée pour que la modification qu'elle a produite soit devenue durable, en ce cas encore aucune aptitude nouvelle ne se présentera. Mais si au contraire l'exercice des organes est très-répété, les organes acquerront à l'accomplissement de l'acte qui leur est propre, une aptitude telle que cet acte, fût-il de ceux qui ne sont produits primitivement que par une volonté expresse et avec effort, souvent alors se manifestera comme de lui-même, sans qu'on paraisse le vouloir, et sans être perçu. De même, si l'impression faite par les corps extérieurs est prolongée, la modification qu'en aura reçue l'économie sera à la fois assez profonde et assez durable, pour que cette impression, fût-elle de celles qui primitivement sont nuisibles, devienne alors non-seulement supportable, mais encore nécessaire et soit réclamée avec exigence. Alors, dans l'un et l'autre cas, éclatent des dispositions différentes dans leur nature, au moins dans leur degré, de celles qu'on avait primitivement; et ces dispositions nouvelles sont ce qu'on appelle des *habitudes*.

De ces considérations premières sur ce qu'est réellement dans son essence l'*habitude*, ce mot désignant l'organisation modifiée comme celui de *nature* désigne l'organisation primitive, il nous est permis de déduire déjà quelques conséquences importantes. D'abord, puisque l'habitude est une modification de l'organisation, on conçoit qu'elle ne peut se dire que des êtres organisés, et qu'on ne peut l'appliquer aux minéraux. Ceux-ci en effet produisent toujours leurs phénomènes propres d'après les mêmes lois, et avec une absolue fixité. Au contraire, les corps organisés sont tous tributaires de l'habitude; et ils le sont d'autant plus qu'ils ont une organisation plus compliquée. Ils ont en effet alors des rapports plus multipliés, et une sensibilité plus délicate; et tandis que la première de ces conditions les expose à plus de causes de modifications, la seconde les y rend plus flexibles. Examinez sous ce rapport le monde organique; la plante, qui est au dernier degré de l'échelle vivante, est certainement passible de l'habitude, puisqu'elle peut s'acclimater dans des contrées autres que celles que la nature lui a assignées; mais certainement elle a sous ce rapport moins de latitude que l'animal. De même parmi les animaux, ce sont évidemment ceux qui sont le plus élevés dans l'échelle, qui offrent le plus de dispositions aux habitudes. Cette aptitude qu'ont plus ou moins tous les êtres vivans à être modifiés, influe-t-elle en quelque chose, comme on l'a dit, sur la diversité des races et des espèces sous lesquelles ils se présentent à la surface du globe, les modifications une fois acquises étant ensuite transmises successivement de générations en générations? Il n'est pas de notre sujet de discuter cette question. En second lieu, les idées premières que nous venons d'émettre sur l'habitude font voir combien est juste l'expression de ceux qui l'ont appelée une *seconde nature*, puisqu'elle constitue en effet comme une nouvelle nature qui a été substituée à la première. Enfin, ces mêmes idées font sentir quelle importance le physiologiste doit attacher à la considération de l'habitude, puisqu'elle a sur la production des phénomènes de la vie la même puissance que l'organisation primitive, dont elle a en quelque sorte pris la place.

Mais, d'autre part, il ne faut pas que l'observation du grand pouvoir qu'exerce l'habitude en fasse exagérer la puissance. Des philosophes sont allés jusqu'à dire que l'habitude était tout, et lui ont rapporté tous les actes de l'économie humaine. Par exemple, des naturalistes, frappés des modifications continuelles et considérables qu'impriment aux êtres vivans les influences extérieures, ont dit que ces êtres étaient primitivement informes, qu'ils avaient été façonnés ce qu'ils sont actuellement par les influences extérieures, et qu'ainsi leur nature actuelle n'était qu'une *première habitude*. On connaît ce mot de Fontenelle, qui, entendant appeler l'habitude une seconde nature, demanda *où est la première?* tant ce philosophe était pénétré de la grande puissance exercée sur nous dès nos plus jeunes ans par les agens généraux de notre univers, et par l'éducation qui, n'étant en grande partie qu'un mode d'exercice, rentre, comme nous le disons, dans l'habitude. De même, les Sthaliens ont professé que toutes nos fonctions involontaires n'étaient pas telles primitivement, et ne le sont devenues que par l'habitude. Enfin, Condillac, M. Dutrochet, établissent que les divers instincts qui entraînent impérieusement les animaux ne sont aussi que des produits de cette puissance acquise, que les générations successives se sont transmises. Ces diverses propositions sont des exagérations condamnables. Sans doute notre économie est de très-bonne heure soumise aux deux influences que nous avons présentées comme aptes à la modifier : sans doute il est impossible de diriger ces influences avec assez d'équilibre pour qu'elles ne modifient pas en quelques points les impulsions primitives, et ne leur en substituent pas d'acquises ; ainsi, toujours il est en nous quelques dispositions qui sont des produits de l'habitude. Mais il ne faut pas nier pour cela la réalité et l'influence d'une nature primitive. N'est-ce pas cette nature primitive qui seule se manifeste dans les premiers temps de l'existence des êtres vivans, lorsque l'exercice de la vie n'a pu amener encore dans les organes aucune modification? N'est-ce pas elle qui inspire seule les actes, dans les individus qui ont été assez heureux ou assez habiles pour conserver leur organisation telle qu'elle était d'abord? Souvent cette nature est assez prononcée pour commander elle-même les habitudes, et alors celles-ci ne font que la renforcer. Enfin, si l'on fait cesser les causes qui l'ont modifiée, toujours on la voit reparaître telle qu'elle s'était montrée d'abord. De même nos fonctions involontaires, les instincts, sont des produits d'une nature primordiale, et non des effets de l'habitude. Les instincts ne se manifestent-ils pas dès les premiers instans de l'existence des animaux? N'ont-ils pas principalement pour attribut d'entraîner plus ou moins irrésistiblement l'être, dans quelques circonstances extérieures qu'il soit placé? S'ils avaient dû être acquis, comme doit l'être toute habitude quelconque, que d'animaux auraient péri presque en naissant? Quant à nos fonctions involontaires, ce qui prouve qu'elles sont telles par les lois d'une nature primitive, c'est que notre volonté ne peut jamais rien sur elles, tandis qu'elle a influence sur toutes les actions qui, volontaires dans leur origine, ont été rendues irrésistibles par l'habitude ; quand on le veut en effet, on modifie ces dernières, on les suspend, etc. Ainsi donc, si tout être vivant est passible d'habitudes, tout être vivant aussi a une nature primitive; chacun est comme placé entre deux puissances, sa nature primitive qui tend toujours à reprendre ses droits, sa nature acquise ou d'habitude, qui tantôt n'a fait que renforcer la première, et tantôt lui est contraire : la plus grande impulsion est due à l'une ou à l'autre, selon que l'organisation primitive était plus ou moins prononcée, ou que les deux causes qui déterminent les habitudes ont agi avec plus ou moins d'énergie et pendant un temps plus ou moins long.

Ces deux causes sont, avons-nous dit, la répétition des mêmes actes, la continuité des mêmes impressions; et ce qui importe d'abord dans l'étude des habitudes, c'est d'analyser le mode d'agir de ces deux causes. Elles sont en effet susceptibles de degrés divers, et dans ces divers degrés elles doivent produire des modifications, des habitudes diverses aussi. L'acte qui est répété peut l'être peu ou beaucoup, trop ou trop peu. L'impression dont la continuité amène une habitude peut être faible ou forte, avoir toujours eu la même intensité, ou au contraire une intensité graduellement croissante ou décroissante. Il est impossible que les effets soient les mêmes en ces divers cas. C'est pour les avoir confondus, que les auteurs ont commis des erreurs dans leur estimation des résultats de l'habitude; et en les analysant d'abord, il nous deviendra facile d'expliquer ensuite les faits divers et souvent opposés qui sont rapportés à l'habitude.

Pour commencer par ce qui est de la répétition des actes, nous pouvons à son égard distinguer trois degrés : 1° ou bien la répétition est de beaucoup au-dessous de la portée de force et de durée d'activité dont sont intrinsèquement susceptibles les organes; et alors, loin d'acquérir aucune aptitude nouvelle, on perd celle qu'on possédait primitivement : la nature primitive a été modifiée, mais en moins; par le défaut d'exercice, de culture, on a amoindri les dispositions originelles dont on était doué. C'est ainsi que les plus heureuses aptitudes de l'esprit sont anéanties par le manque d'éducation; 2° ou bien, au contraire, la répétition est aussi grande que le permet la portée de force et de durée d'activité dont sont intrinsèquement susceptibles nos organes, mais sans jamais la dépasser; et dans ce cas, l'acte qui est répété devient de plus en plus facile, est de jour en jour accompli avec plus de perfection, en même temps que l'organe qui en est l'agent devient de plus en plus susceptible de le produire, au point que cette production peut devenir pour lui une nécessité, un besoin; 3° ou bien enfin la répétition dépasse la portée de force et de durée d'activité dont sont susceptibles les organes, et ceux-ci alors perdent leur puissance; ils arrivent graduellement à ne pouvoir plus produire leur acte propre; ils sont comme des ressorts forcés, usés, qui ne peuvent plus agir. Voilà trois résultats bien divers dépendans de la mesure dans laquelle a eu lieu la répétition des actes, et dont la théorie des effets de l'exercice donne l'explication. Il est d'observation en effet qu'un exercice convenable de nos organes leur fait acquérir plus de prestesse, rend plus facile et souvent plus impérieux l'accomplissement de l'acte qui leur est propre; que le défaut d'exercice, au contraire, les laisse inhabiles et moins aptes à agir; et qu'enfin un exercice abusif, exagéré, les épuise et leur ôte leur pouvoir. Le vulgaire voyant dans l'habitude, moins la modification organique qui la constitue réellement, que la répétition des actes qui n'en est que la cause occasionelle, mais qui de suite a attiré son attention, n'a pu s'expliquer des résultats aussi contraires de l'habitude, consistant les uns dans une extension des facultés, les autres dans leur affaiblissement, leur anéantissement: on voit que cela dépend de la mesure dans laquelle a eu lieu la répétition, selon que cette mesure était en deçà ou au delà, ou précisément dans la limite fixée par l'organisation primitive. Toutefois de ces considérations il résulte que, bien que l'habitude soit avec raison dite une seconde nature, et une fois acquise exerce le même empire que la nature primitive, cependant elle est renfermée dans des limites qui dépendent de celle-ci. Elle ne peut être portée à l'extrême en ce qui regarde la répétition des actes; au delà d'un certain degré d'exercice, on perd non-seulement le pouvoir qu'on avait acquis, mais encore la faculté originelle. Du reste, ce dernier résultat ne devrait pas être rapporté à l'habitude; il constitue une altération; et on ne devrait appeler *habitudes* que les modifications qui sont compatibles avec l'état *de santé*, et avec la possibilité de l'accomplissement de toutes les facultés qui appartiennent à l'état normal.

En n'établissant que ces distinctions dans le degré de fréquence avec lequel peut se faire la répétition des actes; en ne distinguant dans cette première cause occasionelle des habitudes que trois degrés, l'inaction, l'exercice convenable et l'abus, nous n'avons eu égard qu'au principe qui doit guider dans l'appréciation des effets de cette répétition. Mais, comme on le conçoit, chacun de ces trois degrés est lui-même susceptible de nombreuses gradations, et les effets que nous leur avons assignés seront alors plus ou moins prononcés. Ainsi, en ce qui concerne l'exercice convenable, plus cet acte aura été répété, plus son exécution sera facile, parfaite, et plus le besoin de son accomplissement sera impérieux; il y aura de nombreux degrés possibles dans l'habitude qu'on en aura contractée. Il importe de remarquer que le mode selon lequel l'acte devenu habituel aura été produit d'abord, détermine celui selon lequel il continue de l'être, de sorte que l'habitude porte non-seulement sur la production de l'acte en général, mais encore sur les détails de son accomplissement. De même, il y a aussi de nombreux degrés possibles dans l'affaiblissement qu'auront amené à leur suite l'inaction ou l'exercice abusif des organes.

La seconde cause occasionelle des habitudes, la continuité des impressions, produit aussi des effets fort divers, selon le caractère de ces impressions. 1° Si l'impression est faible, le résultat sera différent, selon que cette impression sera insolite ou nécessaire à l'accomplissement de quelque fonction de l'état normal. Dans le premier cas elle n'est capable d'imprimer aux organes aucune modification, et aucune habitude n'est contractée à son égard. Dans le second cas les organes avec le temps arriveront à se contenter d'une impression aussi peu forte, et même ne pourront plus en supporter de plus intenses. C'est ainsi, par exemple, qu'on s'habitue à voir dans l'obscurité, en restant soumis long-temps aux impressions d'une lumière faible, et qu'on perd la faculté de voir au grand jour. C'est encore ainsi qu'on s'habitue à ne manger qu'une très-petite quantité d'alimens, et qu'il devient impossible d'en digérer une quantité un peu forte. Il est sous-entendu que ceci est encore renfermé dans de certaines limites posées par l'organisation primitive; il faut que l'impression, quelque faible qu'elle soit, suffise cependant à mettre en jeu la sensibilité; au delà d'un certain degré, elle est sans influence et comme nulle. Remarquons que dans les deux exemples que nous avons cités les phénomènes ne sont pas identiques. Dans celui de la vision, les efforts qu'a faits l'organe pour devenir sensible à une impression faible ont été [illegible] sa sensibilité, il a recueilli les bienfaits de l'exercice, mais avec ce trait de plus, que la sensibilité a été exaltée au point qu'une impression qui dans l'état normal eût été convenable, lui est alors devenue importune. Dans l'exemple de la digestion, au contraire, les organes n'ont pas été assez employés; par défaut d'exercice, leur force est tombée au-dessous de ce qu'elle avait été primitivement, et ils sont devenus incapables d'actes qu'originellement ils auraient pu accomplir; au lieu d'un excès d'emploi, c'est un défaut d'exercice qu'il faut accuser. 2° Si, au contraire, l'impression est forte, mais telle cependant qu'elle n'altère pas le tissu des organes, ou ne provoque pas en eux une irritation morbide, le résultat sera différent, selon qu'elle aura été forte dès le principe, ou au contraire aura eu une intensité graduellement croissante ou décroissante. L'impression a-t-elle été forte dès le premier instant de son application; la modification qu'elle a déterminée a pu être si profonde, que les organes seront devenus des plus susceptibles à la recevoir, et désormais en manifesteront les effets à un degré beaucoup plus faible, à un degré qui eût été sans influence à l'état normal. C'est ainsi qu'une personne qui a pris une première fois une forte dose d'émétique, vomit ensuite par l'administration de la plus petite quantité de ce médicament, par une dose que prendrait impunément toute autre personne. Au contraire, l'impression a-t-elle eu une intensité graduellement croissante; dans ce cas, c'est graduellement que les organes revêtent la modification qu'elle est capable de leur imprimer, et les effets de cette impression, fût-elle primitivement de nature à être nuisible, deviennent de moins en moins sensibles. C'est ainsi que l'estomac arrive à recevoir impunément des poisons; que nos sens peuvent être conduits graduellement à supporter des impressions très-fortes. Ici on observe un résultat inverse de celui que nous signalions à l'occasion d'une impression trop faible : les organes ne sont plus accessibles qu'à des impressions fortes, et des impressions faibles, qui dans le principe avaient été perçues, ne le sont plus; il semble que par la continuité de ces impressions graduellement croissantes, la sensibilité se soit émoussée et ait perdu de sa délicatesse. Delà le danger ou le tort dans la pratique de la vie, d'augmenter sans nécessité l'intensité des impressions, puisqu'une fois engagé dans cette voie, il faut augmenter sans cesse. Delà le précepte en thérapeutique d'augmenter graduellement la dose des médicamens nécessaires, puisque leur influence s'affaiblit de jour en jour, ou de les varier, ou d'en suspendre de temps en temps l'usage. Delà la précaution de ne se soumettre que par degrés et avec lenteur à une influence délétère, quand les devoirs sociaux obligent à en contracter l'habitude. Non-seulement l'impression, quand elle est graduellement croissante, arrive à être supportée, mais souvent même elle est réclamée avec exigence, et devient un besoin; et c'est ainsi que l'habitude nous crée mille besoins factices, comme celui du tabac, du café, etc. Enfin l'impression a-t-elle une impression graduellement décroissante; la modification qu'elle avait imprimée d'abord s'efface insensiblement; l'organisation primitive reparaît; et tandis que par le mode précédent des habitudes s'étaient établies, par celui-ci elles se détruisent. 3° Enfin l'impression peut avoir un degré de force telle, qu'elle altère le tissu des organes, ou développe en eux une irritation morbide, et alors la modification qu'elle imprime est une maladie, et par conséquent hors de la catégorie de celles qu'on appelle *habitudes*. C'est encore une preuve des limites dans lesquelles l'organisation primitive circonscrit les habitudes. On a pu remarquer que les effets divers produits par le caractère des impressions reconnaissent souvent pour cause la mesure d'emploi, le degré d'exercice des organes, l'impression n'étant que la circonstance qui détermine le mode de celui-ci. Cependant il y a une influence exercée par les impressions elles-mêmes : généralement l'habitude d'un degré donné d'intensité ou de faiblesse dans les impressions fait que l'acte organique n'est plus possible que dans les mêmes conditions. On n'a pas besoin d'observer qu'il faut que les impressions soient continuës; si elles sont passagères, ou se succèdent avec variété, elles n'imprimeront à l'économie aucune modification durable, ou la modification déterminée par celles qui auront agi les premières sera effacée par celles qui lui succèderont.

Ces premiers principes exposés, il est facile de se rendre compte de tous les effets de l'habitude dans l'homme, car c'est principalement de l'habitude considérée dans cet être que nous devons traiter dans cet article. D'abord, aucun être vivant n'est plus que lui passible d'habitudes. En premier lieu, il est le plus élevé des animaux, il a l'organisation la plus compliquée; et nous avons déjà dit que la susceptibilité aux habitudes était en raison de ces deux conditions. En second lieu, comme tout être vivant, il est au moins accessible aux modifications que commandent les climats ; et ses habitudes, sous ce rapport, doivent être plus nombreuses et plus variées, puisque, seul à peu près entre tous les animaux, il peut les habiter tous. Enfin il est une circonstance qui lui est exclusive, et qui lui commande invinciblement des habitudes, c'est l'obligation où il est de faire la conquête de la terre qu'il habite, d'y travailler, et de s'y procurer avec efforts tout ce que réclament ses besoins. De cette nécessité sont résultées pour l'homme la vie sociale, l'invention des diverses professions ; et la pratique de celles-ci a entraîné irrésistiblement des habitudes.

Aussi l'influence de l'habitude se mêle-t-elle à presque tous les actes de notre vie. C'est à elle que nous devons la facilité que nous développons dans la production de certains actes qui sont journaliers, mais que nous n'avons exécutés primitivement qu'avec efforts, dans l'emploi de la parole, par exemple. Sur elle reposent nos progrès dans la pratique des diverses professions mécaniques et industrielles, dans la culture des arts. Base de l'éducation, elle a la plus grande part à l'extension qu'acquièrent plusieurs de nos facultés. Qu'on passe en revue tous les organes du corps humain, et par conséquent toutes ses fonctions, on n'en verra point qui n'aient subi ou ne soient susceptibles de subir des modifications qui constituent les habitudes. En vain Bichat a dit que l'habitude ne porte que sur les fonctions dites *animales*, et n'a aucune prise sur les fonctions dites *organiques ;* sa proposition est évidemment fausse. En effet, n'avons-nous pas dit d'abord que tous les êtres vivans, sans exception, les végétaux eux-mêmes, pouvaient contracter des habitudes ? et dans les végétaux tous les actes de la vie ne sont-ils pas de ceux que Bichat appelait *organiques ?* En second lieu, si les fonctions organiques sont involontaires, et si, à ce titre, leurs actes ne peuvent pas être répétés à volonté, et revêtir par cette cause des habitudes, plusieurs de ces fonctions chez l'homme réclament l'intervention de corps extérieurs, la digestion, la respiration, par exemple ; et dès lors elles peuvent être modifiées d'une manière permanente, en raison de l'impression qu'elles reçoivent de ces corps extérieurs : n'avons-nous pas inscrit ces impressions au rang des causes occasionelles des habitudes ? En troisième lieu, la seconde cause occasionelle des habitudes, l'exercice, n'est pas même sans influence sur ces fonctions ; c'est, en effet, la volonté qui règle la préhension des corps extérieurs qu'elles réclament; elles sont devenues par là des actes que nous pouvons répéter plus ou moins, par conséquent passibles d'habitudes; et aussi elles en contractent de relatives à la quantité, à la qualité des matières ingérées, à l'époque à laquelle se fait la préhension de ces substances. On dira peut-être que ces deux dernières considérations ne sont applicables qu'aux fonctions organiques supérieures, la respiration, la digestion; mais leurs rapports avec les fonctions organiques plus profondes sont si intimes, que bientôt celles-ci participent des modifications qu'ont reçues les premières, et manifestent aussi sensiblement les effets des habitudes. Enfin, pour qu'un mouvement vital quelconque devienne habituel, c'est-à-dire soit plus facilement produit et plus susceptible de l'être, il suffit qu'il soit répété, quelle que soit la cause qui entraîne cette répétition: c'est une loi générale de l'économie. Or il n'y a pas que les fonctions animales qui puissent éprouver cette répétition; sans doute elles peuvent la présenter plus que toutes autres, puisqu'elles sont volontaires, mais elle a lieu souvent aussi dans les actes organiques, même dans des mouvemens morbides; et dès lors ceux-ci doivent être également susceptibles d'habitudes. Il est donc certain que tous les organes du corps sont tributaires de l'habitude, mais les uns directement, les autres indirectement, et d'autant plus qu'ils sont plus dépendans dans leur jeu de la volonté, et qu'ils ont plus de rapports avec les corps extérieurs. Du reste, à ces raisonnemens joignons la preuve directe, en passant rapidement en revue, sous le rapport des habitudes, toutes les fonctions, tous les actes de la vie, tant en santé qu'en maladie.

D'adord, les *sens externes* doivent être mis au premier rang parmi les actes de notre économie passibles d'habitudes. D'une part, en effet, ils sont, dans leur jeu, dépendans de notre volonté, et par conséquent on peut, à son gré, déterminer ou non la répétition de leurs actes. D'autre part, ils sont dans un rapport immédiat avec les corps extérieurs, et par conséquent ils peuvent en recevoir des modifications. Sous le premier rapport, que de degrés dans le pouvoir des sens, selon la mesure dans laquelle on les a cultivés! Sont-ils trop peu exercés; ils n'ont pas toute leur puissance. En a-t-on, au contraire, abusé; leur sensibilité est paralysée. Enfin, les a-t-on cultivés dans la mesure et avec la progression convenables; ils sont devenus plus puissans. Cette extension que leur donne, dans certaines professions, certaines conditions de la vie, un exercice répété, n'est qu'un résultat de l'habitude ; c'est à elle que le cuisinier, le parfumeur, le peintre, le musicien, doivent d'apprécier avec tant de sûreté, le premier, toutes les nuances des saveurs ; les seconds, toutes celles des odeurs, des couleurs, des sons, etc. Selon le degré d'exercice, le sens est resté au-dessous de sa puissance primitive, ou en a acquis une supérieure, ou a été tout-à-fait usé. Sous le second rapport, les sens se modifient d'après l'impression qu'ils reçoivent plus habituellement de leurs excitans propres ; ils exigeront une impression tantôt plus forte, tantôt plus faible ; et souvent leur exercice ne sera possible que lorsque cette impression aura le degré d'intensité ou de faiblesse accoutumé. C'est ainsi que l'on s'habitue à ne voir qu'à un très-grand jour ou dans l'obscurité.

Dans les *facultés intellectuelles* et *affectives*, l'empreinte de l'habitude est aussi manifeste. Par un exercice répété des premières, on leur fait acquérir une promptitude et une sûreté d'action qui n'est aussi qu'un produit de l'habitude ; et le même effet résulte de la culture des secondes. Certes personne n'est tenté de révoquer en doute les grandes différences qu'entraine, sous les rapports des qualités de l'esprit et du cœur, l'éducation : or tout le pouvoir de celle-ci n'est que le pouvoir des habitudes ; en exerçant telles facultés de l'esprit et du cœur, on rend l'accomplissement de ces facultés plus facile, plus parfait, le besoin de leur activité plus impérieux. Vouloir spécifier tout ce qui, dans notre intellect et dans notre moral, est d'habitude, ce serait vouloir énumérer, d'une part, tout ce que le travail peut faire acquérir de puissance à notre esprit en général, et à chacune de nos facultés intellectuelles en particulier ; et, d'autre part, tout ce que la pratique des bons et mauvais sentimens peut développer en nous de vertus et de vices : l'empire de l'habitude se décèle ici à tous les yeux.

Il en est de même dans la fonction de la *locomotion* et des *langages*. L'exercice de la vie, en nous obligeant de répéter sans cesse les contractions musculaires, desquelles dépendent notre *station*, notre *progression*, a fini par rendre ces contractions si faciles, que nous ne nous apercevons pas de la volonté qui les ordonne et en règle la précision. Nous en dirons autant de celles auxquelles sont dus nos langages, la *voix*, la *parole*, le *chant*, etc. Quelle extension d'ailleurs la culture, et par conséquent l'habitude, donne à ces diverses facultés ? Qui pourrait ne pas voir son influence dans la facilité avec laquelle nous exécutons tant de mouvemens compliqués, comme ceux de la *danse*, de l'*écriture*, de la *lecture*, etc.? Ici l'habitude est portée au point que le mouvement, quoique originairement volontaire et le produit d'une combinaison difficile, s'accomplit comme de lui-même et sans qu'on y pense. Selon le mode d'exécution qui a été pratiqué d'abord, on prend l'habitude d'accomplir ces divers actes d'une certaine manière, qu'il est ensuite impossible de changer; et c'est ainsi que chacun a sa manière de parler, de marcher, d'écrire, etc. On prend, sous tous ces rapports, de bonnes ou de mauvaises habitudes. Du reste ceci n'est pas borné aux mouvemens seuls ; cela est aussi de nos autres facultés, de celles de l'esprit et du cœur, par exemple; et l'on est susceptible de tics intellectuels et moraux comme de tics physiques.

Enfin le *sommeil*, quoique consistant dans la suspension de tous les actes animaux, mais parce qu'il est un phénomène qui se répète sans cesse, est aussi soumis à l'empire des habitudes: les époques auxquelles il s'établit, celles auxquelles il finit, le temps de sa durée, son degré de profondeur, sont autant de circonstances qu'elles arrivent à régler : souvent elles constituent des conditions nécessaires pour qu'il s'établisse et se continue certaines impressions extérieures. C'est ainsi que le meûnier se réveille quand il cesse d'entendre le bruit de son moulin, etc. En général, dans l'énumération que nous faisons ici, nous nous contentons d'un exemple; nous n'énonçons que des résultats; si nous voulions citer tous les faits à l'appui, nous donnerions à cet article une étendue qui nous est interdite.

Voilà pour les fonctions animales : passons aux fonctions organiques, et d'abord à celles qui exigent la préhension de corps extérieurs, et qui, à cause de la dépendance dans laquelle cette préhension est de la volonté, sont des actes presque aussi volontaires que les fonctions que nous venons d'examiner, savoir, la *digestion* et la *respiration*. Dans la *digestion*, l'habitude a prise sur les époques auxquelles se fait sentir la faim, sur la quantité d'alimens nécessaires pour faire cesser cette sensation : elle influe sur la qualité des alimens; et son pouvoir, à cet égard, va souvent jusqu'à rendre supportables et même préférables de mauvais alimens : son empire, enfin, s'étend jusqu'à l'excrétion qui termine la fonction; jusqu'à la défécation; elle lui imprime de la périodicité, de la régularité. Les mêmes influences de l'habitude s'observent dans la *respiration* : ainsi que l'on s'habitue à peu ou beaucoup manger, de même on s'accoutume à respirer moins ou à respirer plus, ou à suspendre plus ou moins de temps sa respiration, comme le font les plongeurs, par exemple : ainsi qu'un aliment mauvais, mais habituel, est souvent mieux digéré qu'un autre plus digestible, mais inaccoutumé, de même on s'habitue à la respiration d'un air insalubre; et l'on connaît l'histoire de ce prisonnier qui, rendu à la liberté après une longue captivité, ne put supporter la respiration de l'air pur, et eut besoin d'être replongé dans l'air infect de son cachot.

Si de la considération de la digestion et de la respiration nous passons à d'autres fonctions organiques, les *calorifications* et *sécrétions*, par exemple, nous aurons aussi à signaler la possibilité d'habitudes. Il est certain que selon la température extérieure à laquelle nous sommes soumis, l'action organique qui produit le calorique duquel dépend notre chaleur en dégage plus ou moins; il est certain que cette action organique se proportionne jusqu'à un certain point au besoin auquel elle doit satisfaire : or la température extérieure varie selon les saisons, selon les climats, et par suite notre calorification revêt des modifications coïncidentes. Qui pourrait nier qu'on ne contracte dans de certaines limites l'habitude du chaud comme celle du froid? Quant aux *sécrétions*, évidemment les excrémentitielles accusent l'influence qu'a exercée sur elles l'habitude, soit par leur périodicité, soit par leur quantité : on s'habitue à uriner peu ou beaucoup, souvent ou à des intervalles plus éloignés. Si on a sollicité quelques excrétions artificielles, souvent elles deviennent nécessaires, et leur suppression alors ne serait pas plus facile et serait aussi dangereuse que celle de nos excrétions naturelles. Ceci s'étend aussi aux excrétions morbides, hémorrhagies, suppurations diverses, hydropisies, etc.

Toutes les autres fonctions organiques ne sont atteintes qu'indirectement par l'habitude. Cependant, peut-être faut-il encore citer les *absorptions*, comme lui étant immédiatement soumises : par l'habitude, on arrive à séjourner impunément au milieu d'influences contagieuses; soit que l'absorption repousse le principe contagieux, soit qu'elle continue de s'en emparer, mais qu'elle le neutralise; soit que les organes se soient accoutumés à son action, ainsi que l'estomac s'habitue aux poisons.

L'habitude enfin n'a pas moins d'empire sur la fonction de reproduction; et nous en citerons comme preuves, l'extension que reçoit le besoin de cette fonction, ou sa disparition, selon qu'on le satisfait plus ou moins souvent; l'aptitude qu'ont les fausses couches à se renouveler, etc.

Mais ce n'est pas seulement dans l'état de santé que les actes de la vie sont disposés à revêtir, par le fait seul de leur répétition, un caractère d'habitude, il en est de même des actes organiques morbides. Par cela seul qu'un mouvement fébrile, phlegmasique, nerveux, hémorrhagique, etc., a eu lieu une première fois, il a tendance à se renouveler et à des époques régulières, et avec les mêmes circonstances. C'est ainsi que beaucoup de fièvres intermittentes, d'accès d'hystérie, d'épilepsie, de somnambulisme, etc., sont entretenus par la seule influence de l'habitude; et c'est par suite de l'observation qui en a été faite, qu'on emploie dans ces divers cas ce qu'on appelle en thérapeutique la *méthode perturbatrice*.

Enfin ce que nous avons dit de la puissance des agens hygiéniques pour faire naître des habitudes, est vrai aussi des agens thérapeutiques; les organes sont modifiés aussi par les impressions continues de ces agens. Qui ne sait que l'économie se fait aux médicamens; qu'à la longue elle finit par n'être plus perturbée par eux, et que, pour continuer d'en obtenir des effets, il faut chaque jour en augmenter la dose. De même que par l'usage *Mithridate* s'était rendu invulnérable aux poisons, de même des malades sont arrivés à prendre impunément des quantités considérables de substances médicamenteuses très-actives, d'opium, par exemple. Du reste, les effets sont divers, selon que la substance a été employée de suite à haute dose, ou à des doses graduellement croissantes. C'est pour l'appréciation des diverses habitudes que nous venons de passer en revue, habitudes qui ont souvent des effets divers et opposés, qu'il faut faire l'application des divers principes que nous avons posés sur le mode d'agir des deux causes qui les déterminent, savoir, la répétition des actes et la continuité des impressions; et c'est pour n'avoir pas fait cette application, et avoir confondu les divers cas, qu'on a mal jugé les effets de l'habitude, comme nous allons le faire voir.

Bichat a dit, et la plupart l'ont répété après lui : *L'habitude émousse le sentiment et perfectionne le jugement.* Cette proposition est fausse, parce qu'elle est absolue ; il est impossible, d'après ce que nous avons dit, que l'habitude ait un effet constant ; cet effet varie selon la fréquence avec laquelle l'acte a été répété, selon le caractère de l'impression qui a été continue ; souvent il doit être opposé, c'est-à-dire tantôt donner de l'extension à la faculté, et tantôt l'annihiler. Ainsi, si une impression n'est pas primitivement trop forte, et qu'elle soit graduellement croissante, chaque jour ses effets deviendront moindres, et elle finira souvent par n'être plus sentie ; mais cela n'aura lieu qu'à la fin, et souvent dans l'origine elle semblera avoir été plus forte à chaque fois qu'elle aura été répétée ; les organes auront été exercés à mieux produire l'acte en vertu duquel elle est sentie ; tout dépend du degré d'exercice. A un certain degré, celui qui est au-dessous de la portée d'activité des organes et qui n'est que l'exercice convenable, l'habitude ou la répétition des actes donne plus d'étendue aux sensations comme à toutes les autres facultés de la vie ; le palais d'un paysan se perfectionne par l'exercice ; n'avons-nous pas vu qu'il en était de même de tous les sens ? D'autre part, il est aussi peu vrai, d'une manière absolue, que l'habitude perfectionne le jugement : sans doute, au degré d'exercice convenable, les facultés de l'esprit acquièrent la même promptitude et la même sûreté d'action que toutes nos autres facultés qui sont convenablement cultivées : mais à un degré d'exercice exagéré, qui surpasse la portée des forces intrinsèques de nos organes, ces facultés se perdent comme toutes les autres. Que de personnes devenues idiotes, imbéciles, par l'abus des travaux d'esprit ! D'ailleurs, l'habitude, avons-nous dit, influe non-seulement sur le degré d'activité des facultés en général, mais encore sur les modes particuliers selon lesquels on les met en œuvre ; et l'on peut prendre, relativement aux facultés intellectuelles, des habitudes vicieuses par lesquelles les jugemens seront faussés, comme on en prend à l'égard des facultés purement physiques. De là l'origine de ces jugemens erronés contre lesquels viennent échouer les meilleurs raisonnemens, parce qu'ils sont anciens et devenus habituels. Enfin, Bichat, partant de l'idée que l'habitude émousse tout sentiment, ramène toute sensation à l'indifférence, en avait conclu que la constance était impossible à notre nature, et que le changement, la variété, contre lesquels les moralistes déclament, nous étaient ordonnés par notre organisation. Mais l'idée première n'étant pas vraie de tous les cas, la conséquence ne peut pas l'être non plus; c'est toujours le même vice de s'exprimer d'une manière trop absolue. Sans doute les impressions dans de certains cas devenant de moins en moins senties, il faut en varier les causes pour nous en procurer de plus vives ou de nouvelles; et comme nous sentir vivre, avoir des sensations, est notre premier besoin, l'habitude semble ainsi nous faire une loi de la diversité. Mais ce n'est là embrasser qu'une partie de son influence; il est un autre point de vue sous lequel elle nous impose irrésistiblement la constance. L'habitude a deux principaux effets : d'un côté, les actes habituels sont plus facilement produits; de l'autre, ils ont plus de susceptibilité à se produire; ils sont devenus un besoin. C'est à cause du premier de ces effets que souvent les actes ne sont plus sentis; leur production est devenue si facile, que, fussent-ils perçus d'abord, souvent on ne les sent plus s'accomplir; et comme d'autre part nous voulons des sensations, et ne croyons vivre que par elles, il est certain que l'habitude, qui successivement les rend nuls, nous pousse, sous ce rapport, au changement qui seul peut nous en procurer. Mais, par le second de ses effets, l'habitude nous pousse intérieurement à exécuter l'acte qui a été répété, à rechercher l'impression qui par sa continuité nous est devenue un besoin; elle nous fait trouver un plaisir à la répétition de l'un, à la présence de l'autre; et par elle la privation de l'un et de l'autre nous est souvent une souffrance : le besoin factice qu'elle a fait naître parle comme nos besoins naturels, et il y a plaisir à le satisfaire comme souffrance à lui résister. C'est ainsi que l'habitude, contre ce que disait Bichat, souvent mène au plaisir et non à l'indifférence, et commande la constance et non le changement; c'est ainsi qu'elle fonde un lien puissant, une seconde nature, allant jusqu'à faire trouver mauvaise une chose qui est bonne en soi, mais qui est opposée à celle qui est dans l'habitude. Quand nous recevons une impression, deux effets en résultent, dit Buisson; d'un côté, nous percevons une sensation qui est d'autant plus vive que l'impression est plus nouvelle;

d'un autre côté, l'organe qui reçoit l'impression se moule à la cause qui l'excite, et s'unit avec elle dans un rapport qui est d'autant plus complet que l'impression est plus ancienne : ces deux effets sont inverses ; c'est quand l'impression est devenue inaperçue, que le rapport de l'organe avec sa cause est mieux établi ; *et vice versâ*. Or deux sortes de plaisir sont attachés à chacun de ces deux effets ; l'un, vif, diminue avec le temps, finit même par disparaître ; l'autre, plus modéré, augmente avec les années, et se fortifie par l'habitude : le premier, qui tient à la sensation, est le plaisir de l'enfance, de la jeunesse ; le second, qui tient au rapport établi entre les organes et les causes d'impression, est celui de la dernière moitié de la vie : l'habitude est l'âme de ce dernier, et par elle la constance ne nous est pas moins imposée que le changement. L'assertion de Bichat était contraire à la morale ; et, n'eût-elle pas été contredite par les faits, cela seul devait la rendre suspecte, car jamais les principes physiologiques et moraux ne sont en opposition.

Telle est la théorie de l'habitude. Il nous resterait à dire s'il est avantageux de contracter ou non des habitudes, dans quelles circonstances de la vie on en est plus susceptible, etc. ; mais les réponses à ces questions ressortent des principes que nous avons posés. L'utilité ou le danger des habitudes ne peut pas être établi d'une manière générale ; il est bien d'en contracter de bonnes, il est mal d'en contracter de mauvaises, il est prudent de n'en pas contracter d'inutiles : prétendre s'en affranchir tout-à-fait c'est aspirer à l'impossible. La succession des jours et des nuits, l'intermittence obligée que réclament toutes nos fonctions volontaires, nos occupations sociales qui nous commandent la répétition de certains actes à l'exclusion de tous les autres, etc., tout nous pousse irrésistiblement sous l'empire des habitudes. Cette irrésistibilité est du reste, sous beaucoup de points de vue, un avantage : ainsi nous acquérons à la production de certains actes une habileté dont nous ne jouissions pas d'abord ; nos devoirs deviennent pour nous des besoins, et une impulsion intérieure nous pousse irrésistiblement à les accomplir ; les habitudes nous font vivre avec régularité avec moins d'efforts ; elles nous font distribuer nos heures, nos jours, avec économie ; pour leur résister, d'ailleurs, il faut combattre sans cesse ; et quel homme en a le courage ? la raison, la modération, la sagesse, deviennent elles-mêmes des habitudes. Tous les reproches faits aux habitudes ne sont vrais que des mauvaises ou des inutiles; mais les bonnes seront toujours pour la conduite du corps et celle de l'âme les plus puissans appuis. Comme on le conçoit, c'est dans le premier âge de la vie qu'on est le plus susceptible d'en acquérir; alors toutes les impressions sont nouvelles, et l'organisation a toute sa flexibilité. Dans le dernier âge au contraire, le corps a reçu toutes les modifications dont il est susceptible, et les empreintes qu'il a revêtues sont désormais indélébiles. Combien la dépendance dans laquelle est le vieillard de ses habitudes, contraste avec l'innocuité des changemens dans le jeune homme! Quant aux tempéramens, ceux qui sont mixtes, dans lesquels aucune impulsion intérieure n'est prononcée, sont les plus faciles à être modifiés par les influences extérieures, et par conséquent les plus passibles d'habitudes; les institutions, les coutumes, façonnent à leur gré les individus ainsi organisés. Au contraire, ceux que caractérisent certaines inclinations fortes résistent aux influences des habitudes contraires, mais aussi sont très-disposés aux habitudes qui ont du rapport avec leurs penchans; bien souvent en effet, c'est l'organisation primitive qui décide des habitudes. Enfin les climats influent aussi sur la susceptibilité aux habitudes: plus leurs traits sont uniformes et prononcés, plus les impressions qu'ils produisent sont fortes et constantes, plus ils impriment aux hommes des modifications profondes, et rendent difficile pour eux l'acclimatement en d'autres contrées: au contraire, un climat qui est variable ne modifie pas aussi profondément les hommes, et même leur donne l'habitude du changement: de l'uniformité ou de la variété dans les impressions extérieures amènent de la constance et de la mobilité dans les goûts.

(ADELON.)

HABITUDE EXTÉRIEURE, HABITUDE DU CORPS (séméiotique et symptomatologie), *habitus corporis*. On comprend sous ce nom tout ce que présente l'extérieur du corps du malade aux sens du médecin.

L'habitude extérieure des malades fournit, soit dans son ensemble, soit dans chacune des parties qui la constituent, un grand nombre de phénomènes très-importans sous le double rapport du diagnostic et du pronostic; mais ces phénomènes sont peut-être à la fois ceux dont l'exposition est plus difficile, et dont l'évaluation séméiotique exige un tact plus fin et une plus longue fréquentation des malades. L'habitude extérieure comprend l'attitude, le volume du corps; sa couleur, sa température, son humidité, les diverses éruptions dont les tégumens sont le siége; les modifications si variées et si expressives de la physionomie, etc. : plusieurs de ces phénomènes ont été ou seront exposés aux mots *attitude*, *chaleur*, *locomotion*, *transpiration*. Nous nous bornerons à présenter ici ceux qui ne doivent pas l'être ailleurs.

1° *Des symptômes et des signes fournis par l'habitude extérieure en général.*

*A.* Le *volume du corps* peut augmenter ou diminuer dans beaucoup de maladies.

Les fièvres inflammatoires déterminent une légère intumescence qui devient plus sensible dans le paroxysme; une intumescence plus marquée a lieu dans le début des maladies exanthématiques. Mais quand l'augmentation de volume est considérable, elle est presque toujours le résultat de l'accumulation de graisse ou de sérosité dans le tissu cellulaire, et quelquefois aussi du passage de l'air entre ses lames.

L'accumulation de la graisse et l'augmentation de volume qu'elle produit dans le corps ont été rarement observées dans les maladies; elles pourraient avoir lieu dans certaines affections qui obligent à garder le repos, sans assujettir à un régime. Cette accumulation seule, sans autre trouble dans les autres fonctions, doit être elle-même considérée comme une maladie quand elle est portée à un degré considérable.

L'augmentation dans le volume du corps est presque toujours, chez l'homme malade, le résultat d'une infiltration de sérosité dans le tissu cellulaire ou lamineux; ce qui constitue l'*anasarque* et l'*œdème*. *Voyez* ces mots.

L'augmentation de volume produite par une accumulation de gaz dans le tissu lamineux est au contraire fort rare. *Voyez* EMPHYSÈME.

La *diminution de volume* du corps est un phénomène très-fréquent : elle survient quelquefois tout à coup, dans les fièvres intermittentes, par exemple; le plus souvent elle a lieu avec lenteur, et constitue l'*amaigrissement*, symptôme qui peut exister à des degrés très-différens, depuis la simple maigreur jusqu'au marasme. Dans le cours des maladies aiguës, le corps diminue peu de volume; ce n'est ordinairement qu'à l'époque de la convalescence que cette diminution est bien sensible; elle devient très-considérable dans les maladies chroniques, et indique toujours alors un grand danger.

B. Dans l'âge de l'accroissement, on observe quelquefois, dans le cours des maladies aiguës et chroniques, un *accroissement* en longueur incomparablement plus rapide que celui qui a lieu dans l'état de santé. Cette espèce d'élongation subite est généralement un signe fâcheux.

C. La *fermeté des chairs* mérite une très-grande attention chez les malades. Huxham et plusieurs autres praticiens célèbres ont attaché à ce symptôme toute l'importance qu'il réclame. Elle est conservée ou même augmentée dans la plupart des maladies inflammatoires; elle diminue sensiblement dans les maladies de langueur; la *flaccidité* des chairs est remarquable dans les maladies vraiment adynamiques.

D. La *couleur* de la peau peut offrir de grandes variétés, à raison du climat, du sexe, de l'âge, des occupations habituelles, etc.; néanmoins il est un teint *propre à la santé*, qui n'échappe pas aux personnes même étrangères à l'art. Il est quelques affections légères qui n'influent pas sur la couleur de la peau; mais dans presque toutes les maladies graves cette membrane offre un changement remarquable dans la coloration qui lui est naturelle.

La peau est pâle, blême ou blafarde dans le frisson des fièvres intermittentes; la pâleur est souvent jointe à une demi-transparence dans les scrofules, la chlorose et l'hydropisie. — La peau est sale, et comme incrustée d'une matière terreuse dans les fièvres adynamiques, et souvent aussi dans la phthisie pulmonaire. — Elle est *livide* avec des nuances variées pendant le frisson, chez les individu replets, dans le scorbut, dans les maladies du cœur et quelques inflammations chroniques du conduit intestinal. Dans la plupart de ces affections, la lividité est plus prononcée dans certaines parties que dans d'autres, aux lèvres, autour des yeux, aux doigts. — La peau est légèrement rosée, dans les fièvres inflammatoires et avant le développement des éruptions générales; elle est d'un rouge très-prononcé dans la scarlatine. Elle offre une légère teinte *jaunâtre* dans les fièvres bilieuses; elle est d'un jaune terne et mat dans les fièvres intermittentes qui durent depuis un certain temps; d'un *jaune paille* ou *terreux* dans le cancer; d'un *jaune citron* ou *foncé* dans l'ictère. — Dans quelques cas fort rares, elle présente une couleur *bleue* : on désigne sous le nom de *cyanose* cette coloration singulière. (*Voyez* ce mot). Nous avons vu la peau offrir une teinte verte très-marquée chez un malade qui paraissait avoir une affection du foie.— Elle prend accidentellement, chez quelques individus, une couleur *noirâtre*, comme cela a lieu dans l'ictère noir. Nous avons soigné pendant plusieurs mois, à l'hôpital de la Charité, un homme naturellement blanc, chez lequel la peau était devenue presque aussi *noire* que celle d'un nègre. Plusieurs faits semblables ont été observés et publiés par M. Rostan. Tous les sujets chez lesquels cette coloration a été observée ont succombé. Il est aussi plusieurs maladies dans lesquelles la peau est nuancée de plusieurs couleurs, marbrée ou *parsemée de taches* nombreuses, comme on le voit dans le scorbut, la syphilis, et dans quelques fièvres adynamiques.

E. Les *éruptions* que présente la peau sont extrêmement variées. Parmi elles, les unes sont considérées comme des phénomènes accidentels : tels sont les pétéchies, les *sudamina*, le millet, dans les fièvres graves; les autres forment le principal symptôme de la maladie qui les produit : tels sont les pustules varioleuses, les plaques ortiées, l'exanthème de la rougeole, de l'érysipèle, des dartres, etc.

F. Les *plicatures* sont le résultat de l'impression que produit sur la peau le contact des vêtemens ou des draps du lit. Elles sont légères, rosées, disparaissent promptement dans l'état de santé. Dans certaines maladies, elles sont profondes, durables, livides, bleuâtres, et quelquefois excoriées. Les *vibices* ou coups de fouet peuvent être rapportées aux *plicatures*, bien que, dans quelques cas, elles aient été attribuées à d'autres causes.

G. On voit apparaître, dans le cours des maladies aiguës, sur divers points des tégumens, et surtout dans les régions les plus déclives, des *taches* livides, brunes ou noires, qui sont généralement du plus sinistre présage. Ces taches ont été confondues par quelques auteurs sous une dénomination commune avec les ecchymoses (*voyez* ce mot); mais elles sont le plus souvent le résultat de la stagnation et non de l'extravasation du sang.

H. Il se forme encore sur diverses parties de la peau, et particulièrement dans les points sur lesquels le corps appuie, comme dans la région du sacrum et des trochanters, des *excoriations* et des *escarres*. Elles constituent des signes fâcheux dans les maladies aiguës, et bien plus fâcheux encore dans les maladies chroniques.

2° *Des symptômes et des signes fournis par chacune des parties extérieures du corps.*

A. La tête, examinée dans son ensemble, fournit quelques symptômes assez remarquables sous le rapport de son attitude et de son volume.

Elle est inclinée latéralement dans les convulsions ou la paralysie des muscles cervicaux d'un seul côté, dans le torticolis, dans la luxation des vertèbres, dans certains engorgemens des glandes cervicales; elle est fortement fléchie en arrière dans le croup et dans quelques autres maladies accompagnées de dyspnée; en avant, par l'effet d'une conformation vicieuse des vertèbres.

La partie de la tête qui correspond au crâne fournit plusieurs symptômes importans. Son volume est augmenté dans tous les points chez les enfans atteints d'hydrocéphale : l'écartement des sutures est alors un phénomène très-remarquable. Le crâne offre encore des tumeurs développées dans les os qui le forment, dans les tégumens qui le recouvrent, ou même dans les parties qu'il renferme. Ses tégumens sont le siége spécial de quelques éruptions, telles que les croûtes laiteuses et la teigne.

B. Les symptômes fournis par la face sont extrêmement nombreux : les plus importans et les plus difficiles à exposer sont ceux que présente la physionomie. Chez l'homme bien portant, elle offre dans son ensemble, comme l'a dit le professeur Chaussier, un caractère de vigueur et d'alacrité, et son expression est toujours en harmonie avec les objets environnans. Chez l'homme malade, elle présente une multitude de nuances qu'il serait impossible de décrire. Elle est triste, abattue, inquiète, effrayée, indifférente ou attentive; quelquefois riante, ailleurs menaçante ou égarée; sans qu'aucune circonstance explique ces modifications des traits, qui rentrent tout-à-fait alors dans la classe des phénomènes morbides, et qui annoncent toujours du danger.

Parmi les altérations nombreuses que l'état de maladie peut apporter dans le *facies* des individus, il en est quelques-unes qui ont été désignées par des dénominations particulières : telles sont la stupeur (*facies stupida*), la face vultueuse, grippée, hippocratique. Il est aussi d'observation que les maladies du cerveau, de la poitrine et du ventre impriment à la face des modifications spéciales, qui permettent quelquefois au médecin de déterminer, à l'inspection des traits, le siége de la maladie.

La *stupeur* est marquée par le défaut d'expression des traits en général, et des yeux en particulier : le malade paraît étranger à ce qui l'entoure, sans avoir l'air de réfléchir intérieurement à quelque chose : il semble être dans un état d'ivresse. Cette espèce de physionomie est propre au typhus.

La face *vultueuse* est caractérisée par la turgescence et la rubéfaction de cette partie, la saillie des yeux, l'injection des conjonctives, la distension des paupières, des lèvres, l'expansion de tous les traits. On l'observe particulièrement dans l'hypertrophie du cœur et dans quelques congestions sanguines vers la tête.

La face *grippée*, qui appartient spécialement aux phlegmasies aiguës du péritoine, offre des caractères tout opposés : la figure est rapetissée, le teint pâle ou livide, les muscles sont contractés, les traits tirés en haut ou ramenés vers la ligne médiane. L'exposition à un froid rigoureux produit chez l'homme sain quelque chose d'analogue.

La face *hippocratique* a été ainsi appelée parce qu'Hippocrate a parfaitement bien tracé les traits qui la signalent. On l'observe quelques jours avant la mort chez les sujets qui succombent à des maladies chroniques ou à des affections aiguës qui se prolongent au delà de quelques semaines. Le nez aigu, les yeux enfoncés, les tempes creuses, les oreilles froides et retirées, la peau du front dure, tendue et sèche, la couleur plombée du visage, les lèvres pendantes et relâchées, forment les principaux traits de la face hippocratique et annoncent une mort inévitable, quand des causes manifestes, telles que des veilles excessives, un dévoiement opiniâtre, une abstinence prolongée, n'y ont pas accidentellement donné lieu.

Les maladies qui ont leur siége dans la tête sont loin, sans doute, d'imprimer à la physionomie un caractère uniforme; il en est de même des maladies de la poitrine et du ventre. Toutefois il est plusieurs affections des organes contenus dans ces cavités, dans lesquelles l'aspect de la physionomie est caractéristique. L'apparence du sommeil, les convulsions des muscles de la face, la paralysie latérale, l'expression de la fureur ou de la joie, indiquent une lésion primitive ou secondaire du cerveau; la turgescence du visage et du cou, jointe au sifflement de l'air dans le larynx ou aux efforts convulsifs pour avaler ou pour cracher, dénotent clairement une angine. Les maladies du cœur produisent une altération spéciale de la face; et la phthisie pulmonaire a aussi une expression moins caractéristique sans doute, mais encore assez bien dessinée. La face grippée appartient, comme il a été dit, à la péritonite, et la plupart des maladies organiques de l'abdomen impriment sur les traits du malade un cachet qui les décèle.

M. Jadelot a cru remarquer chez les enfans une correspondance constante entre les maladies de la tête, de la poitrine et du ventre, et certaines altérations de la physionomie, différentes de celles dont il vient d'être question. Voici ce qu'on lit à cet égard dans un ouvrage récemment publié sous les yeux mêmes de ce médecin. Trois traits principaux se remarquent sur la figure des enfans : le premier part du grand angle de l'œil et va se perdre un peu au-dessous de la saillie formée par l'os de la pommette, on peut le nommer *oculo-zygomatique*. Le second commence à la partie supérieure de l'aile du nez, et embrasse, dans un demi-cercle plus ou moins complet, la ligne externe de la commissure des lèvres : c'est le trait *nasal*, sur lequel en vient tomber quelquefois un autre qui part du milieu de la joue, et qu'on a nommé *génal*; le dernier commence à l'angle des lèvres, et se perd sur le bas du visage; c'est le trait *labial*. Le premier est l'indicateur des affections du cerveau et des nerfs; le second et son accessoire signalent celles des viscères abdominaux; le troisième appartient aux maladies du cœur et des organes respiratoires. Nous nous abstenons de porter un jugement sur la valeur de ces signes, d'abord parce que nos observations sur ce point de séméiotique ne sont pas assez nombreuses, et ensuite parce que ces observations ne sont pas conformes à celles de M. Jadelot.

La face fournit encore beaucoup d'autres symptômes relatifs aux changemens survenus dans ses mouvemens, son volume, sa couleur, et aux éruptions qui s'y manifestent.

La face offre des *mouvemens* convulsifs ou une immobilité permanente dans quelques maladies nerveuses, des tremblemens passagers dans les fièvres adynamiques. Dans quelques cas de compression cérébrale, la paralysie est bornée aux muscles de cette région.

Le *volume* de la face augmente ou diminue rarement sans

que le même changement s'opère dans le reste du corps; et il est à remarquer que dans les cas où l'augmentation et la diminution du volume portent sur toutes les parties, elles sont ordinairement sensibles à la face, à une époque où elles ne le sont pas encore dans les autres.

La *coloration* de la face présente, dans l'état de maladie, quelques modifications qui ne s'étendent pas au reste de la surface cutanée. La rougeur de la face, par exemple, est un symptôme très-fréquent; elle peut être générale ou être bornée à quelques-unes de ses parties. La face est d'un rouge vif dans les paroxysmes des maladies aiguës; elle est d'un rouge foncé et livide dans les accès d'hystérie ou d'épilepsie, et cette circonstance concourt à rendre fort difficile la distinction de ces deux maladies : toutefois la face des hystériques est beaucoup moins hideuse que celle des épileptiques; et ce signe, comme l'a fait observer M. Landré-Beauvais, est peut-être celui qui a le plus de valeur pour faire discerner ces deux affections. La face peut être aussi le siége d'une rougeur passagère, vulgairement connue sous le nom de feux au visage : on remarque particulièrement ce symptôme chez les femmes qui sont ou mal réglées ou parvenues à l'âge critique. La rougeur occupe les pommettes dans les redoublemens nocturnes de la plupart des maladies chroniques; quelquefois elle est bornée à une seule joue, comme on le voit dans la péripneumonie en particulier; elle dépend alors presque toujours de la situation que le malade garde dans son lit : la joue qui repose sur l'oreiller est constamment plus rouge que celle du côté opposé.—La rougeur vive et circonscrite des pommettes, jointe à la *pâleur* des autres parties, est un symptôme fréquent dans les affections scrofuleuses. La *couleur jaune*, qui caractérise l'ictère, est ordinairement sensible à la face avant de l'être ailleurs; elle y est encore apparente lorsqu'elle a complétement cessé de l'être sur le reste du corps. Dans quelques maladies *bilieuses*, la teinte jaunâtre est bornée aux commissures des lèvres et aux ailes du nez.

Il est peu d'*éruptions* qui soient propres à la face : cependant le front est souvent, dans la jeunesse, le siége de boutons qui ne se passent que vers la vingt-cinquième année; les lèvres offrent fréquemment une éruption croûteuse qui se renouvelle souvent chez les enfans, et qui, chez les adultes, se montre quelquefois au déclin des fièvres éphémères.

Les diverses parties de la face fournissent aussi un grand nombre de symptômes : nous allons les énumérer le plus succinctement possible.

Les *yeux*, dans l'état de santé, sont médiocrement saillans et humectés, vifs, brillans ; ils se meuvent avec facilité, et se dirigent l'un et l'autre vers le même objet ; le blanc de l'œil est lisse, sans stries, sans teinte étrangère ; la pupille se dilate et se rétrécit d'une manière prompte et égale dans les deux yeux ; les paupières minces, très-mobiles, également écartées pendant la veille, recouvrent entièrement l'œil pendant le sommeil ; les sourcils sont un peu relevés. Dans l'état de maladie, le globe de l'œil, et les parties qui le protégent, présentent des changemens remarquables.

Ceux qu'on observe dans les mouvemens du globe oculaire sont presque toujours liés à une lésion primitive ou secondaire de l'encéphale. Les yeux sont *fixes* dans la catalepsie, dans l'extase des mélancoliques ; ils sont agités de convulsions dans l'hydrocéphale des enfans ; le strabisme ou la divergence des axes optiques, quand il survient accidentellement, est également presque toujours l'effet d'une maladie du cerveau.

Le *volume* du globe de l'œil paraît augmenté (œil proéminent) dans certaines fièvres inflammatoires, et surtout dans le cas où un obstacle quelconque s'oppose au cours du sang veineux dans les vaisseaux du cou, dans les angines graves, par exemple, et dans l'asphyxie par strangulation ; le volume de l'œil paraît diminué, au contraire, lorsque le tissu cellulaire graisseux du fond de l'orbite devient moins abondant. L'ouverture inégale des paupières fait aussi quelquefois paraître un des yeux plus volumineux que l'autre. Mais, dans tous ces cas, leur volume réel reste à peu près le même. Il augmente véritablement dans l'inflammation interne de l'œil et dans l'hydrophthalmie ; il diminue dans l'atrophie qui succède à différentes maladies de cet organe, aux plaies et à certaines opérations.

La cornée fournit peu de signes importans dans les maladies dont elle n'est pas exclusivement le siége : elle devient quelquefois terne dans la dernière période des maladies aiguës ; ce signe indique toujours une mort prochaine.

Les mouvemens de la pupille peuvent être troublés de diverses manières. Quelquefois cette ouverture offre une dilatation considérable, quoiqu'elle soit exposée à une vive lumière, ou bien elle ne se rétrécit que fort peu et avec beaucoup de lenteur, comme on le voit dans les affections comateuses; ailleurs elle est immobile, comme dans l'amaurose; quelquefois elle présente dans les deux yeux une largeur inégale, soit parce qu'ils ne sont pas doués de la même force, soit à raison d'une compression exercée sur un des côtés du cerveau; sa forme devient irrégulière dans les maladies de l'iris; cette irrégularité a quelquefois lieu dans les maladies vermineuses, d'après l'observation de M. Jadelot.

Le cristallin ainsi que la capsule deviennent opaques dans la cataracte; l'humeur aqueuse et l'humeur vitrée offrent aussi des altérations de couleur dans l'hypopyon et le glaucome.

Les parties comprises par Haller, sous la dénomination de *tutamina oculi*, présentent chez l'homme malade de nombreuses altérations.

Les *paupières* offrent quelquefois, dans la manie et l'idiotisme, des mouvemens rapides et répétés, un *clignotement* perpétuel; d'autres fois elles ne se meuvent qu'avec une lenteur extrême, comme cela a lieu dans les fièvres graves. Elles sont pesantes dans la céphalalgie, suivant l'expression de quelques malades; elles sont constamment rapprochées dans les affections comateuses : dans certaines ophthalmies, leur rapprochement est accompagné d'une forte contraction des muscles; elles sont, chez quelques malades, entr'ouvertes pendant le sommeil; chez d'autres, pendant la veille, elles sont inégalement écartées à droite et à gauche, comme on le voit dans l'hémicrânie, l'hémiplégie, et dans quelques affections aiguës du cerveau. *Le volume* des paupières augmente avec celui des parties voisines dans l'érysipèle et l'œdème; le gonflement y est, en général, plus considérable, à raison, sans doute, de la laxité du tissu cellulaire qui entre dans leur structure. La *coloration* des paupières est ordinairement analogue à celle de la face; leurs bords libres sont rougeâtres et tuméfiés dans l'ophthalmie chronique; ils sont renversés en dedans ou en dehors dans quelques maladies dont elles sont le siége. Leurs bords adhérens, et surtout celui de la paupière inférieure, sont souvent marqués par une ligne bleuâtre : on dit alors que les yeux sont *cernés*. Ce phénomène a lieu chez beaucoup de femmes pendant la menstruation; dans les deux sexes, les veilles, les fatigues, les évacuations excessives peuvent le produire.

La *conjonctive* devient plus humide et ordinairement plus rouge dans les fièvres éruptives et dans le typhus. Son humidité naturelle paraît quelquefois diminuée : on dit alors que les yeux sont secs; elle se gonfle à des degrés divers dans l'inflammation. Dans quelques cas, le mucus qu'elle exhale forme des stries blanchâtres sur le globe de l'œil : les yeux sont alors *pulvérulens*.

La *caroncule lacrymale* fournit peu de symptômes importans; elle est d'un rouge vif dans les maladies inflammatoires, et devient pâle dans les maladies chroniques. Quelques auteurs ont considéré la pâleur de ce petit organe comme un symptôme qui accompagne constamment l'hydropisie; mais cette assertion est inexacte.

Les *sourcils* sont relevés dans le délire furieux des fébricitans et des maniaques, déprimés dans la mélancolie et la céphalalgie intense. Ils s'élèvent et s'abaissent alternativement pendant l'inspiration et l'expiration dans quelques maladies accompagnées d'une gêne considérable de la respiration. Quelquefois ces mouvemens alternatifs ont lieu seulement dans un des sourcils, tandis que l'autre reste immobile.

Le *front*, dans l'état de santé, est ordinairement uni et serein; il concourt à l'expression de la face, et devient ridé dans les maladies douloureuses et convulsives; il offre quelquefois des boutons et des exostoses dans les affections syphilitiques invétérées.

Les *tempes*, pleines et unies dans l'état naturel, deviennent concaves vers la fin des maladies aiguës ou chroniques. On a observé que leurs artères superficielles offraient des battemens plus manifestes dans les maladies où l'impulsion du sang vers la tête est augmentée.

Les *joues*, fermes et arrondies chez l'homme sain, plus colorées aux pommettes qu'ailleurs, peuvent être, chez l'homme malade, frappées de paralysie ou agitées de mouvemens convulsifs; elles sont flasques dans le premier cas, très-dures dans le second; l'une d'elles ou toutes deux augmentent de volume dans les fluxions, dans l'odontalgie, dans quelques affections des sinus maxillaires. Elles sont quelquefois parsemées de plaques ou de pustules rouges et persistantes, désignées sous le nom de *couperose*. *Voyez* ce mot.

Le *nez*, qui concourt peu à l'expression de la face, ne fournit qu'un très-petit nombre de symptômes. On a quelquefois observé qu'il était dévié à droite ou à gauche avant les convulsions, et rouge avant l'épistaxis ; il est gonflé et luisant au début d'un érysipèle qui ne s'étend pas encore au reste de la face. Il s'effile par degrés vers la fin des maladies aiguës et des maladies chroniques ; son extrémité devient livide et gangréneuse dans quelques fièvres adynamiques.

Les *narines* méritent aussi quelque attention : leur dilatation est rapide et convulsive au moment de l'inspiration, dans les affections où la gêne de la respiration est considérable ; mais quand la faiblesse est portée au plus haut degré, elles sont au contraire resserrées ; elles présentent aussi un amas de mucus noirâtre dans le cours des fièvres graves, une éruption croûteuse au déclin de quelques maladies légères, et des gerçures habituelles ou fréquentes chez les enfans scrofuleux. Les tumeurs développées dans les fosses nasales peuvent être aperçues par les narines ; dans quelques cas, elles font saillie au travers de ces ouvertures.

Les *lèvres*, chez l'homme sain, sont libres et souples dans leurs mouvemens ; dans le repos, elles sont rapprochées, fermes, soutenues par l'action de leurs muscles ; leurs bords sont lisses, arrondis, et d'une couleur rosée. Dans la maladie elles offrent des altérations fort importantes.

Elles sont pendantes dans les fièvres adynamiques, et dans l'agonie de diverses affections, très-éloignées l'une de l'autre dans la luxation de la mâchoire inférieure en avant, serrées et contractées dans les grandes douleurs, tremblantes dans quelques maladies nerveuses ; elles sont tout à coup poussées en avant et brusquement écartées au moment de l'expiration, dans quelques apoplexies mortelles : on dit alors que le malade *fume la pipe*. Les lèvres sont entraînées à droite ou à gauche lorsqu'un des côtés de la face est affecté de paralysie ou de convulsion ; dans ce dernier cas, on donne au symptôme dont il s'agit le nom de *spasme cynique*. Quand les deux commissures sont entraînées en sens contraire, c'est le *rire sardonique*.

Le gonflement des lèvres, celui de la lèvre supérieure en particulier, est un des traits caractéristiques de la constitution scrofuleuse.

Leur couleur est rouge et vermeille dans les maladies inflammatoires ; pâle dans la chlorose et l'hydropisie, bleuâtre dans le frisson des fièvres intermittentes et dans les lésions organiques du cœur.

Les lèvres sont sèches, ordinairement lisses, quelquefois fendillées ou couvertes d'un enduit sec et noirâtre dans les affections accompagnées d'un mouvement fébrile très-intense.

Le *menton* participe aux changemens qui surviennent à la face; il en est peu qui lui soient particuliers : seulement il est éloigné de l'axe du corps, dans la luxation d'un des côtés de la mâchoire. Il est souvent déformé dans la fracture de cet os. Il est aussi, dans quelques cas, le siége d'une éruption dartreuse, qu'on a désignée sous le nom de *mentagra*.

Les *régions parotidiennes* offrent, dans quelques affections, un gonflement remarquable qui peut avoir son siége dans ces glandes elles-mêmes ou dans le tissu cellulaire qui les recouvre. Ce symptôme, qui se montre dans le typhus et dans plusieurs autres maladies aiguës, soit dans leur commencement, soit vers leur terminaison, appelle toute l'attention du médecin. On le désigne communément sous le nom de *parotides*. On s'accorde assez généralement à regarder ce phénomène comme fâcheux lorsqu'il paraît dans les premiers jours de la maladie, et comme favorable lorsqu'il se montre vers le déclin.

Les oreilles sont pâles et froides dans le frisson des fièvres intermittentes; elles sont rouges et brûlantes dans le paroxysme de presque toutes les maladies fébriles, et surtout de celles qui sont accompagnées de congestion sanguine vers la tête. Le conduit auditif externe peut être le siége de divers écoulemens : il en sort du mucus, du pus, du sang, et, dans certains cas, des fragmens osseux. Dans quelques affections, l'air qui pénètre dans la cavité du tympan par la trompe d'Eustache peut sortir avec assez de force pour agiter une lumière placée dans la direction du conduit auditif, ou pour produire une espèce de gargouillement en se mêlant au pus qu'il entraîne.

La chute des cheveux a lieu dans quelques maladies, et peut quelquefois éclairer le diagnostic. (*Voyez* ALOPÉCIE, TEIGNE.) Leur aspect particulier fournit aussi quelques signes. *Voyez* TEIGNE et PLIQUE.

C. Le *cou* augmente de volume dans quelques angines, dans le goître; il diminue avec les autres parties dans l'amaigrissement général, et sa longueur paraît alors plus considérable. La distension des veines superficielles du cou, des jugulaires externes, le reflux ondulatoire du sang dans ces vaisseaux, depuis la clavicule, où il est très-apparent, jusqu'au voisinage de la mâchoire, où il cesse de l'être, ont ordinairement lieu dans l'anévrysme des cavités droites du cœur. Les pulsations des artères carotides sont très-manifestes dans l'anévrysme actif du ventricule gauche; elles précèdent quelquefois le délire dans les maladies aiguës. Le gonflement des glandes lymphatiques est aussi un des symptômes les plus importans que présente la région cervicale. Les tumeurs formées par ces glandes sont molles, régulièrement arrondies ou ovalaires, mobiles, distinctes, douloureuses, dans l'inflammation aiguë ou chronique; elles sont dures, le plus souvent bosselées, réunies en chapelet, adhérentes, peu douloureuses dans les scrofules.

D. La *poitrine*, qui doit offrir chez l'homme sain une grandeur proportionnée à la stature et à la force du corps, est étroite et plate dans la phthisie pulmonaire, large et bombée dans les anévrysmes du cœur, contournée dans le rachitis; ses tégumens deviennent très-minces dans les maladies chroniques: dans la phthisie, ils forment, entre les côtes qui les soutiennent, des enfoncemens profonds. Dans l'empyème, au contraire, on observe quelquefois une saillie plus prononcée dans les espaces intercostaux qu'aux endroits qui correspondent aux côtes. Cette disposition particulière n'est appréciable qu'autant que les tégumens ont peu d'épaisseur. Il est un certain nombre de cas pathologiques dans lesquels un des côtés de la poitrine est plus volumineux que l'autre: cette disposition peut dépendre de deux causes opposées, de l'agrandissement d'un des côtés, ou du rétrécissement de l'autre; en sorte que tantôt c'est dans le côté le plus large, et tantôt dans le côté le plus étroit que le mal a son siége. L'agrandissement est le résultat d'une accumulation de liquide, et quelquefois de gaz dans la poitrine; le rétrécissement est toujours consécutif à la résorption d'un épanchement, et, par le même motif, à l'agrandissement du même côté: le poumon, qui a été comprimé pendant un certain temps, ne reprend plus son volume, et les parois de la poitrine, en se rapprochant de ce viscère, perdent nécessairement une partie de leur ampleur.

Les *mamelles* présentent aussi quelques symptômes dont il sera question ailleurs.

Les *épaules* sont ordinairement élevées et saillantes chez les phthisiques. La saillie d'une des vertèbres dorsales est le symptôme le plus important du mal de Pott. Dans l'hydrorachis, l'œil distingue, sur la région vertébrale, une tumeur molle, fluctuante, quelquefois pellucide, et le toucher fait connaître l'absence d'une ou de plusieurs apophyses épineuses. L'excavation de la partie inférieure du sternum, qu'on observe chez quelques individus, n'est pas le résultat d'une maladie, mais quelquefois d'une conformation vicieuse, et le plus souvent de la pression exercée habituellement par les instrumens dont ils font usage : cette difformité est très-fréquente chez les cordonniers.

La *poitrine* présente quelquefois, mais très-rarement, dans le cas d'épanchement pleurétique, une fluctuation sensible au toucher ou appréciable par l'ouïe : ce n'est que dans le cas où cette cavité contient à la fois de la sérosité et de l'air que peut-être produit le bruit propre à un liquide agité dans un vase.

L'exploration de la poitrine par la percussion et l'auscultation fournit encore d'autres phénomènes qui ne doivent pas être exposés ici. *Voyez* AUSCULTATION, PERCUSSION.

E. L'*abdomen*, dans l'état de santé, a un volume variable, selon les individus, et une résonnance médiocre; il est ferme sans dureté, et souple sans mollesse.

Le volume du ventre peut augmenter ou diminuer dans l'état de maladie : son augmentation peut être partielle ou générale. Dans ce dernier cas, elle est presque toujours due aux gaz accumulés dans le conduit digestif, ou à la sérosité épanchée dans le péritoine. L'accumulation de gaz dans les intestins augmente le volume et le résonnement du ventre, produit le météorisme, le ballonnement ou la tympanite. (*Voy.* ces mots.) L'accumulation de sérosité augmente le volume, et diminue la résonnance de l'abdomen. ( *Voyez* ASCITE. ) Dans quelques cas, cette augmentation de volume dépend à la fois de l'épanchement de sérosité dans le péritoine, et de l'accumulation de gaz dans le conduit digestif : on distingue alors la fluctuation à la partie la plus déclive, où le son est mat, tandis que, dans la région sus-ombilicale, la résonnance est plus claire que dans l'état de santé.

Le *ventre* est fréquemment le siége d'un gonflement partiel. Les hypochondres sont tuméfiés dans les maladies du foie et de la rate. On observe tous les jours le gonflement de la région épigastrique dans l'hystérie; la vessie, distendue par l'urine, forme à l'hypogastre une tumeur ovoïde qui s'élève quelquefois jusqu'au nombril. Les intestins, l'estomac, les ovaires, les glandes mésentériques, forment aussi, dans diverses régions du ventre, des tumeurs plus ou moins distinctes au toucher, et quelquefois à la vue. Il en est de même des kystes, qui se développent dans cette cavité, etc. Ces diverses tumeurs sont quelquefois très-apparentes; d'autres fois elles ne se montrent que par une rénitence obscure et profonde. Les intersections des muscles droits en ont souvent imposé pour des tumeurs développées dans l'abdomen : il est important d'être en garde contre une semblable erreur. Il y a moins d'inconvéniens pour le diagnostic à ne pas distinguer une tumeur qui existe qu'à en reconnaître une là où il n'y en a pas.

La diminution dans le volume du ventre peut également être générale ou partielle.

Le ventre diminue de volume dans beaucoup de maladies chroniques, par l'effet de l'amaigrissement général. Il diminue promptement, mais d'une manière bien moins marquée dans quelques affections aiguës, dans les violentes coliques, dans celle qui est produite par les métaux, et dans le début de quelques péritonites. Dans les fièvres adynamiques, dans l'inflammation du péritoine, le ventre s'affaisse souvent peu de temps avant la mort : on observe même quelquefois un phénomène semblable dans l'hydropisie de cette cavité. Le ventre diminue et augmente alternativement de volume dans quelques affections, et particulièrement dans le squirrhe des gros intestins. La diminution partielle du ventre est fort rare : elle est relative plutôt qu'absolue, et succède ordinairement au gonflement. Telle est celle qu'on observe à l'épigastre dans quelques affections nerveuses; à l'hypogastre, après l'excrétion de l'urine long-temps retenue; dans les hypocondres, lorsqu'un engorgement du foie ou de la rate se termine favorablement. Toutefois une diminution réelle a lieu dans quelques cas assez rares. Telle est la dépression de l'épigastre et du flanc gauche, qui a lieu lorsque l'estomac ou la rate abandonnent ces régions, et se rapprochent de l'hypogastre : Morgagni en a cité plusieurs exemples.

La fermeté du ventre est généralement en rapport avec son volume; l'un et l'autre augmentent et diminuent simultanément. Néanmoins le ventre est quelquefois fort dur, quoique son volume soit diminué, comme dans les coliques métalliques et dans quelques affections chroniques; il est mou et gros dans certains cas d'hydropisie, mais seulement quand il a eu précédemment un volume plus considérable encore que celui qu'il offre.

La forme du ventre varie à raison de la maladie qui en augmente le volume. Dans l'ascite, le ventre est dilaté, surtout d'avant en arrière; et l'ombilic, soulevé par la sérosité qui le distend, forme une petite tumeur pellucide surajoutée à la vaste tumeur que représente l'abdomen. Dans le gonflement œdémateux des parois du ventre, au contraire, le plus grand diamètre de cette partie est transversal, et les flancs acquièrent une largeur extraordinaire. Dans l'un et l'autre cas, le ventre tombe, selon l'expression vulgaire, du côté ou le malade s'incline; il conserve d'ailleurs une forme assez régulière. Il en est autrement dans les cas où l'augmentation de volume est produite par la présence d'une tumeur enkystée, ou par l'affection organique d'un des viscères. Dans tous ces cas, à moins qu'il n'y ait simultanément ascite, le ventre offre dans sa forme une irrégularité remarquable, au moins dans la première période de la maladie.

Dans d'autres affections, le ventre offre des bosselures et des inégalités remarquables : cette forme est presque toujours due à la distension gazeuse du conduit digestif et particulièrement des gros intestins, et quelquefois à des kystes à plusieurs loges.

Le ventre présente encore, dans plusieurs points, et notamment à l'ombilic, à l'anneau inguinal et à l'arcade crurale, des tumeurs qui se montrent et disparaissent, ou tout au moins augmentent et diminuent dans des circonstances déterminées, et qu'on nomme *hernies*. Des tumeurs semblables se montrent quelquefois aussi au thorax et à la tête; mais elles sont aussi rares sur ces deux parties qu'elles sont communes à l'abdomen. Les régions inguinales sont encore le siége de plusieurs phénomènes très-importans, tels que les bubons dans la syphilis et dans la peste. C'est aussi là qu'apparaissent le plus ordinairement les abcès formés dans les régions iliaques et au-devant de la colonne vertébrale.

F. Les *organes de la génération* fournissent dans les deux sexes quelques phénomènes importans; les maladies vénériennes y ont presque toujours leurs symptômes primitifs; des écoulemens, des ulcères, des végétations s'y manifestent fréquemment, ainsi qu'au pourtour de l'anus, qui est aussi le siége spécial des tumeurs hémorrhoïdales.

Le volume de la *verge* est plus considérable que dans l'état ordinaire chez les enfans calculeux, chez ceux qui s'adonnent à la masturbation, chez les adultes qui se livrent immodérément aux plaisirs de l'amour. Elle est, chez la plupart des malades, dans un état permanent de flaccidité; elle disparaît sous les tégumens, dans quelques affections du scrotum et de la tunique vaginale. Dans d'autres maladies, telles que la blennorrhagie et le satyriasis, elle est, au contraire, souvent ou continuellement en érection. Les testicules sont ramenés fortement contre l'anneau, dans la néphrite calculeuse, dans la névralgie illo-scrotale et dans les coliques violentes. Dans quelques cas, cette rétraction des testicules est accompagnée d'une douleur très-vive. L'épidydime est fréquemment le siége d'une tuméfaction à laquelle le testicule ne participe pas. La tunique vaginale est souvent distendue par le liquide qu'elle exhale. Le scrotum est considérablement tuméfié dans l'anasarque, dans les hernies inguinales complètes, dans les abcès urineux, etc.

Les grandes lèvres, chez les femmes, présentent souvent un gonflement énorme dans l'hydropisie, et quelquefois une inflammation très-vive, qui succède à celle des parotides, et alterne quelquefois avec elle, comme l'inflammation des testicules chez l'homme.

G. Les membres fournissent un assez grand nombre de phénomènes à la symptomatologie.

Ils sont immobiles et souples dans la paralysie; leur immobilité est accompagnée de raideur dans le ramollissement du cerveau, dans les affections rhumatismales, dans les crampes et les convulsions toniques; leurs mouvemens sont désordonnés dans quelques névroses. Leur volume augmente et diminue dans les mêmes maladies qui déterminent l'augmentation et la diminution du reste du corps.

Un des membres devient quelquefois œdémateux et engourdi, et presque toujours par la compression qu'exerce une tumeur sur les vaisseaux et les nerfs qui s'y distribuent. Une tumeur placée dans le ventre produit ces changemens dans la cuisse correspondante: le bras les offre souvent dans l'anévrysme de la crosse de l'aorte.

Les membres peuvent offrir un gonflement partiel, qui répond, soit aux articulations, soit aux intervalles qui les séparent : le premier a lieu dans la goutte, l'hydropisie articulaire, les tumeurs blanches, etc. ; le second, qui est beaucoup plus rare, a été quelquefois observé dans le scorbut, où les muscles sont le siége d'une exhalation de sang entre leurs fibres ; des phlegmons, des abcès, des anévrysmes ont aussi produit ce gonflement partiel, comme ils peuvent le produire ailleurs.

Les membres diminuent de volume dans la paralysie; lorsque cette affection a lieu chez les enfans, l'accroissement en longueur est quelquefois suspendu, et le membre paralysé est, au bout de quelques années, plus court que l'autre de plusieurs pouces.

Les extrémités des membres présentent aussi, sous le rapport du volume, quelques changemens remarquables. Celui des mains est augmenté dans des maladies dont elles ne sont pas particulièrement le siége, dans la scarlatine, par exemple, et dans la variole. On remarque aussi, dans la pléthore, que l'intumescence générale est beaucoup plus prononcée aux mains qu'aux autres parties : le gonflement des doigts est quelquefois tel alors que ces organes ne peuvent plus être fléchis. Il est un symptôme fort remarquable que présentent les doigts chez quelques enfans atteints d'anévrysme du cœur; leurs extrémités offrent un volume plus considérable que le reste de ces organes; ce qui donne à chacun d'eux la forme d'une petite massue.

Le volume des *pieds* augmente aussi dans quelques affections, et particulièrement dans l'anasarque commençante.

Les *ongles* méritent peu d'attention sous le rapport de la symptomatogie; ils sont pâles ou livides dans le froid qui marque le premier stade d'une fièvre intermittente; ils offrent une teinte jaunâtre dans l'ictère. Hippocrate avait observé qu'ils se recourbaient chez les phthisiques; ce phénomène, quelle que soit la cause de cette différence, n'a point ordinairement lieu parmi nous.

(CHOMEL.)

HALEINE, s. f., *halitus*, *anhelitus*, *spiritus;* on désigne ainsi l'air qui sort des poumons pendant l'expiration. L'haleine est formée par de l'air atmosphérique, privé d'une certaine quantité d'oxygène et chargé d'acide carbonique et de sérosité animale. (*Voyez* RESPIRATION.) Dans l'état de santé, elle n'a presque aucune odeur, excepté le matin cependant, lorsqu'on n'a pris encore aucun aliment; elle est alors aigre, quelquefois même assez désagréable. Cet effet peut-être attribué aux mucosités qui se sont accumulées, ou qui séjournent pendant toute la nuit dans les voies digestives supérieures, dans les voies aériennes et dans la bouche. L'usage de certains alimens, celui de la viande, imprime à l'haleine une odeur particulière et même de la fétidité. A mesure que l'homme avance en âge, elle acquiert une odeur plus ou moins forte, soit qu'à cette époque le caractère des diverses sécrétions muqueuses ait changé, soit que la digestion se fasse plus difficilement et plus lentement. L'haleine a ordinairement la température propre au corps animal, et produit par conséquent une légère sensation de chaleur sur les parties de la peau, des mains par exemple, avec lesquelles elle est en contact. Mais le plus souvent l'altération de l'haleine sous le rapport de sa température et de son odeur, n'a lieu que par l'effet de quelque maladie dans laquelle il y a élévation ou abaissement de la chaleur animale, ou sécrétion morbide. Ainsi, dans les fièvres dites inflammatoires, dans les phlegmasies avec réaction fébrile intense, l'haleine est chaude et brûlante; elle est quelquefois froide dans les fièvres et dans les phlegmasies dites adynamiques; ce phénomène annonce communément du danger. L'haleine est fade ou bien acide dans les fièvres dites muqueuses, et dans les affections vermineuses. Elle acquiert une fétidité bien prononcée dans les affections graves de la membrane gastro-intestinale qui donnent lieu aux fièvres putrides ou qui les compliquent. En général les causes qui déterminent le plus habituellement la fétidité de l'haleine sont les maladies des parties que l'air expiré doit traverser. 1° Les ulcérations du poumon (phthisie ulcéreuse), du pharynx, des fosses nasales (ozène), donnent à l'haleine une odeur putride, ammoniacale, extrêmement repoussante; l'ulcération de la membrane buccale, la salivation mercurielle, l'affection scorbutique des gencives, produisent également l'altération de l'haleine. Le plus souvent cette altération est occasionée par la carie des dents, et même par la simple malpropreté de la bouche, dans laquelle on laisse séjourner la mucosité et des débris d'alimens. Certainement, l'haleine dans ces diverses circonstances n'a pas la même composition chimique que dans l'état de santé. Mais en supposant que l'on pût apprécier avec exactitude les élémens qui s'y sont ajoutés, cette connaissance serait de peu d'utilité pour le diagnostic des maladies et pour les indications thérapeutiques.

La fétidité de l'haleine étant presque toujours liée à l'une des affections qui viennent d'être énumérées, disparaît avec elles et n'exige pas d'autre traitement. Seulement on peut corriger l'odeur désagréable qui s'exhale de la bouche en y tenant fréquemment quelque substance aromatique, telle que la racine d'angélique, des pastilles de menthe, des écorces d'orange ou de citron, etc. Un régime doux, peu stimulant, l'extrême propreté de la bouche sont du reste les meilleurs moyens de prévenir ou de faire cesser l'odeur désagréable de l'haleine, qui ne tient pas à un état morbide. (BAICE DELORME.)

HALITUEUX, adj., *halituosus;* de *halitus*, vapeur. On désigne ainsi la chaleur qui est accompagnée de moiteur et qui est analogue à celle d'une personne en bonne santé lorsqu'elle vient de prendre un bain. *Voyez* CHALEUR ANIMALE (séméiotique.)

HALLUCINATION et ALLUCINATION, *allucinatio*, méprise, de *allucinari*, se tromper. Ce mot a eu plusieurs acceptions. On s'en est quelquefois servi pour désigner les différentes illusions des sens et de l'esprit dans le délire; Sauvages ne l'a appliqué qu'à certaines erreurs des sens reconnues par l'esprit pour être des illusions, tels sont le tintoin, la berlue, etc. M. Esquirol n'a donné le nom d'hallucinations qu'aux erreurs des sens partagées par l'intelligence, qu'aux sensations provoquées par une cause intérieure et sans l'action de l'excitant extérieur. Ainsi des aliénés et des malades en délire croient voir des objets, entendre des voix, sentir des odeurs et des saveurs, avoir un entretien avec des êtres présens, lorsqu'il n'existe autour d'eux rien de ce qui frappe leur esprit. (GEORGET.)

HANCHE, s. f., *coxa*, *ancha;* partie latérale du bassin, qui s'unit à la cuisse, comme l'épaule s'unit au bras. La hanche peut donc être regardée comme la première partie du membre inférieur, et c'est à juste titre que les anciens comptaient l'os qui la forme parmi ceux de ce membre, en comprenant le sacrum et le coccyx dans la colonne vertébrale. Considérée sous ce point de vue, la hanche diffère de l'épaule, 1° en ce qu'un seul os, dans la première, répond aux deux os qui constituent la seconde; 2° en ce que cet os s'unit, en avant, à son semblable d'une manière immobile; tandis qu'à l'épaule, dans le même sens, les clavicules, quoique très-rapprochées et même unies par un ligament, sont articulées séparément et d'une manière mobile avec le sternum; 3° en ce que, postérieurement, les hanches se joignent également d'une manière immobile à la colonne vertébrale, et forment, par là, avec celle-ci, un cercle complet, tandis que les omoplates sont séparées des vertèbres par un assez grand intervalle. Ces caractères et plusieurs autres qui ressortiraient d'une comparaison plus détaillée, dérivent manifestement des usages différens de ces deux parties, l'une devant offrir une grande solidité pour supporter le poids du tronc dans la station, l'autre n'ayant à soutenir que le membre supérieur, et devant contribuer, par sa mobilité, aux fonctions de ce membre.

La partie postérieure de la hanche se confond avec la FESSE; sa partie antérieure et interne fait partie de l'ABDOMEN, de l'excavation du BASSIN et de la région de l'AINE. (*Voyez* ces mots). Sa partie externe, qui est la hanche proprement dite, dans le sens que l'on attache vulgairement à cette expression, présente la saillie de la crête de l'ilium, et plus bas, la partie antérieure des muscles moyen et petit fessier, appliqués sur l'articulation du fémur avec l'os de la hanche et sur le col du premier de ces os; on y rencontre quelques rameaux des vaisseaux circonflexes et fessiers.

HANCHE (os de la); on l'appelle encore os *coxal*, os *innominé*, os *iliaque*. C'est un os large, pair, occupant les parties latérale et antérieure du bassin, et d'une figure très-irrégulière. Il semble formé de deux lames osseuses, une antérieure et inférieure, l'autre postérieure et supérieure, aplaties en deux sens opposés, comme si l'os avait été tordu, et séparées par un rétrécissement marqué. Sa partie inférieure est recourbée en forme de cintre, de dehors en dedans; sa partie supérieure postérieure est déjetée fortement en dehors et se rapproche de la direction horizontale en formant, avec la première, un angle saillant en dedans. Son inégale épaisseur et le défaut de parallélisme qu'elle produit dans ses deux surfaces font que sa forme paraît un peu différente, vue par dedans et par dehors. Sa circonférence présente un grand nombre d'angles; mais quatre sont plus saillans que les autres, et séparent autant de bords courbes ou ondulés. Dans les jeunes sujets, cet os est composé de trois pièces unies par des cartilages; elles ont reçu le nom particulier d'*ilium*, d'*ischium* et de *pubis*. L'ilium forme toute la partie supérieure, qui peut être appelée la portion *iliaque*, l'inférieure et antérieure étant l'*ischio-pubienne*.

La surface externe de l'os de la hanche, 1° dans la portion

iliaque, est tournée en dehors, en arrière et en bas, et répond à la fesse et à la hanche proprement dite : concave en arrière, concave en avant dans le sens vertical, quoique convexe ici dans le sens horizontal, cette partie peut être nommée *fosse iliaque externe;* on y voit beaucoup d'inégalités d'insertion pour les muscles FESSIERS, et de plus deux lignes courbes qui partagent la fosse pour les trois muscles de ce nom en trois parties inégales, en se portant du bord postérieur au bord supérieur, et que l'on distingue ordinairement par les épithètes de *supérieure* et d'*inférieure*, quoiqu'elles soient plutôt l'une postérieure et l'autre antérieure. 2° Au point de réunion des trois pièces de l'os, cette surface présente la cavité *cotyloïde* (*acetabulum*), qui reçoit la tête du fémur : dirigée en dehors, en avant et en bas, cette cavité n'est lisse que dans les deux tiers de son étendue, la partie interne offrant un grand enfoncement inégal et percé de trous vasculaires; son rebord (*supercilium*), plus saillant en haut que dans tout autre sens, est interrompu au niveau de cet enfoncement et légèrement échancré au-dessus de lui, ainsi qu'en arrière. Cette cavité est bornée, en arrière, par une surface fortement convexe, et en bas par une coulisse tendineuse étroite. 3° Le reste de la surface externe de l'os coxal, tourné presque directement en avant et en bas, répond à la partie supérieure et interne de la cuisse. On y voit deux branches osseuses qui naissent de la cavité cotyloïde, s'écartent l'une de l'autre, puis se contournent et se réunissent, de manière à circonscrire un trou, nommé improprement *obturateur*, et que l'on appelle encore trou *ovalaire* ou *sous-pubien*. Ce trou est à peu près ovale dans l'homme, et presque triangulaire dans la femme; sa circonférence présente en haut une gouttière oblique de telle manière que la lèvre antérieure se continue avec le côté externe du trou, et la lèvre postérieure avec son côté interne. La branche osseuse qui est au-dessus du trou ovalaire constitue le *pubis;* elle se compose d'une partie horizontale, plus étroite, qui est le *corps*, et d'une partie verticale plus large, qui forme la branche de cet os. L'*ischium* entoure le trou ovalaire en dessous, et présente, comme le pubis, un *corps* et une *branche* qu'on appelle *ascendante* parce qu'elle monte en effet vers le pubis. La branche ascendante de l'ischium est plus oblique dans la femme que dans l'homme : ce qui détermine la forme différente du trou ovalaire.

La surface interne dans la portion iliaque présente, 1° une large excavation, appelée *fosse iliaque interne* ou *fosse iliaque* proprement dite, et pourvue de très-légères inégalités, pour l'insertion du muscle iliaque; 2° au-dessous et en arrière de cette fosse, une surface articulaire, inégale, d'une forme irrégulière, allongée et courbée de devant en arrière, se joignant au sacrum; 3° derrière cette surface, une large tubérosité offrant de fortes inégalités. Le point qui répond à la cavité cotyloïde est une surface à peu près quadrilatère, tournée presque directement en dedans, et inclinée en deux sens opposés supérieurement et inférieurement. (*Voyez* BASSIN). Entre cette surface et la fosse iliaque est un bord saillant, arrondi, concave, qui fait partie du détroit supérieur du bassin. Enfin la partie qui correspond au pubis et à l'ischium ainsi qu'au trou compris dans leur intervalle, a une forme à peu près semblable à celle de la surface externe au même niveau.

Des quatre bords de l'os, l'un, plus élevé, appartient entièrement à l'ilium; son épaisseur est considérable, surtout vers ses extrémités; il est convexe et très-raboteux dans toute son étendue, contourné en S à cause de la double courbure en sens inverse des deux surfaces, et porte le nom de *crête iliaque*: il donne attache aux muscles abdominaux; le bord le plus déclive appartient à l'ischium et au pubis; il est plus court que le précédent, et se compose de deux parties; l'une presque droite, formée par le corps du second de ces os, s'articule par une surface ovalaire avec l'os du côté opposé; l'autre, oblique, mince, formée à la fois par l'ischium et le pubis, constitue avec l'os semblable l'arcade du pubis, et présente de nombreuses inégalités d'insertion. Un troisième bord réunit en avant les deux précédens; il est concave, presque vertical en arrière, horizontal en avant, surmonté de quatre éminences que séparent trois échancrures: des éminences, la première est formée par la réunion de ce bord avec la crête iliaque; la seconde est située immédiatement au-dessus de la cavité cotyloïde. L'une et l'autre sont tuberculeuses, et désignées d'après leur situation et l'os auquel elles appartiennent, par les noms de *tubercules* ou improprement *d'épines iliaques, antérieure supérieure* et *antérieure inférieure*. L'échancrure qui les sépare est peu prononcée. La troisième, large, mais peu saillante, est située au point de réunion de l'ilium et du pubis; ce qui l'a fait appeler éminence *ilio-*

*pectinée*, le pubis étant nommé *pecten* par les anciens; elle offre souvent, du côté de la face interne, une épine plus ou moins marquée. L'échancrure qui est entre cette éminence et le tubercule antérieur et inférieur de l'ilium, constitue une coulisse large, superficielle, continue à la fosse iliaque, et finissant audessus de la cavité cotyloïde. La quatrième saillie est une sorte d'épine située du côté de la face externe et appartenant au corps du pubis; on l'appelle l'*épine du pubis*. Cette épine est séparée de l'éminence ilio-pectinée par une surface triangulaire, inclinée en avant, légèrement excavée en travers, de manière à représenter une sorte d'échancrure très-superficielle. Cette surface se termine en arrière par un bord saillant, faisant partie du détroit supérieur du bassin, et appelé la *crête du pubis*. Au delà de l'épine du pubis, le bord antérieur de l'os coxal s'unit à l'inférieur par un angle presque droit, nommé l'*angle du pubis*, séparé de cette épine par un très-petit intervalle. Le quatrième bord de l'os est situé en arrière; généralement concave, il présente, comme le bord antérieur, quatre éminences et trois échancrures; les éminences les plus élevées répondent aux tubercules antérieurs, et portent les noms de *tubercules* ou *d'épines iliaques postérieurs supérieurs* et *postérieurs inférieurs* : l'un termine la tubérosité et la crête iliaque, l'autre la facette articulaire qui se joint au sacrum. Les deux autres éminences appartiennent à l'ischium : l'une, presque triangulaire, est l'épine sciatique; l'autre, large et épaisse, formée par la réunion de ce bord et du bord inférieur, porte le nom de *tubérosité de l'ischium*. Cette dernière est la partie la plus déclive de l'os; elle offre de nombreuses inégalités d'insertion. Une échancrure profonde existe en arrière de l'épine sciatique, et une autre plus petite, formant une coulisse de glissement, sépare cette épine de la tubérosité : ces échancrures sont appelées la *grande* et la *petite échancrures ischiatiques*.

La structure de l'os de la hanche est, en général, celle des os plats, si ce n'est dans les parties les plus épaisses, dont la structure se rapproche de celle des os courts. Le tissu spongieux manque dans quelques endroits où l'épaisseur est médiocre, comme au centre de la fosse iliaque, souvent dans le fond de la cavité cotyloïde, etc. De grands conduits nourriciers s'ouvrent dans les deux fosses iliaques, mais principalement dans l'interne.

Le développement de cet os se fait par trois points principaux qui répondent à l'ilium, à l'ischium et au pubis. La partie de l'ilium qui répond à la cavité cotyloïde se forme la première; vient ensuite le corps de l'ischium, puis le pubis, dont l'ossification commence vers l'angle et a lieu plutôt dans la partie horizontale que dans la descendante. A la naissance, les trois pièces sont presque entièrement ossifiées, mais séparées encore par des cartilages. Dans les années suivantes, il se forme des épiphyses pour la crête iliaque, la tubérosité et la branche de l'ischium, et, suivant quelques-uns, pour la surface articulaire du pubis. L'épine de cet os forme aussi assez souvent un point séparé, qui, lorsqu'il est très-développé, offre quelque analogie avec l'os marsupial des animaux à bourse. Ces différens points d'ossification se soudent successivement. Dans le vieillard, l'os de la hanche participe à l'atrophie générale du squelette; la fosse iliaque, par exemple, se perce souvent alors à son centre.

Dans la femme, l'os coxal a moins de hauteur et plus de largeur que dans l'homme; l'ilium est plus incliné, la portion horizontale du pubis plus longue; d'autres différences ont été indiquées à l'art. BASSIN.

L'os coxal forme la partie solide de la hanche; il protège les viscères contenus dans le petit bassin, soutient ceux de l'abdomen par la portion iliaque, sert de point d'attache à un grand nombre de parties fibreuses et musculaires, et en particulier aux muscles de la paroi molle de l'abdomen; et à un grand nombre de ceux qui meuvent la cuisse.

HANCHE (articulation de la). On donne ce nom et celui d'articulation *coxo-fémorale* ou *ilio-fémorale* à l'énarthrose qui résulte du contact de la tête du fémur avec la cavité cotyloïde de l'os innominé. La tête du fémur appuie perpendiculairement sur l'os de la hanche; ce qui dépend de l'obliquité du col qui la supporte, et n'est pas un des moindres avantages de la conformation de ce dernier. L'os commun des deux surfaces est oblique de haut en bas et de dedans en dehors; mais l'axe de la cavité cotyloïde est en outre dirigé en avant, tandis que celui de la tête du fémur est plutôt incliné en bas et en arrière, la convexité de cette tête étant très-prolongée en avant; il résulte de cette disposition que celle-ci dépasse dans ce sens l'os innominé, du moins dans la position ordinaire du membre.

Les cartilages qui revêtent les surfaces articulaires ont une grande épaisseur, principalement vers le centre de la tête du fémur, et à la circonférence de la cavité cotyloïde; les enfoncemens raboteux qui occupent le milieu de la première et une grande partie de la seconde en sont dépourvus.

Un ligament circulaire, une sorte de bourrelet, appelé *cotyloïdien*, augmente la profondeur de la cavité cotyloïde, et embrasse la circonférence de la tête du fémur. Sa forme est semblable à celle du ligament glenoïdien que l'on remarque dans l'articulation de l'épaule; il s'attache par des fibres contournées au bord de la cavité, et remplit deux des échancrures qu'il présente, mais ne fait que passer sur la plus grande, qu'il convertit en trou. Des fibres particulières, obliques en deux sens opposés, et fixées aux deux côtés de cette dernière échancrure, au-dessous du bourrelet cotyloïdien, avec lequel elles se confondent en partie, concourent avec celui-ci à la changer en une ouverture par laquelle pénètrent les vaisseaux de l'articulation. Le ligament cotyloïdien a une densité très-grande, comme en général toutes les parties fibreuses qui éprouvent une pression habituelle de la part des os, mais il n'a rien de cartilagineux. Une partie de ses fibres provient du tendon courbe du muscle droit antérieur de la cuisse.

Deux ligamens, l'un capsulaire, l'autre interne, assurent le rapport des surfaces.

Le ligament capsulaire est le plus fort des ligamens de ce genre. Sa disposition est celle des CAPSULES fibreuses en général. Il s'attache supérieurement autour de la cavité cotyloïde, au delà du ligament cotyloïdien, et à ce ligament lui-même, au niveau de la grande échancrure qui interrompt le bord de cette cavité. Il tient aussi, par un faisceau particulier, au tubercule antérieur et inférieur de l'ilium, et par quelques fibres au bord du trou ovalaire; en arrière, ses fibres se prolongent sur la convexité qui surmonte dans ce sens la cavité cotyloïde. L'attache inférieure de ce ligament se fait à la base même du col du fémur, du côté supérieur et antérieur; mais en arrière et en bas elle a lieu plus haut vers le milieu de la longueur du col, où il existe souvent une série d'inégalités destinées à cette insertion, et rejoignant en devant la ligne qui descend du grand trochanter dans ce sens. L'épaisseur de cette capsule est plus grande en avant et moindre en dedans que dans tout autre point. Ses fibres sont très-serrées, et en général longitudinales, excepté celles qui proviennent du tubercule de l'ilium, lesquelles descendent obliquement en dedans; elles sont traversées, du côté du fémur, par des vaisseaux nombreux. Le tendon courbe du muscle droit antérieur de la cuisse fortifie ce ligament, qu'il traverse en partie.

Le ligament interne, appelé à tort *ligament rond*, et plus justement *ligament triangulaire*, est un faisceau fibreux aplati, fixé par son sommet dans l'enfoncement inégal que présente la tête du fémur, et par sa base aux deux côtés de la grande échancrure de la cavité cotyloïde, ainsi qu'au ligament qui la ferme. Ses fibres, serrées du côté du fémur, forment du côté opposé deux faisceaux divergens d'inégale longueur, unis par une partie membraneuse mince. Quand les os sont en contact, la direction de ce ligament est oblique de bas en haut et de dedans en dehors; une de ses faces, tournée en haut et en dedans, touche le fond de la cavité cotyloïde, l'autre, dirigée en sens opposé, est appliquée sur la tête du fémur. Il résulte de cette disposition que ce faisceau empêche particulièrement le fémur d'abandonner l'os de la hanche du côté externe. Ce ligament, que Vésale paraît avoir décrit le premier, manque quelquefois.

La membrane synoviale de l'articulation de la hanche revêt d'un côté le cartilage de la tête du fémur, et le périoste fibreux qui recouvre la partie du col de cet os contenue dans la capsule, et tapisse de l'autre le cartilage de la cavité cotyloïde, l'enfoncement inégal de cette dernière, ainsi que les deux faces et le bord libre du bourrelet cotyloïdien. Elle se continue d'un os à l'autre, par deux cylindres; l'un extérieur, qui double intérieurement le ligament capsulaire; l'autre intérieur, qui entoure le ligament interne. Elle forme à l'endroit où elle passe de ce dernier sur la cavité cotyloïde, un repli qui tient au fond de celle-ci, et qui a fait dire pendant long-temps que le ligament interne y était implanté; des replis analogues existent sur le col du fémur, et dans quelques autres points. Un assez grand nombre de paquets synoviaux soulèvent cette membrane: le plus considérable remplit l'enfoncement inégal de la cavité cotyloïde; beaucoup de vaisseaux s'y distribuent, et des franges très-développées le surmontent. D'autres paquets plus petits existent sur le col et autour de la tête du fémur, vers l'attache du ligament interne à cet os, etc. La synovie que renferme cette membrane est en général abondante.

La profondeur de la cavité cotyloïde, le nombre et la force des ligamens qui viennent d'être décrits assurent une grande solidité à l'articulation de la hanche. Cette solidité est égale dans tous les sens, lorsque les axes des deux surfaces se confondent entièrement, ce qui n'a lieu que dans une légère flexion de la cuisse. Il est à remarquer que, malgré la direction oblique des surfaces articulaires, le poids du corps, dans la station, ne tend point à faire glisser l'os de la hanche en dedans du fémur, et ne fait au contraire qu'appliquer plus fortement ces os l'un contre l'autre. Cela tient à ce que la partie supérieure de la cavité cotyloïde forme une espèce de voûte soutenue par le haut de la tête du fémur, qui offre dans ce sens une très-grande surface : c'est à cause de la forte pression que les surfaces éprouvent dans cet endroit, que le principal paquet synovial qui devait en être garanti est situé tout-à-fait inférieurement.

Tous les genres de mouvemens articulaires sont réunis dans l'articulation qui nous occupe ; ce qu'elle doit à la tête osseuse qu'elle présente, ainsi qu'à la forme de son principal ligament. Les mouvemens d'opposition vague portent ici les noms d'extension, de flexion, d'abduction et d'adduction ; les mouvemens de rotation, que tout le membre inférieur partage, sont distingués en rotation en dedans et en dehors, d'après le sens vers lequel sont entraînées quelques parties du membre. Le mécanisme de ces mouvemens offre deux modes différens, le plus souvent réunis, mais prédominans l'un ou l'autre. Tantôt en effet, la tête du fémur tourne simplement sur son axe dans la cavité cotyloïde, sans abandonner celle-ci dans aucun point ; tantôt, au contraire, le fémur glisse sur l'os coxal, de manière à ce qu'une partie de la tête s'enfonce dans la cavité cotyloïde, tandis qu'une autre en sort et vient toucher immédiatement la capsule. Le sens le plus souvent direct des mouvemens et l'obliquité des surfaces expliquent pourquoi ceux-là se font presque toujours à la fois par l'un et l'autre mode. Cependant le premier existe principalement dans les mouvemens de flexion et d'extension, le second dans ceux d'abduction, d'adduction et de rotation.

D'après cela, il est aisé de concevoir ce qui se passe dans chacun des mouvemens dont l'articulation de la hanche est susceptible. 1° Dans la flexion, la tête du fémur tourne sur son axe d'avant en arrière, et de plus sa partie antérieure s'enfonce dans la cavité cotyloïde, que la postérieure abandonne ; la capsule est relâchée en avant, et tendue en arrière, le ligament interne éprouve peu de changemens. Ce mouvement peut être porté très-loin, et n'est borné que par la résistance de la capsule et la rencontre de la cuisse avec la partie antérieure du tronc. 2° Dans l'extension, les choses se passent de la même manière, en sens inverse : ce mouvement est beaucoup moins étendu que le précédent, à cause de la grande résistance de la partie antérieure de la capsule et de l'inclinaison naturelle de la tête du fémur en devant; 3° Dans l'abduction, la tête du fémur roule de haut en bas sur la cavité cotyloïde, dans laquelle elle s'enfonce supérieurement, et dont elle sort inférieurement; le ligament interne est relâché; la capsule est tendue en dedans, et borne le mouvement, qui ne va jamais, dans l'état naturel, jusqu'à la rencontre du col du fémur avec la partie supérieure du rebord de la cavité cotyloïde. 4° L'adduction offre des phénomènes opposés; elle est bientôt bornée par la rencontre des deux cuisses, et le serait, sans cette circonstance, par la tension du ligament interne et de la partie supérieure de la capsule. 5° Dans la rotation, la tête du fémur roule sur elle-même d'avant en arrière, ou d'arrière en avant, et distend la capsule par ses parties postérieure ou antérieure, suivant que la pointe du pied est tournée en dedans ou en dehors : ce mouvement est plus étendu qu'à l'humérus, la longueur du col du fémur favorisant l'action des muscles qui le produisent; il est borné par la tension de la capsule, dont le faisceau accessoire antérieur arrête particulièrement la rotation en dehors. 6° Il y a des mouvemens mixtes ou intermédiaires à ceux-ci, et dont le mécanisme est facile à déduire du leur; quelques-uns offrent des exemples d'une séparation presque complète de deux modes de mouvemens indiqués plus haut : ainsi, c'est presque uniquement par la rotation de la tête du fémur que s'opère le double mouvement de flexion et d'abduction, tandis que la réunion de l'adduction et de la flexion a lieu par le seul roulement de cette tête; de là la fréquence de la luxation dans ce dernier mouvement, et son impossibilité dans le premier. 7° La circumduction se fait par une succession des diverses sortes de mouvemens, que la tête du fémur peut exécuter; le cône qu'elle fait décrire au membre a plus d'étendue en avant et en dehors que dans les autres sens. Dans la plupart de ces mouvemens, le grand trochanter se meut avec la tête du fémur, et le plus souvent en sens inverse.

Le bassin exécute, tantôt sur les deux fémurs, tantôt sur un seul, des mouvemens de flexion, de redressement ou d'extension, d'inclinaison latérale, de rotation et de circumduction, qui ont lieu par un mécanisme à peu près semblable à celui des mouvemens dont nous venons de parler, avec cette seule différence que le fémur est fixe, et que c'est la cavité cotyloïde qui est la partie mobile.

Les maladies les plus fréquentes de l'articulation de la hanche sont les luxations, les affections improprement désignées sous le nom commun et vague de *luxation spontanée*, l'ankylose, la fracture du col du fémur, etc. (A. BÉCLARD.)

HARICOT, s. m, *phaseolus vulgaris*. L. Plante annuelle de la famille des légumineuses et de la diadelphie décandrie, que l'on présume être primitivement originaire de l'Inde, et que l'on cultive depuis un temps immémorial dans toutes les contrées de l'Europe, où elle s'est si bien naturalisée qu'elle semble en être originaire. Nous ne parlerons point ici des propriétés médicales que l'on a jadis attribuées aux graines de cette plante, que l'on regardait comme emménagogues, diurétiques et apéritives. De semblables assertions n'ont pas besoin d'être combattues sérieusement. Nous nous contenterons de dire que, cuits dans l'eau, et réduits en bouillie, les haricots peuvent être utilement employés pour faire des cataplasmes émolliens. Quant à leur usage comme aliment, il est fort étendu, ainsi que chacun sait. Les haricots sont fort nourrissans, mais d'une digestion assez pénible et donnant lieu à la formation d'une grande quantité de gaz intestinaux. Ils sont plus agréables et plus faciles à digérer, quand ils sont frais que quand ils sont secs. On mange aussi les jeunes gousses, quand elles sont encore très-petites. C'est un aliment fort agréable et qui n'a aucun des inconvéniens que l'on a justement reprochés aux haricots secs. (A RICHARD.)

HARMONIE, s. f., *harmonia*, de ἁρμὸς, ἁρμονία, union, jonction; Galien et tous les autres anotomistes qui l'ont suivi ont donné ce nom à un genre d'union des os qui se fait par simple juxta-position, ou par des dentelures très-peu prononcées, comme cela a lieu pour la plupart des os de la face. L'harmonie est considérée aujourd'hui comme une variété de la suture, sous le nom de *suture harmonique* ou *superficielle*, parce que, en effet, les os ainsi articulés sont toujours engrenés par des inégalités sensibles. Bichat a commis une légère erreur, sous ce rapport, en établissant comme deux genres séparés l'articulation immobile à surfaces engrenées, et celle à surfaces juxta-posées. *Voyez* ARTICULATION, SUTURE. (A. B.)

HAUT-MAL, s. m., nom vulgaire de l'épilepsie. *Voyez* ce mot.

HECTIQUE, adj., *hecticus*, de ἑκτικος, habituel, qui est dans l'habitude du corps; fièvre hectique. On a donné ce nom à un mouvement fébrile continu, d'une durée toujours incertaine. La fièvre hectique est le plus souvent l'effet d'une suppuration lente et profonde; et elle tient, en quelque sorte, le milieu entre l'état aigu et l'état chronique. Cette fièvre, qui n'avait pu trouver place dans la classification des fièvres essentielles de M. Pinel, a été l'objet d'une description particulière dans les dernières éditions de la *Nosographie philosophique*.

Un état de pâleur générale, jointe à la coloration partielle des joues, à la maigreur et à la flaccidité des chairs, est le trait extérieur le plus frappant de tous les individus chez lesquels la fièvre hectique est depuis quelque temps développée. Cependant les fonctions digestives continuent à s'exercer dans leur intégrité, lorsque les organes chargés de les exécuter ne sont pas eux-mêmes le point de départ de la maladie; l'appétit se conserve alors, et peut même être augmenté; mais, dans tous les cas, il existe un sentiment de chaleur et de sécheresse à la gorge, avec soif; le pouls est dur et constamment fréquent, surtout vers le soir et après le plus léger repas. La respiration s'accélère au moindre mouvement, et elle est souvent difficile, surtout à une époque avancée de la maladie. On observe souvent une petite toux sèche, surtout après le repas, lors même que les organes pectoraux ne sont pas le siége primitif de la maladie. La chaleur générale est augmentée, sèche, âcre au toucher, inégale, plus forte surtout à la paume des mains et à la figure; les yeux sont brillans et humides, les pommettes rouges: la transpiration est d'abord supprimée; mais, à une époque avancée de la maladie, on observe une sueur abondante, inégale, paraissant surtout à la tête, au cou, à la poitrine, à l'épigastre, augmentant la nuit, et surtout le matin. L'urine, peu abondante et colorée, dépose souvent un sédiment blanc ou rougeâtre. A la constipation qui avait eu lieu dans le commencement, succède plus tôt ou plus tard la diarrhée, qui devient bientôt colliquative et amène rapidement la perte complète des forces: alors amaigrissement général et progressif, œdème des extrémités inférieures, excavation des tempes, enfoncement des yeux dans les orbites, affaissement des parties musculaires, chute des cheveux et des poils, courbure et lividité des ongles, sommeil presque nul ou interrompu par des rêves et non réparateur, sentiment continuel de lassitude et de faiblesse générale, qui n'empêche pas quelquefois les organes génitaux de jouir de toute leur activité. Au milieu de ce dépérissement graduel et progressivement accéléré de toutes les facultés physiques, se fait remarquer l'intégrité des sens et de toutes les forces morales jusqu'au moment même de la mort.

Le cours de cette fièvre peut se diviser en trois périodes. Dans la première, un léger mouvement fébrile avec augmentation de chaleur, paraissant le soir et se terminant le matin, est le seul symptôme qui marque son existence. Plus tard, le mouvement fébrile devient continu, et s'accompagne de plusieurs des symptômes que nous venons de rapporter. Enfin, ce n'est ordinairement que dans la troisième période que s'observent la sueur et la diarrhée colliquatives, la chute complète des forces, le marasme, et l'œdématie des extrémités inférieures. Mais, de tous ces symptômes mortels, la diarrhée, qui est généralement regardée comme le plus caractéristique et le plus funeste, n'est pas aussi indispensable qu'on le croit généralement, et présente beaucoup de variétés qui tiennent à l'état du tube intestinal et au régime alimentaire des malades. J'ai vu plusieurs fois d'infortunés phthisiques terminer leur courte carrière avec la constipation ; d'autres, après avoir éprouvé seulement une légère diarrhée pendant quelques jours : j'ai même observé que ces deux dernières circonstances se rencontrent plus fréquemment dans les hôpitaux, où les malades, arrivés au dernier degré de la fièvre hectique, sont tenus à un régime sévère, tandis que chez les gens aisés, qui obéissent à tous les caprices de la gourmandise et qui sont l'objet de plus de complaisances médicales, la diarrhée, qui accompagne le troisième degré de la phthisie pulmonaire précède souvent la mort de plusieurs mois.

La fièvre hectique affecte ordinairement le type continu avec exacerbation; assez souvent le type rémittent, soit quotidien, soit double tierce; très-rarement le type intermittent, c'est-à-dire que dans l'intervalle des accès les malades ne sont presque jamais exempts d'une petite fièvre dont ils ne s'aperçoivent pas eux-mêmes, mais que le praticien reconnaît à l'accélération du pouls. Les paroxysmes ont lieu le plus ordinairement le soir, quelquefois il y en a deux dans les vingt-quatre heures. Ils se suspendent quelquefois pendant un temps plus ou moins long pour reparaître ensuite avec plus d'intensité. La durée de cette fièvre est toujours longue et indéterminée; sa fin est le plus souvent celle de la vie. Elle amène ordinairement, par l'extinction graduelle de toutes les forces vitales, une mort douce, facile, inattendue, dont les approches sont couvertes du voile de l'espérance et des plus agréables illusions.

L'infatigable nosographe Vinceslas Trnka a recueilli et publié un nombre considérable d'observations particulières de fièvres hectiques produites par des causes diverses. Mais si l'on se reporte au temps auquel il a écrit (1783) et à la nature de son talent qui le portait plus aux travaux d'érudition qu'à la critique sévère des opinions médicales, on ne sera pas étonné de lui voir confondre sous la même dénomination symptomatique des affections organiques de nature fort différente, et de trouver placées sur la même ligne les causes éloignées de cette fièvre, les excès d'étude, le chagrin ou des passions violentes et concentrées, etc., et les causes organiques qui ne sont que l'effet des premières, et qui deviennent la véritable cause prochaine des symptômes fébriles. En général les idées des observateurs à ce sujet ont été confuses comme tout ce qui a été écrit pendant long-temps sur les fièvres, par la raison que la maladie était tantôt caractérisée par ses symptômes extérieurs et tantôt par sa cause prochaine quand elle était connue. M. le professeur Pinel lui-même n'a pas su éviter cette faute, tout en la reprochant à M. Broussais, jeune alors; mais il n'en est pas moins curieux de voir l'auteur de la Nosographie philosophique (dans sa 6e édition), prendre sa revanche vis-à-vis l'auteur de l'examen, et battre en brèche la *fièvre hectique morale* sans cause matérielle appréciable et sans siége déterminé. Ici comme dans les autres parties de la pyrétologie, on s'aperçoit que l'absence d'une véritable analyse philosophique des causes et du siége des maladies a obscurci l'idée qu'on doit se former de leur nature, et rendu aussi incertain qu'arbitraire le nombre et la détermination des espèces nosologiques; on en demeure convaincu en lisant les auteurs. Hoffmann rapporte comme un exemple de fièvre hectique guérie par l'usage d'un vomitif, après une durée de plusieurs semaines, l'histoire d'une fièvre lente qui dépendait évidemment d'une gastrite chronique provoquée par des habitudes vicieuses dans le régime alimentaire, chez une femme délicate âgée de trente ans. Un grand nombre d'observations analogues nous montre cette prétendue fièvre hectique produite par une lésion chronique des organes digestifs, avec les symptômes ordinaires de l'hypochondrie. Lorry cite plusieurs exemples de fièvre hectique de cette sorte, qu'il désigne sous le nom de *phthisie sèche des mélancoliques*. Morton a vu aussi la fièvre hectique survenir à la suite d'une intermittente tourmentée par des fébrifuges autres que le quinquina. M. Pinel regarde la diarrhée comme une cause fréquente de la fièvre hectique, et déclare en avoir vu des exemples multipliés à l'infirmerie des femmes aliénées de la Salpêtrière. Ce savant professeur assure avoir observé un fait de cette nature sur son propre fils, à la suite d'une dysenterie très-intense. N'est-il pas évident dans tous ces cas que la fièvre hectique était le symptôme de l'inflammation d'une portion quelconque du tube digestif? et n'est-ce pas même alors la circonstance la plus favorable à sa guérison ?

Ainsi l'irritation chronique des muqueuses produit souvent la fièvre hectique; et il en est de même, soit que cette irritation ait son siége dans le larynx ou les bronches, simulant alors une phthisie laryngée ou pulmonaire, ou que ce siége soit fixé dans la vessie, l'utérus, l'estomac ou les intestins. Les inflammations chroniques des membranes séreuses peuvent aussi produire les symptômes de la fièvre hectique, comme on le voit dans certaines pleurésies chroniques, péritonites chroniques, etc., etc.

L'irritation chronique de la peau est une cause de même nature, et les exemples n'en sont pas très-rares à la suite des dartres très-étendues et très-opiniâtres accompagnées d'un prurit continuel, et des autres maladies cutanées, telles que la teigne, les ulcères anciens, l'éruption dégénérée de la rougeole, de la scarlatine, de la variole, etc. M. Broussais cite une observation de ce genre, suite d'une affection psorique.

Le ptyalisme, le diabète, l'habitude de l'onanisme ou l'abus du coït, la nymphomanie, etc., démontrent également que la fièvre hectique, produite par ces causes, est le résultat d'une irritation chronique fixée sur les glandes salivaires, les organes urinaires ou génitaux. L'hydropisie, le rachitis, les scrofules, le cancer, la syphilis, la mélancolie elle-même et l'hypochondrie étant des maladies dans lesquelles les symptômes, quels qu'ils soient, et la fièvre hectique, quand elle en est la suite, sont les résultats d'une altération organique plus ou moins facile à constater, il s'ensuit dans tous ces cas que la cause matérielle de la fièvre ne saurait être niée.

L'introduction et le séjour prolongé d'un corps étranger dans la trachée-artère ont produit également une fièvre hectique, guérie par l'expulsion de ce corps. Borelli en cite un exemple remarquable. On a vu la même chose pour les bronches et d'autres cavités naturelles, et l'on conçoit qu'une cause de cette nature, quel que soit le point de l'économie où elle porte son action, déterminera un effet semblable. La présence d'un calcul dans les reins ou dans la vessie fait périr les malades avec les symptômes ordinaires de cette fièvre. Mais c'est principalement dans l'inflammation lente et dans la suppuration des viscères situés profondément, qu'il faut chercher la cause la plus commune et la plus funeste des symptômes de la fièvre hectique. Au premier rang des causes de cette espèce se montre la véritable phthisie pulmonaire, résultant de l'inflammation et de la suppuration des tubercules du poumon. Les suppurations lentes du foie, des reins, des glandes du mésentère, etc., donnent lieu à des phénomènes généraux semblables, et qui pour cette raison ont reçu le nom de phthisies *hépatique*, *rénale*, *mésentérique*, *etc.*

Quand on nous dit que des hémorrhagies excessives peuvent occasioner la fièvre hectique, on n'entend pas parler sans doute de l'écoulement du sang en lui-même, comme pouvant produire un semblable effet; car la cause n'en peut être raisonnablement attribuée qu'à l'état particulier dans lequel se trouvent les vaisseaux d'où le sang est exhalé. Une remarque de même nature s'applique aux fièvres lentes qu'on a supposées être le résultat de la suppression d'une hémorrhagie habituelle. Cette suppression, incapable de produire immédiatement la fièvre hectique, a dû déterminer, en premier lieu, une affection locale quelconque, dont la fièvre aura été l'effet.

Quant aux excès d'étude et aux passions violentes qu'on n'a pas cru moins propres à déterminer la fièvre hectique, nous ne saurions voir en cela qu'une de ces causes générales de maladies qui peuvent en produire de toute espèce, suivant les circonstances particulières dans lesquelles s'exerce leur action, et qu'on n'a jamais confondue, sans de graves inconvéniens pour la netteté des idées et la précision qu'il est temps d'introduire dans les notions de pathologie, avec la cause prochaine des maladies, c'est-à-dire avec la lésion matérielle ou organique qui les produit et les entretient. Or toute cause morale de la nature de celles que nous venons de signaler, portant une action directe et primitive sur l'encéphale, qui est le siége organique des phénomènes de cette nature, il nous est impossible de voir, dans ces prétendues fièvres hectiques par cause morale, autre chose que les résultats d'un état morbide d'une portion quelconque de l'encéphale, ou bien d'une irritation sympathique fixée consécutivement sur un viscère quelconque, par suite d'une cause morale qui aurait agi primitivement sur le cerveau. Tout aussi facile à concevoir que les gastro-entérites et les encéphalites qui sont le résultat si fréquent d'une cause morale manifeste, la fièvre hectique n'a pas plus que ces deux maladies une existence indépendante des causes matérielles et prochaines, et ne mérite pas plus qu'elles la dénomination de *morale*, fondée sur la cause éloignée dont elle est le produit local.

Nous avons pensé que cet examen détaillé des causes prochaines de la fièvre hectique était nécessaire pour donner une juste idée de sa nature. Tous les pyrétologistes, et M. Pinel lui-même, en admettant l'essentialité des autres groupes de fièvres, se sont accordés à reconnaître que celle-ci était le plus souvent symptomatique, et que rarement on était dans l'impuissance de lui assigner une cause locale. Il nous restait donc à faire voir que, dans les cas même où l'absence d'une lésion organique manifeste avait pu faire penser qu'une semblable cause n'existait pas, l'analogie la mieux fondée nous porterait à l'admettre et à supposer l'existence d'une irritation chronique profonde et obscure dont le siége nous serait inconnu. Mais grâce à une observation plus exacte des phénomènes morbides, et à une connaissance plus complète et plus générale de l'anatomie pathologique, les cas où cette cause matérielle de la fièvre hectique peut se dérober à l'investigation médicale deviennent de plus en plus rares. Nous pensons donc que le moment n'est pas éloigné où le siége anatomique de l'irritation permanente qui est la cause prochaine de la fièvre hectique ne pourra plus être méconnu par un observateur attentif.

Ce n'est pas au moment où la la doctrine de l'essentialité des fièvres a subi de si rudes atteintes, que nous pourrions consentir à appliquer le nom d'*essentielle* à la fièvre hectique, regardée par les classiques comme symptomatique dans le plus grand nombre des circonstances. Dans l'état actuel de la science, la fièvre hectique doit donc être considérée comme le symptôme d'une irritation chronique, dont le siége, le plus souvent manifeste, reste quelquefois caché dans la profondeur des viscères. Cette origine explique clairement la gravité de cette fièvre dans tous les cas, sa léthalité dans un certain nombre, et particulièrement dans le troisième degré des phthisies : elle explique également les variétés qui s'observent dans les sujets qui en sont atteints, dans le pronostic dont elle est susceptible, et le traitement qu'on doit lui appliquer. On conçoit ainsi qu'elle ne peut jamais être que sporadique; qu'elle peut attaquer des individus de tout âge, de tout sexe, et se montrer dans toutes les saisons; mais qu'elle s'établira avec plus de facilité et de promptitude chez les personnes jeunes ou douées d'une constitution très-irritable; et n'attendra pas, chez elles, pour se développer, que la cause irritante ait produit la désorganisation des tissus. L'apparition de la fièvre hectique chez ces individus, annonçant un degré moins avancé de la lésion organique dont elle est le produit, est, par cette même raison, un signe moins fâcheux, et offre plus de ressources à un praticien habile. (COUTANCEAU.)

HÉLIX, s. m., *helix*, de ἑλιξ, enveloppe, contour, circonvolution, dérivé ἑλίσσω, j'entoure, j'enveloppe; éminence contournée que forme le pavillon de l'oreille, en se repliant sur lui-même dans le haut de sa circonférence. On l'appelle aussi le *grand repli de l'*OREILLE. *Voyez* ce mot. (A. B.)

HELMINTHAGOGUE, HELMINTHIQUE, adj., *helminthagogus*, de ἑλμινς, ver, et de ἄγω, je chasse; médicament propre à détruire et expulser les vers intestinaux. *Voyez* VERMIFUGE et VERS.

HELMINTHIASE, s. f., *helminthiasis*; états morbides déterminés par la présence des vers dans les voies digestives. *Voyez* VERS.

HÉMATÉMÈSE, s. f., *hæmatemesis*, de αἷμα, sang, et de ἐμέω, je vomis. Ce mot, employé aujourd'hui pour désigner l'hémorrhagie de la membrane muqueuse de l'estomac, exprimait autrefois le vomissement de sang qui est le phénomène le plus remarquable de cette hémorrhagie, à laquelle, dans ces derniers temps, on a proposé de donner le nom plus convenable de *gastrorrhagie*.

L'hémorrhagie de l'estomac est une de celles qu'on observe le plus rarement : quelques médecins même pensent qu'elle est la plus rare de toutes celles qui ont lieu par les membranes muqueuses ; mais cette assertion me paraît inexacte, et les exemples d'hématurie sont, je crois, moins nombreux encore que ceux d'hématémèse. Du reste, ce qui vient d'être dit de la rareté de l'hématémèse s'applique surtout à l'hématémèse idiopathique ; car cette hémorrhagie n'est pas rare dans les cas où l'estomac est le siége d'une lésion organique.

Les causes de l'hématémèse idiopathique sont fort obscures. On l'observe particulièrement dans l'âge mûr, depuis trente jusqu'à cinquante ans ; elle n'a presque jamais lieu chez les vieillards, et peut-être ne l'a-t-on jamais rencontrée chez des enfans. Le tempérament nerveux-sanguin et nerveux-bilieux, une constitution maigre, le caractère mélancolique, irascible, la vie sédentaire et contemplative, sont les conditions dans lesquelles on a le plus souvent observé l'hématémèse. Les femmes y sont plus exposées que les hommes, ce qui paraît tenir moins à la différence même du sexe, qu'à la suppression et à la déviation des menstrues. On a vu quelquefois l'hématémèse survenir chez des sujets atteints d'une lésion organique de la rate, du poumon, du foie ou de quelque viscère plus ou moins rapproché de l'estomac ; et l'on a supposé entre cette lésion et cette hémorrhagie des rapports dont il serait assez difficile de démontrer rigoureusement l'existence ; il n'en est pas de même de l'hématémèse qui, chez quelques femmes, se produit constamment pendant toutes les grossesses ; elle est évidemment liée à l'état de l'utérus.

Quant aux causes occasionelles de cette affection, celles dont l'action est le mieux constatée sont, d'une part, les passions tristes, telles que la terreur, la colère concentrée, un chagrin violent, et, d'autre part, la suppression, la déviation et quelquefois la diminution ou l'insuffisance des hémorrhagies constitutionnelles, et spécialement des règles chez les femmes et des hémorrhoïdes dans les deux sexes. Dans la plupart des ouvrages de pathologie, on indique comme causes occasionelles de l'hémorrhagie de l'estomac les excès d'alimens et de boissons, les vomitifs et les purgatifs administrés mal à propos, les substances vénéneuses introduites dans l'estomac; les coups sur la région épigastrique, les contractions violentes des muscles abdominaux, et particulièrement celles qui ont lieu dans le travail de l'accouchement; mais ces causes agissent tous les jours sans donner lieu à l'hémorrhagie de l'estomac, et dans le très-petit nombre de cas où cette hémorrhagie est primitivement survenue après l'action de quelqu'une d'entre elles, cette action semble n'avoir été que très-incertaine, ou tout au moins que fort accessoire. Il en est autrement lorsque l'hémorrhagie a déjà eu lieu : ces causes ont une influence non équivoque dans sa prolongation et sa reproduction.

Quelques médecins, et Frank en particulier, ont indiqué comme phénomènes précurseurs de l'hématémèse les divers troubles des fonctions digestives qui annoncent une lésion organique de l'estomac; mais l'hématémèse qui survient dans ces circonstances n'est elle-même qu'un symptôme du cancer stomacal : autant vaudrait considérer l'hématémèse, qui, chez certains sujets, se montre avant tous les autres symptômes, comme signe précurseur des aigreurs et des vomissemens. Cette hémorrhagie symptomatique appartient d'ailleurs à l'histoire du cancer stomacal, et ne peut être confondue avec celle dont nous parlons. L'hématémèse idiopathique a quelquefois lieu sans phénomènes précurseurs : quelquefois les malades éprouvent pendant une ou plusieurs heures du refroidissement aux extrémités, de la chaleur et de l'oppression à l'épigastre; mais ces phénomènes et plus encore la pâleur de la face, les éblouissemens, les vertiges, les défaillances, les syncopes, les nausées, sont souvent des indices de l'accumulation du sang déjà exhalé dans la cavité de l'estomac, plutôt que des signes d'une hémorrhagie imminente.

Le sang exhalé dans l'estomac peut en être expulsé, soit par le vomissement, soit par les selles, soit par ces deux voies successivement.

Chez quelques sujets le vomissement de sang est le premier symptôme qui survient; mais chez la plupart des individus le vomissement est précédé d'un sentiment de pesanteur et d'anxiété dans la région épigastrique, et des phénomènes avant-coureurs de toute espèce de vomissement. Le sang rejeté par flots ou par gros caillots s'échappe par la bouche et quelquefois en même temps par les narines. Sa quantité est toujours considérable, de huit à dix onces au moins, et quelquefois de plusieurs livres : cela ne prouve pas que la membrane muqueuse de l'estomac ne puisse fournir une quantité beaucoup moindre de sang; mais il est vraisemblable qu'alors ce liquide est transmis en totalité dans les intestins, au lieu d'être rejeté par le vomissement. Le sang vomi est presque toujours noir, disposé en grumeaux, en caillots, ou en une seule masse de forme analogue à celle de l'estomac; quelquefois néanmoins il est rouge et fluide : variétés qui dépendent sans doute de la lenteur ou de la rapidité avec laquelle le sang a été exhalé, et du temps pendant lequel il a séjourné dans l'estomac avant d'être expulsé. C'est encore à cette cause qu'il faut attribuer la formation de ces couennes ou concrétions membraniformes ou polypeuses qui sont rejetées avec le sang, et qui supposent la séparation, dans la cavité même de l'estomac, des parties constituantes de ce liquide. Le sang qui provient de l'estomac est presque toujours mêlé à des alimens, à de la bile ou à du mucus. Plusieurs heures après le vomissement, quelquefois après un temps plus court ou plus long, le malade éprouve, à la suite de coliques obscures, le besoin d'aller à la selle, et rend des matières noires, grumelées, souvent très-fétides, dans lesquelles on reconnaît facilement le sang, malgré l'altération qu'il a subie en traversant tout le conduit intestinal. Ces évacuations de matières noires ont généralement lieu plusieurs fois dans l'espace de vingt-quatre heures ou de quelques jours. Le vomissement de sang peut aussi se reproduire dans le cours d'une seule hémorrhagie; mais le plus souvent il n'a lieu qu'une fois. Quant aux phénomènes généraux qui accompagnent l'hématémèse, ils sont analogues à ceux qu'on observe dans les autres hémorrhagies considérables. (*Voyez* HÉMORRHAGIES.) Les principaux sont la pâleur du visage, le refroidissement de tout le corps, la faiblesse, un sentiment d'effroi et de surprise que cause au malade l'aspect du liquide rejeté par le vomissement, l'accélération du pouls.

La durée de cette affection est d'une évaluation difficile : il est impossible de fixer l'instant où l'exhalation commence à s'opérer dans l'estomac ; elle peut avoir déjà cessé lorsque le vomissement a lieu, et à plus forte raison lorsque les excrétions de matières noires surviennent. L'hémorrhagie de l'estomac ne détermine que très-rarement la mort d'une manière prompte. Frank cite un cas dans lequel la mort eut lieu sans que le malade eût vomi le sang : l'ouverture du cadavre montra, dans l'estomac et les intestins distendus, un énorme caillot qui en avait pris la forme. Dans un certain nombre de cas l'hémorrhagie de l'estomac s'est terminée heureusement, et ne s'est plus reproduite. Mais ces deux modes de terminaison, soit par la mort, soit par le retour à la santé, ne sont pas les plus ordinaires ; et chez le plus grand nombre des individus, que l'hématémèse se soit ou non répétée une ou plusieurs fois, il est resté, à la suite de cette affection, un trouble plus ou moins grand dans les fonctions de l'estomac, un état de faiblesse générale, une couleur pâle ou jaunâtre, quelquefois une demi-transparence des tégumens, phénomènes qui le plus souvent dénotent une lésion du tissu même de l'estomac, lésion dont l'hématémèse a été le premier indice.

Cette hémorrhagie se montre rarement sous la forme propre aux hémorrhagies actives ; néanmoins on en trouve quelques exemples dans les observateurs. Dans la plupart des cas, l'état de faiblesse générale, la pâleur, le refroidissement du corps, la petitesse du pouls, qui précèdent et accompagnent cette hémorrhagie, la rapprochent des hémorrhagies passives, sans néanmoins la placer nécessairement dans cet ordre. L'hématémèse idiopathique est le plus souvent supplémentaire ou auxiliaire d'une hémorrhagie constitutionnelle supprimée ou diminuée, et spécialement des menstrues : on l'a vue dans ces conditions se reproduire pendant plusieurs mois, pendant une année et plus, à des intervalles semblables à ceux auxquels l'hémorrhagie primitive se serait reproduite. Stahl a rapporté l'observation d'une jeune fille chez laquelle une hématémèse, produite par la suppression des règles, reparut, pendant treize mois consécutifs, aux époques menstruelles. Hoffmann a vu, chez une même femme, les règles précédées successivement, d'abord d'une épistaxis pendant huit ans, puis pendant six ans, d'une hémoptysie, puis d'une hématémèse qui cessait lorsque l'hémorrhagie utérine était établie, et qui s'était déjà reproduite à six époques consécutives lorsque Hoffman écrivait ce fait. L'hématémèse a succédé quelquefois au flux périodique des hémorrhoïdes, et s'est terminée, comme dans le cas précédent, lorsque l'hémorrhagie constitutionnelle a reparu.

Quelques auteurs, et en particulier Salmuth et Langius, ont rapporté quelques observations d'hématémèses périodiques qui survenaient sans phénomènes précurseurs, et paraissaient nécessaires à l'entretien de la santé : toutes les fois, en effet, qu'on chercha à les prévenir par d'autres saignées, il survint des accidens qui firent repentir de l'avoir tenté. Ces faits et quelques autres ont porté M. Pinel à considérer l'hématémèse comme pouvant se présenter sous la forme des hémorrhagies constitutionnelles (*voy.* HÉMORRHAGIES), et comme pouvant être liée à la santé des sujets, comme le sont les règles chez les femmes ; mais hors le cas où elle remplace une autre hémorrhagie, l'hématémèse est une maladie grave, et dont on doit chercher à prévenir le retour. On a encore considéré comme une variété de l'hématémèse le vomissement des matières noires, connu sous le nom de *melæna ;* mais cette affection est presque constamment liée à une affection organique ; elle appartient à l'histoire du cancer stomacal plutôt qu'à celle de l'hématémèse.

Le diagnostic de l'hémorrhagie de l'estomac est souvent facile; mais dans plusieurs cas il est enveloppé d'une grande obscurité. En effet, 1° lorsque le sang exhalé dans l'estomac n'est pas vomi, qu'il n'est transmis au-dehors que par l'anus, qu'après avoir parcouru tout le conduit intestinal, il peut être assez altéré pour que sa nature soit facilement méconnue; lorsqu'il a encore l'aspect ordinaire du sang, il est toujours difficile et quelquefois impossible de déterminer de quel point du conduit digestif il provient. Mais dans la plupart des cas une partie du sang exhalé dans l'estomac a été rejetée par le vomissement, et cette circonstance ne laisse guère de doute sur la nature et le siége du mal.

2° Dans les cas où le malade vomit du sang il peut se faire ou bien que le sang rejeté provienne réellement de l'estomac, mais qu'il ne soit pas le produit d'une hémorrhagie de ce viscère; ou bien qu'il paraisse provenir de l'estomac tandis qu'il sort des bronches. Il est à peine nécessaire de faire remarquer que du sang avalé soit comme aliment, soit dans un autre but, peut être vomi peu après avoir été pris, et donner lieu à un vomissement de sang très-différent de celui qui nous occupe : quelques individus ont pu simuler ainsi une hématémèse. On a vu dans quelques cas, et spécialement dans le premier âge de la vie, le sang exhalé dans la bouche, dans l'arrière-bouche ou dans les fosses nasales, porté dans l'estomac pendant le sommeil surtout, par un mouvement instinctif de déglutition, provoquer le vomissement et pouvoir ainsi faire croire à une hémorrhagie stomacale. Mais l'âge du sujet, l'examen de la bouche, des fosses nasales et du pharynx, la présence de quelques caillots de sang dans ces parties, une hémorrhagie récente de la membrane qui les tapisse, sont autant de signes propres à éclairer le diagnostic. Dans une hémoptysie assez abondante pour provoquer une contraction convulsive des muscles du thorax, le sang s'échappe de la bouche par flots comme dans l'hématémèse, et il est souvent nécessaire de rapprocher du vomissement de sang les phénomènes qui l'ont accompagné, précédé et suivi, pour fixer son jugement sur le siége de l'hémorrhagie. La douleur ou la pesanteur épigastrique et les nausées précèdent le vomissement de sang; la dyspnée, la toux, et une sensation de bouillonnement annoncent l'hémoptysie : dans celle-ci, il arrive souvent que quelques crachats de sang sont rejetés avant que des flots de liquide s'échappent de la bouche. Le sang qui vient des bronches est vermeil et mêlé d'air; celui qui vient de l'estomac est le plus souvent noir, et presque toujours mêlé à des alimens, à de la bile ou à des mucosités. A la suite d'une hémoptysie abondante, le malade rend par expectoration manifeste quelques crachats de sang : après une hématémèse, une certaine quantité de ce liquide est excrété avec les selles. Il est un cas plus embarrassant encore que ceux dont il vient d'être question; c'est celui d'une hémoptysie abondante dans laquelle le chatouillement de l'arrière-bouche par le sang qui sort des bronches, ou le reflux de ce liquide dans la partie inférieure du pharynx, provoquent le vomissement des alimens et des autres matières contenues dans l'estomac, qui se mêlent avec le sang. Mais la couleur rouge de ce liquide, son mélange intime avec de l'air, les phénomènes qui ont précédé, et surtout ceux qui ont suivi l'hémorrhagie, suffisent presque toujours pour dissiper toute espèce de doute.

3° Un dernier point relatif au diagnostic est de déterminer si le sang rejeté de l'estomac provient d'une simple exhalation de la membrane muqueuse, ou s'il est l'effet de quelque lésion organique appréciable, en un mot, si l'hématémèse est idiopathique ou symptomatique. Nous ferons d'abord observer que dans le plus grand nombre des cas l'hémorrhagie de l'estomac est symptomatique; toutes les fois donc qu'un vomissement de sang aura lieu, le médecin sera porté à croire qu'il dépend d'une autre maladie, qu'il s'efforcera de découvrir par tous les moyens que la séméiotique lui fournit. Les maladies qui peuvent donner lieu au vomissement de sang sont l'ulcération de l'estomac, soit par l'introduction de poisons caustiques, soit par les progrès d'une affection cancéreuse; la rupture, dans l'estomac, d'un anévrysme de quelque grosse artère voisine; le scorbut, la fièvre jaune; mais de toutes les maladies qui peuvent produire cette hémorrhagie, le cancer commençant de l'estomac est à la fois celle qui la produit le plus souvent, et celle dont le diagnostic offre le plus de difficulté. En effet, le vomissement de sang qui survient chez un sujet scorbutique, celui qui a lieu à une période avancée d'un cancer stomacal, celui qui survient soit aussitôt après l'ingestion d'une substance caustique, soit plus tard, lorsque les escarres qu'elle a produites viennent à se détacher (*voyez* GASTRITE), ne peuvent point être confondus avec l'hématémèse idiopathique. Le temps depuis lequel le sujet est malade, les symptômes qu'il présente actuellement soit du côté de l'estomac, soit dans toute sa constitution, suffisent pour éloigner toute espèce de doute. Il en est de même du vomissement qui succède à la rupture d'un anévrysme dans l'estomac : le plus souvent l'hémorrhagie est assez considérable pour produire subitement la mort; dans le cas où le malade survit, la présence dans la région épigastrique d'une tumeur qui offre des mouvemens d'expansion isochrones aux battemens des artères, les troubles qu'elle a apportés depuis un certain temps dans les fonctions digestives, laissent rarement le médecin dans l'incertitude.

Il est des cas aussi, mais en très-petit nombre, dans lesquels l'hématémèse est évidemment idiopathique; lorsque, par exemple, elle survient tout à coup, sans mouvement fébrile, sans douleur, chez un sujet qui jusqu'alors jouissait d'une santé parfaite, et surtout lorsqu'elle succède à quelque hémorrhagie constitutionnelle qui a été supprimée, et qu'elle se reproduit aux mêmes époques, ainsi qu'on l'observe quelquefois chez les femmes pendant le cours d'une aménorrhée. Mais, lorsque le vomissement de sang survient chez un sujet dont les digestions ont offert depuis un certain temps quelque dérangement, ou dont l'embonpoint a diminué, le médecin est souvent obligé de suspendre son jugement jusqu'à ce que le cours ultérieur de la maladie lui fournisse de nouvelles lumières. Le rétablissement complet de la santé porte à conclure, lorsqu'il est *stable*, que l'hémorrhagie était idiopathique. Lorsqu'au contraire, à la suite d'un vomissement de sang, il survient, soit immédiatement, soit après quelques semaines, quelques mois même d'intervalle, du dérangement dans les fonctions digestives, lorsque ce dérangement persiste malgré le régime et les autres moyens propres à le dissiper, il est, non pas démontré, mais très-vraisemblable que l'estomac est le siége d'une lésion organique, à laquelle il faut attribuer, au moins en partie, l'hématémèse qui a eu lieu.

Quant au pronostic, il est généralement grave; il n'est que bien peu de cas où une hématémèse ne soit pas une maladie sérieuse; il en est bien moins encore, dans lesquels cette hémorrhagie puisse être regardée comme salutaire. Les cas les moins fâcheux sont ceux où il est bien démontré que l'hémorrhagie est idiopathique et où elle est supplémentaire de quelque autre hémorrhagie. Il est à peine nécessaire d'ajouter que le pronostic est d'autant plus grave que la quantité de sang est plus considérable, et que l'hémorrhagie s'est reproduite plus souvent. Le danger est rarement prochain.

L'anatomie pathologique n'a, jusqu'à présent, que fort peu éclairé l'histoire de l'hématémèse; la raison en est évidente: c'est la rareté extrême des cas dans lesquels cette hémorrhagie a produit immédiatement la mort. La seule altération observée est la rougeur de la membrane muqueuse de l'estomac; rougeur qui, comme on le sait, peut être l'effet de la présence du sang dans la cavité de ce viscère, comme elle peut aussi avoir précédé l'hémorrhagie, et être l'indice d'une lésion à laquelle on pourrait attribuer l'exhalation du sang dans l'estomac. Quelques auteurs ont cru reconnaître une dilatation des vaisseaux sanguins, soit veineux, soit même artériels. Ils ont avancé que les liquides injectés dans les artères pleuvaient avec facilité de la surface intérieure de l'estomac, quand les malades avaient vomi du sang rouge, et que le même phénomène avait lieu par l'injection dans les veines, lorsque le sang rejeté pendant la vie avait présenté une couleur noire; mais ces assertions sont loin d'être démontrées. Une chose bien positive, d'après plusieurs faits observés ou rapportés par Morgagni, c'est que, chez quelques sujets morts peu de jours après avoir vomi du sang, la membrane de l'estomac n'a offert aucune lésion apparente, et que, dans quelques cas où l'hémorrhagie avait été très-abondante, l'estomac et les autres viscères offraient une pâleur remarquable.

Le traitement de l'hématémèse, bien qu'établi en grande partie sur les mêmes principes que celui des autres hémorrhagies, est soumis à quelques règles particulières.

On a cité quelques cas dans lesquels le vomissement de sang était suivi, chaque fois qu'il avait lieu, d'une amélioration sensible dans la santé; les saignées pratiquées dans le but de remplacer l'hématémèse produisaient, si l'on en croit les auteurs de ces observations, des symptômes plus ou moins graves, qui ne cessaient que par le retour de l'hémorrhagie de l'estomac. Nul doute que, si de semblables cas se renouvelaient, il ne fallût respecter une hématémèse de ce genre; mais de tels faits sont si rares, qu'ils sortent presque du domaine de l'art, et qu'ils n'infirment pas cette règle générale, qu'on doit, quand cette hémorrhagie a lieu, chercher à la suspendre ou à la modérer, et s'efforcer, quand elle est suspendue, d'en prévenir le retour.

Les moyens qu'on oppose au vomissement de sang, dans le but de le suspendre ou de le modérer, sont différens, à raison de l'état des forces du sujet. Est-il d'une constitution pléthorique, conserve-t-il de la chaleur à la peau, son pouls a-t-il de la résistance, on doit ouvrir immédiatement la veine. Le malade offre-t-il, ce qui est le plus ordinaire, des conditions opposées, on cherche à réchauffer les extrémités refroidies, en les enveloppant de linges bien chauds; on exerce une prompte révulsion aux membres, à l'aide de bains de pieds sinapisés, de sinapismes ou d'eau presque bouillante. Dans tous les cas, on fait prendre au malade des boissons froides et acidulées, en très-petite quantité à la fois, par cuillerées, et à des intervalles très-courts, de cinq, de dix minutes, par exemple. Si, malgré l'emploi de ces moyens, l'hémorrhagie persiste, on rend les boissons plus froides et plus acides; on prescrit, au lieu de la solution de jus de citron, la limonade sulfurique, l'eau de riz ou le petit-lait aiguisés avec l'eau de Rabel ou l'alun; on applique sur l'épigastre des compresses d'oxycrat froid, ou même de la glace pilée ou de la neige; on place un ou plusieurs vésicatoires aux membres. S'il survient une défaillance et surtout si la quantité de sang rejetée ne paraît pas suffisante pour l'expliquer, il convient d'examiner le pharynx par la vue et le toucher: la présence d'un caillot de sang dans cette partie a quelquefois produit une espèce d'asphyxie mécanique que l'éloignement de l'obstacle peut faire immédiatement cesser, comme Frank l'a observé sur un religieux de Rastadt. Lorsque la distension du ventre, les coliques, le son mat rendu à la percussion indiquent la présence dans les intestins d'une certaine quantité de sang, et surtout lorsque le sang qui est rendu par l'anus exhale une odeur fétide et paraît avoir éprouvé un commencement de putréfaction, il faut, par des lavemens émolliens et par des laxatifs doux, en favoriser l'excrétion. Pendant tout le cours de cette hémorrhagie, quelles que soient sa forme et son intensité, le malade doit garder constamment la position horizontale, et ne la pas quitter, même pour uriner et pour aller à la selle; il doit ne pas se soulever lui-même et éviter tout mouvement actif. Toute espèce d'effort est essentiellement nuisible : aussi a-t-on recommandé, dans les cas où l'hématémèse surviendrait pendant le travail de l'accouchement, de hâter le plus possible la sortie du fœtus.

Quand l'hémorrhagie est suspendue, il faut insister pendant plusieurs jours sur le repos, la position horizontale, sur les boissons astringentes, mais plus spécialement encore sur une diète sévère. On ne commence à faire prendre quelques alimens que plusieurs jours après la cessation de l'hémorrhagie; et on les choisit parmi ceux qui sont les plus faciles à digérer, tels que laits de poule, bouillons aux herbes, petit-lait acidulé, gelées végétales, etc. On ne revient que lentement et par des degrés insensibles aux alimens ordinaires.

L'individu qui a eu un vomissement de sang est par cela même menacé d'en avoir d'autres. Le médecin doit donc s'efforcer d'éloigner toutes les circonstances propres à ramener cette hémorrhagie. A la tête des moyens prophylactiques de l'hématémèse on doit placer un régime sévère, soit pour la quantité, soit pour la qualité des alimens; un exercice doux après le repas sera, chez la plupart des sujets, très-favorable à la digestion, et par conséquent très-utile; la méditation et même le sommeil seraient nuisibles, et seront alors scrupuleusement évités. Il est aussi très-important que le ventre soit tenu libre, condition doublement avantageuse, en ce qu'elle met le sujet à l'abri des efforts violens qu'occasione la constipation, et en ce qu'elle tend à prévenir la pléthore. (*Voyez* HÉMORRHAGIES.) Ici du reste, comme dans les autres hémorrhagies, il faut quelquefois, pour prévenir l'hématémèse, chercher à rappeler une hémorrhagie habituelle qui a été supprimée; établir une autre hémorrhagie à laquelle, par son âge, sa constitution, son genre de vie, son origine, le sujet paraît avoir quelque disposition, ou recourir périodiquement à des évacuations sanguines.

Si, malgré l'emploi de ces moyens, on voyait survenir des signes qui indiquassent le retour imminent d'une hématémèse, il faudrait tâcher encore de la détourner en prescrivant une saignée générale, en excitant aux extrémités une chaleur vive, en faisant prendre au malade des boissons très-fraiches. (CHOMEL.)

HÉMATINE, s. f., de αἷμα, sang; nom donné par M. Chevreul à une matière colorante azotée, qu'il a retirée du bois de campèche (*hæmatoxylum campechianum*), et qui est sous forme de petites écailles d'un blanc rosé, et d'un aspect métallique. On doit la regarder comme un excellent réactif pour découvrir les acides. En effet, elle passe au jaune et au rouge lorsqu'on la met en contact avec cette classe de corps. (ORFILA.)

HÉMATITE, s. f., *hæmatites*, de αἷμα, sang (fer oxydé, hématite rouge, ou fer oligiste concrétionné de Haüy). Les minéralogistes distinguent deux sortes d'hématite, savoir, l'hématite *rouge*, désignée sous le nom de *sanguine*, de *pierre à brunir*, et l'hématite *brune* ou *noirâtre* : la première est sous forme de concrétions mamelonnées, d'un tissu fibreux, d'une couleur rougeâtre, susceptibles de prendre un aspect métallique gris lorsqu'elles ont reçu le poli, et offrant dans leurs cavités des groupes de cristaux plus ou moins réguliers. La poudre qu'elles fournissent est d'un rouge brun; on les trouve dans un très-grand nombre d'endroits, mais surtout à l'île d'Elbe, où elles forment des masses considérables. Les pharmaciens s'en servent pour préparer l'emplâtre styptique et les fleurs ammoniacales hématitées. Elle est tonique et astringente : on l'emploie aussi pour polir certains corps, et en particulier les métaux. L'hématite *brune* ou *noirâtre* fournit une poudre d'un brun jaunâtre, ce qui la distingue de la précédente; elle est formée de beaucoup d'oxyde de fer, d'une certaine quantité d'eau, et d'un peu d'oxyde de manganèse et de silice. (ORFILA.)

HÉMATOCÈLE, s. f. *hæmatocele*, de αἷμα, sang et κήλη, tumeur. On donne ce nom à une tumeur formée par du sang infiltré ou épanché dans les enveloppes membraneuses du testicule et du cordon spermatique. Richter, et avec lui plusieurs auteurs, admettent trois espèces d'hématocèle, suivant que le sang est épanché dans la tunique vaginale, dans la tunique albuginée, ou infiltré dans le tissu cellulaire du scrotum.

Suivant Pott, quand la tunique vaginale a été long-temps distendue par de la sérosité, les vaisseaux sanguins deviennent variqueux et font saillie, spécialement à sa surface interne. Dans la ponction qu'on pratique pour extraire le liquide, ces vaisseaux peuvent être blessés par l'instrument dont on se sert, et le sang s'épancher dans la cavité de la tunique vaginale. Ordinairement l'hémorrhagie cesse dès que les enveloppes de l'hydrocèle s'affaissent et reviennent sur elles-mêmes, et il n'en résulte aucun accident. La petite quantité de sang épanché finit par être absorbée, et les malades guérissent tout aussi bien que s'il n'y avait pas eu d'hémorrhagie. Dans quelques cas il arrive que le sang s'amasse en assez grande abondance pour reproduire la tumeur et nécessiter une nouvelle opération, qui consiste à ouvrir la tunique vaginale afin d'évacuer le liquide qu'elle renferme, et à réprimer l'hémorrhagie par des lotions résolutives faites sur la plaie. M. S. Cooper a vu plusieurs fois ce mode de traitement suivi d'une prompte guérison. On pourrait nommer cette première variété de la maladie *hématocèle par épanchement.*

Pott a admis une autre espèce d'hématocèle qui a son siége dans l'intérieur même de la tunique albuginée, peut simuler l'hydrocèle, et pour laquelle il conseille la castration. Mais cette maladie, n'étant autre chose que l'épanchement sanguin qui accompagne assez souvent le sarcocèle, ne doit pas être regardée comme une hématocèle proprement dite; elle n'appartient pas plus aux dégénérescences carcinomateuses du testicule qu'à celles des autres organes. On ne pourrait réellement regarder comme hématocèle de la tunique albuginée que l'épanchement de sang qui a lieu dans cette membrane fibreuse, à la suite des blessures du testicule, épanchement qui doit toujours être peu considérable à raison de la résistance qu'elle offre à l'écoulement du sang.

La seconde espèce d'hématocèle, par *infiltration*, est la plus fréquente; elle dépend de la lésion des vaisseaux qui rampent flexueux dans le tissu cellulaire du scrotum et dans les enveloppes membraneuses du cordon spermatique et du testicule. On l'observe après de violentes contusions du scrotum, après les opérations de la hernie inguinale, de la castration, etc. Bien que les vaisseaux qui se distribuent au scrotum et viennent de l'artère de la cloison, des artères génitales externes, des rameaux génitaux de l'épigastrique, soient peu volumineux, on conçoit facilement que le sang qu'ils fournissent, quand ils ont été divisés, s'infiltre avec beaucoup de facilité dans le tissu lamineux, lâche, de cette poche membraneuse; aussi la tumeur acquiert-elle souvent et en peu de temps des dimensions fort considérables. Après les opérations que l'on pratique dans la région inguinale, l'hématocèle dépend presque toujours de ce qu'on n'a pas fendu le scrotum assez bas, et de ce qu'il reste dans l'angle inférieur de l'incision un cul-de-sac où le sang s'amasse pour s'infiltrer ensuite dans le dartos.

L'hématocèle par infiltration se reconnaît aux symptômes suivans : la tumeur formée par la distension du scrotum est égale, lisse, polie, pâteuse, peu douloureuse au toucher, d'une couleur rouge, violacée, marbrée de taches noires plus ou moins foncées, telles qu'on les observe dans les fortes ecchymoses. Les rides qui couvrent habituellement les bourses ont entièrement disparu : la tuméfaction et la coloration en noir s'étend ordinairement à la verge jusqu'au prépuce, aux tégumens du périnée et de la partie interne et supérieure des cuisses.

Si l'infiltration du sang est moins considérable, ce liquide peut être repris par absorption, la tumeur s'affaisser peu à peu, changer de couleur, devenir violette, puis verdâtre, jaunâtre, et enfin les parties revenir à leur état naturel. Mais l'ecchymose est-elle étendue, la contusion considérable, le sang agit comme un corps étranger sur les tissus qu'il abreuve, y étouffe la vie et les fait tomber en gangrène. De nouveaux phénomènes se manifestent alors : la tumeur augmente de volume, devient ballonnée, rénitente; des phlyctènes se forment sur divers points du scrotum; celui-ci ne tarde pas lui-même à se détacher par lambeaux gangrenés, et les testicules sont mis à découvert. Dernièrement nous avons été témoin de semblables désordres chez un charpentier qui fut apporté à l'hôpital Saint-Louis pour une énorme hématocèle provenant d'une chute sur le périnée. D'autres fois, dans ce cas, l'hématocèle n'est pas suivie de gangrène, mais donne lieu à de vastes abcès qui peuvent s'étendre au périnée et jusque dans les régions inguinales.

Le pronostic de l'hématocèle est, d'après ce qui précède, soumis à la quantité de sang infiltré, et à l'étendue du désordre qui a occasioné la rupture des vaisseaux du scrotum.

Quant au traitement, si l'infiltration sanguine est peu considérable, des applications résolutives sur la tumeur, les saignées, la diète, le repos suffisent pour faciliter la résorption du sang épanché, et ramener les parties à leur état naturel. Quand il y a une grande quantité de sang infiltré et qu'on craint la gangrène ou la formation d'abcès, il faut fendre le scrotum longitudinalement, plus près du périnée que de la racine de la verge, afin que le sang puisse s'écouler par la partie la plus déclive de la tumeur, sur laquelle on applique ensuite, soit des cataplasmes émolliens, soit des compresses trempées dans quelque solution résolutive, suivant les indications. Le sang s'échappe par caillots noirâtres, poisseux; les parties se dégorgent et s'affaissent; la suppuration s'établit dans les lèvres de la plaie; le peu de sang qui reste dans le tissu cellulaire du dartos est absorbé et la guérison ne tarde pas à se faire. J'ai vu deux cas dans lesquels cette méthode de traitement a été suivie d'un plein succès.

Pour éviter l'hématocèle après les opérations de la hernie, de la castration, on doit prolonger assez bas l'incision des tégumens afin de ne point former un cul de-sac dans l'angle inférieur de la plaie, et avoir soin de lier avec une scrupuleuse exactitude les petites artères dès qu'elles sont ouvertes et donnent du sang.

En pratiquant la castration, suivant le procédé de M. Aumont, c'est-à-dire en incisant le scrotum par sa partie inférieure après avoir relevé les testicules sur le ventre, on évite l'infiltration sanguine du dartos. (J. CLOQUET.)

HÉMATODE, adj. *Hæmatodes*, *sanguineus*-sanguin. — Cette expression a été introduite depuis peu de temps dans le langage médical par les chirurgiens anglais, qui, sous le nom de *fungus hæmatodes*, ont cru ajouter à la science une description de maladie qui lui manquait. Mais, en comparant tous les faits rattachés à ce titre nouveau avec les observations beaucoup plus anciennes rapportées au cancer ou au carcinome, avec les faits publiés d'abord par Bonnet, et ensuite par Lassus, sous la dénomination de tumeur fongueuse du périoste, avec une observation de Ruisch *de Tumore spongioso*, on s'aperçoit que la science ne s'est enrichie, ou plutôt surchargée que d'un mot, et que le fongus hématode n'est autre chose que notre cancer mou, dont l'apparence fongueuse, et les hémorrhagies fréquentes ne forment qu'un accident, qu'un caractère d'un ordre secondaire. Le professeur Pelletan décrivait cette maladie, dans ses leçons cliniques, sous le nom de cancer fongueux. M. Roux, auquel on a fait voir la maladie dans les hôpitaux de la Grande-Bretagne, assure que ce n'est autre chose que notre cancer mou. Ce qui prouve encore que l'état fongueux et saignant de ces tumeurs n'est pas essentiellement ce qui constitue cette affection, ce sont les dénominations de sarcome pulpeux ou médullaire, choisie par Abernethy pour la désigner, et de tubercules non circonscrits adoptée par Farre, qui en a donné une description très-détaillée. Cependant Wasdrop a cru leur devoir conserver le nom de fongus hematodes, comme servant mieux à caractériser les apparences de la tumeur; il a donné sur cette maladie une monographie très-estimée. Il la considère comme spéciale et distincte du cancer, et il fonde particulièrement son opinion sur ce que les fongus hématodes de l'œil sont plus communs chez les enfans que chez les sujets plus avancés en âge. Cette circonstance nous paraît insuffisante pour établir une ligne de démarcation entre cette affection et le cancer proprement dit.

Le fongus hématode peut affecter tous les tissus, à l'exception du cartilagineux; le plus communément il se développe d'abord dans le tissu cellulaire. Il n'est pas rare de le voir dans plusieurs organes différens chez le même sujet, de le trouver à la fois à l'extérieur et dans les cavités splanchniques. Mais son siége le plus ordinaire est aux membres, aux testicules, aux yeux, aux glandes mammaires. Presque particulier à l'âge adulte, on ne voit guère que l'œil et le testicule qui en soient affectés chez les jeunes sujets.

Il s'annonce par une petite tumeur dure qui devient ensuite molle et élastique, plus ou moins régulièrement arrondie, s'affaissant par la compression, et revenant sur elle-même lorsqu'on cesse de la comprimer. Indolente à son origine, elle ne tarde pas à faire éprouver des douleurs vives et lancinantes, passagères d'abord, et bientôt sans aucune rémission. Son volume augmente plus ou moins promptement, et à mesure qu'il s'accroît, elle perd sa forme régulière, s'étend en divers sens entre les muscles et les autres organes, suivant qu'elle éprouve plus ou moins de résistance, soulève de plus en plus la peau, qui est sillonnée de veines variqueuses. Alors la main qui la presse éprouve divers degrés de résistance, de la dureté dans un point, de la mollesse en d'autres, quelquefois une sorte de fluctuation, assez trompeuse dans plusieurs cas pour avoir déterminé les chirurgiens à faire des ouvertures dans la persuasion où ils étaient de la présence d'un liquide. Quelquefois la compression fait sentir au malade une sensation semblable à celle qui résulte d'un déchirement de fibres musculaires. La peau, distendue outre mesure par le développement successif de la tumeur, rougit ou devient livide et bleuâtre, s'amincit, s'ouvre et livre passage d'abord à une plus ou moins grande quantité de sang noirâtre, ou de sérosité sanguine, et ensuite à une sorte de champignon ou fongus noirâtre, qui devient la source d'hémorrhagies répétées et plus ou moins abondantes. Ce champignon dépasse de plus en plus le niveau de l'ouverture qu'il a traversée, et présente une tumeur d'un aspect hideux et repoussant; les bords de l'ouverture deviennent rouges, gonflés, une sanie fétide s'en écoule, ainsi que du fongus; les douleurs deviennent de plus en plus aiguës, et sont quelquefois atroces. Les glandes lymphatiques voisines s'engorgent, et sont quelquefois envahies par la maladie. La fièvre hectique, une diarrhée colliquative surviennent, et le malade succombe épuisé par sa continuité, la violence des douleurs, par l'abondance et la fréquence des hémorrhagies.

Si on a l'occasion d'examiner la tumeur, on la trouve composée d'une substance molle, blanchâtre, grisâtre, rouge, brunâtre, et assez semblable à la pulpe médullaire du cerveau. Elle est environnée le plus souvent d'un kyste commun; dans son intérieur sont agglomérés un grand nombre de kystes dont la disposition est quelquefois semblable à celles des grains de raisins sur leur grappe; ces kystes fibro-celluleux contiennent un liquide sanguinolent, un sang noir demi-coagulé, ou une matière noire comme l'enduit de la choroïde; leurs parois sont parcourues par des vaisseaux sanguins qui ont pu être injectés. On voit souvent ces tumeurs enfoncées entre les muscles qui sont amincis, de la couleur du foie, grisâtres ou brunâtres. On a suivi même leurs prolongemens dans le tissu osseux qu'elles avaient perforé. L'artère principale a toujours été trouvée saine. Else et Bradley ont cité deux cas dans lesquels ils ont observé une dilatation et une perforation à une veine volumineuse au niveau de la tumeur. Ils sont même portés à penser d'après ces faits que le plus souvent le fungus hématode doit dépendre de cette altération, et constituer alors un véritable anévrysme veineux.

On voit que cette maladie est tout-à-fait différente de celle qui a été décrite par J. L. Petit et par le professeur Boyer, sous les noms de fongus sanguin, de tumeur variqueuse, et par d'autres chirurgiens sous ceux d'anévrysme par anastomose, d'anévrysme des petites artères, de télangiectasie, d'anévrysme de Pott.

Cette affection est très-grave. Abandonnée à elle-même, elle occasione constamment la mort des malades. Attaquée par les caustiques, elle s'exaspère et fait des progrès rapides. Si on se trompe sur son caractère, et qu'on se borne à faire une ponction ou une incision dans la tumeur, il n'en sort que du sang noirâtre ou de la sérosité sanguinolente, et la plaie ne tarde pas à donner issue à un champignon hideux et fétide. L'extirpation de ce cancer fongueux, faite de très-bonne heure, offre seule quelques chances de succès. Il ne faudrait pas hésiter à appliquer hardiment le fer rouge sur la plaie, si l'on pouvait soupçonner que quelques portions du mal aient échappé à l'instrument tranchant. Mais malgré toutes les précautions que l'on peut prendre, il arrive souvent que la maladie se reproduit dans le même lieu, ou dans les glandes lymphatiques du voisinage.

(MARJOLIN.)

HÉMATOSE, f. s. *hæmatosis*, *sanguificatio*; sanguification, formation du sang, action par laquelle le chyle est converti en sang. Le chyle absorbé par les lymphatiques dans la cavité intestinale, mêlé à la lymphe dans le canal thorachique et versé avec ce fluide dans la veine sous-clavière gauche, où il se mêle au sang veineux, est bientôt porté avec lui dans le poumon. Là, au moyen de ces trois élémens, s'opère l'hématose, opération très-compliquée, et l'une des conséquences les plus importantes du phénomène de la respiration. D'après cela, nous ne croyons pas devoir isoler l'examen du mécanisme de l'hématose de celui de la fonction dont il est un effet, et nous renvoyons tout détail sur cette matière à la théorie des phénomènes de la respiration. *Voyez* les mots CHYLE, RESPIRATION, SANGUIFICATION. (COUTANCEAU.)

HÉMATURIE, s. f., *hæmaturia*, *mictus cruentus*, *sanguineus*; pissement de sang, de αἷμα, sang, et οὐρέω, uriner. On donne ce nom à l'émission de sang pur ou mêlé à l'urine par l'urètre, opérée comme l'excrétion de l'urine par la contraction de la vessie. Quelques auteurs ont compris sous la dénomination d'hématurie l'hémorrhagie qui prend sa source dans l'urètre;

mais les derniers termes de notre définition doivent l'en faire distinguer. Sauvages a encore appliqué improprement cette expression nosologique à des cas où l'urine ne contient pas de sang, mais présente seulement quelques apparences qui pourraient faire croire à la présence de ce fluide; tels sont l'*hæmaturia lateritia* et l'*hæmaturia nigra*, c'est-à-dire l'excrétion d'urine briquetée ou noire.

L'abondance de sang exhalé dans les voies urinaires, la liquidité permanente ou la concrétion de ce liquide, les diverses causes qui donnent lieu à l'hémorrhagie, les maladies organiques dont elle dépend ou qui l'accompagnent, la sensibilité plus ou moins vive des organes sécréteurs ou excréteurs de l'urine, font varier singulièrement les caractères sous lesquels se présente l'hématurie. Tantôt le sang, rejeté au dehors avec ou sans douleur par la contraction de la vessie, est pur et vermeil, et assez abondant, même dès les premiers instans de son apparition, ou il est mêlé à une plus ou moins grande quantité d'urine qui présente une couleur obscure ou noirâtre. Tantôt le sang est peu abondant; l'urine dans laquelle il se délaie prend une couleur plus ou moins foncée, semblable à celle de l'eau teinte par le sang qui s'y mêle après une saignée de pied. Quelquefois le sang est rendu goutte à goutte avec un sentiment d'ardeur et de douleur; il semble que la vessie, douée d'une extrême sensibilité, cherche à se débarrasser d'un fluide auquel elle n'est point accoutumée, aussitôt qu'elle en éprouve le contact; il existe des envies fréquentes d'uriner, quoique le liquide contenu dans ce réservoir soit en très-petite quantité. D'autres fois les efforts pour l'expulser sont sans résultats; il y a rétention de sang et d'urine, avec tous les symptômes qui accompagnent ordinairement la rétention urinaire. Le sang coagulé ne peut sortir de la vessie, ou, obstruant l'ouverture urétrale, s'oppose à l'évacuation de celui qui est resté fluide et de l'urine. Dans ce cas, lorsqu'au moyen de la sonde on a déplacé l'obstacle et donné issue à l'urine, celle qui sort par la suite reste sanguinolente pendant plusieurs jours, quoique l'hémorrhagie ait pu cesser, parce que l'urine entraîne avec elle une portion des caillots contenus dans la vessie. Dans certains cas, le sang coagulé sort sous la forme d'une masse grumeleuse de couleur noire ou brune, qui donne la même teinte à l'urine évacuée. On a vu aussi des portions fibrineuses, allongées, tubuleuses, de dimensions diverses, s'échapper avec ou sans effort par l'urètre, et être prises pour des vers, lorsqu'on ne les soumettait pas à un examen assez réfléchi. Elles se forment dans l'uretère, qu'elles obstruent quelquefois complétement; d'autres fois l'urine les creuse et passe au travers. Dans les climats chauds, où la sueur est excessive pendant le jour, la sécrétion de l'urine diminue quelquefois; ce liquide devient épais, sanguinolent; souvent même les derniers jets sont du sang pur; il y a dans la région de la vessie des douleurs vives, qui se propagent jusqu'à l'extrémité du gland; les malades sont tourmentés par des envies fréquentes d'uriner; les dernières contractions de la vessie s'accompagnent des sensations les plus cuisantes; la dysurie s'ensuit quelquefois. Tels sont les traits principaux sous lesquels s'est présentée l'hématurie opiniâtre décrite par M. Renoult (*Journal général*, t. XVII), et observée chez les soldats de l'armée française en Égypte, plus particulièrement chez les cavaliers. Cette maladie n'épargna pas même les chevaux.

Outre le phénomène principal (l'évacuation de sang fluide ou concrété) et les symptômes qui en dépendent immédiatement, l'hématurie est quelquefois accompagnée d'autres phénomènes qui appartiennent presque toujours aux maladies auxquelles elle est liée. Souvent elle est précédée, accompagnée ou suivie des symptômes de l'inflammation aiguë ou chronique des reins ou de la vessie, ou d'une congestion sanguine vers ces organes. Mais quelquefois l'hémorrhagie se manifeste subitement et avec abondance, sans qu'il y ait de douleur dans les organes urinaires. Quelquefois aussi la douleur, la chaleur, etc., se font ressentir dans une des parties de l'appareil autre que celle dont provient le sang, et les symptômes généraux et sympathiques ne doivent pas être rapportée à l'hémorrhagie elle-même. Elle peut être également accompagnée de l'excrétion de matières visqueuses, puriformes, fétides, qui se précipitent dans l'urine. Rarement l'hématurie est assez abondante pour être suivie des accidens que déterminent les hémorrhagies excessives; plus rarement encore elle est une cause directe de la mort. Fabrice de Hilden en rapporte un exemple: l'hématurie, qui durait depuis trois semaines, se reproduisit un jour avec une telle force, qu'elle occasiona une défaillance suivie de la mort.

On a distingué l'hématurie en rénale, urétérique et vésicale, suivant que le sang provient des reins, des uretères ou de la vessie. Cette distinction est exacte; mais il est souvent difficile de l'établir. Comme tous les autres flux sanguins, l'hémorrhagie des voies urinaires est idiopathique ou symptomatique. Dans le premier cas, la cause irritante agit immédiatement sur les tissus d'où le sang sort par exhalation; dans le second, l'hématurie est liée à des maladies qui déterminent, par leurs progrès mêmes ou sous l'influence de causes accidentelles, la solution de continuité, l'érosion des vaisseaux sanguins, ou qui produisent dans les tissus une altération de texture telle que le sang s'en exhale spontanément ou par l'action d'une cause légère. On a aussi regardé comme symptomatiques les hématuries qui se déclarent dans le cours des maladies graves, dans lesquelles l'économie tout entière est atteinte par suite de l'affection d'organes importans.

L'histoire de l'hématurie est difficile à tracer d'une manière complète, à cause de la rareté de cette maladie, ainsi que de la difficulté d'apprécier la partie des voies urinaires qui en est le siége, et de distinguer bien exactement les cas où elle est idiopathique de ceux où elle n'est que symptomatique. Aussi la description générale que les auteurs en ont donnée est-elle plutôt théorique que basée sur des observations nombreuses et positives? De plus, ils ont entièrement confondu les traits qui appartiennent à l'hématurie symptomatique, et ceux qui peuvent se rapporter à l'hématurie primitive essentielle. C'est ainsi qu'on a dit que les femmes étaient moins exposées que les hommes à cette hémorrhagie, ce qui dépend probablement de ce qu'elles sont moins sujettes aux maladies des voies urinaires; qu'elle est plus fréquente chez les adultes et les vieillards que chez les jeunes gens, ce qui peut tenir à la même cause; qu'on l'observe plus souvent chez les personnes d'un tempérament sanguin ou affectées d'un état pléthorique; chez celles qui ont un genre de vie ou une profession sédentaires; qui sont adonnées aux excès de liqueurs alcoholiques, aux plaisirs vénériens; chez les individus hémorrhoïdaires; chez les femmes arrivées à l'âge critique.

Les maladies dont l'hématurie peut dépendre sont, l'inflammation des reins et de la vessie, l'ulcération, les plaies de ces organes, les fongus de la vessie, les affections calculeuses surtout; c'est en effet à la présence de calculs dans les reins, l'uretère ou la vessie, que l'on doit attribuer le plus souvent l'hémorrhagie de ces organes; les symptômes de ces diverses affections l'accompagnent presque toujours.

Les causes qui déterminent l'exhalation du sang, soit qu'il n'existe qu'une prédisposition générale, soit que les voies urinaires soient le siége des maladies que je viens d'énumérer précédemment, sont : les chutes, les contusions sur les lombes, à l'hypogastre ou sur le périnée, une équitation longue et violente, les secousses d'une voiture, les divers efforts pour porter un fardeau, pour lutter, pour opérer l'accouchement, le vomissement; l'usage de substances irritantes, telles que les cantharides, des purgatifs drastiques, l'aloës, qui déterminent plus souvent encore l'inflammation des voies urinaires qu'une simple hémorrhagie; enfin la suppression d'un flux sanguin habituel, des flux hémorrhoïdal, menstruel; suppression qui quelquefois est aussi-bien la suite que la cause de l'hématurie.

L'hématurie idiopathique est extrêmement rare. Cullen dit ne l'avoir jamais rencontrée. Frank en a observé peu d'exemples dans le cours d'une pratique très-étendue; et peut-être faut-il encore restreindre ce nombre; car il est difficile de dire si, dans tous les cas où l'hémorrhagie n'était accompagnée d'aucun symptôme des maladies dont elle peut dépendre, elle était réellement primitive. Souvent on rencontre dans les reins et la vessie des calculs et des désorganisations qui n'ont donné aucun signe de leur existence, ou qui n'en ont manifesté que très-long temps après leur développement. Les hématuries qui reviennent périodiquement, qui remplacent le flux hémorrhoïdal ou le flux menstruel, paraissent la plupart devoir être rangées parmi celles qui ne sont liées à aucune lésion organique, quoique cette lésion puisse être la cause prédisposante de l'écoulement périodique qui se fait par les voies urinaires supérieures. Choppart rapporte l'observation d'un femme chez laquelle une hématurie succédait aux menstrues peu régulières, et continuait alternativement pendant trois ou quatre mois, après lesquels les règles reparaissaient. Cet état dura dix-huit ans. Cette femme se plaignait de violens maux de tête, de pesanteur dans les membres, lorsque l'hématurie ne revenait pas aux époques accoutumées. Après sa mort, on ne trouva aucune altération dans les voies urinaires. On cite quelques cas analogues d'hématurie qui a remplacé le flux hémorrhoïdal. Lorsque l'hématurie est déterminée par une contusion des régions lombaire ou hypogastrique, on peut croire qu'elle est quelquefois idiopathique. Cependant cette cause produit plus souvent encore la néphrite et la cystite. L'hémorrhagie est assez communément accompagnée des symptômes de l'une de ces phlegmasies. On peut donc presque toujours douter alors si l'exhalation du sang ne dépend pas d'une inflammation. L'hématurie des pays chauds paraît également liée à un état inflammatoire des organes urinaires. Dans quelques cas où l'ouverture des cadavres a eu lieu, M. Renoult, que nous avons cité plus haut, dit avoir remarqué l'inflammation des membranes de la vessie. Ces faits montrent l'analogie qui existe entre les conditions organiques de l'irritation hémorrhagique et de l'irritation inflammatoire.

L'hématurie se montre quelquefois, quoique très-rarement, dans le cours de maladies qui ont leur siége dans d'autres organes que ceux des voies urinaires. Lorsqu'elle juge favorablement la maladie, on lui donne le nom de *critique*. On cite quelques cas où une émission abondante de sang par l'urètre, c'est-à-dire une vive irritation des reins et de la vessie avec déplétion sanguine, a fait disparaître une affection inflammatoire de quelques autres organes; ce qu'on n'avait point obtenu par des saignées. Mais l'hématurie est le plus souvent un phénomène fâcheux dans les maladies qui s'accompagnent de symptômes adynamiques. Sydenham, et quelques auteurs après lui, ont signalé le danger de l'hématurie dans la variole, la scarlatine et la rougeole. Diemerbroek l'a également observée comme un signe du plus funeste présage dans la peste de Nimègue, dont il nous a laissé une description. Cette hémorrhagie, que les auteurs désignent sous le nom de *symptomatique*, parce qu'elle est liée à un état général de l'économie, doit être rapprochée de l'hématurie critique. Si l'on adopte le langage des anciens, on dira alors qu'elle constitue une crise fâcheuse.

D'après tout ce qui précède, il serait difficile d'indiquer d'une manière générale la marche, la durée et la terminaison de l'hématurie, à cause des circonstances nombreuses qui les modifient. L'anatomie pathologique relative à cette hémorrhagie ne montre que les lésions organiques dont elle dépendait. On parle de la dilatation variqueuse du col vésical comme cause d'hémorrhagie : c'est ce qu'on a nommé *hémorrhoïde de la vessie*. Il règne encore beaucoup de vague et d'incertitude à ce sujet. Comment ce gonflement variqueux déterminerait-il un écoulement de sang, à moins qu'il n'y ait eu rupture? L'a-t-on observée? La mort étant très-rarement la suite de l'hématurie idiopathique, on n'a guère pu constater l'état des organes urinaires. Mais si l'on en juge par ce qui a lieu dans les autres hémorrhagies, l'examen de ces organes ne jetterait probablement aucune lumière sur l'altération qui produit l'exhalation du sang.

J'arrive au diagnostic de l'hématurie, qui est le point le plus important de son histoire. Il s'agit d'abord de distinguer si l'urine contient réellement du sang. Cette question ne peut être incertaine que lorsque ce dernier liquide est en petite quantité. En effet, dans ce cas, l'urine ne présente pas un aspect bien différent de celui qu'elle a dans quelques maladies ou que lui donne l'usage de certaines substances, telles que les figues d'Inde, la garance, la betterave rouge. L'urine peut être trouble, foncée, d'un rouge brun, chargée d'un sédiment rosé, sans contenir aucune particule de sang. L'urine colorée par le sang est obscure et opaque en sortant des voies urinaires. Le dépôt qui s'y forme est épais, d'un rouge tirant sur le noir, et ne se dissout pas par l'action de la chaleur. Quand le sang n'est pas coagulé, l'urine est ordinairement trouble, et colore en rouge le linge qu'on y plonge; l'ébullition fait coaguler le sang qui y est en suspension. Ces caractères ne se rencontrent pas lorsque la coloration est due à d'autres principes que le sang. 2° Le sang provient-il des voies urinaires supérieures, c'est-à-dire des reins, des uretères ou de la vessie? L'hémorrhagie de l'urètre, celle de l'utérus et du vagin chez la femme, peuvent, au premier examen, en imposer pour une hématurie. L'urétrorrhagie s'en distingue en général assez facilement. Le sang sort par le canal sans aucun mélange d'urine; il coule, pendant un certain temps, sans interruption, et sans être précédé de l'effort ordinaire pour uriner. Quelquefois cependant ces caractères n'existent pas. Le sang, qu'un obstacle dans l'urètre a empêché de s'écouler au dehors, reflue dans la vessie, et est rendu avec l'urine par les contractions de cet organe. Les circonstances antécédentes et les symptômes particuliers à une affection de l'urètre peuvent seuls alors lever les doutes. L'urine peut être colorée par le sang des menstrues ou des lochies. Il ne faut qu'être prévenu de cette circonstance pour se garantir de l'erreur. 3° L'hématurie est-elle idiopathique ou symptomatique? En parlant de la première, j'ai montré la difficulté de la reconnaître avec certitude; ce sera particulièrement par voie d'exclusion qu'on y parviendra.

Si l'hémorrhagie n'est précédée ni accompagnée d'aucun des signes qui caractérisent les maladies des voies urinaires dont elle peut dépendre, on peut croire qu'elle est idiopathique. Ce jugement, du reste, ne devra être porté qu'avec réserve, puisqu'il peut exister quelque lésion organique commençante, ou même assez avancée, qui ne se manifeste au dehors par aucun symptôme. C'est l'histoire de chacune de ces affections qu'il faut consulter pour établir un diagnostic précis. ( *Voyez* NÉPHRITE, CYSTITE, CALCULS, GRAVELLE, FONGUS, etc. ) 4° L'hématurie a-t-elle sa source dans les reins, les uretères ou la vessie? Le diagnostic des affections dont l'hémorrhagie est le plus souvent symptomatique est le meilleur moyen de connaître son origine. Ainsi une plaie des reins, de la vessie, les symptômes de la néphrite calculeuse, ceux d'un fongus, d'un calcul de la vessie, fournissent les indices les moins équivoques du siége de l'hématurie. On a dit que, dans le cas où le sang provient des reins, et que ces organes ne contiennent pas de calculs, les douleurs sont beaucoup moindres; que les lombes sont le siége d'un sentiment de tension, de pesanteur, accompagné quelquefois de fièvre, de lassitude; que le sang coule en abondance avec l'urine, pur et vermeil dans le principe. L'hématurie urétérique est extrêmement rare; elle ne peut guère être produite que par un calcul qui s'est engagé dans les uretères, ou par une blessure de l'un de ces conduits. On observe, dans le premier cas, les symptômes de la néphrite calculeuse, et il est difficile de décider si le rein n'est point affecté. L'hématurie vésicale, prétend-on, est très-rarement indépendante d'une affection de la vessie; cet organe est d'une sensibilité insolite à la présence de l'urine, quoique le liquide soit en petite quantité; on ressent à l'hypogastre une sensation de châleur, de douleur; il y a dysurie, ténesme, etc.; le sang coule en plus ou moins grande quantité avec l'urine, avec laquelle il n'est pas aussi intimement uni que dans l'hématurie rénale. Mais tous ces signes diagnostiques sont le plus souvent illusoires. L'hématurie peut avoir lieu sans qu'il se manifeste de symptômes locaux. D'autres fois les reins et la vessie sont simultanément le siége de phénomènes particuliers, quoiqu'un seul organe soit affecté; enfin les symptômes peuvent se rapporter aux reins ou à la vessie, tandis que l'organe qui ne semble pas affecté est le siége de l'hémorrhagie. Ces assertions sont confirmeés par plusieurs observations : cela dépend des rapports sympathiques et fonctionnels des reins et de la vessie, et d'une foule de circonstances que l'on peut facilement pressentir.

Le traitement de l'hématurie consiste le plus souvent à combattre la maladie dont elle est un symptôme. Toutefois, dans ce cas comme dans celui où l'hémorrhagie est primitive, il est des moyens que réclame l'écoulement de sang lui-même. Lorsqu'il est peu abondant, qu'il n'est accompagné d'aucun symptôme d'irritation des reins et de la vessie, qu'il supplée à des évacuations sanguines supprimées, on doit se borner à la prescription du repos, en gardant la position horizontale, d'un régime alimentaire léger, de lavemens émolliens et de boissons adoucissantes. Il faudra recourir aux bains, aux fomentations émollientes sur les lombes, l'hypogastre et le périnée, à l'application de sangsues ou de ventouses scarifiées sur ces régions, et même aux saignées générales, si l'excrétion de l'urine et du sang ne se fait pas librement, et s'il existe des signes d'une vive irritation des reins ou de la vessie. Le traitement de la néphrite et de la cystite est presque en entier applicable à l'hématurie qu'accompagnent si fréquemment ces phlegmasies. Les saignées locales de l'anus ou de la vulve sont indiquées lorsque l'hématurie coïncide avec la suppression des menstrues ou du flux hémorrhoïdal. Si l'écoulement sanguin a produit par son abondance un état de prostration marqué, ou s'il s'est manifesté dans le cours d'une affection grave, s'il présente, en un mot, les caractères du genre d'hémorrhagies qu'on a appelées *passives*, les moyens antiphlogistiques ne peuvent plus être mis en usage. Indépendamment des remèdes internes qu'exigent l'état général de l'économie et l'affection particulière de quelques organes, on fera des applications d'eau très-froide ou de glace pilée, sur le ventre, les lombes, au périnée et à la partie supérieure interne des cuisses. On prescrira des lavemens froids avec l'eau et le vinaigre, des injections froides et légèrement astringentes dans la vessie. Mais les cas où il est nécessaire d'employer ces moyens extrêmes sont très-rares, l'hémorrhagie des voies urinaires s'arrêtant ordinairement d'elle-même après une grande effusion de sang.

Le sang, en s'accumulant dans la vessie et en s'y coagulant, peut déterminer une irritation intense de cet organe qu'il ne faut pas seulement combattre par les moyens antiphlogistiques. Il s'agit de soustraire la cause de cette irritation. Pour cela on introduit dans la vessie une sonde d'un gros calibre, par laquelle les caillots pourront être entraînés avec le sang fluide et l'urine. S'ils ne sortent pas par cet instrument, on cherchera à les diviser et à les délayer en injectant de l'eau tiède dans la vessie. Une boisson abondante et émolliente concourra encore avantageusement à la dissolution et à l'expulsion de ces caillots. Ces moyens sont-ils sans résultats, on adaptera à l'extrémité de l'algalie la canule d'une seringue, et l'on pompera avec force et à plusieurs fois les caillots ramollis, ainsi que le liquide contenu dans la vessie. Si un caillot placé dans le col de la vessie, ou engagé dans l'urètre, s'oppose à l'excrétion de l'urine, et donne lieu à des accidens, on le repoussera à l'aide d'une sonde introduite avec ménagement. Il serait convenable de chercher auparavant à le dissoudre par des injections répétées d'eau tiède.

Il est presque inutile de dire que, pour prévenir les retours de l'hématurie, on devra éviter toutes les causes que nous avons indiquées comme pouvant la produire. Il faudra s'astreindre à l'usage d'alimens doux et de boissons peu excitantes, entretenir la liberté du ventre par des lavemens, combattre la pléthore par des saignées générales ou locales, et éviter tous les exercices violens.

(RAIGE DELORME)

FIN DU DIXIÈME VOLUME.

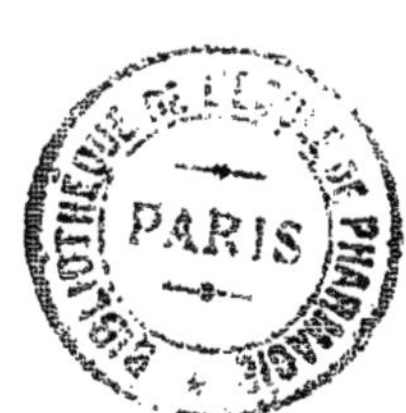

# TABLE

## DES PRINCIPAUX ARTICLES

### CONTENUS DANS LE DIXIÈME VOLUME.

# DISTRIBUTION DES MATIÈRES.

| | MM. |
|---|---|
| *Anatomie* | BÉCLARD, professeur de la faculté de médecine, et H. CLOQUET. |
| *Physiologie* | ADELON, COUTANCEAU, RULLIER, docteurs en méd. |
| *Anatomie pathologique* | BRESCHET, chef des travaux anatomiques de la fac. de méd. |
| *Pathologies générale et interne* | CHOMEL, COUTANCEAU, LANDRÉ-BEAUVAIS, RAYER, ROCHOUX, docteurs en méd. |
| *Pathologie externe et opérations chirurgicales* | J. CLOQUET, chir. de l'hôpital Saint-Louis; MARJOLIN, ROUX, prof. de la fac. de méd., et MURAT, chirurgien en chef de la maison royale de Bicêtre. |
| *Accouchemens, Maladies des femmes et des nouveau-nés* | DESORMEAUX, professeur de la fac. de méd. |
| *Maladies des enfans* | GUERSENT, médecin de l'hôpital des Enfans. |
| *Maladies des vieillards* | FERRUS et ROSTAN, méd. de l'hospice de la Salpêtrière. |
| *Maladies mentales* | GEORGET, docteur en méd. |
| *Maladies cutanées* | BIETT, méd. de l'hôpital Saint-Louis, et RAYER, doct. en méd. |
| *Maladies syphilitiques* | LAGNEAU, docteur en médecine |
| *Maladies des pays chauds* | ROCHOUX, doct. en méd. |
| *Thérapeutique générale* | GUERSENT, médecin de l'hôpital des Enfans. |
| *Histoire naturelle médicale* | H. CLOQUET, docteur en méd., ORFILA, prof. de la fac. de méd., et A. RICHARD, démonstrateur de botan. de la faculté de méd. |
| *Chimie médicale et pharmacie* | ORFILA, et PELLETIER, professeur de l'École de pharmacie. |
| *Physique médicale et hygiène* | ROSTAN. |
| *Médecine légale et police médicale* | MARC, doct. méd., ORFILA, et RAIGE-DELORME, docteur en médecine, qui sera aussi chargé des articles de vocabulaire. |

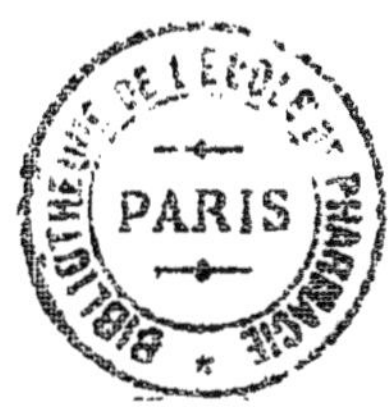

www.ingramcontent.com/pod-product-compliance
Ingram Content Group UK Ltd.
Pitfield, Milton Keynes, MK11 3LW, UK
UKHW020610230726
13926UKWH00005B/2316